循環器看護ケア関連図

エビデンスに基づく

[編集]
森山美知子
木原康樹
宇野真理子
中 麻規子

中央法規

はじめに

編者を代表して
森山美知子

　心臓は多くのナースを魅了してやまない。一刻を争う救命救急の場面から緩和ケアまで，かかわる領域は幅広い。未だ日本人の死因の上位を占める急性心筋梗塞は，クリティカルケアの場面において，刻々と変化するバイタルサインや心電図，呼吸音や心音，各種データについて高度な判断を看護師に求める。そして，医師のみならず，看護師の的確な判断や対処が患者の予後を決める。回復期においては，心臓リハビリテーションや再発予防に向けた患者教育，こころのケアなど，相手に対する深い洞察や専門的な知識が患者の長期予後やQOLを決める。循環器看護には病態生理の正しい知識と高いアセスメント力が求められる。

　医療の進歩は早い。革新的な技術も多く開発されている。循環器領域は，高度なデバイスなどの導入が最も進んでいる領域でもある。ちょっとした機械の異常が命に直結することから，その管理には慎重さと高い専門性が求められる。また，高齢化も高いレベルの循環器看護の看護師を必要としている。疾患の複合によって起こり，心疾患の終末像である心不全には繊細な治療管理が必要で，そのエンドオブライフ・ケア，そして緩和ケアはこれから社会がチャレンジしていかなくてはならない大きなテーマである。ここには，患者，そして家族や介護者をケアする力や多職種チームをマネジメントする総合的な看護の力が要求される。

　加えて，予防の視点も重要である。心臓は生命の源であり，全身をめぐる血管の良否はその人の人生を決める。したがって，動脈硬化を予防すること，つまり慢性炎症を防ぎ，すべての疾患の予後に大きな影響を与える高血圧や脳卒中などの疾患を引き起こす不整脈の予防も重要だ。

　循環器看護は，医療技術や看護学の進歩に伴い著しく発展している。循環器看護をサブスペシャリティとする高度実践看護師／専門看護師に加え，2012年から認定が始まった慢性心不全看護認定看護師も循環器看護の発展を支えている。

　本書は，これら循環器を専門とする看護師たちや，2012年に広島県で立ち上がった「心

臓いきいき推進事業」に参加する医療機関の看護師や医師，リハビリテーション関係者によって執筆された。読者対象は，卒後3年目までの看護師と看護学生である。もちろん，ベテランの方々にも十分有用である。最新の診療ガイドラインなどをベースに，解剖生理から病態のメカニズム，検査や看護まで，臨床現場で看護するために必要な内容が網羅されている。そして，コラムを設け，最新のデバイスなどもわかりやすく理解できるように構成されている。医療機関に勤務する看護師だけではなく，訪問看護ステーションや診療所などのプライマリ・ケア領域の看護師にも活用してほしい。本書が，読者の方々の疾患の理解を助け，自信をもって看護に当たるための一助になってほしいと願っている。

凡例

- それぞれの症状・疾患に関する内容は「看護ケア関連図」＋その「解説」というように，2つに分けて構成している。必要と思われる情報は参考文献も含めて掲載した。
- 「看護ケア関連図」は単純化し，特殊なもの・個別的なものを除いて，以下の原則に基づいて作成した。

　誘因・成因を含むその疾患に至る直接的・間接的原因を示した。

　病態生理学的変化や状態の変化を示した。

　病態生理学的変化に関連する症状を示した。

　医師の指示による医学的処置を示した。

　観察・アセスメントを含む看護ケアを示した。

　その疾患から生じる全体像について示した。

　分類，あるいは特殊な部分について示した。

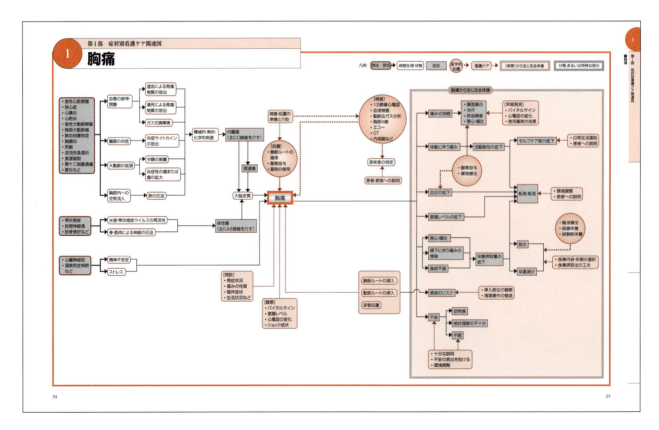

●「解説」では，基本的に以下のような構成をとった。

I 病態生理
1. 定義
2. 解剖生理
3. メカニズム
4. 分類と症状
5. 診断・検査
6. 治療

II 看護ケアとその根拠
1. 観察ポイント
2. 看護の目標
3. 看護ケア

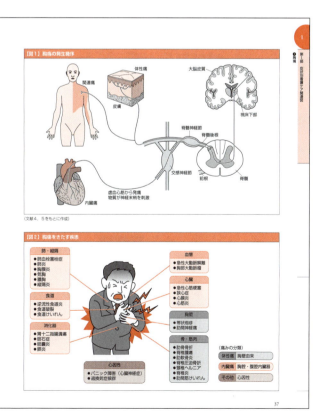

もくじ

エビデンスに基づく循環器看護ケア関連図

- Ⓐ 循環器系の構造と機能 ………………………………………… 高濱明香　9
- Ⓑ 循環器系のフィジカルアセスメント ………………………… 高濱明香　16
- Ⓒ 心電図の基本 …………………………………… 渡邊多恵, 小林志津江　21

第Ⅰ部　症状別看護ケア関連図　33

- ❶ 胸痛 …………………………………………………………… 岡本美穂　34
- ❷ 動悸 …………………………………………………………… 林亜希子　44
- ❸ 浮腫 …………………………………………… 佐々智宏, 二井谷真由美　50
- ❹ 呼吸困難（息切れ） …………………………… 筏弘樹, 宇野真理子　60
- ❺ 倦怠感 ………………………………………………………… 林亜希子　76

第Ⅱ部　疾患別看護ケア関連図　85

- A　血圧異常 …………………………………………………………………… 86
  - ❻ 高血圧症 …………………………………………………… 鶴見恵子　86
- B　動脈硬化を起因とした疾患 …………………………………………… 98
  - ❼ 狭心症 ……………………………………………………… 正木未来　98
  - ❽ 急性心筋梗塞（AMI） ………………………………… 大田真由美　110
  - ❾ 大動脈瘤（AA） ………………………………………… 中麻規子　120
  - ❿ 大動脈解離 ……………………………………………… 渡邊多恵　128
  - ⓫ 閉塞性動脈硬化症（ASO） …………………………… 市川知絵　138
- C　刺激伝導系の異常（不整脈） ………………………………………… 158
  - ⓬ 心房細動（AF） ………………………………………… 小林志津江　158
  - ⓭ 心室頻拍（VT） ………………………………………… 本藤由香理　172
  - ⓮ 房室ブロック（AVB） ………………… 佐々智宏, 中麻規子, 宇野真理子　186
- D　弁膜疾患 ………………………………………………………………… 200

- ⑮ 大動脈弁疾患 ……………………………………………… 森脇陽子 200
  - Ⓐ 大動脈弁狭窄症（AS）……………………………………… 202
  - Ⓑ 大動脈弁閉鎖不全症（AR）………………………………… 207
- ⑯ 僧帽弁疾患 ……………………………………………… 冨吉めぐみ 212
  - Ⓐ 僧帽弁狭窄症（MS）………………………………………… 215
  - Ⓑ 僧帽弁閉鎖不全症（MR）…………………………………… 218

E 心膜疾患 …………………………………………………………… 222
- ⑰ 感染性心内膜炎（IE）………………………………………… 中麻規子 222

F 心筋疾患 …………………………………………………………… 230
- ⑱ 心筋疾患 ……………………………… 中山奨，磨野浩子，井上隆治 230
  - Ⓐ 拡張型心筋症（DCM）……………………………………… 磨野浩子 234
  - Ⓑ 肥大型心筋症（HCM）……………………………………… 井上隆治 238

G 心不全 ……………………………………………………………… 248
- ⑲ 心不全 ………………………… 富山美由紀，宇野真理子，林亜希子 248

H 肺高血圧症 ………………………………………………………… 278
- ⑳ 肺高血圧症（PH）……………………………………………… 藤井利江 278

第Ⅲ部 病期・治療別看護ケア関連図 ………………………………… 289

- ㉑ PCIにおける周術期 …………………………………………… 内山直子 290
- ㉒ 開心術における周術期 ……………………………… 原茉依子，渡邊多恵 310
- ㉓ 心臓リハビリテーション …………………………… 宇野真理子，田代尚範 330
- ㉔ 心不全の増悪を予防するための患者教育 …………………… 錦織慶子 344
- ㉕ 循環器疾患の緩和ケア ………………………………………… 河野由枝 356

[コラム]	酸素療法	高濱明香，後藤実亜	70
	呼吸音	右近清子	74
	症状マネジメントの統合的アプローチ（IASM）を用いた事例展開	鈴木桂子	81
	起立性低血圧	本藤由香理	96
	動脈硬化のメカニズム	市川知絵	105
	冠動脈造影（CAG）	得松美月	106
	冠動脈バイパス術（CABG）	山根みどり，中山奨	108
	下肢静脈瘤	定本真由子，宇野真理子	146
	動脈硬化性疾患の患者教育	竹下八重，福岡泰子	148
	アルコールと循環器疾患	高濱明香	153
	禁煙指導	宇野真理子	156
	カテーテルアブレーション	中麻規子	166
	経口抗凝固薬服用中の注意点	百田武司	168
	植込み型除細動器（ICD）	遠部千尋	182
	デバイスモニタリング	林亜希子	184
	ペースメーカー植込み術（PMI）	中麻規子，佐々智宏	194
	洞不全症候群（SSS）	木村友	198
	心嚢液貯留（心タンポナーデ）	山田達也	228
	心室再同期療法（CRT）	遠部千尋	246
	スワン-ガンツカテーテル	中山奨	262
	急性心不全の診断と治療に用いられるクリニカルシナリオ	正木未来，宇野真理子	266
	心不全診療におけるBNP/NT-proBNPの役割	冨吉めぐみ，宇野真理子	268
	心不全の睡眠呼吸障害とNPPV・ASV療法	冨山美由紀，宇野真理子	270
	心室補助人工心臓（VAD）	中山奨	272
	心臓移植	原田愛子	276
	大動脈内バルーンパンピング（IABP）	山田裕紀	301
	経皮的心肺補助法（PCPS）	越智康弘	304
	深部静脈血栓症（DVT）	原田愛子	307
	心肺運動負荷試験（CPX）	磨野浩子，宇野真理子	342
	循環器疾患のテレナーシング	宇野真理子	354
	循環器疾患とうつ	宇野真理子	367

索引　370
編集・執筆者一覧　376

A 循環器系の構造と機能

　生命活動を維持するために不可欠な物質の運搬を担っているシステムを循環系という。この循環系は血液を駆出するポンプの役割をなす心臓と，血液が全身をめぐりパイプの役割をなす血管からなる。加えて，静脈管にそって全身に張り巡らされているリンパ系があり，毛細血管外に漏出した組織液中からのリンパ液を集めて，鎖骨下静脈下部で静脈中に還流している。

1．心臓

1）心臓の解剖

　心臓は胸骨と第2〜6肋骨背面やや左寄りに位置しており，左右両肺に挟まれている［図1］。心尖は左前下方に向いており，**右心系**は**左心系**の前方に位置する。心臓の外側は心囊で包まれており，胸側心膜，心膜腔，心外膜，心筋，心内膜の順で並び，これらの心膜は前方で胸骨に，後方で脊柱に，下方で横隔膜に強く付着し，心臓が固定されている。

　心臓の内腔は中隔によって4つの部屋に分けられ，上部を**心房**，下部を**心室**という［図2］。**心房と心室（房室弁），心室と動脈（動脈弁）**の間には弁があり，血液が逆流しないように調節されている。弁には心筋が含まれておらず弁の動きは受動的であり，2つの動脈弁同士（**大動脈弁と肺動脈弁**），左右の房室弁同士（**僧帽弁と三尖弁**）は同じタイミングで開閉する。心臓は全身に血液を送り出すため心筋が発達しており，心室には肉柱が発達し，乳頭状に飛び出している筋を乳頭筋という。乳頭筋の先からは腱索が出ており，腱索によって房室弁（三尖弁，僧帽弁）が心房内に反転しないよう支えている。特に左心室壁厚は成人拡張末期で7〜12mmと右心室壁厚の2〜3mmより数倍厚い。

　心臓の栄養血管といわれる**冠動脈**は，上行大動脈基部から分岐し心臓を取り巻き，枝分かれして心臓壁に分布している［図3］。動脈が枝分かれした細小分枝は最終的に豊富な動脈および毛細血管網を形成して静脈とつながっている。静脈は左右の心臓からのものが合わさり，冠状静脈洞となって右心房に注ぐ。

2）刺激伝導系

　心筋には心筋線維の他に自ら活動電位を反復して発生させることのできる特殊な配列があり，これを**刺激伝導系**［図4］という。心臓には**交感神経**と**副交感神経**（迷走

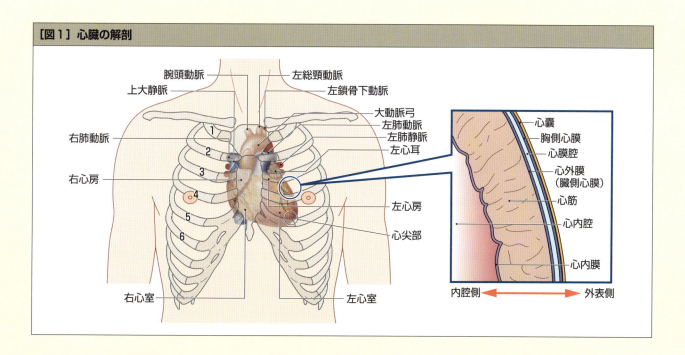

［図1］心臓の解剖

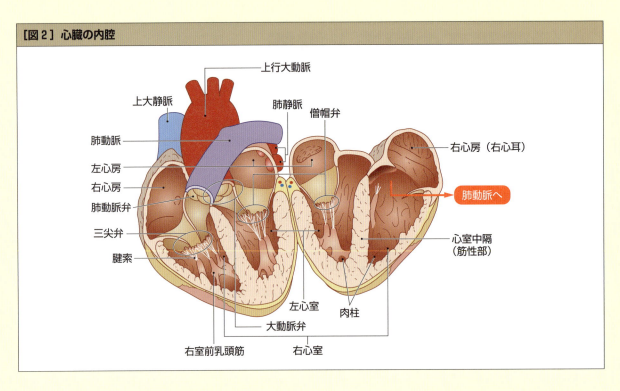

[図2] 心臓の内腔

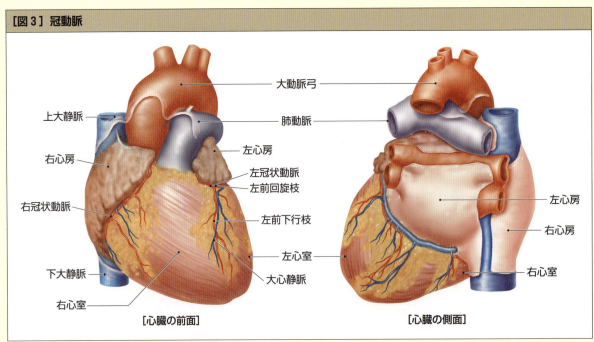

[図3] 冠動脈

[心臓の前面] [心臓の側面]

神経）が分布しているが，刺激伝導系により心臓は神経の刺激に頼らずに収縮できる。これを**自動能**という。

上大静脈と心房の移行部にある**洞（房）結節**が発した電気信号は左右の心房筋全体に伝わり，これらの筋を収縮させ**房室結節**に伝わる。房室結節に伝わった刺激はヒス束→心室中隔の左右脚→プルキンエ線維→左右心室の順に伝わり，心室の収縮が起こる。

房室結節の調律（興奮のリズム）はおよそ40回/分で洞結節の調律（およそ70回/分）より少なく，房室結節は洞結節からの刺激に応じて興奮し，心房と心室の同時収縮

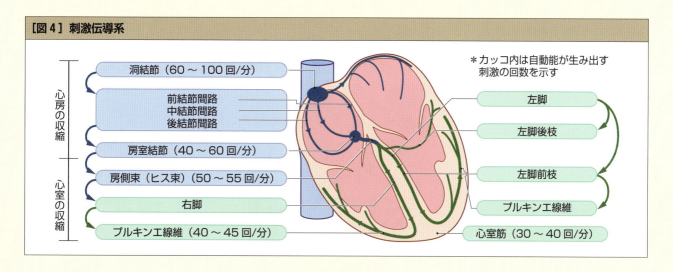

[図4] 刺激伝導系

を防いでいる。

心臓神経の中枢は**延髄**にあり，身体の活動性に応じて交感神経を興奮させて鼓舞したり，迷走神経を緊張させて抑制したりする。

3) 心周期と心電図, 心音 [図5]

①心周期

刺激伝導系により心臓が1回収縮し，弛緩するまでの間を**心周期**といい，心室が収縮している時期を**収縮期（心室収縮期）**，弛緩して拡張する時期を**拡張期（心室拡張期）**という。

収縮期は心室の収縮開始から大動脈弁の閉鎖までであり，❶等容性収縮期と❷駆出期（拍出期）に分かれ，拡張期は心室の大動脈弁閉鎖から次の収縮が始まるまでであり，❸等容性弛緩期と❹充満期（流入期）とに分かれている。

②心電図

心電図とは，心臓の筋肉の収縮に伴い生じる活動電位の変化を時間的変動として曲線で記録したものである。心筋が静止している時の膜電位は負に荷電しており分極状態にあるが，興奮すると膜電位が急激に減少し脱分極して一時的に正の電位になる。心筋の興奮が伝達される方向は一方ではなく，心臓を包むように立体的であり持続時間も部位により異なっている。

心電図は**P波**，**QRS波**，**T波**により構成されている。P波は心房筋の脱分極によって生じる波，QRS波は心室筋の再分極によって生じる波，T波は心室の急速な再分極過程を示す。**PQ間隔**は興奮が心房からプルキンエ線維まで伝わる房室伝導時間であり，**QT間隔**は心室の脱分極開始から再分極終了までの時間である。

③心音

心音は房室弁と動脈弁の開閉音である。正常な心音はⅠ音（房室弁の閉鎖音）とⅡ音（動脈弁の閉鎖音）からなり，一般にⅠ音とⅡ音の2つの音を区別する。Ⅱ音は大動脈弁の閉鎖音（ⅡA音）と肺動脈弁の閉鎖音（ⅡP音）からなり，正常では吸気時ⅡAがⅡPよりわずかに早い。

4) 心臓内の血液の流れと体循環・肺循環 [図6]

体内を巡った血液は，上・下大静脈から右房内に戻り充満する。三尖弁が開き，右房内の血液が右室へと送られると三尖弁は閉鎖し，右室の収縮とともに肺動脈弁が開いて右室内の血液が肺動脈に送られる。肺動脈から左右の肺に送られた血液はガス交換された酸素を供給し，肺静脈から左房内に戻る（**肺循環**）。

左房に戻った血液は，僧帽弁を通って左室へ入り，左室の収縮とともに大動脈弁が開いて血液が送り出される。こうして上行大動脈，大動脈弓を経て血液は全身に送られ，酸素や栄養分を供給する。各臓器を巡った静脈血は下大静脈へと流れ込み，右房へ戻る（**体循環**）。

5) 心機能と血圧の関係

血液が血管壁に与える血管内圧のことを血圧といい，[血圧（blood pressure：BP）＝心拍出量（cardiac output：CO）×全末梢血管抵抗（total peripheral resistance：TPR）]で表される。**心拍出量（CO）**（L/分）は，[心拍数（回/分）×1回拍出量（mL/回）]で表すことができる [図7]。

心拍数は自律神経の刺激で変動するが，1回拍出量は収縮力と前負荷，後負荷に影響される [図8]。**前負荷**とは，心室が収縮を始める直前に心室にかかる負荷のことで，拡張終期に心室に流入した血液量（容量負荷）であ

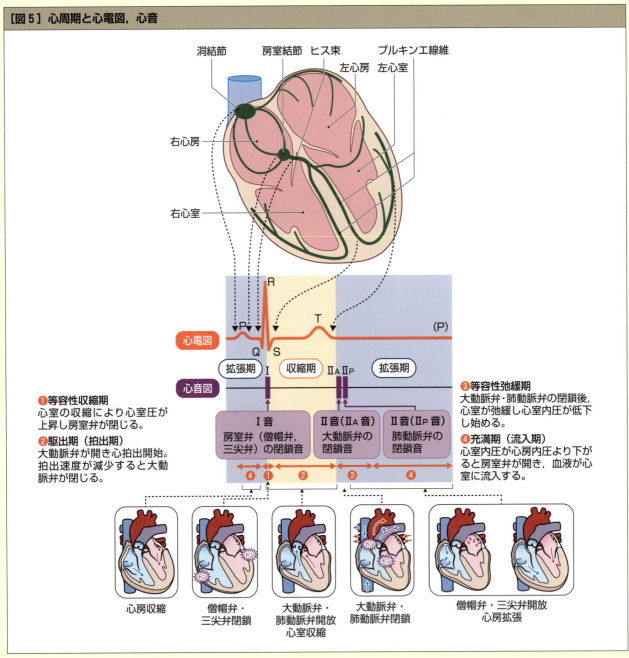

[図5] 心周期と心電図, 心音

（文献1, p19, 文献3, pp104-105より作成）

る。一方，**後負荷**とは心室が収縮を開始した直後にかかる負担のことであり，心室が末梢血管の抵抗に逆らって血液を送り出すために必要な圧負荷である。右心系の場合は肺動脈圧，左心系の場合は大動脈圧で表される。

前負荷が増大すると，拡張期には心臓に多くの血液が流れ込み心臓は大きく拡張するが，そのため収縮期には大きく収縮し，1回拍出量を増大させて対応する（Frank-Starlingの法則）。慢性的に前負荷増大が続くと，心臓は**拡大（心拡大）**し，十分に収縮できなくなる（**収縮機能低下**）。

末梢血管抵抗の増大などで後負荷が増大した場合，心筋を太くして強く収縮し血液を拍出しようとする。後負荷増大が慢性的に続いた場合，心臓は**肥大（心肥大）**して十分に拡張できず拍出量が維持できなくなる（**拡張能機能低下**）。

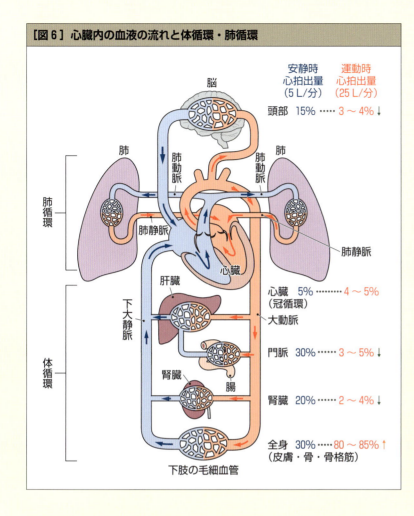

[図6] 心臓内の血液の流れと体循環・肺循環

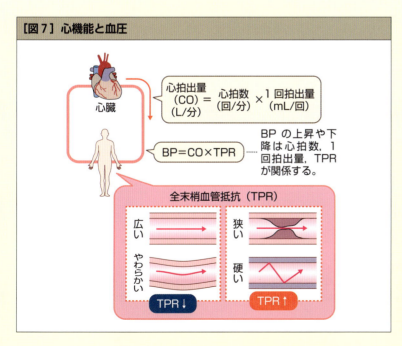

[図7] 心機能と血圧

循環器系には血圧をある一定範囲に保つため，心拍数や1回拍出量などを増減させて**循環調節**を行う機能が備わっている。延髄や視床下部の心臓血管中枢を介した**神経性（中枢性）調節**，ホルモンなどの液性因子による**液性調整**などがある[表1]。**化学受容器・圧受容器・浸透圧受容器**が血行動態（肺動脈収縮気圧や肺動脈楔入圧，左房圧や右房圧，右室圧などの動脈や静脈，心臓内の圧や流量）をモニタリングし，変化が起こった際に神経性調節や液性調節を作動させる。

2．血管系

1）動脈［図9］

心臓が駆出した血液を全身の組織に送るのが動脈であり，心臓の鼓動に一致する拍動を認める。[図10]のように**動脈壁**は内膜，中膜，外膜の3層からなり，伸縮性と弾性に富み，血液の輸送に協力している。心臓に近い太い動脈（大動脈や冠状動脈，腕頭動脈，総頸動脈など）は中膜が多量の弾性線維でできており，細動脈では平滑筋線維が豊富であり筋線維収縮が血管の口径に反映され血行の調節が行われている。

2）静脈

各組織から心臓に血液を還流する血管である。静脈は老廃物を含んだ血液を末梢から心臓（右房）へ送り戻す血管で，拍動は認められない。動脈より壁は薄いが太さは大きく[図10]，血液が逆流しないための**静脈弁**が多く存在している。血液を末梢から心臓に押し流す圧力は弱いため，主に胸郭内が陰圧になることにより，血液を還流させるか，静脈弁や筋ポンプ[図11]の働きも活用し，効率を上げている。

3）毛細血管

組織内で網目状の毛細血管床を形成して動脈と静脈をつないでおり，ガス交換や物質の交換が行われている場所である。太さは5～10mmである。

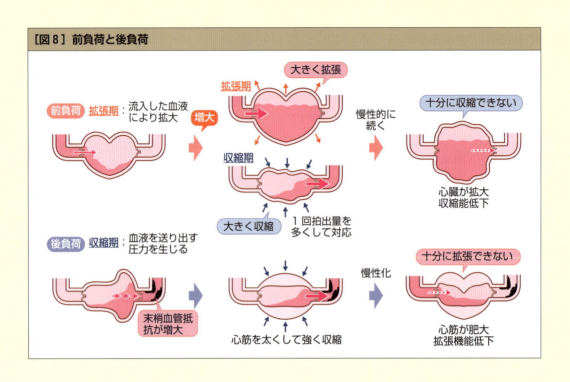

[図8] 前負荷と後負荷

[表1] 循環調整のしくみ

作用			神経性調節	液性調節	血圧の変化
心拍数		上げる	交感神経β_1刺激	カテコールアミン（アドレナリン・ノルアドレナリン）	BP↑
		下げる	副交感神経（迷走神経）刺激		BP↓
1回拍出量	心収縮力	上げる	交感神経β_1刺激	カテコールアミン（アドレナリン・ノルアドレナリン）	BP↑
		下げる	副交感神経（迷走神経）刺激		BP↓
	循環血液量	増やす		ADH（バソプレシン） RAA系（レニン・アンギオテンシン・アルドステロン）	BP↑
		減らす		ナトリウム利尿ペプチド（ANP・BNP）	BP↓
末梢血管抵抗		増やす	〈血管収縮作用〉 交感神経α刺激	〈血管収縮作用〉 アドレナリン・ノルアドレナリン	BP↑
		減らす	〈血管拡張作用〉 ・副交感神経刺激 ・交感神経β_2刺激	〈血管拡張作用〉 ナトリウム利尿ペプチド（ANP・BNP）	BP↓

（文献1, p11, 文献2, p14より一部改変）

[図9] 主要動脈の走行と名称

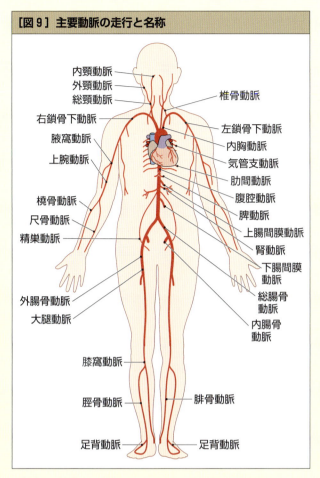

[図11] 静脈弁と筋ポンプ

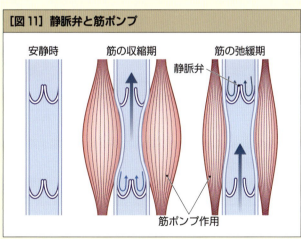

[図10] 血管の構造

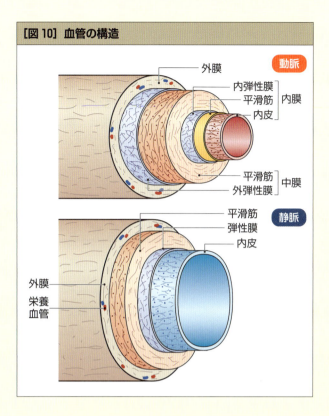

[図12] リンパの流れ

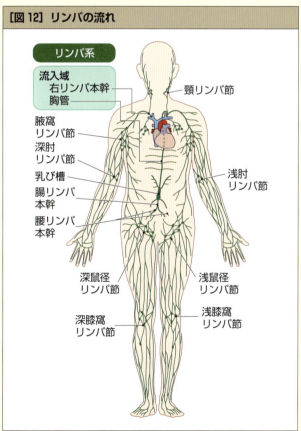

3. リンパ管系

　全身組織中の**細胞間の組織液**は，主に毛細血管を経て血液中に戻るが，毛細血管から末梢組織中に漏れ出した組織間液の一部はリンパ液となる。**リンパ液**は血管内から組織中に移動した成分が静脈に戻る前に，細菌やウイルス，異物などを捉えて血管内への侵入を防ぐ役割をしている。

　これらのリンパ液の輸送をするのが**リンパ管**であり，**リンパ本幹**を経て静脈に送られる。リンパ管にはところどころに**リンパ節（腺）**がある。右側の頸部と右上肢からのリンパ液は右リンパ総管に集まり，それ以外の全身のリンパ液は**左総管リンパ管（胸管）**に集まる［図12］。

（高濱明香）

B 循環器系のフィジカルアセスメント

1．心臓の診察

　心臓の診察は，［視診→触診→聴診］の順で行う。聴診では多くの情報を得られるため，知識や手順だけでなく，音を聴き分けられるように訓練が必要である。

1）視診
　心臓の視診では主に前胸部での心尖拍動や胸壁拍動を観察する。体位による特性を踏まえ，座位・仰臥位・左側臥位のいずれかで行う。
①心尖拍動
　心臓が収縮する際に心尖部が胸壁に当たって生じる拍動のことをいう。
- ［図13］①の心尖部の拍動の位置や性状を確認する
  ▶正常であれば第4〜5肋間，胸骨中線左側10 cm以内に示指先端くらいの大きさで拍動を確認する
  ▶心拡大（左心拡大）がある場合は，胸骨中線左側から10 cm以上離れたところで，2 cm以上の広い範囲で拍動する
②胸壁拍動
　心尖拍動以外の前胸部の異常拍動のことをいう。
- 観察部位は［図13］の②胸骨下部，③右傍胸骨，④左傍胸骨である
  ▶正常では，拍動は観察されない

2）触診
　心臓の触診では，前胸部での心尖拍動や胸壁拍動，振戦の触知を確認する。それぞれ触診部位や観察する手の部位が異なる［図14］。
①心尖拍動［図14 ①］
- 手掌のみで拍動の位置を確認する

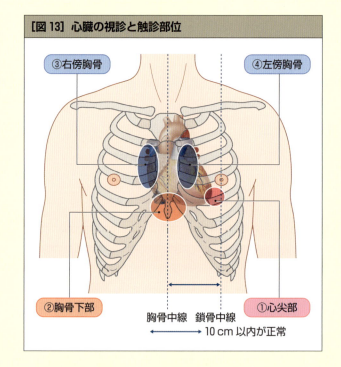

［図13］心臓の視診と触診部位
③右傍胸骨　④左傍胸骨
②胸骨下部　①心尖部
胸骨中線　鎖骨中線
10 cm以内が正常

- 指先で最強点の位置や拍動の拡がり方を確認する
②胸壁拍動［図14 ②〜④］
- 胸壁拍動が触れる場合は異常と判断するが，疾患があるから拍動が触れるわけではないため注意する
  ▶図14 ②の胸骨下部での拍動は，肺高血圧症や肺動脈弁狭窄症など右室圧負荷や，心房中隔欠損症などの右室容量負荷が原因で触れることがある
  ▶図14 ③・④の左右の傍胸骨部での拍動は，大動脈瘤が原因で触れることがある
③振戦［図14］
　心雑音の中でも振動音が一定以上の音に達すると胸壁の振動として触知するものを振戦（スリル：thrill）という。

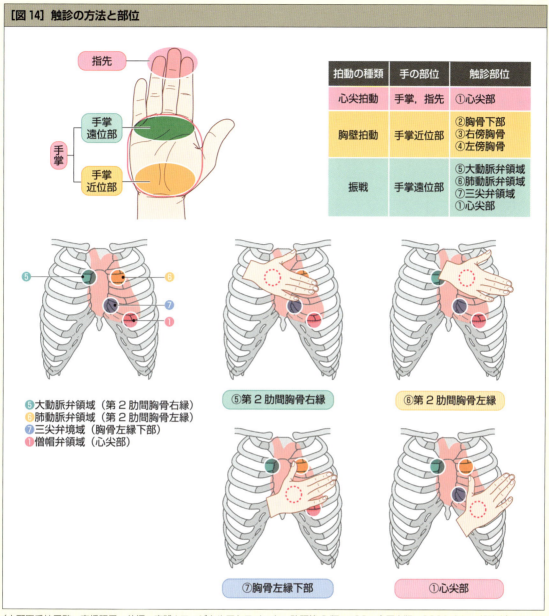

[図14] 触診の方法と部位

（小野田千枝子監，高橋照子・他編：実践！フィジカルアセスメント，改訂第2版．p93，金原出版，2001より一部改変）

- [図14]の⑤大動脈弁領域，⑥肺動脈弁領域，⑦三尖弁領域，①心尖部で触れる
- 部位だけでなく，心周期との関係を確認する
  ▶心雑音を聴取できる部位やタイミングと，振戦を触知できる部位やタイミングは一致する

3）聴診

心音や異常心音の高さは，音が発生する要因によって異なるため，聴診では聴診器の膜型とベル型を使い分ける。膜型は比較的高音成分を，ベル型は低音成分をより聴取しやすい特徴がある。

心音は，心拍数，リズム，Ⅰ音・Ⅱ音，異常心音（過剰心音），心雑音，心音の分裂を聴取する。

①心音の聴取部位

基本的に，4つの弁領域（弁の位置）で聴取する。心音や異常心音，心雑音が聞き取りやすい4つの弁領域に加え，大動脈弁領域と肺動脈弁領域が重なるエルブ領域で聴取する。それぞれの聴診の位置を，[図15]に示す。

[図15] 心音の聴診部位

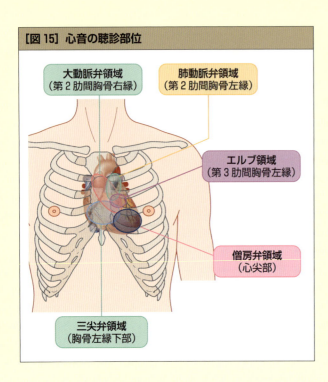

- 大動脈弁領域（第2肋間胸骨右縁）
- 肺動脈弁領域（第2肋間胸骨左縁）
- エルブ領域（第3肋間胸骨左縁）
- 僧房弁領域（心尖部）
- 三尖弁領域（胸骨左縁下部）

[表2] 心雑音の分類（Levine（レバイン）分類）

段階	特徴
Ⅰ度	非常にかすか。非常に注意深く聴診して初めて聴こえる。すべての体位で聴こえるわけではない。
Ⅱ度	弱い。しかし胸壁に聴診器を当てた直後に聴取できる。
Ⅲ度	中等度。すぐに聴取できる。
Ⅳ度	強い。振戦を触知できる。
Ⅴ度	振戦を伴い非常に強い。聴診器を胸壁から部分的に離しても聴取できる。
Ⅵ度	振戦を伴い非常に強い。聴診器を胸壁から完全に離しても聴取できる。

（福井次矢，井部俊子日本語版監修：ベイツ診断法．p319，メディカル・サイエンス・インターナショナル，2008より）

エルブ領域では，大動脈弁閉鎖不全症の拡張期における灌水様雑音が鮮明に聴取できる。

②正常心音

心音（Ⅰ音とⅡ音）はそれぞれ，2つの弁の閉まる音で構成される。

Ⅰ音は左室系（僧房弁性）と右室系（三尖弁性）の2成分で構成されている。僧房弁の閉鎖に一致する音をⅠM，三尖弁の閉鎖に一致する音をⅠTと表示する。通常は，左室の収縮力が右室の収縮力よりもはるかに大きいため，聴診上は僧帽弁性のものが大きく聴こえる。

Ⅱ音は大動脈弁（ⅡA）と肺動脈弁（ⅡP）の閉鎖する音で構成され，ⅡAとⅡP音の生じるタイミングがずれることをⅡ音分裂という。健常者でも吸気時のⅡ音の分裂が認められる。

各弁の存在領域では，心尖部から三尖弁領域では収縮時にⅠ音が高く聴取され（Ⅰ音＞Ⅱ音），大動脈弁領域から肺動脈弁領域ではⅡ音がⅠ音より高く聴取される（Ⅰ音＜Ⅱ音）。まずⅠ音とⅡ音の同定を行う。わかりにくい際は，橈骨動脈や上腕動脈の拍動を触知しながら聴取する。Ⅰ音とⅡ音の亢進や減弱，分裂がないかを確認する。

③異常心音（過剰心音）

心臓を構成する弁や腱索，右心室と左心室を隔てている中隔，心臓の壁となる心筋などに，何らかの器質的，機能的異常が生じた場合に発生する音で，Ⅰ音，Ⅱ音以外に発生する音である。Ⅲ音，Ⅳ音，駆出音（Ej）などがある［図16］。

Ⅲ音，Ⅳ音ともに左側臥位，心尖部にて聴取される心音であり，小さく低調な音であるため，ベル側で聴取する。異常心音を聴取したら，体位を変えて（臥位から座位など，心臓への負荷を変化させ）再度聴取して，音が消失するかどうかを確認する。

④心雑音

心雑音は，弁の異常（弁の閉鎖不全による逆流音や，弁の狭窄による血流が障害される音）や中隔欠損症による血流の乱れなどで生じる。弁領域の上で最も強く聴取され，Ⅰ音とⅡ音の間で聴取される収縮期雑音とⅡ音とⅠ音の間で聴取される拡張期雑音とがある。

心雑音の性質は，心臓内や弁を通過する際に生じる逆流・乱流やジェット流の血流や容量に基づいている。心雑音は，聴取部位（どの弁領域か），音の強さ［表2］，持続時間（長い，短い），音の高さ（音調），音質，時相，雑音の形態の7つの項目で表現するが，看護師は「心雑音の有無」と「音の強さ」，それが「どの弁領域」で聞こえるのかがわかることが重要である。

異常心音や心雑音を聴取したら，患者に既往歴と以前に異常を指摘されていたかどうかをたずね，呼吸困難や浮腫などの臨床症状や異常呼吸音（心不全症状）がないかどうかを確認する。また，これらの異常を聴取した場合には，医師に報告する。

2．フィジカルアセスメント：頸部血管診察

頸部血管診察では，うっ血性心不全など右心系の異常

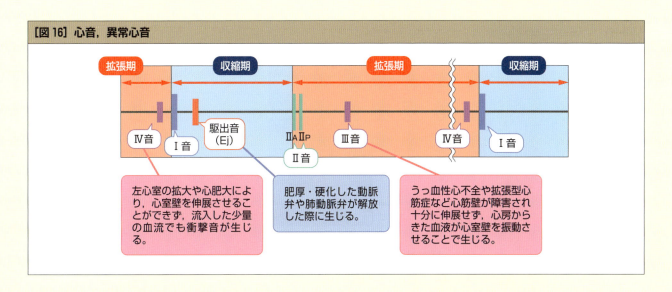

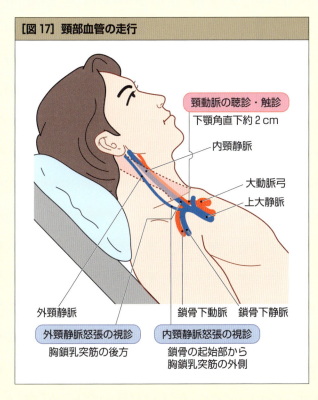

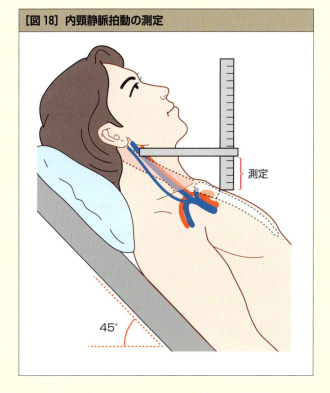

をスクリーニングするため［視診→聴診→触診］を行う。

1）視診
内外頸静脈の拍動や怒張を見て、脱水や右心不全徴候の有無を調べる［図17］。

● **内頸静脈**
上半身を45度に起こし、鎖骨起始部から胸鎖乳突筋の外側にそって拍動があるか観察する。ペンライトを当てると見えやすい。胸骨角から右内頸静脈拍動の最高点までの高さを測定する［図18］。

● **外頸静脈**
胸鎖乳突筋の後方（外側）で怒張しているか観察する。

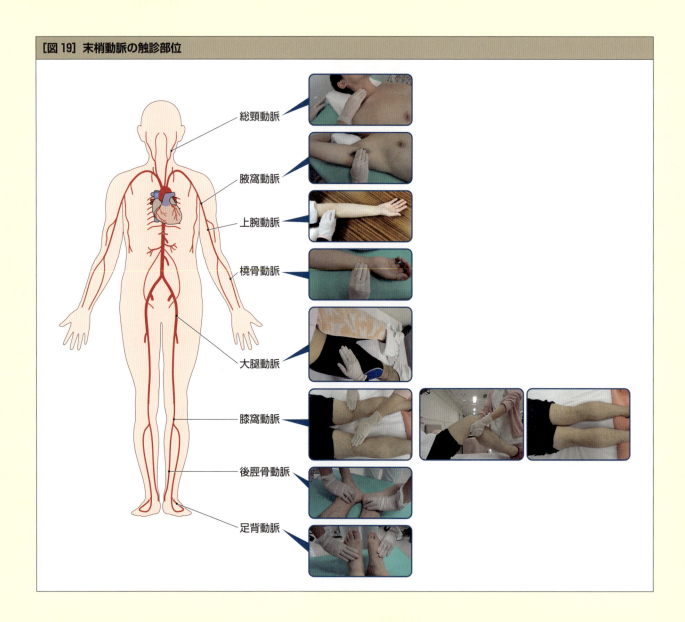

[図19] 末梢動脈の触診部位

2）聴診・触診
●頸動脈
下顎角直下約2cm，胸鎖乳突筋の前方で聴診する。
甲状軟骨の高さで動脈の拍動を触診する。必ず片側ずつ行う。
▶頸動脈の狭窄が最も起きやすいのは内頸動脈と外頸動脈の分岐部付近であり，血管狭窄があると風が何かに吹き付けるような低調の連続性血管雑音が聴取される

▶動脈硬化症，大動脈炎症候群などによる狭窄などがある場合，左右で拍動が減弱または消失する

3．末梢動脈の触知

リズムの整・不整，脈の減弱，消失，左右差，血管の性状（弾力性）などを触診で確認する［図19］。

（高濱明香）

C 心電図の基本

1）心電図とは
心臓の拍動に伴って生じる心筋の電気的活動の時間的変化を体表面から記録したものを心電図（electrocardiogram：ECG）という。心疾患のスクリーニングとして一般的に用いられる心電図の種類について、以下に示す［表3］。

2）心電図の目的
主に心臓の機能の評価として用いられ、循環器疾患の診断の補助として最も基本的な検査法となる。また電解質異常や一部の薬物の作用による波形の変化も診断の一助となる。

3）刺激電動系
① 興奮の発生と伝導路
心臓の中には、自ら活動電位を発生する特殊心筋細胞からなる刺激伝導路がある。この細胞群の能力を「自動能」といい、伝導路を総称して「刺激伝導系」という（A「循環器系の構造と機能」p11, 図4 参照）。

② 異所性ペースメーカー
正常の心臓は、刺激回数の最も多い洞結節が拍動のコントロールの中心（ペースメーカー）となるが、刺激が出なくなったり伝導異常が起こると、洞結節よりも下位の自動能にある部位がペースメーカーとなり心臓を拍動させる（A「循環器系の構造と機能」p11, 図4 参照）。しかし、ペースメーカーが下位になるにつれて刺激回数が減少し、心拍数が低下する。
- 洞結節：60〜100回/分
- 房室結節：40〜60回/分
- プルキンエ線維：40〜45回/分
- 心室筋：30〜40回/分

③ 不応期
1つの刺激が心筋を興奮させた後に、次の刺激が出ても心筋が反応しない期間を不応期という。正常な心筋収縮と弛緩を繰り返し、心臓のポンプ機能を保つための生理学的な性質である。

4）心電図の誘導法
［図20］に示す。

① 12誘導心電図の電極位置
［図21・22］に示す。

② モニター心電図の電極位置
基本的に四肢誘導法である。3点誘導では主にⅡ誘導でモニタリングが行われるが、ⅠあるいはⅢ誘導に変更することができる。5点誘導では、Ⅰ，Ⅱ，Ⅲ，aVR, aVL, aVFの波形と同時に、白の電極を任意の胸部誘導部位に貼付することで、1つの胸部誘導波形も同時にモニターできる［図23］。

③ 誘導に反映される心臓の位置
心電図の誘導の位置によって、12カ所の視点で心臓

[表3] 心電図の種類

種類	測定方法	得られる情報
12誘導心電図	四肢・胸部誘導からなる。電極は四肢4カ所、胸部6カ所であり、12の視点から心機能を評価することができる心電図検査。	循環器疾患全般について、検査時の記録によって異常を発見する。
ホルター心電図	長時間（一般的には24時間）の連続記録が可能な携帯型心電計による検査。	日常生活の中で発作性あるいは一過性に発生する狭心症発作、不整脈を発見する。
運動負荷心電図	運動によって心血管系に負荷を与えて行う心電図検査。	安静時には出現しない異常を発見する。
加算平均心電図	上記の心電図では記録できない微小な電位活動を、多数の心拍を重ね合わせて平均化することにより、目的とする微小電位活動のみ記録する心電図検査。	心室遅延電位の発見により、重症不整脈の危険性を予測する。
モニター心電図	3カ所あるいは5カ所に電極をつけて、持続的に電位活動を示す。有線と無線がある。	心電図変化のモニタリングが可能である。

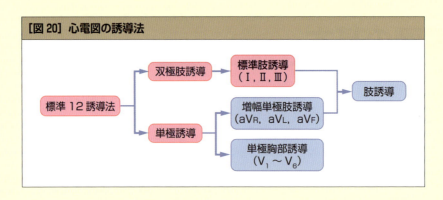

[図20] 心電図の誘導法

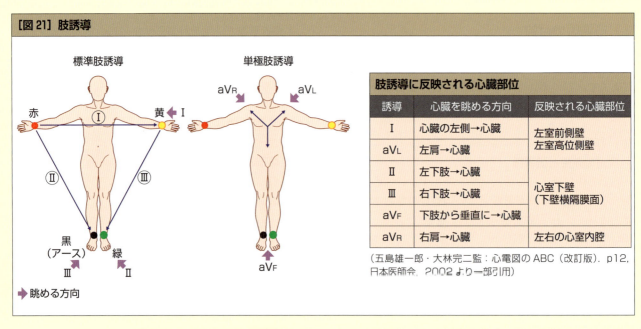

[図21] 肢誘導

肢誘導に反映される心臓部位		
誘導	心臓を眺める方向	反映される心臓部位
I	心臓の左側→心臓	左室前側壁 左室高位側壁
aV_L	左肩→心臓	
II	左下肢→心臓	心室下壁 (下壁横隔膜面)
III	右下肢→心臓	
aV_F	下肢から垂直に→心臓	
aV_R	右肩→心臓	左右の心室内腔

(五島雄一郎・大林完二監：心電図のABC（改訂版）．p12，日本医師会，2002より一部引用)

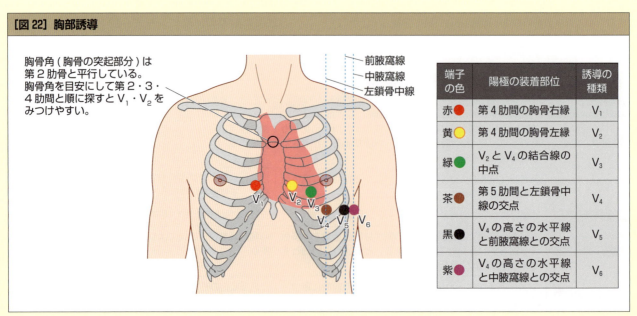

[図22] 胸部誘導

胸骨角(胸骨の突起部分)は第2肋骨と平行している。胸骨角を目安にして第2・3・4肋間と順に探すとV_1・V_2をみつけやすい。

端子の色	陽極の装着部位	誘導の種類
赤●	第4肋間の胸骨右縁	V_1
黄●	第4肋間の胸骨左縁	V_2
緑●	V_2とV_4の結合線の中点	V_3
茶●	第5肋間と左鎖骨中線の交点	V_4
黒●	V_4の高さの水平線と前腋窩線との交点	V_5
紫●	V_4の高さの水平線と中腋窩線との交点	V_6

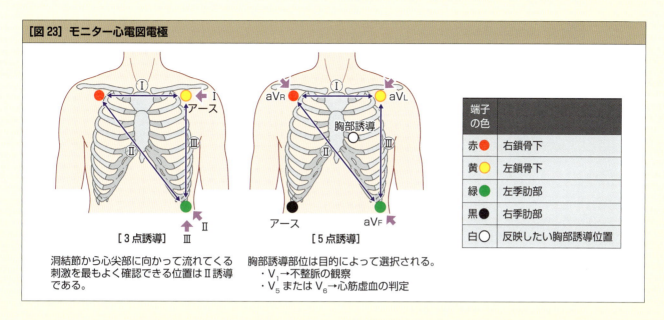

[図23] モニター心電図電極

[3点誘導] 洞結節から心尖部に向かって流れてくる刺激を最もよく確認できる位置はⅡ誘導である。

[5点誘導] 胸部誘導部位は目的によって選択される。
・V_1→不整脈の観察
・V_5またはV_6→心筋虚血の判定

端子の色	
赤 ●	右鎖骨下
黄 ○	左鎖骨下
緑 ●	左季肋部
黒 ●	右季肋部
白 ○	反映したい胸部誘導位置

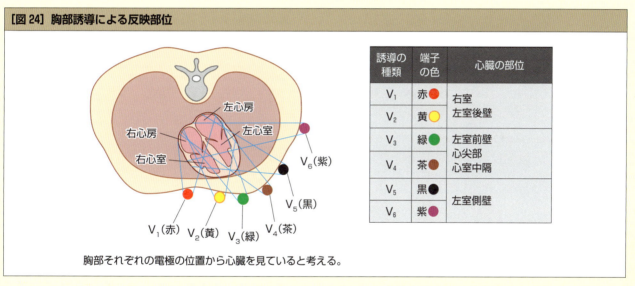

[図24] 胸部誘導による反映部位

誘導の種類	端子の色	心臓の部位
V_1	赤 ●	右室
V_2	黄 ○	左室後壁
V_3	緑 ●	左室前壁 心尖部 心室中隔
V_4	茶 ●	
V_5	黒 ●	左室側壁
V_6	紫 ●	

胸部それぞれの電極の位置から心臓を見ていると考える。

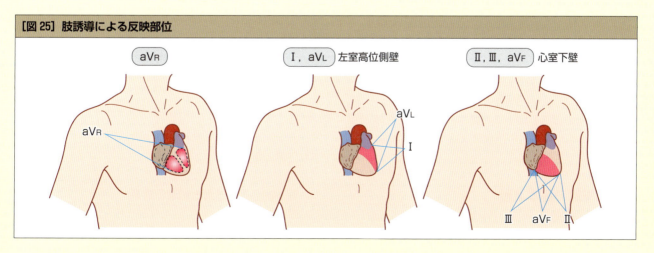

[図25] 肢誘導による反映部位

aVR　　　Ⅰ, aVL 左室高位側壁　　　Ⅱ, Ⅲ, aVF 心室下壁

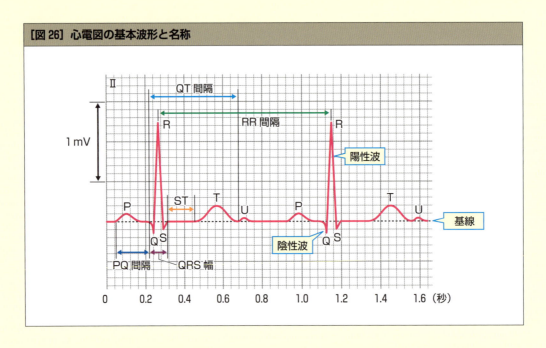

[図 26] 心電図の基本波形と名称

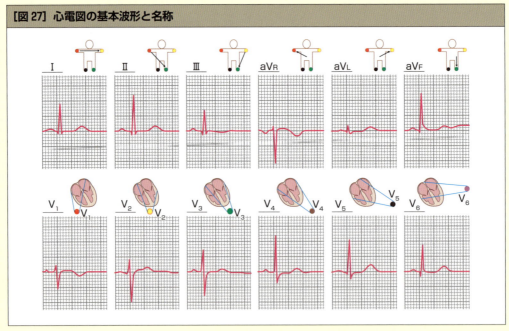

[図 27] 心電図の基本波形と名称

の評価をすることができる［図 24・25］。心筋梗塞では，異常波形が発生する誘導位置によって，梗塞部位を特定することができる。

5）心電図の基本波形
① 基本波形の名称［図 26・27, 表 4］
心電図波形のうち，陽性波（上向き）は電極に向かってくる興奮波を示し，陰性波（下向き）は電極から遠ざかっていく興奮波を示す。

② 正常心電図波形
［図 27・28］に示す。

③ 基本的心電図波形と刺激伝導系
［図 29］に示す。

[表4] 各波形と間隔が反映している内容	
P波	洞結節より発生した刺激による心房の興奮（脱分極）を示す緩やかな山型の陽性波。前1/3は右心房，後1/3は左心房の興奮を示す。
QRS波	P波に続く陰性波のQ，陽性波のR，陰性波のSの3つで構成され，心室の興奮（脱分極）を示す。
T波	QRSに続く陽性波で，心室の興奮からの回復（再分極）過程を示す。
U波	T波に続く小さな陽性波で，回復（再分極）の終了時に起こる。成因は明らかになっておらず，U波を認めないこともあるが異常ではない。
ST部分	S波の終わりからT波のはじまりまでの平坦な線の部分。心室が興奮（脱分極）して回復（再分極）するまでの過程を示す。
PQ間隔	P波のはじまりからQ波のはじまりまでを示す。心房が洞結節の刺激により興奮しはじめ，房室結節に伝わるまでの時間を示す。
QT間隔	QRSのはじまりからT波の終わりまでを示す。心室が興奮しはじめてから回復するまでの時間を示す。
RR間隔	心室の興奮の間隔を示す。

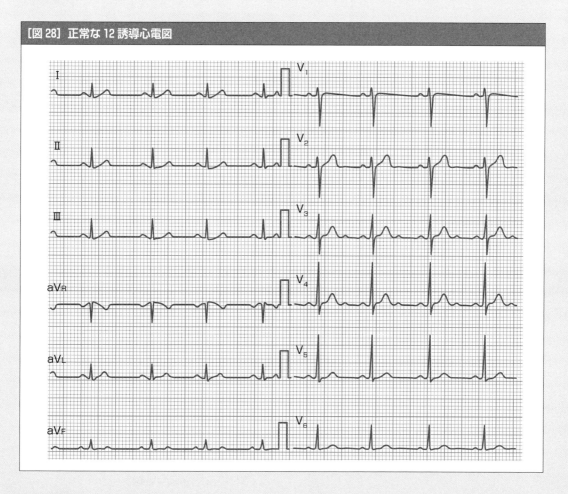

[図28] 正常な12誘導心電図

6）心電図の判読

心電図は，❶心拍数，❷規則性（P波とP波，R波とR波の間隔），❸P波，QRS波，STの基線の動きの形や方向性（陽性・陰性）を観察する。これによってリズム異常（異常刺激），伝導路の障害，心筋の虚血や異常，心臓の偏位などが読み取れる。

① 洞調律（sinus rhythm）

下記の条件を満たせは洞調律といい，満たさなけれ

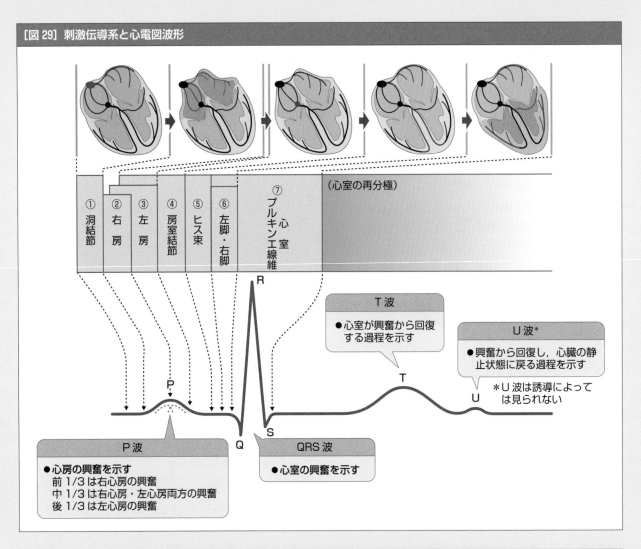

[図29] 刺激伝導系と心電図波形

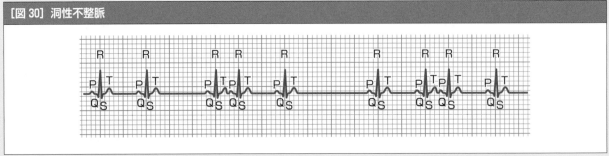

[図30] 洞性不整脈

ば不整脈（調律異常）と判断する。洞調律には洞性頻脈，洞性徐脈，洞性不整脈［図30］も含まれる。
- P波がⅠ，Ⅱ，aVFで陽性波
- 先行するP波とQRS波が1：1の関係を維持

② **正常洞調律**（normal sinus rhythm）［図31］

洞調律のうち，心拍数などの各計測値や波形が正常な場合を「正常洞調律」という。
- P波とQRS波が一定の間隔で1：1の関係を維持
- PP間隔，RR間隔は規則的
- P波の形，間隔が正常
- PQ間隔が正常
- QRS波の形が正常で間隔が正常

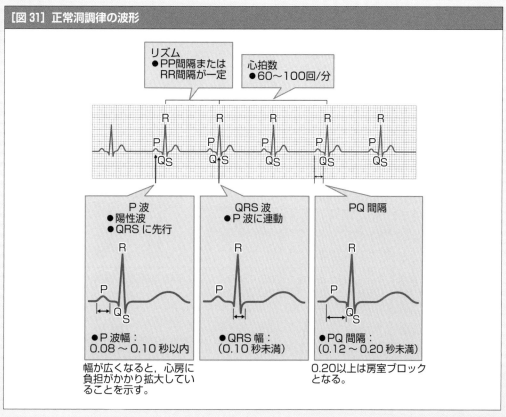

[図31] 正常洞調律の波形

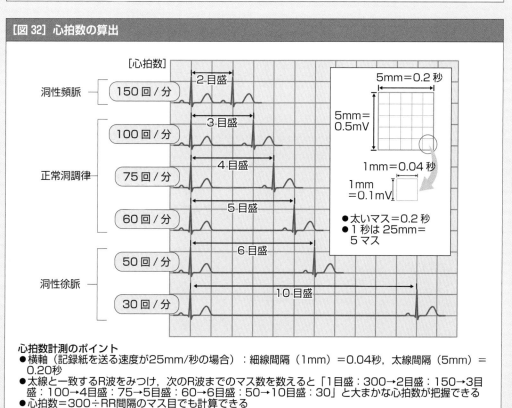

[図32] 心拍数の算出

心拍数計測のポイント
- 横軸（記録紙を送る速度が25mm/秒の場合）：細線間隔（1mm）＝0.04秒，太線間隔（5mm）＝0.20秒
- 太線と一致するR波をみつけ，次のR波までのマス数を数えると「1目盛：300→2目盛：150→3目盛：100→4目盛：75→5目盛：60→6目盛：50→10目盛：30」と大まかな心拍数が把握できる
- 心拍数＝300÷RR間隔のマス目でも計算できる

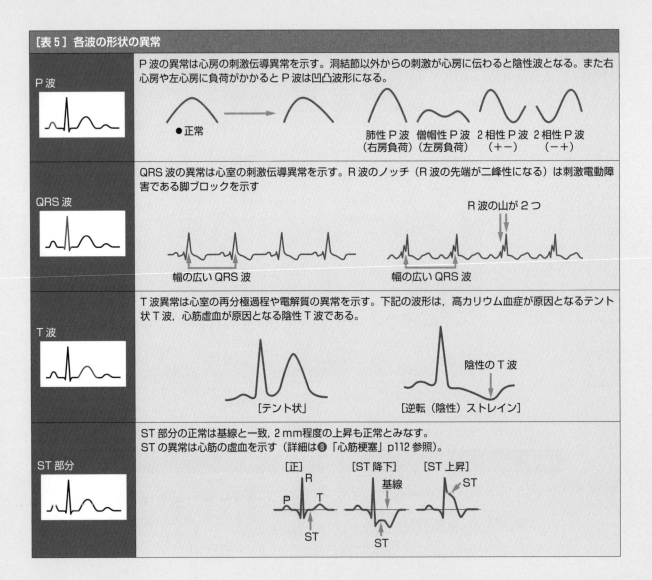

[表5] 各波の形状の異常

③ 心拍数
　心拍数は安静時で60〜100回/分を正常とし，記録用紙の太いマス目を利用してRR間隔をみることによって，大まかな心拍数を算出する [図32]。

④ 各波の形状の異常
　各波形を [表5] に示す。

⑤ 各波の間隔の異常
　波の間隔とその異常を，[表6] に示す。

⑥ 覚えておきたい不整脈
　覚えておく必要のある不整脈の波形を，[表7〜10] に示す。

[表6] 各波の間隔の異常

PQ間隔

- PQ間隔異常は，心房の興奮状態の異常を示す。延長は房室ブロック，低カルシウム血症，短縮はWPW症候群，高カルシウム血症などが疑われる
- 正常な間隔：0.12～0.20秒

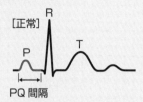
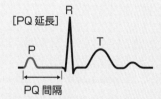

QRS幅

- QRS幅の異常は，心室の興奮が遅延していること示す。QRS波の増幅をwide QRSという。心室ペーシングなどの異所性心室興奮時，高カリウム血症時，抗不整脈薬使用時もwide QRSを呈する
- 正常な間隔：0.10秒未満

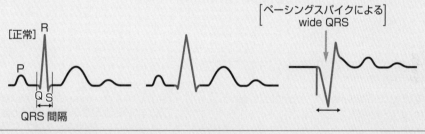

QT間隔

- QT間隔の延長，短縮ともに電解質異常，薬物作用などが要因となる
- 正常な間隔（補正QT間隔）：0.36～0.44秒

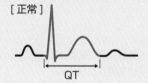
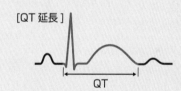

MEMO　頻繁に行う「12誘導心電図」と「モニター心電図」の違いはなに？

よく問われますが，最も特徴的な違いは，前者が検査を行う1分弱の心電図波形の判読に対して，後者はモニターを装着している間の持続的な心電図変化のモニタリングが可能である点です。12誘導心電図では現れなかった異常をモニター心電図で発見し（例えば致死的心電図波形），即時に対応することができるのです。現在のモニター心電図は，異常波形が出現した際にアラーム機能で知らせたり，異常波形を見逃しても記憶された過去の波形を確認できたりする機能があるため，早期の対応ができるようになっています。

患者に起こった異常を早期発見，早期対応をするために，まずは正常同調律の波形（p27，図31）と判読方法を学習し，常に心電図を判読する習慣を身に付けましょう。

（渡邊多恵）

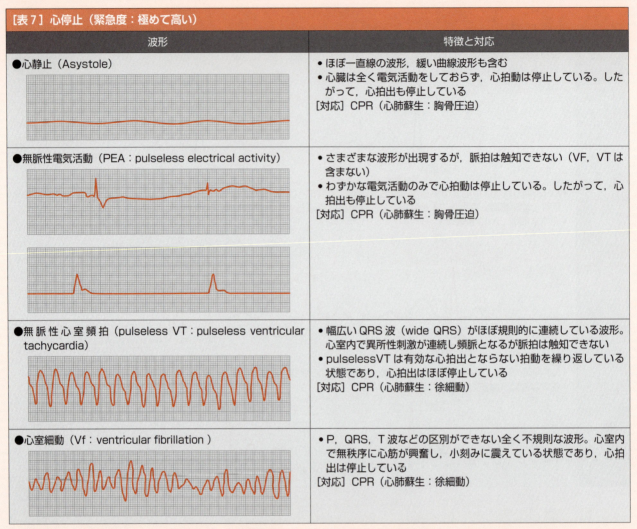

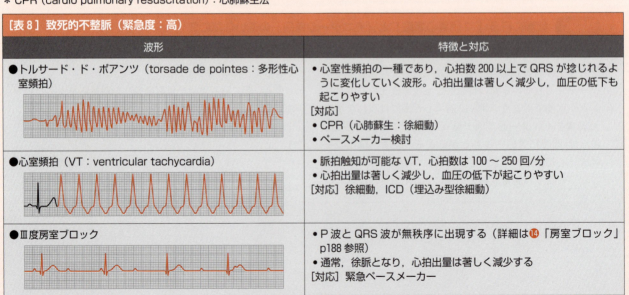

[表8] つづき

波形	特徴と対応
●洞不全症候群（SSS：sick sinus syndrome）	・心拍数50回/分未満の高度な洞性徐脈。全身に送られる血液は極度に低下 ・心拍出量は著しく減少する [対応] 緊急ペースメーカー
●徐脈頻脈症候群	・頻脈（発作性心房細動や上室性頻拍）の後に洞停止や徐脈が出現する。心拍停止中は，当然心拍出はない [対応] 緊急ペースメーカー

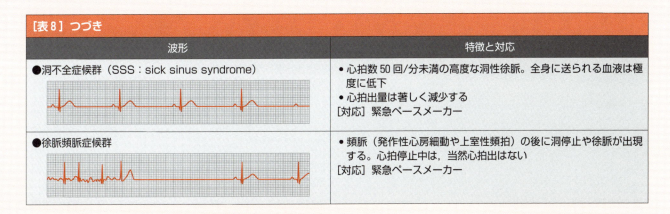

[表9] 重症不整脈（緊急度：中）

波形	特徴と対応
●WPW症候群 デルタ波　デルタ波	・心房と心室の間にKent束と呼ばれる副伝導路があるためにP波の後にデルタ波が混入し，増幅したQRSが出現 ・心拍出量が安定しない [対応] カテーテルアブレーション
●心室性期外収縮（PVC/VPC：premature ventricular contraction） R on T ショートラン 多源性期外収縮	・これらのPVCは心室頻拍（VT），心室細動（Vf）につながる危険性がある。 ・R on Tは心室性期外収縮の中でも危険な不整脈である。心室性期外収縮がT波に重なるように出現する ・ショートランは，心室性期外収縮が連発（6連発以内，7連発以上はVTとみなす）する ・多源性期外収縮は，形の違う心室性期外収縮が出現する ・PVC出現時は，心拍出量が減少する [対応] ・リドカイン投与 ・VT移行を考慮して徐細動準備
●発作性上室性頻拍（PSVT：paroxysmal supraventricular tachycardia）	・P波の判読が不可能で，心拍数140回/分以上となる頻脈が突然に出現する ・高度な頻脈は十分な心室収縮につながらず，心拍出量が減少する [対応] ・迷走神経刺激，抗不整脈薬 ・カテーテルアブレーション
●Ⅱ度房室ブロック	・P波が出現しているにもかかわらず，突如QRS波が欠落する（詳細は⑭「房室ブロック」p188参照） ・心房の収縮刺激が心室の収縮刺激につながらないため，心室の収縮が減少し，心拍出量の減少を招く（貧血などによる失神を招きやすい） [対応] ペースメーカー考慮

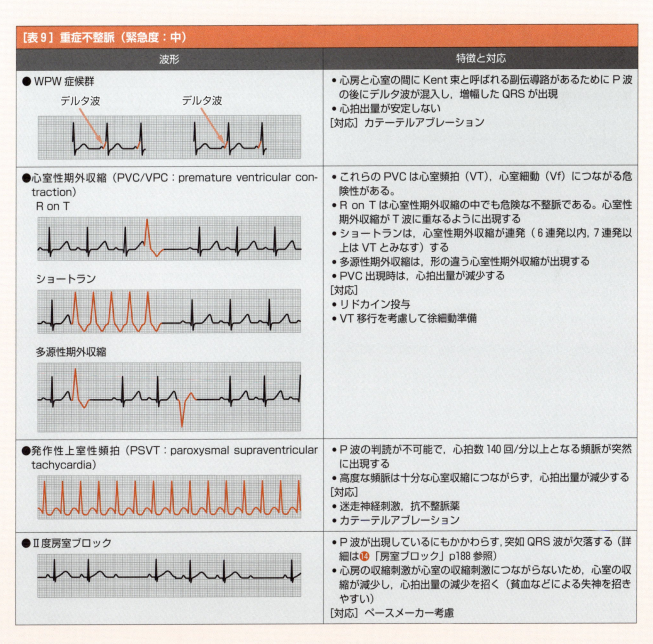

[表10] 不整脈（緊急度：低）

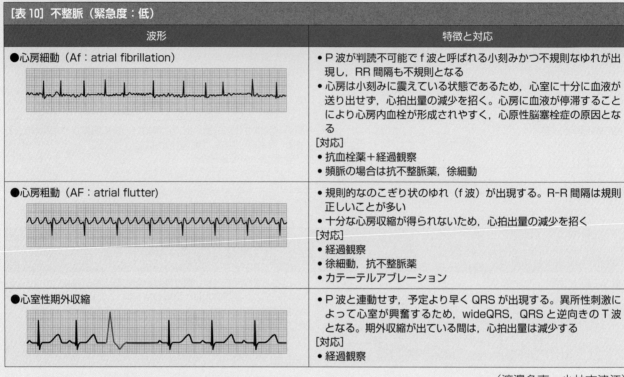

波形	特徴と対応
●心房細動（Af：atrial fibrillation）	・P波が判読不可能でf波と呼ばれる小刻みかつ不規則なゆれが出現し，RR間隔も不規則となる ・心房は小刻みに震えている状態であるため，心室に十分に血液が送り出せず，心拍出量の減少を招く。心房に血液が停滞することにより心房内血栓が形成されやすく，心原性脳塞栓症の原因となる [対応] ・抗血栓薬＋経過観察 ・頻脈の場合は抗不整脈薬，徐細動
●心房粗動（AF：atrial flutter）	・規則的なのこぎり状のゆれ（f波）が出現する。R-R間隔は規則正しいことが多い ・十分な心房収縮が得られないため，心拍出量の減少を招く [対応] ・経過観察 ・徐細動，抗不整脈薬 ・カテーテルアブレーション
●心室性期外収縮	・P波と連動せず，予定より早くQRSが出現する。異所性刺激によって心室が興奮するため，wideQRS，QRSと逆向きのT波となる。期外収縮が出ている間は，心拍出量は減少する [対応] ・経過観察

（渡邊多恵，小林志津江）

《参考文献》
1）医療情報科学研究所編：病気がみえるvol 2循環器，第3版．メディックメディア，2012．
2）落合慈之監：循環器疾患ビジュアルブック，学研メディカル秀潤社，2010．
3）小板橋喜久代：からだの構造と機能―日常生活行動を支える身体システム．学研メディカル秀潤社，2007．
4）古谷伸之編：診察と手技がみえる①，第2版．メディックメディア，2014．
5）吉野秀朗監：ゼロからわかるモニター心電図，成美堂出版，2014．
6）日本循環器学会・他：不整脈薬物治療に関するガイドライン（2009年改訂版）．
www.j-circ.or.jp/guideline/pdf/JCS2009_kodama_h.pdf
（2016年11月閲覧）．
7）日本循環器学会・他：不整脈の非薬物治療ガイドライン（2011年改訂版）．
http://web.pref.hyogo.jp/hw19/documents/guideline.pdf
（2016年11月閲覧）．
8）中村恵子・柳澤厚生監：ナースのための心電図教室．学習研究社，2001．
9）高尾信廣：症状から読み解く心電図．中央法規，2013．

症状別看護ケア関連図

第Ⅰ部

第Ⅰ部　症状別看護ケア関連図

1 胸痛

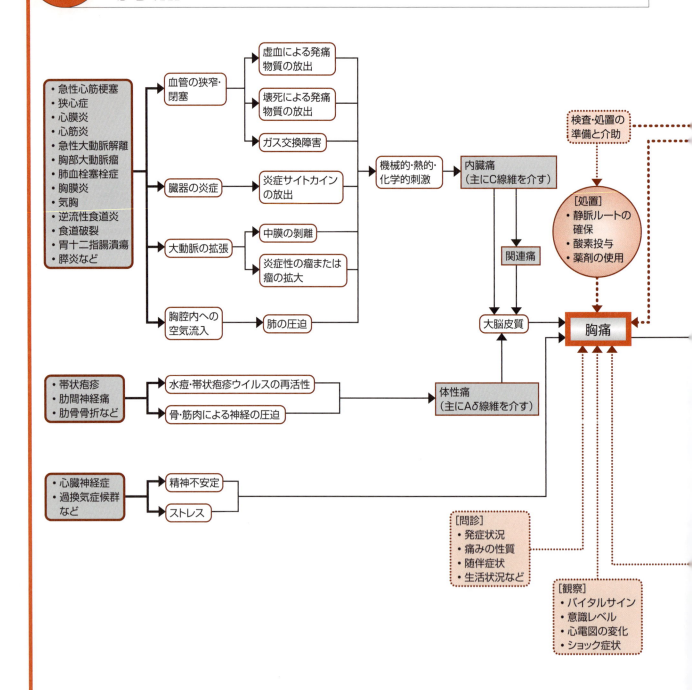

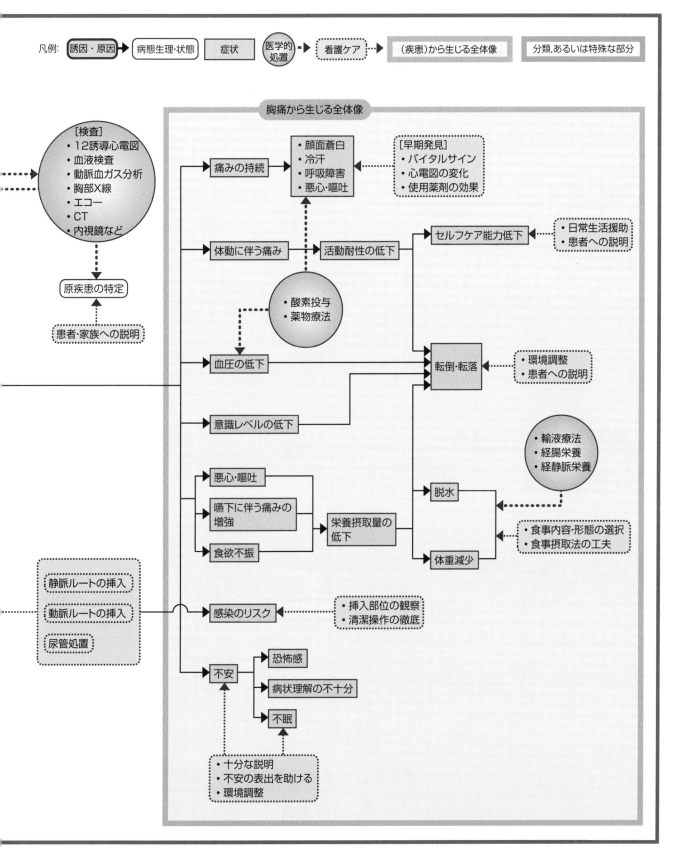

第Ⅰ部　症状別看護ケア関連図

1 胸痛

Ⅰ　胸痛が生じる病態生理

1．胸痛の定義

　胸痛（chest pain）とは胸部に生じる痛みであるが，不快感や圧迫感などの感覚を含む多彩な症状の総称であり，患者によって痛みの感じ方や表現方法はさまざまである。また痛みの程度や種類，時間経過などにより診断が異なり，緊急性が高い場合も多い。

　胸痛患者の約1/3は緊急入院となり，その内枠では**急性冠症候群**（acute coronary syndrome：**ACS**）が半数以上を占めている[1]。そのため患者が感じている胸痛を正確に把握し，効率的に原因を鑑別，治療に結びつける必要がある。

2．胸痛の病態とメカニズム

　胸痛の原因は多岐にわたり，大きく心血管系と非心血管系に分類することができる[2]。生命に直接影響を与える疾患から精神的な胸の痛みまで，日常生活において頻度の高い症状の1つである。そのため，胸痛に対する患者の精神的不安感は増強することが多い[3]。

　痛みは**体性痛**，**内臓痛**，**関連痛**に大別され，胸痛の発生部位により，痛みの感じ方やメカニズムが異なる。痛覚を伝達する求心性線維は主に，太い有髄線維のAδ線維と細い無髄線維のC線維である。痛みは一次性求心性神経線維の神経末端で感知され，脊髄後角を経て大脳に伝達されることで痛みとして認識される。また脊髄後角で神経伝達物質により二次性求心性神経線維に痛みが伝達され，痛みの発生部位以外に痛みを生じる[図1][4]。

1）体性痛

　体性痛は体性知覚神経に由来し，**表在痛**と**深部痛**に分けられる。表在痛は主に皮膚や粘膜の痛みであり，Aδ線維を介し中枢神経に伝達される。痛覚を伝える求心性神経線維が密に分布しているため，痛みは鋭く，痛みの部位がはっきりしていることが多い。

　深部痛は主に骨格筋，腱，関節などの痛みであり，C線維を介して中枢神経に伝達される。筋の収縮によって痛みが生じ，うずくような鈍痛であり，痛みの部位がはっきりしない。

2）内臓痛

　内臓痛は内臓知覚神経に由来する。主に内臓や血管などの胸腔内臓器に生じる痛みであり，C線維を介して中枢神経に伝達される。臓器への求心性神経線維の分布は不明瞭で痛みの部位がはっきりしない。また，これら臓器に痛みの感覚はなく，内臓器官を麻酔なしに処置することは可能である。各臓器の虚血や炎症，血管の拡張，圧迫などの刺激に伴い痛みとして症状を呈する。

　心筋梗塞や狭心症に伴う胸痛は，虚血などにより心筋への酸素供給量が減少し，心筋が障害される。そのためアデノシン，ブラジキニンなどの発痛物質が蓄積され，痛みとして認識する[6]。

3）関連痛

　内臓痛が生じると，痛みが放散し関連痛として痛みを引き起こす。内臓からの求心性線維が同一の体節から知覚神経に刺激を伝達することで生じる。心血管系疾患の場合，主に左肩，左上肢，心窩部，背部の痛みが伴う[6]。

3．胸痛の分類と症状

　胸痛を生じる疾患は心臓，大血管，肺疾患，胸壁，食道，腹腔内臓器由来や心因性に分類される［図2］。その中でも，ACS，急性大動脈解離，肺血栓塞栓症，緊張性気胸，急性膵炎，食道破裂は緊急性が高く，致死的疾患であるため緊急的処置が必要となる。疾患により症状が異なるため，疾患特有の症状を知ることが重要である［表1］。

4．胸痛の診断・検査

1）診断

　胸痛を症状とする疾患は多様であり，診断を行う上で

[図1] 胸痛の発生機序

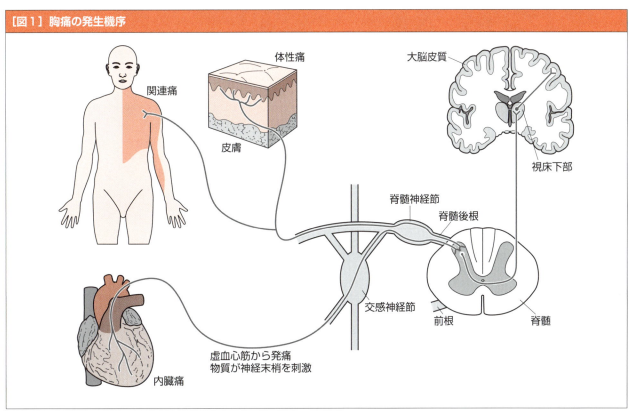

（文献4，5をもとに作成）

[図2] 胸痛をきたす疾患

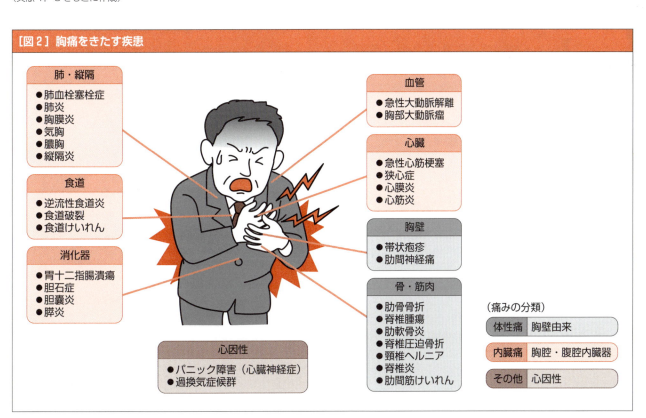

[表1] 主な疾患と症状

疾患	部位と性質	持続時間	特徴
心筋梗塞	・前胸部の絞扼感や圧迫感 ・頸部，下顎，腹部，背部，左腕への関連痛	・数分～数時間	・発症：突然出現 ・随伴症状：冷感，悪心・嘔吐，息切れ，意識障害，ショック ・安静や硝酸薬での症状改善はない ・下壁梗塞では上腹部痛として生じることが多いため，消化器疾患との鑑別が重要
狭心症	・前胸部の絞扼感や圧迫感 ・肩，左腕への関連痛	・数分～15分	・発症：夜間から早朝にかけての発症が多い ・安静や硝酸薬により症状が改善する
急性心膜炎	・前胸部，左肩，心窩部の刺痛	・数時間以上	・発症：感染の前駆症状後 ・随伴症状：発熱，感冒症状，頻脈 ・深呼吸，体位などで痛みが変動する ・座位や前屈位で痛みが軽減する
急性大動脈解離	・胸部から背部にかけて激しい痛み ・背部への関連痛	・数時間以上	・発症：突然出現 ・随伴症状：冷汗，顔面蒼白，ショック，意識障害，悪心・嘔吐 ・解離の進行に伴い，痛みが長時間持続する場合がある ・経過により痛みの部位が変化する
胸部大動脈瘤	・胸背部の圧迫感 ・瘤の拡大に伴い，前胸部や心窩部に鈍い痛み	・数時間～数日以上	・発症：じわじわと痛みが出現し，破裂直前に激痛を伴う ・随伴症状：冷汗，顔面蒼白，ショック，意識障害，悪心・嘔吐
肺血栓塞栓症	・前胸部の圧迫感	・数時間以上	・発症：体動を契機に痛みが出現することが多い ・随伴症状：呼吸困難，頻呼吸，チアノーゼ，低血圧 ・長期臥床や同一体位，深部静脈血栓症の既往，妊娠などの背景を聴取することが必要
気胸	・罹患側の肩へ鋭い痛み	・数時間以上	・発症：突然出現 ・随伴症状：咳嗽，呼吸音減弱，呼吸困難，動悸
胸膜炎	・左右胸部下側に強く鋭い痛み	・不定	・発症：肺がんや肺炎など肺疾患に伴うことが多い ・随伴症状：発熱，呼吸困難，咳嗽 ・痛みに持続性がある ・深呼吸や咳で痛みが変動する
逆流性食道炎	・前胸部の灼熱感 ・下部食道に炎症が限局しているときは心窩部痛	・数分～数時間	・発症：夜間から早朝にかけてが多い ・臥位で痛みが増強し，飲水で痛みが軽減する
食道破裂	・胸背部の激痛		・発症：嘔吐後に突然出現 ・随伴症状：悪心・嘔吐 ・短時間で増悪し，ショックとなることもある
胃十二指腸潰瘍	・上腹部の不快感，刺痛	・不定	・胸部への関連痛が生じるため，胸痛として表現される
胆石症	・心窩部，右季肋部の不快感 ・右肩，右背部への関連痛		・発症：徐々に痛み，激痛へ変化 ・随伴症状：悪心・嘔吐，発熱 ・体位や深呼吸で痛みが変動する
急性膵炎	・前胸部，心窩部，左季肋部の激しい痛み ・背部への関連痛	・数時間以上	・発症：急激に痛み，痛みに持続性がある ・随伴症状：悪心・嘔吐，発熱，腹痛，腹部膨満感 ・仰臥位で痛みが増強する
心因性	・主に前胸部，心窩部の鈍痛	・不定	・発症：身体所見がなく，痛みの発生時期や部位が不明確であることが多い ・訴えが依存的で，誇張的である ・ストレスや不安感を伴うことが多い

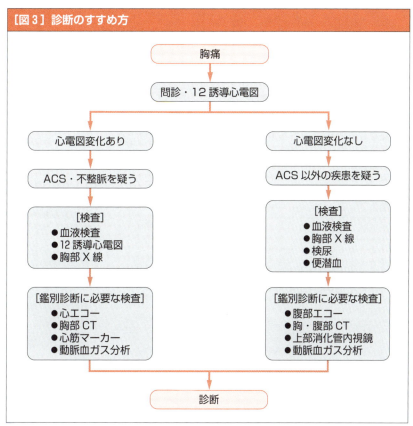

[図3] 診断のすすめ方

ACS：急性冠症候群

すべての疾患を鑑別することは時間を要す。頻度の高い疾患や問診内容から疾患を予測して，緊急性の高い疾患を見逃さないよう，診断を行う[図3]。

2）問診

胸痛と表現されても，その内容はさまざまであり，疾患によって異なる。胸痛の性質，部位，持続時間，経時変化，随伴症状を見極めることが重要である。緊急度の判定と早期治療に結びつけるための，要点をおさえた問診が必要不可欠である。

症状に加え日常生活スタイル，既往歴を考慮した内容を短時間で聴取する。患者への問診が困難な場合は，家族から情報を得る[表2]。

3）検査

検査を進めるに当たって重要なことは，侵襲の少ない内容から実施し，必要に応じて検査を増やすことである[表3]。必ず心電図モニターおよびパルスオキシメータを用いて心拍数や不整脈の有無，呼吸状態，意識の状態を確認しながら問診結果を組み合わせて検査を進める。

バイタルサインに異常があれば致死的な疾患（ACS，急性大動脈解離，肺血栓塞栓症，緊張性気胸，急性膵炎，食道破裂）を念頭に置き，速やかに検査を行い[7]，ACSの可能性がある場合，直ちに12誘導心電図を行う[1]。

また，心因性による胸痛と診断された場合であっても，時に重大な疾患が存在していることがある。そのため，患者の訴えに対し適切な検査を行うことが重要となる。

5．胸痛の治療

痛みの症状を取り除くことが治療の第一選択ではなく，原疾患の治療を進めなければならない。致死的な疾患である場合は，早急に治療を開始する。

特にACSを示唆する胸部症状を有する場合は，迅速な診断，酸素投与，アスピリンや硝酸薬，モルヒネを用いた治療が必要である[8]。救急部門での診療は，早期から専門医と協力して行い，治療方針決定は10分以内に行う[1][図4]。

[表2] 問診のポイント

発症の現れ方	・急激または緩徐	
持続時間	・短時間または長時間	
誘因	・安静時または労作時 ・気道感染 ・悪心・嘔吐	・精神状態 ・急激な温度変化
性状	・圧迫感，絞扼感，灼熱感（刺される，突かれる，引き裂かれるなどの表現も多い） ・断続性または持続性 ・進行性の有無 ・体位による変化 ・呼吸による変化	
部位	・胸部，肩，心窩部，背部，上肢	
部位の特定	・部位の特定ができる→指で示すことができる ・部位の特定ができない→さする，手掌で示す ・移動性の有無	
放散痛	・有無 ・部位	
随伴症状	・呼吸困難 ・動悸 ・悪心・嘔吐 ・咳嗽 ・血痰	・倦怠感 ・末梢冷感 ・冷汗 ・顔面蒼白
増悪因子	・呼吸 ・体位 ・体幹，上肢の運動	
生活状況	・既往歴 ・治療歴 ・内服薬の有無と種類	・飲酒 ・喫煙 ・家族歴

[表3] 検査と鑑別すべき主な疾患

検査	鑑別すべき主な疾患
12誘導心電図	急性心筋梗塞，狭心症，心膜炎，肺血栓塞栓症
血液検査（血算，AST，ALT，LDH，γ-GT，CK，CRP，アミラーゼ，Dダイマー，心筋マーカーなど）	急性心筋梗塞，狭心症，心膜炎，急性大動脈解離，心筋炎，肺血栓塞栓症，肺高血圧，気管支炎，肺炎，胸膜炎，縦隔炎，食道穿孔，胆嚢炎，膵炎
動脈血ガス分析	急性心筋梗塞，狭心症，肺血栓塞栓症
胸腹部X線	急性大動脈解離，気胸，肺炎，胸膜炎，縦隔炎，骨折
心エコー	急性心筋梗塞，狭心症，急性大動脈解離，肺血栓塞栓症，心筋炎，心膜炎
腹部エコー	胆石症，胆嚢炎，膵炎
CT	急性大動脈解離，肺血栓塞栓症，胆嚢炎，膵炎，骨折
内視鏡	食道穿孔，逆流性食道炎，胃十二指腸潰瘍

（文献1，7をもとに作成）

Ⅱ　胸痛の看護ケアとその根拠

1．胸痛の観察ポイント

　原因疾患によって治療や看護は異なる。注意しておかなければならないことは，致死的な疾患が原因となる場合があるということである。胸痛は主観的な感覚であるため，強さや感じ方，表現方法は患者によって異なる。そのため，患者の状態を細かく観察することが重要である。問診による情報を身体症状，神経学的所見と組み合わせ，緊急度や重症度をアセスメントしなければならない。

1）問診

　問診のポイント［表2］に沿って，情報収集を行う。患者の症状や状態の変化を捉え，早期発見と対応が重要である。

2）身体所見

① 血圧
　急激な血圧上昇や低下など，循環動態について評価を行う。血圧は左右で測定する。

② 脈拍
　脈拍回数や規則性について評価を行う。

③ 呼吸
　呼吸回数や様式，呼吸に伴う胸痛の変化について評価を行う。SpO_2の値を経時的に確認する。

④ 心電図変化
　心電図モニターを装着し，ST-T変化や不整脈の有無について評価を行う。ACSや不整脈の出現を早期に発見することが可能である。時間経過で変化することがあるため，経時的な観察が必要である。心電図モニターの変化や胸痛出現時は，心電図検査を直ちに行う。

[図4] ACS診療のアルゴリズム

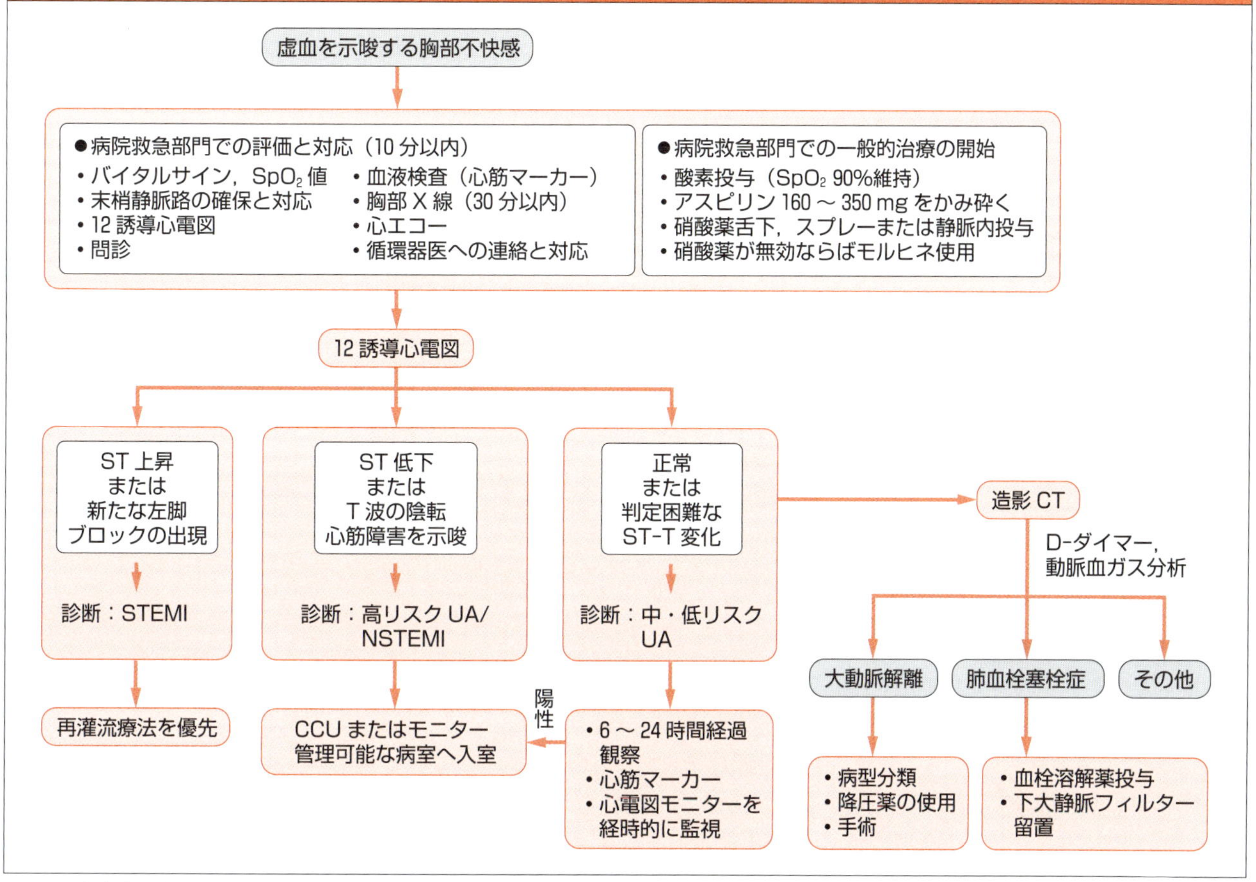

```
虚血を示唆する胸部不快感
   │
   ├─────────────────────────────────────┐
   ▼                                      ▼
●病院救急部門での評価と対応（10分以内）   ●病院救急部門での一般的治療の開始
・バイタルサイン，SpO₂値                  ・酸素投与（SpO₂ 90%維持）
・血液検査（心筋マーカー）                ・アスピリン160～350 mgをかみ砕く
・末梢静脈路の確保と対応                  ・硝酸薬舌下，スプレーまたは静脈内投与
・胸部X線（30分以内）                    ・硝酸薬が無効ならばモルヒネ使用
・12誘導心電図
・心エコー
・問診
・循環器医への連絡と対応
                │
                ▼
          12誘導心電図
   ┌────────┬────────┬────────┐
   ▼            ▼            ▼
ST上昇       ST低下       正常
または       または        または
新たな左脚   T波の陰転    判定困難な
ブロックの   心筋障害を    ST-T変化
出現         示唆
   │            │            │
   ▼            ▼            ▼
診断：STEMI 診断：高リスクUA/  診断：中・低リスクUA → 造影CT
              NSTEMI                              │  D-ダイマー，
   │            │            │陽性              │  動脈血ガス分析
   ▼            ▼            │                  │
再灌流療法  CCUまたはモニター ←─・6～24時間経過観察
を優先      管理可能な病室へ入室 ・心筋マーカー
                              ・心電図モニターを経時的に監視
                ┌────────┬────────┐
                ▼            ▼            ▼
            大動脈解離    肺血栓塞栓症    その他
                │            │
                ▼            ▼
            ・病型分類    ・血栓溶解薬投与
            ・降圧薬の使用 ・下大静脈フィルター留置
            ・手術
```

UA：不安定狭心症，STEMI：ST上昇型心筋梗塞，NSTEMI：非ST上昇型心筋梗塞
（文献1, 8をもとに作成）

⑤ 全身の観察

胸痛の原因疾患は多彩であり呼吸状態や循環動態の変化を引き起こすことが多い。そのため，ショックの徴候（顔面蒼白，冷汗，虚脱，脈拍触知不可，呼吸障害）を見逃してはならない。また，胸痛に伴う随伴症状（呼吸困難，動悸，悪心・嘔吐など）の把握も重要である。呼吸音や心音聴取を行い，患者の全体像を捉えることが重要である。

⑥ 意識レベル

重症度評価として，意識レベルの変化を捉えることも重要である。JCS（Japan Coma Scale）やGCS（Glasgow Coma Scale）などを用いて，経時的な評価を行う。

2. 胸痛の看護目標

❶胸痛および随伴症状に伴う身体的苦痛が軽減され，全身状態が安定する

❷胸痛に伴う心理的不安が緩和される

3. 胸痛の看護ケア

1）検査・処置の介助

患者が胸痛の症状を訴えた場合は，迅速に対応ができるよう，早急に準備を行う。特に，呼吸や循環を維持することは患者の状態を左右するため，気道確保，酸素投与，静脈確保，除細動，薬剤などの準備，介助を行う。

2）痛みに対する看護

早期に疼痛の症状を緩和できるよう介入が必要である。医師の指示により，鎮痛薬，鎮静薬，麻薬の使用を行う。これらは鎮痛作用および呼吸・循環を安定させるため効果的であるが，呼吸抑制などの合併症が生じるため注意する。

3）安静に対する看護

酸素消費量減少や体動に伴う病態の進行を予防するため，安静が必要となる。安静の必要性に対する説明を十分に行い，安楽な体位の保持や容易に検査や治療が行えるよう寝衣の選択をする。また点滴ルートやモニター類による体動制限も生じるため，日常生活の援助を行う。

4）不安に対する看護

胸痛の症状は，危機的状況であると感じることが多く患者に強い不安を与える。疾患が特定されない時間はさらに不安が増強する。胸痛に伴う不安は血圧や心拍数を上昇させ，状態の悪化を助長させる。また治療に伴う活動の制限や環境の変化によりストレスが増強する。

そのため，精神的援助（症状や疾患に対する理解の確認，不安な表情や態度など非言語的な変化の観察，検査や治療に対する十分な説明，安楽に過ごせるよう環境調整など）が必要であり，ストレスを軽減できるよう働きかける必要がある。

5）家族に対する看護

家族も患者の急激な変化に混乱し，心理的不安が生じるため，家族に対する支援も重要となる。コミュニケーションを図り情報提供を行うことで，不安の表出を助け，現状を正しく認識できるよう支援する。

（岡本美穂）

《引用文献》
1）日本循環器学会・他：循環器病の診断と治療に関するガイドライン（2007-2008年度合同研究班報告）．循環器医のための心肺蘇生・心血管救急に関するガイドライン．Circulation Journal 73 (Suppl III) : 1361-1456, 2009.
2）小川聡・他編：標準循環器病学，p3，医学書院，2009.
3）柳田尚：看護に役立つ臨床疼痛学．pp158-162，日本看護協会出版会，1996.
4）前掲3, pp93-111.
5）高倉公朋・他：Pin―痛みの基礎と臨床．pp109-121, 337-347，朝倉書店，1988.
6）小澤瀞司・他総編：標準生理学，第7版．pp223-224，医学書院，2011.
7）平井忠和：胸痛．日本臨床検査医学会編，臨床検査のガイドラインJSLM2012, pp166-170, 2012.
http://jslm.info/GL2012/35.pdf（2016年9月閲覧）
8）一般財団法人日本救急医療財団：JRC（日本版）ガイドライン2010（確定版），第5章　急性冠症候群（ACS），pp1-84.
http://www.qqzaidan.jp/pdf_5/guideline5_ACS_kakutei.pdf（2016年9閲覧）

《参考文献》
1）緒方宣邦・他編：痛みの基礎と臨床．p294, 301, 304，真興交易医書出版部，2003.
2）国立循環器病センター看護部循環器疾患ケアマニュアル作成研究会編：標準循環器疾患ケアマニュアル．pp64-70，日総研出版，2001.
3）萩原誠久監：主要症候．医療情報科学研究所編，病気がみえるvol 2　循環器，第3版，p52，メディックメディア，2012.
4）デニスL カスパー・他，福井次矢日本語版監：ハリソン内科学，第2版．pp1090-1093，メディカル・サイエンス・インターナショナル，2006.
5）日本循環器学会・他：循環器病の診断と治療に関するガイドライン（2012年度合同研究班報告）．ST上昇型心筋梗塞の診療に関するガイドライン（2013年改訂版）．pp1-106.
http://www.j-circ.or.jp/guideline/pdf/JCS2013_kimura_h.pdf（2016年9月閲覧）
6）日本循環器学会・他：循環器病の診断と治療に関するガイドライン（2011年度合同研究班報告）非ST上昇型急性冠症候群の診療に関するガイドライン（2012年改訂版），pp1-78.
http://www.j-circ.or.jp/guideline/pdf/JCS2012_kimura_h.pdf（2016年9月閲覧）
7）岡田隆夫・他監：よくわかる病態生理2　循環器疾患．pp34-39, 40-54, p70, pp173-179，日本医事新報社，2006.
8）高田忠敬：用語の定義　急性膵炎．急性ガイドライン2010改訂出版委員会編，急性膵炎診療ガイドライン2010，第3版，p14，金原出版，2009.
9）平井忠和：胸痛．日本臨床検査医学会編，臨床検査のガイドラインJSLM2012, pp166-170.
http://jslm.info/GL2012/35.pdf（2016年9月閲覧）

NOTE

第Ⅰ部 症状別看護ケア関連図

2 動悸

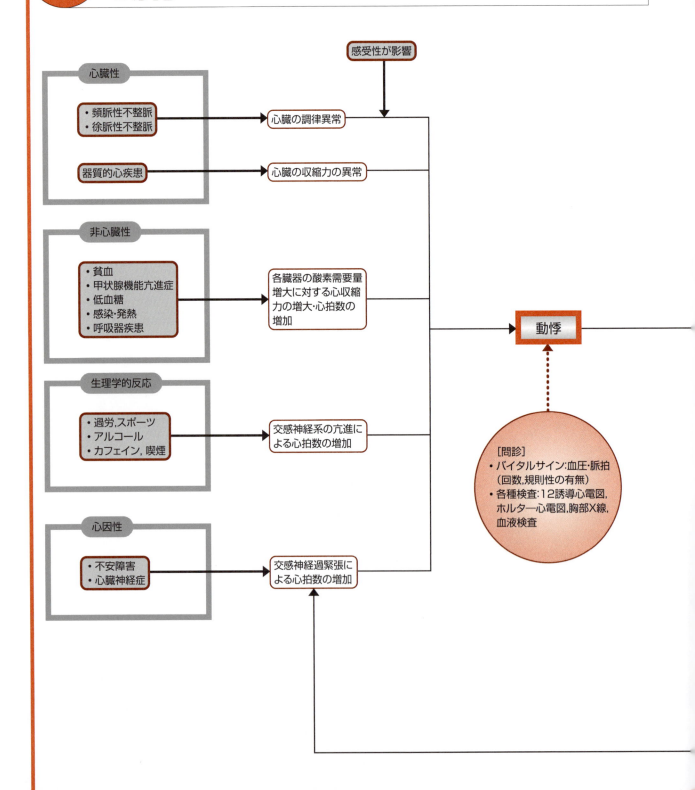

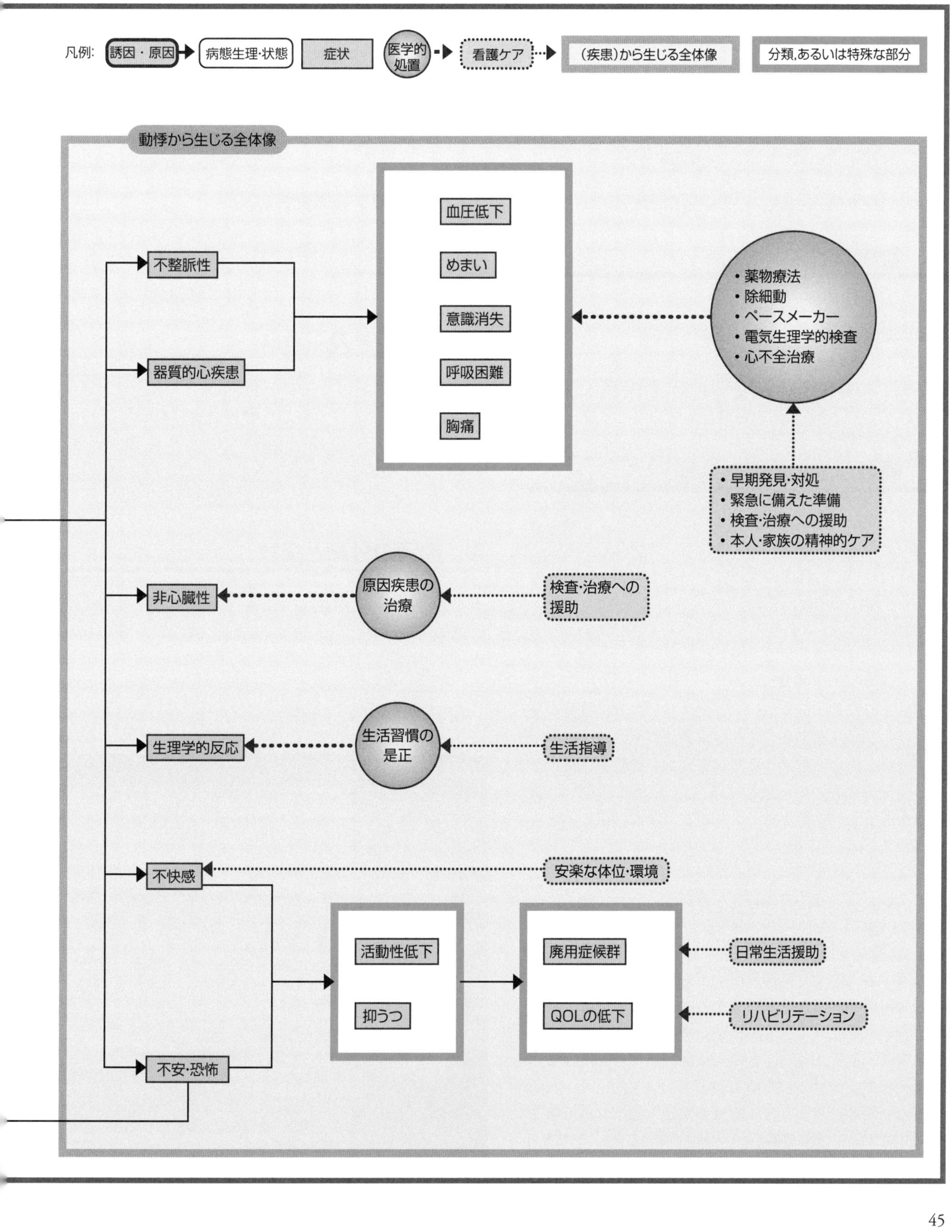

❷ 動悸

凡例: 誘因・原因 → 病態生理・状態 → 症状 → 医学的処置 ⇢ 看護ケア ⋯ (疾患)から生じる全体像 / 分類,あるいは特殊な部分

動悸から生じる全体像

- 不整脈性
- 器質的心疾患
  → 血圧低下 / めまい / 意識消失 / 呼吸困難 / 胸痛
  ← ・薬物療法 ・除細動 ・ペースメーカー ・電気生理学的検査 ・心不全治療
  ⋯ ・早期発見・対処 ・緊急に備えた準備 ・検査・治療への援助 ・本人・家族の精神的ケア

- 非心臓性 ⋯ 原因疾患の治療 ⋯ 検査・治療への援助

- 生理学的反応 ⋯ 生活習慣の是正 ⋯ 生活指導

- 不快感 ⋯ 安楽な体位・環境

- 不安・恐怖
  → 活動性低下 / 抑うつ → 廃用症候群 / QOLの低下
  ⋯ 日常生活援助 / リハビリテーション

第Ⅰ部 症状別看護ケア関連図

第Ⅰ部　症状別看護ケア関連図

2 動悸

I　動悸が生じる病態生理

1. 動悸の定義

　動悸（palpitation）とは，心臓の拍動を自覚することで，多くは心拍動に一致して違和感や不快感を生じる症状である。その人の感受性に大きく左右され，表現方法もさまざまである。必ずしも不整脈を意味するものとは限らない。

2. 動悸が生じる解剖生理

　動悸は，頻脈や徐脈など心臓の調律異常や，心臓の収縮力の異常，心室壁運動の異常によって生じる。これらの異常に対して心臓の知覚神経の感受性亢進や心臓壁拡張などの刺激が中枢へ伝達されることによって，動悸として認識される。

1）心臓の調律異常

　正常な心臓は，毎分60〜70回の割合で収縮と拡張を繰り返し，血液を全身へ送り出す。この規則的な動きが障害された場合に動悸として自覚する。頻脈では動悸を感じる場合が多いが，これは左（心）室収縮の際に，僧帽弁が開放した位置から急に閉鎖するために生じるⅠ音の亢進によるとされている。期外収縮の際は，期外収縮による長い休止期の間に心室内に充満する血液が増大し，1回心拍出量が増大したためと考えられている。

2）心臓の収縮力の異常

　心臓は血液を全身に送り出すポンプの役割をもっている。各臓器の酸素需要が増大するような場合には，心収縮力を増大させ，1回心拍出量を増加させる。発熱や甲状腺機能亢進症，貧血，低酸素血症，スポーツ時などに動悸を感じるのはこのためである。
　また，左心室により多くの血液が送り込まれる心疾患（心室中隔欠損症，動脈管開存症，大動脈弁閉鎖不全症，僧帽弁閉鎖不全症）や左心室にかかる圧が増大する疾患（高血圧症，大動脈弁狭窄症）では，左心室が肥大し心収縮力が増大するために動悸が生じる。

3）心臓に対する感受性の亢進

　動悸はあくまでも自覚症状であるため，個々の感受性や精神状態によって，動悸を感じる場合や感じない場合がある。

3. 動悸のメカニズム

　動悸が生じる原因として，❶不整脈によるもの，❷非不整脈性心疾患によるもの，❸非心臓性疾患によるもの，❹生理学的反応，❺心因性があげられる［表1］。動悸を感じる強さと原因疾患の重症度は，必ずしも相関しない。

4. 動悸の分類と症状

1）心臓性
① 頻脈性不整脈
- 上室性・心室性期外収縮：脈が飛ぶ感じ
- 上室性・心室性頻拍：150〜200回/分の突然始まり突然終わる動悸

[表1] 動悸が生じる主な原因	
不整脈	洞性頻脈，発作性頻拍，発作性心房細動，心房粗動，期外収縮，洞不全症候群，房室ブロック
非不整脈性心疾患	大動脈弁閉鎖不全，大動脈弁狭窄，動脈管開存，心室中隔欠損，心房中隔欠損，三尖弁閉鎖不全，僧帽弁閉鎖不全，僧帽弁狭窄，著しい心拡大，心不全，過剰収縮症候群
非心臓性疾患	不安神経症，貧血，発熱，甲状腺機能亢進症，低血糖，褐色細胞腫，大動脈瘤，動静脈瘻，薬物
生理学的反応	正常者でも感じるもの。労作，興奮，喫煙，カフェイン，アルコールなどにより，心拍数の増加や左室収縮性の亢進によって起こる。
心因性	不安障害，身体表現性障害など交感神経過緊張によるもの。

- 発作性心房細動：150〜200回/分の不整を伴う動悸が突然始まり突然終わる
- 心房粗動：150〜200回/分の動悸で整もしくは不整の場合がある

② 徐脈性不整脈
- 洞不全症候群：40回/分以下の徐脈で，しばしばめまいや意識消失を伴う
- 房室ブロック：30〜40回/分以下の徐脈で，めまいや意識消失を伴う場合がある

③ 器質的心疾患
- 急性心筋炎：発熱や胸痛を伴う
- 心不全：労作時に動悸を生じ，呼吸困難や浮腫を伴う場合が多い
- 虚血性心疾患：動悸とともに胸部の圧迫感，絞扼感などの胸痛を伴う
- 肺性心：労作時の動悸と呼吸困難や喘鳴，胸痛を伴う

2）非心臓性
- 貧血：労作時の動悸の他に，息切れや易疲労感を伴う
- 甲状腺機能亢進症：頻脈による動悸，体重減少，るい痩などを認める
- 低血糖：発汗，空腹感，意識障害などを伴う
- 感染・発熱：体温上昇，咳・痰，全身の倦怠感を認める
- 呼吸器疾患：咳・痰，呼吸困難や胸痛を伴う

3）心因性
- 心臓神経症：動悸の他，胸痛，頭痛，不安感，易疲労感などを伴う
- 不安障害：動悸，呼吸困難，発汗，心臓周囲の痛みなどを伴う

5．動悸の診断・検査

動悸の訴えを聞いたら，緊急性があるかどうかの鑑別が重要である。危険な不整脈や急性心不全などでは緊急性が高く，バイタルサインによって判断する。緊急でない場合には，問診が重要となる。

① 動悸の訴え方

人によっていろいろな表現の仕方があり，不整脈性の場合は，その表現が原因となる不整脈を反映している場合が多い。

② 動悸の随伴症状の有無

不整脈による動悸の場合，めまいや失神などがないかを確認する。貧血では，労作時の息切れや易疲労性，甲状腺機能亢進症では発汗や手指の振戦などを伴うことが多い。

③ 薬物療法の有無

強心薬やカテコールアミン，アトロピン，気管支拡張薬などの薬剤は動悸を引き起こすため，薬剤使用の有無を確認する。

④ 不安神経症などの心因性の動悸

問診による器質的疾患の除外が重要である。

問診を踏まえ，身体的要因を探り，12誘導心電図，胸部X線，血液検査などの基本的検査を行う。心臓性か非心臓性かは12誘導心電図により鑑別できることが多いが，12誘導心電図施行時に動悸の原因となる不整脈が出現しているとは限らない。運動負荷心電図や24時間ホルター心電図などが不整脈検出には有効である。また，非不整脈性心疾患の場合，心エコーによる心臓の形態や動きなどの評価も確定診断には重要となる。

6．動悸の治療

動悸の原因が頻脈性不整脈の場合は，除細動や薬剤投与，カテーテルによる焼灼術が行われる（コラム「カテーテルアブレーション」p166参照）。徐脈性不整脈では，薬剤投与やペースメーカーにより調律の正常化を図る（コラム「ペースメーカー植込み術」p194参照）。

非不整脈性の動悸では，その原因となる疾患の治療が必要である。心因性の場合は，精神的ケアや抗不安薬などの投与が行われる。

II　動悸の看護ケアとその根拠

1．動悸の観察ポイント

動悸を訴える患者がいたら，問診を行いその動悸の原因が何かをアセスメントする[表2]。

まずは脈拍触知を行い，モニター心電図や12誘導心電図などでの不整脈出現の有無，血圧の変動の有無といった身体症状を確認する。中には緊急性が高い場合もあるため，適切かつ迅速なアセスメントが重要となる。また，動悸がきっかけで基礎疾患がみつかることもあ

[表2] 動悸の問診のポイント

項目	内容
どのような動悸か（性質）	速さ，強さ，リズム，症状をどのように感じたか
動悸の始まり方と終わり方	徐々なのか，突然なのか
持続時間と強度	どのくらい続いているのか
動悸の誘因	労作，睡眠，食事，服薬などとの関連，何をしている時か
随伴症状の有無	発生時にめまい，ふらつき，眼前暗黒感，胸痛や意識消失の有無
日常生活への支障	食事，睡眠，清潔行動などの日常生活行動が変化しているか
心理的影響	動悸に伴う不安やストレスがどの程度あるか

り，症状を正確に把握するための知識が必要である[表2]。

2．動悸の看護の目標

❶適切かつ迅速なアセスメントにより緊急性の高い原因への早期対処が行われ，基礎疾患の重症化を予防できる
❷動悸の症状緩和が図れ，日常生活行動およびQOLが維持できる

3．動悸の看護ケア

1）緊急性の高い場合

血行動態が破綻する危険性のある不整脈（心室性頻拍，血圧低下を伴う上室性頻拍）など，緊急性の高い場合には，血行動態の改善を図る治療への援助を行う。

2）随伴症状の観察

その後の観察において，原因となっている疾患の悪化を見逃さないよう観察とアセスメントを継続する。

3）生理的動悸や心因性の場合

左側臥位で自分の心拍を過敏に感じる場合があるため，動悸が生じている間は，右側臥位や座位など体位の工夫を行う。

4）心理的サポート

症状の体験に伴うストレスや不安がQOLの低下につながること，繰り返し症状が出現することで，予期不安や恐怖につながることなどもあるため，心理的サポートが重要となる。

緊急性のない場合には，患者の訴えをよく聞き，簡潔でわかりやすい言葉で状況を説明し，心配がないことを伝える。患者の不安を和らげるような言葉や態度など，基本的な姿勢で患者に接する。

5）生活習慣が動悸の誘因の場合

生活習慣の是正が求められ，禁煙や節酒，カフェインなどの嗜好品の制限などの教育指導が必要となる。しかし，生活習慣を修正する心身の負担や思いを十分に理解し，患者自身が納得して行動変容できるよう，一方的なものにならないよう指導を行うことも大切である。

（林亜希子）

《文献》
1）吉田俊子：成人看護学3 循環器．系統看護学講座 専門分野Ⅱ，医学書院，2013．
2）橋本信也：症状から見た病態生理学．pp34-39，照林社，1999．
3）齋藤宣彦：症状からみる病態生理の基本．pp16-21，照林社，2009．

NOTE

第Ⅰ部 症状別看護ケア関連図

3 浮腫

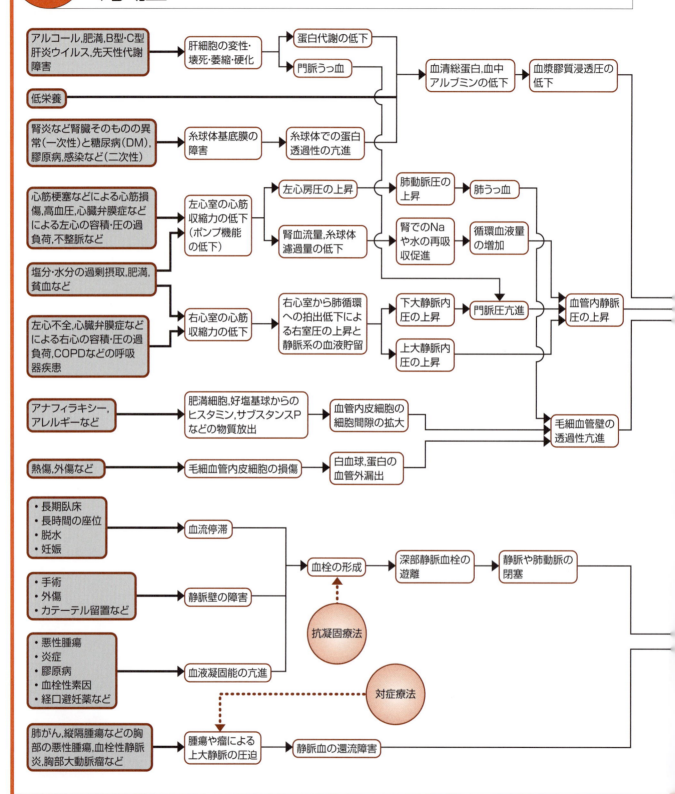

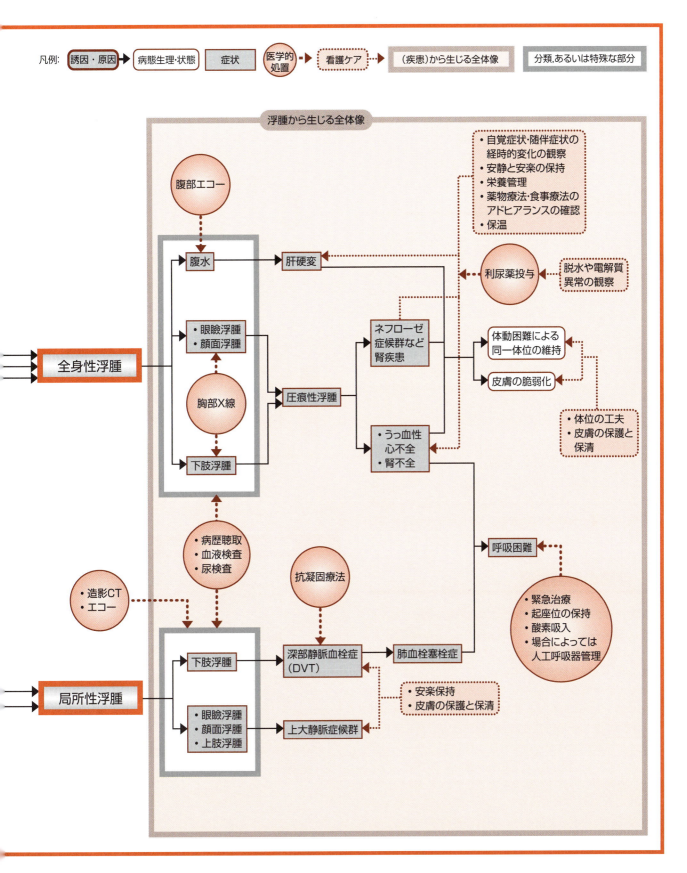

3 浮腫

I 浮腫が生じる病態生理

1. 浮腫の定義

浮腫（edema）は臨床においてしばしば遭遇する症候の1つであるが，その原因は多岐にわたるため，原因の特定が重要である。治療の緊急性が高い原因疾患として，肺水腫を伴うような重症心不全が代表的である。他に気道閉塞をきたす可能性のあるアナフィラキシーショックや血管浮腫，肺血栓塞栓症（pulmonary thromboembolism：PTE）を合併しうる深部静脈血栓症（deep vein thrombosis：DVT）などがある。また，リンパ節へのがんの転移により生じる難治性のリンパ性浮腫もある[1]。本項目では，リンパ浮腫を除いた浮腫について取り上げる。

原因が多岐にわたる浮腫は，臨床的には**間質液の増加**と定義されている[2][図1]。間質液とは，細胞をひたす液体であり，組織液・細胞間液・細胞間リンパ液ともよばれる。つまり，細胞周囲の血管外・リンパ管外の組織の間質（細胞膜と血管壁の間の部分）という部分に過剰な水分が溜まり，腫れてむくんだ状態を浮腫という。

2. 浮腫の解剖生理

人間の体内には成人男性では体重の約60%，成人女性では55%の水分があり，その水分の2/3は細胞中に，1/3は細胞外にある。細胞外にある水分の約75%は間質液であり，残りは血漿である。

間質液と血漿の2つの体液の配置を調節する力を，スターリング（Starling）力とよぶ。また，水を血管外へ押し出す力である静水圧と血管内へ向かう力である膠質浸透圧は，体液が血管から血管外腔へ移動するのを促進する。一方で，血漿蛋白による膠質浸透圧と間質液の静水圧は，血管内への体液の移動を促進している[図2]。

これらの力の作用の結果，毛細血管の動脈側終末から，血管内腔の水分と拡散性の溶質の移動が生じる。体液は間質腔から毛細血管の静脈側終末やリンパ管を経由

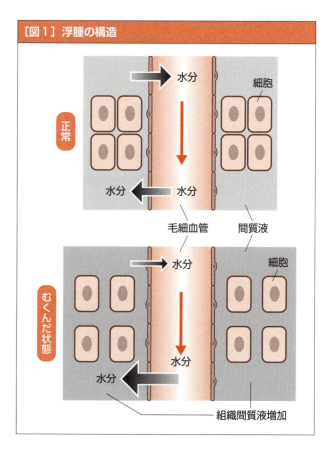

[図1] 浮腫の構造

[図2] 毛細血管における水分移動（スターリング力）

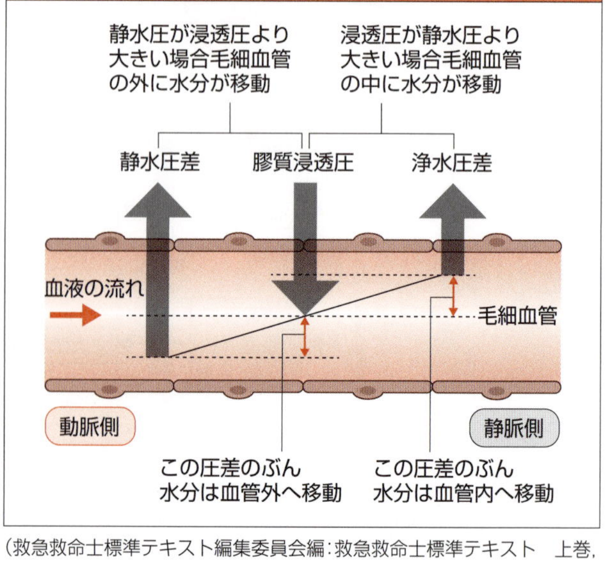

（救急救命士標準テキスト編集委員会編：救急救命士標準テキスト 上巻，改訂第9版．p228，へるす出版，2015より一部改変）

して，血管系へ戻る。この経路の閉塞がなければ，血管内から間質への実質的な水分移動が増加するにつれてリンパの流れも増加する。両者の間で大量の交換が生じても，なおつり合っているのが普通である。

しかし，静水圧と膠質浸透圧のどちらか一方の圧勾配が著明に変化すれば，2つの細胞外液成分の間にさらなる水分の移動が生じることになる。したがって，浮腫はスターリング力に生じた1つ以上の変化によって，血管系から間質または体腔への水分の流入が増加することで起こる[2]。

通常は，健康な人に浮腫は生じない。心臓から出た大動脈はだんだん枝別れし，最終的に毛細血管とよばれる細い血管となって身体中の細胞に酸素や栄養素を送り続けている。この毛細血管にも血圧がかかっており（静水圧），血管の中の水分は外ににじみ出ようとする。しかし，これとは反対に血管の中にはたくさんの蛋白質（アルブミン）があり，浸透圧の作用により水分を血管の中にとどめようと働く。健康な場合には，この両方の力が等しいため浮腫は生じない。逆にこのバランスが崩れると浮腫が現れることになる。

アレルギーなどによる局所的な浮腫の場合を除き，間質の水分量が2.5～3.0L増加するまでは臨床的に明らかな浮腫とは認識されにくい。通常の循環血漿量は3L程度であり，浮腫の形成がすべて血漿が血管外に出たことによるものならば，著明な血液濃縮やショックをきたすはずである。しかし，現実にはそのような血液濃縮もショックも起こらない。その理由は，下記のメカニズムが作動するためである。

❶血管内から間質へ体液の移動が生じると，循環血漿量は減少し組織灌流も減少する

❷その変化に対する代償として，腎臓での水とナトリウムの保持作用が亢進する

❸体内に貯留した水とナトリウムの一部は血管内にとどまるため，循環血漿量は元のレベルへ戻る

一方，血管内から間質への水移動の亢進が残存する場合，体内に貯留した水とナトリウムの一部は間質にとどまり，浮腫が形成される。

循環血漿量が通常レベルに近づくまで血管外の細胞外液量は増加するが，このメカニズムを知ることは，治療介入時の注意点を知る上で重要である。つまり，臓器の組織灌流を維持するために腎臓での水とナトリウムの保持作用は重要な代償機構である。利尿薬投与によって体液量を減少させれば浮腫は減少するが，同時に組織灌流も減少するため，その程度によっては臓器障害をきたしうることをよく理解しておく必要がある。

3．浮腫のメカニズム

正常の末梢組織では，毛細血管の動脈側終末で血漿成分が血管外に流出し，静脈側終末部分で血管内に吸収される。組織間隙に残った水分はリンパ系から排出されバランスが保たれている。この均衡が崩れ，浮腫を起こすメカニズムは主として[表1]に示す3つである。

① 心不全のメカニズム

さらに循環系に着目し，心不全による浮腫のメカニズムについて詳細に述べる。右心不全（⑲心不全，p253，図5 参照）は，肺動脈圧の上昇から右（心）室内圧の上昇を経ることで上大静脈圧が上昇し，頸静脈怒張（⑲心不全，p254，図6 参照）をきたす。下大静脈圧の上昇では，体静脈圧が上昇し，肝静脈圧が上昇することで肝腫大，門

[表1] 浮腫を起こすメカニズム

原因	メカニズム	主な疾患
①血漿膠質浸透圧の低下	高度の栄養障害，肝疾患，尿や腸管への蛋白喪失，高度の異化亢進状態などによって血漿のアルブミンが減少することにより，水分を血管内に引き込む力が小さくなり，回収が減少する。	肝硬変，ネフローゼ症候群，低栄養，蛋白漏出性胃腸炎など。
②血管内静水圧の上昇	静脈還流やリンパ還流が閉塞し，毛細血管の静脈側血管内圧が上昇し，水分の回収が減少する。	心不全，腎不全，急性糸球体腎炎，静脈血栓など。
③毛細血管壁の透過性亢進	アレルギーや炎症反応による毛細血管内皮の損傷により，血漿成分が毛細血管壁を透過しやすくなり，流出が増加する。	アナフィラキシー，アレルギー，熱傷，外傷，蜂窩織炎など。

（磯﨑泰介・他：浮腫とは．臨床栄養118（3）：250-257，2011 より一部改変）

脈圧上昇を経て腹水貯留を呈する。また，下肢の静脈圧の上昇により血管内から血管外への水分の漏出が起こり，下肢の浮腫をきたす。

左心不全（⑲「心不全」p253，図5参照）における肺循環では，左（心）房内圧の上昇から肺動脈圧の上昇をきたし，肺うっ血を呈する。そのため，毛細血管透過性の亢進から気管支粘膜の浮腫や肺胞の浮腫をきたし，換気障害や拡散障害から呼吸困難や起座呼吸を呈する。

一方，体循環では，心拍出量の低下と同時に腎血流量や糸球体濾過量が低下することで，腎臓のレニン-アンギオテンシン系が作用し，そこで分泌されたアルドステロンが腎遠位尿細管でナトリウムや水の再吸収を促進し，血液量や体液量が増大する。交感神経やレニン-アンギオテンシン系によって，動脈系は収縮して体循環血液量が増加するため，血液は静脈に溜まり，過剰体液貯留状態となる。

また，毛細リンパ管腔の拡大や間質静水圧の上昇により毛細血管に再吸収されなかった水分は，毛細リンパ管から集合リンパ管，主幹リンパ管，胸管を経て体循環へ回収される。主要なリンパ節とリンパ系を（Ⓐ「循環器系の構造と機能」p15，図12参照）に示す。

② 薬物による浮腫のメカニズム

さらに，浮腫は広く使用されている薬物によって起こる可能性があることも，念頭に置いておく必要がある。薬物誘発性浮腫のメカニズムとしては，非ステロイド性抗炎症薬（NSAIDs）や免疫抑制薬であるシクロスポリンによる腎血管収縮，副腎皮質ステロイドによる腎臓でのナトリウム再吸収の増加，血管拡張薬による細動脈拡張などがある。ACE阻害薬による血管性浮腫では，喉頭浮腫による死亡例が報告されているため特に注意が必要である[3]。

4．浮腫の種類と症状

原因と機序によって，全身性／局所性に分けられる。

全身性の浮腫は眼窩周囲や下腿に生じやすく，皮膚の圧迫により陥凹が残ることから**圧痕性浮腫**（pitting edema）とよばれる。軽微なものは聴診器を胸壁から離した時に見られ，聴診器のベル部の縁による陥凹が胸壁の皮膚に数分残る。

局所性浮腫は，静脈またはリンパ管の閉塞によって生じる。リンパ浮腫とは，リンパ流に障害が生じ，リンパ液が皮下組織に貯留したために生じる[4]。リンパ浮腫の病期分類［表2］にはstage 1～3がある。

［表3］に浮腫の主要な原因と症状，所見を示す。

5．浮腫の診断・検査

診断において最も重要なことは，浮腫が局所性か全身性かを見極めることである。

局所性浮腫の場合，左右差が見られる。上大静脈症候群では両側または一側の上肢，顔面，眼瞼の浮腫が著明となるが，通常下肢には浮腫は出現しないため，局所性浮腫に分類される。DVTは下肢の静脈に起こる頻度が圧倒的に高く，上肢と下肢両方に起こることはまれである。

全身性浮腫の場合，重力の影響により下腿浮腫として現れることが多い。長期の臥床者では背部や殿部に認められることもある[6]。全身性浮腫と確認された場合は，血清アルブミン値が2.5 g/dL以下の低アルブミン血症の有無を評価する。

低アルブミン血症があれば，病歴の聴取・身体所見・尿検査などを実施し，肝硬変，高度の栄養障害，ネフローゼ症候群のいずれが基礎疾患であるかを鑑別する。低アルブミン血症がなければ，全身性浮腫を生じるほどの重度のうっ血性心不全の所見を検索する必要がある。また尿量が適切であるか，あるいは著明な乏尿や無尿があるかどうかを評価する[2]。その上で日常生活や病歴の聴取，身体所見や種々の検査を詳細に行い，原因を探索する[2]。

1）問診

基礎疾患や既往歴，手術歴，浮腫の経過と程度，アレルギー歴，食欲と食塩摂取量，水分摂取量，服用中の薬剤，尿量の推移，体重の変動，自覚症状，職業歴，投与薬剤などについて聴取する。

徐々に浮腫が進行する場合は，自覚症状がない場合も多くある。問診で「まぶたが重い感じはないか」「夜間，仰臥位で睡眠をとることができるか」「枕は何個使用しているか」「坂道で息切れや息苦しさを感じるか」などの日常生活行動を聞くとよい。

[表2] リンパ浮腫の病期分類（国際リンパ学会分類）

stage 1：軽症	指圧痕が残る
stage 2：中等度	指圧痕ができない
stage 3：重度	皮膚および皮下の硬化がある（象皮病）

[表3] 浮腫の主要な原因と症状

種類	原因	息切れ	随伴症状	身体所見	検査所見	画像所見
全身性	心臓性	ほぼ必発 浮腫に先行	起座呼吸, 易疲労性 重症では四肢冷感 チアノーゼ 脈圧減弱	肺ラ音, Ⅲ音（ギャロップ） 頸静脈怒張, 肝腫大 頻脈	・BNP↑ ・尿酸↑（腎性より軽症であるが） ・BUN↑ ・Cr↑	胸部X線：心拡大, 肺うっ血
	腎性	あっても軽い	眼瞼浮腫, 顔面浮腫 尿毒症の徴候と症状（食欲不振, 味覚低下など） 時に呼吸困難	通常高血圧 ネフローゼでは正常のことも多い 体重増加	・貧血 ・BUN↑ ・Cr↑ ・Ca↓ ・K↑ ・UA↑ ・ネフローゼでは蛋白尿（3.5 g↑/日） ・Alb↓ ・T-Chol↑	胸部X線：心拡大, 胸水
	肝性	腹水が大量のときに呼吸困難	アルコール多飲歴があることが多い	黄疸, 腹水, 肝腫大, 手掌紅斑, クモ状血管腫	・Alb↓ ・PT↓ ・PLT↓ ・T-Bil↑ ・T-Chol↓	腹部エコー：肝表面の凸凹, 脾腫
局所性	静脈性	原則としてない（肺塞栓の合併で呼吸困難）	咳嗽, 鼻血, チアノーゼ, 疼痛, 下肢腫脹, 静脈瘤など	（炎症性の場合）圧痛	・（炎症性の場合）CRP↑, 血沈↑ ・（血栓性の場合）D-ダイマー↑など	造影CT：静脈内透瞭像, 時に肺動脈内に血栓像

BNP：脳ナトリウム利尿ペプチド, BUN：尿素窒素, Cr：クレアチニン, Ca：カルシウム, K：カリウム, UA：尿酸, Alb：血清アルブミン, T-chol：総コレステロール, PT：プロトロンビン時間, PLT：血小板数, T-Bil：総ビリルビン, CRP：C反応性蛋白
（文献2, 5, 6をもとに作成）

[表4] 浮腫の種類と特徴

種類	特徴	診断	回復時間
pitting edema（圧痕性浮腫）	間質液成分が流動性に富み, 圧痕が残る	Fast edema	40秒より速い
		Slow edema	40秒より遅い
non-pitting edema（非圧痕性浮腫）	間質液成分の流動性は欠け, 圧痕が残らない		

2) フィジカルアセスメント

バイタルサインの測定, 呼吸音・心音の聴取をはじめ, 皮膚の状態や疼痛, 圧痕の有無など, 全身のフィジカルアセスメントを行う。

腹囲の計測や, 浮腫の種類と特徴[表4], 浮腫のスケール[表5]は, 客観的指標を用いた測定法で行う。

3) 検査

尿検査, 血液検査, 胸部X線検査, 循環機能検査などを行い, 心疾患, 腎疾患, 肝疾患のどれが起因した浮腫かを診断する

① 尿検査

潜血, 蛋白, 糖, 沈渣。

② 血液検査

栄養状態（TP, Alb）, 貧血（Hb）, 電解質（Na, K, Cl）, 腎機能（BUN, Cr）, 肝機能（AST, ALT）, 各種ホルモン（FT 4, TSH）など。

③ 胸部X線検査

・蝶形陰影 [図3]
・心胸郭比 [図4]

④ 循環機能検査

右心不全では右心室に戻ることができない血液が体循環に溜まり, 全身浮腫, 外頸静脈怒張が起こる。心電図, 心エコー, CT, 胸腹部X線, 腹部エコー検査なども実施される。

その他, 中心静脈圧測定（central venous pressure：CVP）, エコーによる下大静脈径（inferior vena cava：IVC）の計測 [図5], 呼吸性変動の有無も実施される。計測時の体位は「側臥位」とし, 測定部位は「肝静脈と下大静脈の合流部に直近の足側とされる。下大静脈径の正常値は諸説あるが, おおむね虚脱：10 mm以下, 正常：15 mm 呼吸性変動あり, 拡張：20 mm以上 呼吸性変動なしと考えられる。

[表5] 浮腫のスケール

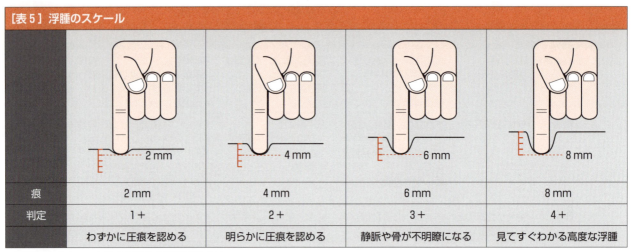

痕	2mm	4mm	6mm	8mm
判定	1+	2+	3+	4+
	わずかに圧痕を認める	明らかに圧痕を認める	静脈や骨が不明瞭になる	見てすぐわかる高度な浮腫

＊足関節から3cm上位の部位を5秒間圧迫する
(岩岡秀明責任編集：症状が起こるメカニズムとケア Part 1．エキスパートナース（臨時増刊号）24（6）：101，2008を一部改変)

[図3] 蝶形陰影

左心不全では左心室に戻ることができない血液が肺に溜まることで肺うっ血が生じ、肺胞の中に水分がしみ出して肺水腫が生じる。胸部X線では、両側の肺門を中心に両肺野へ蝶が羽を広げたような特徴的な蝶形陰影（バタフライシャドウ）を認める。

[図4] 心胸郭比

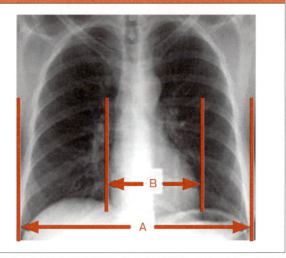

心陰影の横径と胸郭の横径を比較する簡便な方法である。深吸気時の胸郭の最長部分（A）と心陰影の最長部分の長さ（B）の比をいう。基準値は39〜50%で個人差がある。水分や塩分摂取量が多いと、体重増加や血圧上昇をきたし心胸比は増大する。

6．浮腫の治療

　浮腫の治療は、原因となっている疾患の確定診断後、それぞれの治療法が選択される。

　心不全の中でも肺水腫や、DVTによるPTEが疑われる場合などは緊急治療を要するため、早期鑑別、早期治療が重要である。肺水腫では酸素、モルヒネ、利尿薬、カテコールアミンを投与する。PTEでは抗凝固薬の投与を行う。どちらも、場合によっては人工呼吸器が必要になることもある。

　心臓性、腎性、肝性による全身性浮腫に対しては、ま

ずは利尿薬が処方される。利尿薬を用い利尿作用によって循環血液量を減少させる（前負荷軽減）ことを目的とする。使用する利尿薬の種類と方法（投与量、投与間隔、投与経路）が適切でなければ有効な利尿は得られない。そのためナトリウムの摂取量を減らすこと（塩分制限）と、ナトリウムの排泄を促進すること（利尿薬）が治療の基本である[7]。薬物の適応疾患と副作用【表6】を以下に示す。

　その他、低アルブミン血症では、高蛋白食の摂取（食

事療法）がすすめられる。1日の摂取カロリーは体重当たり 20 〜 25 kcal を目標にする。しかし，蛋白質は胃で分解されるため，経口投与では効果が不十分な場合や緊急性を有する場合は，補充療法として，献血アルブミン製剤や遺伝子組み換え合成アルブミン製剤などが静脈投与される。

1 g の NaCl 摂取は 200 〜 300 mL の体液量を増加させる。これによって心臓への負荷を増大させるため，水分・ナトリウム制限も必要である。また，安静は腎臓の血流量を増加させ，尿量の増加が起こると同時に最終代謝産物の発生を減少させ腎臓の負担を軽くする作用がある。その他，灌流促進のための挙上も効果が得られる。

[図5] エコーによる下大静脈径の計測

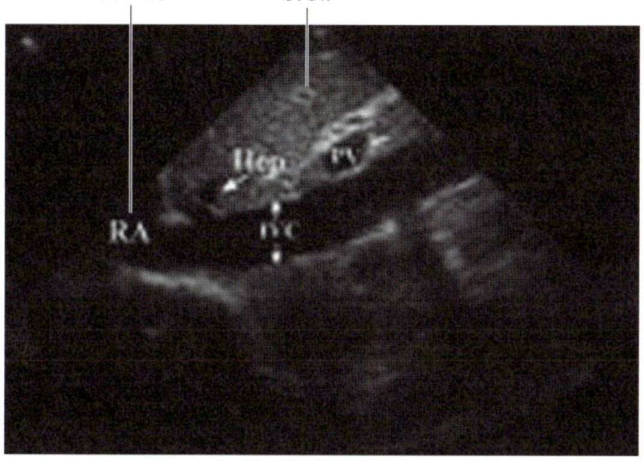

心窩部〜右季肋部にプローブをあて，下大静脈を摘出する。吸気と呼気の両方で計測を行う。

II 浮腫の看護ケアとその根拠

1．浮腫の観察ポイント

これまで述べてきたように浮腫の原因は多岐にわたるが，原因に応じた対応を行わなければ浮腫は改善されないため，まずは原因の鑑別が必須である。

バイタルサイン（血圧，脈拍，呼吸，SpO_2，体温）の測定，全身症状（腹部膨満，呼吸困難感，息切れなど），呼吸音や心音の聴取，体重・腹囲（増減），皮膚の状態（色調，乾燥・湿潤，チアノーゼ，皮膚の弾力性など），浮腫の部位・程度（出現部位と左右差・全身対側性），局所症状（発赤，熱感，圧痛など）のフィジカルアセスメントを行う。

同時に，患者や家族から基礎疾患や既往歴の有無，水分摂取量や尿量，食事摂取状況や浮腫の日内変動の有無などを含めた生活の様子，自覚症状（顔がはれぼったい，夕方になると靴が履きにくいなど）について話を聞く。

結果から原因をアセスメントし，緊急性や重症性の有無を見極め，迅速に対応する。

2．浮腫の看護目標

❶急性うっ血性心不全や PTE などによる呼吸困難・胸内苦悶，不整脈などを呈している場合には，適切な救急処置を受け，救命される

[表6] 利尿薬の種類と適応疾患

薬物名	商品名	適応	副作用
・炭酸脱水酵素阻害薬 　・アセタゾラミド	ダイアモックス	心性浮腫，肝性浮腫。	・低カリウム血症
・ループ利尿薬 　・フロセミド	ラシックス	心性浮腫（うっ血性心不全），腎性浮腫，肝性浮腫，末梢血管障害による浮腫。	・低カリウム血症 ・高血糖 ・高尿酸血症 ・聴力障害
・サイアザイド系利尿薬 　・トリクロルメチアジド 　・ヒドロクロロチアジド	フルイトラン，ヒドロクロロチアジド	心性浮腫（うっ血性心不全），腎性浮腫，肝性浮腫。	・低カリウム血症 ・高血糖 ・高尿酸血症
・抗アルドステロン薬 　・スピロノラクトン	アルダクトン A	心性浮腫（うっ血性心不全），腎性浮腫，肝性浮腫，特発性浮腫，悪性腫瘍に伴う浮腫および腹水，栄養失調性浮腫。	・高カリウム血症
・カリウム保持性利尿薬 　・トリアムテレン	トリテレン	心性浮腫（うっ血性心不全），腎性浮腫，肝性浮腫。	・高カリウム血症

❷原因が特定され，適切な治療・ケアにより浮腫が消失または軽減する
❸浮腫の原因について理解し，再発を予防する行動がとれる

3．浮腫の看護ケア

1）観察

観察ポイントであげた自覚症状，随伴症状について観察を続け，継時的変化を把握する。また，利尿薬の内服や塩分制限食，水分制限など，治療に対するアドヒアランスを確認する。

患者が自己管理できない場合は，処方薬の確実な与薬，水分出納管理を行う。

2）安楽保持と体位の工夫

胸・腹水が貯留し呼吸困難を伴う場合，起座位にして横隔膜を下げる姿勢とする。体動困難により同一体位を好むことがあるが，持続的な圧迫は皮膚トラブル（褥瘡など）を発生させるリスクがある。臥位は苦痛を感じる場合があるので，適宜，ファーラー位や側臥位を取るなどの体位変換を実施する。

また，浮腫のある部位を心臓よりも高い位置に挙上することにより，静脈還流が増加し，浮腫が軽減する。その際，クッションや安楽枕などを使用し，患者の安楽な体位を工夫する。

3）栄養管理

塩分・水分摂取量制限を守りながら，食欲不振時は嗜好品をすすめるなどの工夫をする。低アルブミン血症や電解質異常を伴う場合は，高蛋白食，カリウムやナトリウムの調整など，栄養管理を行う。

4）皮膚の保護と保清

浮腫を伴う皮膚は循環が悪く，傷つきやすい。圧迫や摩擦の発生する部位には，柔らかい素材を敷くなどの配慮が必要である。また，シーツや浴衣のしわを伸ばす，尿管や点滴ルートなどを体幹の下に入れないなどを注意する。室温や衣類の調整，靴下や下着は圧迫しない緩めの物を選択する。

感染予防のために清潔を保つよう心がける他に，うがい・手洗いなどの感染予防行動を患者自らがとれるよう教育することも大切である。オムツを使用している場合には陰部の清潔に留意する。

5）保温・マッサージ

保温は，皮膚血管を拡張させて循環をよくし，間質液の灌流を促す。また，腎内血管を拡張させ，利尿を促すことにより，浮腫の改善につながる。適温による手浴・足浴は，冷感や浮腫が改善されるとともに，マッサージも併用すると倦怠感の軽減や心理的な側面にも効果的に作用する。湯たんぽや電気毛布は，低温熱傷を起こしやすいため，注意が必要である。

6）慢性期における疾病管理，患者教育

❷「心不全の増悪を予防するための患者教育」p346を参照。

（佐々智宏，二井谷真由美）

《引用文献》
1) 鍋島邦浩：浮腫をどう診るか. Medicina 45 (11)：1949, 2008.
2) Eugene Braunwald, Joseph Loscalzo 著，早野恵子訳：浮腫．ハリソン内科学，第4版，pp245-249, メディカルサイエンスインターナショナル，2013.
3) 厚生労働省：重篤副作用疾患別対応マニュアル　血管性浮腫（血管神経性浮腫）. p10, 2007.
4) 大池美也子・川本利恵子：根拠がわかる成人看護技術．メヂカルフレンド社，p340, 2008.
5) 絹川弘一郎：心疾患からくる浮腫をどう診るか. Medicina 45(11)：1973-1975, 2008.
6) 手塚大介・磯部光章：浮腫．緊急度・重症度からみた症状別看護過程+病態関連図，pp120-163, 医学書院，2011.
7) 古谷隆一：浮腫がある患者の水・電解質管理．臨床栄養 118 (3)：263-267, 2011.

《参考文献》
1) 日本循環器学会・他：循環器病の診断と治療に関するガイドライン（2010年度合同研究班報告）．急性心不全治療ガイドライン（2011年改訂版）．
http://www.j-circ.or.jp/guideline/pdf/JCS2011_izumi_h.pdf
(2016年11月閲覧)
2) 小川聡総編集：内科学書，改訂第7版，pp292-294, 中山書店, 2009.
3) Starling EH：On the absorption of fluid from the connective tissue spaces. J Physiol Lond 19：312-326,1896.
4) 内田俊也：浮腫の成因．医学と薬学 43 (5)：897-901, 2000.

NOTE

第Ⅰ部　症状別看護ケア関連図

4 呼吸困難（息切れ）

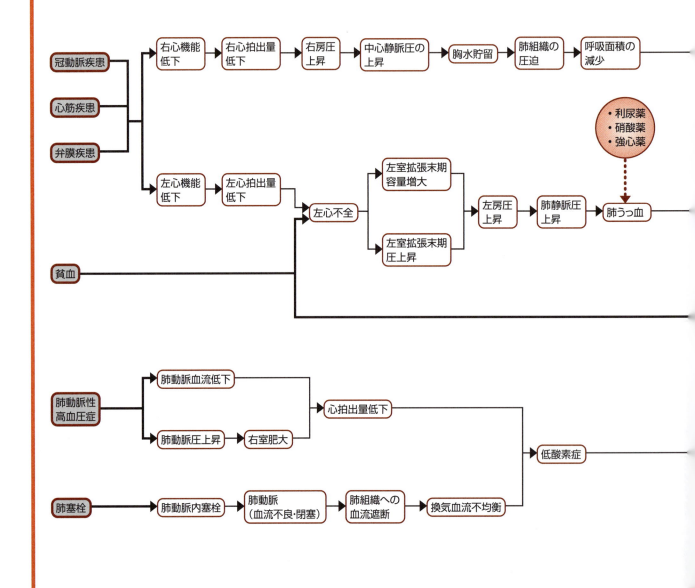

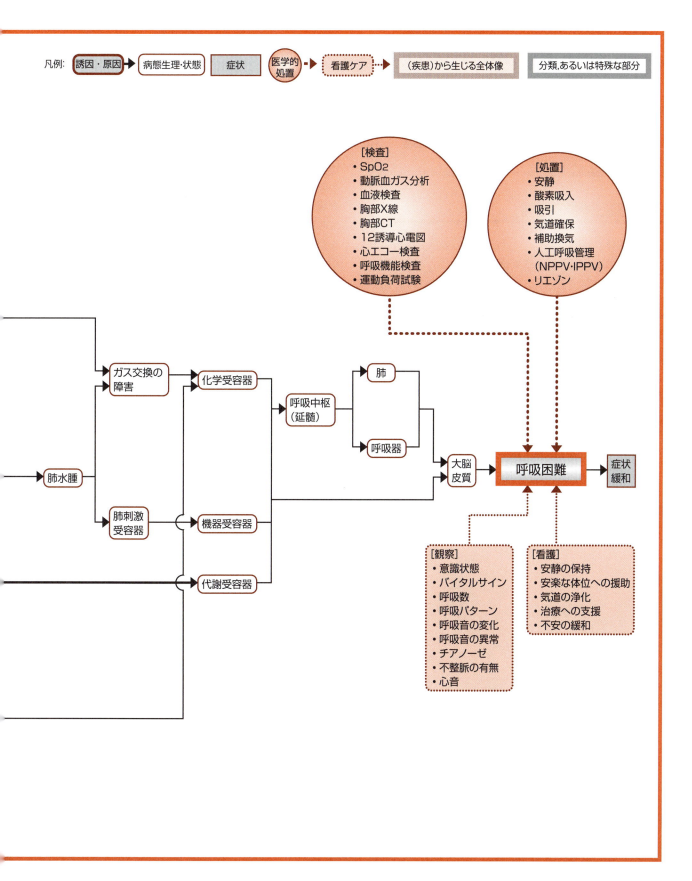

第Ⅰ部 症状別看護ケア関連図

4 呼吸困難（息切れ）

Ⅰ 呼吸困難が生じる病態生理

1. 呼吸困難の定義

呼吸困難（dyspnea）とは，呼吸時に必要以上の努力を要する状態や呼吸時の不快な感覚である[1,2]。

2. 呼吸困難の病態生理

呼吸の調節は延髄を中心とする脳幹部の呼吸中枢で行われ，脊椎を介して横隔膜や肋間筋などの呼吸筋に情報が伝わり，呼吸運動を引き起こす。呼吸中枢は動脈血炭酸ガス分圧（$PaCO_2$），動脈血酸素分圧（PaO_2），水素イオン濃度（pH）を感知する化学受容器と，呼吸運動を感知する機械受容器から情報を受け，さらに大脳皮質からの調節も加わり呼吸を調節する[1〜3][図1]。

3. 呼吸困難が生じるメカニズム

呼吸困難は，迷走神経受容器，化学受容器，胸壁受容器，上気道受容器，呼吸運動出力を感知する中枢受容器の刺激によっても発生する。また，気管や肺には呼吸に影響を与える受容体が存在し，そこに刺激が加わることで咳嗽や気管支収縮などを起こし，これが呼吸困難につながる。さらに，$PaCO_2$の上昇やPaO_2の低下は，呼吸中枢を刺激し，呼吸困難を亢進する。

本項では循環器系の疾患によって生じる呼吸困難について解説する。

循環器系の疾患では，左心室に負荷がかかることによる「**左心不全症状**」として，呼吸困難が発生することが多い。循環器疾患を有する患者が同時に呼吸困難を訴えたら，左心不全を疑う。

1）左心不全から起こる呼吸困難

呼吸困難や息切れは心不全患者に最も多い症状である。左心機能が低下して左心室の拍出量が低下すると，左室拡張終期圧が上昇し，続いて左（心）房圧が上昇す

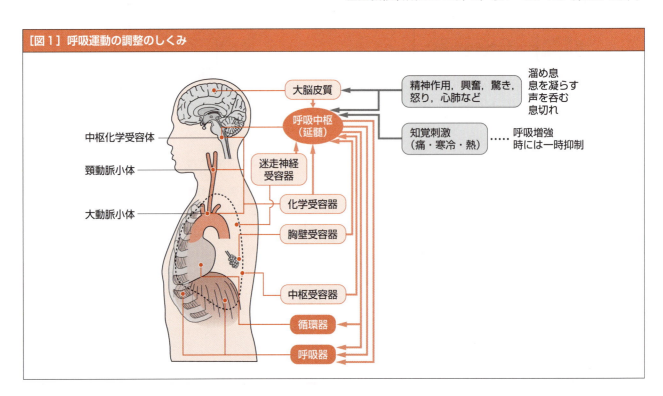

[図1] 呼吸運動の調整のしくみ

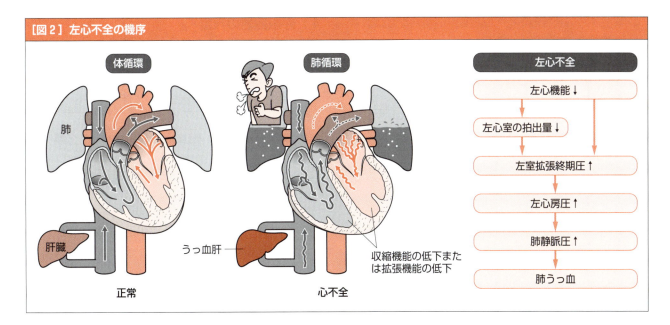

[図2] 左心不全の機序

る。これにより，肺静脈圧，肺毛細血管圧が上昇し，肺うっ血や，肺胞間質浮腫が起こり，呼吸困難が出現する[図2]。

肺水腫では肺血管外に水分（血液成分）が漏出して貯留する。その結果，換気不全やガス拡散障害が生じ，低酸素血症や高二酸化炭素血症を呈し呼吸不全に至る。

急性肺水腫では，肺胞内に血球や蛋白成分が漏出すると，ピンク色で泡沫様の血清痰を伴うようになる。初期には，労作時だけ症状が出るが，重症化すると軽い労作や安静時でも症状が出現するようになる[3]。

2) 貧血

労作時の酸素需要不均衡（労作に対して酸素が必要となるが，ヘモグロビン（Hb）の減少により組織に十分な酸素が運搬されないため，組織が酸素不足になる）による呼吸の不快感が生じる。これは代謝受容器の刺激が関与すると考えられている。また心不全には貧血が高頻度に合併しており，これが心不全の悪化につながる。

3) 心臓喘息

急性肺水腫による肺胞内分泌物の増加，気管支粘膜の浮腫，気管支けいれん・狭窄などに伴い，気道閉塞型で気管支喘息様の呼吸パターンを呈する。水泡音（coarse crackle）や笛音（wheeze）が聴取され，呼気の延長も認める。気管支喘息との鑑別を要する。

4) 肺血管系

肺血栓塞栓症（pulmonary thromboembolism：PTE）や原発性肺循環疾患では，肺動脈圧の上昇および受容体の刺激により呼吸困難を生じる。

4. 呼吸困難の分類と症状

1) 分類

呼吸困難の分類は，発症の様式により急性の呼吸困難と慢性の呼吸困難とに分けられる[表1]。

2) 呼吸パターンによる鑑別

- **速く浅い呼吸**：胸郭のコンプライアンスが低下した場合に見られる
  - 疾患：肺水腫，急性呼吸窮迫症候群（acute rspiratory distress syndrome：ARDS），急性間質性肺炎，気胸，急性肺血栓塞栓症など
- **速く深い呼吸**：呼吸中枢が刺激された場合に見られる
  - 疾患：急性肺血栓塞栓症，過換気症候群など
- **遅く深い呼吸**：気道抵抗が上昇した場合に見られる
  - 疾患：気管支喘息，慢性閉塞性肺疾患（COPD）の急性増悪，中枢気道の閉塞，糖尿病性ケトアシドーシスなど
- **チェーン・ストークス呼吸**：速く深い呼吸から徐々にゆっくりとした呼吸になり，その後は数秒間全く呼吸をしない。脳への血流が減少し，呼吸を調節する脳の部位に十分な酸素が行き渡らないために起こる。

・疾患：うっ血性心不全，脳出血，脳梗塞などによる中枢神経系の異常，中毒など．

3）体位による呼吸困難の変化

● 起座呼吸

うっ血性心不全では，仰臥位になると心臓への静脈還流量が増加し肺うっ血が増強するため，呼吸困難が生じる．起座位をとると，心臓への血液の還流が減少し症状が軽減する．

・夜間発作性呼吸困難：重症な左心不全で出現する．就寝前には症状がないが，就寝後1〜2時間後から仰臥位による静脈還流量の増加に加えて，睡眠による交感神経刺激の減少による心機能抑制や呼吸中枢抑制が起きて，呼吸困難が増悪する．しばしば咳嗽や喀痰を伴うため，患者は症状を軽減するために起座位をとる．

● 側臥位呼吸

肺炎や胸水，無気肺により肺の容量が低下している場合，健側を下にすると換気血流比が改善し，呼吸困難が改善する場合がある．

● 仰臥位呼吸

右→左シャント疾患では立位や座位で呼吸困難となり，仰臥位で軽減する．

[表1] 呼吸困難をきたす循環器疾患

慢性の呼吸困難をきたす疾患	急性の呼吸困難をきたす疾患
循環器疾患	
● 慢性心不全 ● 狭心症 ● 肺高血圧症 ● 慢性血栓塞栓症	● 急性冠症候群 ● 急性心不全 ● 致死性不整脈 ● 肺血栓塞栓症

4）呼吸困難の尺度

呼吸困難の客観的な評価は，運動強度と呼吸困難の程度に基づいた尺度で評価する．

循環器での呼吸困難の評価は，自覚症状から評価するものと各種の検査項目の値を用いて評価するものに大別される．

① New York Heart Association（NYHA）分類 [表2]

簡便であり臨床で広く用いられている．心不全が原因の呼吸困難の評価に使用する．

患者の病態と身体活動，自覚症状の有無，程度によって分類する．他の尺度や生理学的検査の結果とともに，心不全の重症度評価に用いられる．しかし，主観によるため客観性に乏しいという欠点がある．

② 身体活動能力質問表（Specific Activity Scale：SAS）[表3]

心不全患者の身体活動能力を判断する．「つらい」という答えがはじめて現れた項目の運動量（Metsの値）が，症状が出現する最小運動量となり，その患者の身体活動能力指標となる．

③ 修正ボルグスケール（RPEスケール）[表4]

自覚的（主観的）な運動強度を評価する．運動負荷による「きつさ」を数値化する．

5．呼吸困難の診断と検査

呼吸困難の原因は，循環器疾患，呼吸器疾患，神経筋疾患，精神疾患など多岐にわたる．また，緊急性の判断や呼吸困難の原因を鑑別するには的確な身体所見の診察と問診，検査が重要である．呼吸困難の診断の進め方を[図3]に示す．

[表2] NYHA分類

	分類	症状
Ⅰ度	心疾患を有するが，身体活動に制限はなく，通常の身体活動では疲労・動悸・呼吸困難・狭心痛を生じない．	階段・坂道を上がる，早歩きなどで息が切れない．
Ⅱ度	心疾患のために身体活動に少しの制限はあるが，安静にすると楽に生活できる．通常の身体活動で疲労・動悸・呼吸困難・狭心痛を生じる．	階段・坂道を上がる，早歩きなどで息切れを感じる．
Ⅲ度	身体活動に強い制限のある患者だが，安静にすると楽に生活できる．通常右記の身体活動で疲労・動悸・呼吸困難・狭心痛を生じる．	短い平地歩行，家の中の移動，軽い家事などでも息切れを感じる．
Ⅳ度	心疾患を有し，いかなる身体活動をする時にも苦痛を伴う．心不全・狭心症の徴候が安静時にも認められることがある．いかなる身体活動によっても苦痛が増強する．	常に息切れがある． 発作性夜間呼吸困難が出現する．

[表3] 身体活動能力質問表（Specific Activity Scale：SAS）

●問診では，下記について質問してください。
　（少しつらい，とてもつらいはどちらも「つらい」に○をしてください．わからないものには「？」に○をしてください）

	はい	つらい	?
1. 夜，楽に眠れますか？（1 Met 以下）	はい	つらい	?
2. 横になっていると楽ですか？（1 Met 以下）	はい	つらい	?
3. 一人で食事や洗面ができますか？（1.6 Mets）	はい	つらい	?
4. トイレは一人で楽にできますか？（2 Mets）	はい	つらい	?
5. 着替えが一人でできますか？（2 Mets）	はい	つらい	?
6. 炊事や掃除ができますか？（2～3 Mets）	はい	つらい	?
7. 自分で布団を敷けますか？（2～3 Mets）	はい	つらい	?
8. ぞうきんがけはできますか？（3～4 Mets）	はい	つらい	?
9. シャワーを浴びても平気ですか？（3～4 Mets）	はい	つらい	?
10. ラジオ体操をしても平気ですか？（3～4 Mets）	はい	つらい	?
11. 健康な人と同じ速度で平地を100～200m歩いても平気ですか？（3～4 Mets）	はい	つらい	?
12. 庭いじり（軽い草むしりなど）をしても平気ですか？（4 Mets）	はい	つらい	?
13. 一人で風呂に入れますか？（4～5 Mets）	はい	つらい	?
14. 健康な人と同じ速度で2階まで昇っても平気ですか？（5～6 Mets）	はい	つらい	?
15. 軽い農作業（庭掘りなど）はできますか？（5～7 Mets）	はい	つらい	?
16. 平地で急いで200m歩いても平気ですか？（6～7 Mets）	はい	つらい	?
17. 雪かきはできますか？（6～7 Mets）	はい	つらい	?
18. テニス（または卓球）をしても平気ですか？（6～7 Mets）	はい	つらい	?
19. ジョギング（時速8km程度）を300～400mしても平気ですか？（7～8 Mets）	はい	つらい	?
20. 水泳をしても平気ですか？（7～8 Mets）	はい	つらい	?
21. なわとびをしても平気ですか？（8 Mets 以上）	はい	つらい	?

症状が出現する最小運動量＿＿＿＿＿Mets

＊Met：metabolic equivalent（代謝当量）の略．安静座位の酸素摂取量（3.5 mL/kg　体重/分）を1 Metとして活動時の摂取量が何倍かを示し，活動強度の指標として用いる．

(Sasayama S, et al: Evaluation of functional capacity of patients with congestive heart failure. In: Yasuda H, Kawaguchi H (eds), New aspects in the treatment of failing heart syndrome, pp113-117, Springer-Verlag, Tokyo, 1992 より)

原因疾患によってさまざまな随伴症状を訴える。症状の出現様式（数日～1週間以内に生じた急性の経過か，数週～数カ月の慢性の経過で徐々に増悪したか）や，随伴症状の有無によって鑑別を進めていく．

1）病歴と既往歴の聴取

循環器疾患，呼吸器疾患，糖尿病，精神疾患などの有無，異物や胃内容物の誤嚥，アナフィラキシー，外傷，骨折，妊娠，感染症，喫煙歴などの情報を得る．

高齢者の場合や徐々に心不全が悪化した時などは，患者は呼吸困難に気がつかないことがある．そのため，「夜，まっすぐに横になって眠れますか」「枕はいくつ重ねて寝ますか」と問う．

2）身体診察
① 視診
体型，顔色，表情，チアノーゼ，ばち指，眼球結膜の貧血，頸動脈の怒張，浮腫などの有無，胸郭の形を診る．

② 聴診（コラム「呼吸音」p74参照）
呼吸音の左右差・減弱・消失・増強・副雑音，心音を診る．

③ 打診
肺肝境界の位置の変化，鼓音の有無，濁音の有無・左右差を診る．

④ 触診
顔面の浮腫，下肢の浮腫，腹水・肝腫大の有無を診る．

3）検査
① 血液検査，動脈血ガス分析
PaO_2，$PaCO_2$ で酸素化の状態を把握する．急性心不全では PaO_2，$PaCO_2$ が低下する．肺うっ血が悪化すると $PaCO_2$ は上昇する．

[表4] ボルグスケール（RPE スケール：rating of perceived exertion scale）

原型スケール		修正スケール	
20			
19	非常にきつい	10以上	非常にきつい
18		8～9	
17	かなりきつい	7	かなりきつい
16		6	
15	きつい	5	きつい
14			
13	ややきつい	4	ややきつい
12			
11	楽である	3	ちょうどよい
10			
9	かなり楽である	2	弱い
8		1	かなり弱い
7	非常に楽である	0.5	非常に弱い
6		0	何も感じない

(Borg GVA: Psychophysical bases of perceived exertion. Medicine and Science in Sports and exercise 14: 377-381, 1982 より一部改変)

② 12誘導心電図
　基質的な心疾患の鑑別を行う。
③ **画像検査：胸部X線，胸部CT，頭部CT**
　肺うっ血，胸水，心肥大，心胸比，肺野の病変などを確認する。
④ **心エコー検査**
　心機能の評価を行う。
⑤ **呼吸機能検査**
　閉塞性障害や拘束性障害の判断，拡散能の評価を行う。
⑥ **心肺運動負荷試験**（cardiopulmonary exercise testing：CPX）
　心肺運動負荷試験は，呼気ガス分析を併用して行う運動負荷試験で，呼吸・循環・代謝の総合的な評価が可能である。心肺運動負荷試験は運動中の心機能や息切れの精査として行われ，呼吸困難が心機能の障害によるものか肺機能の障害によるものかの鑑別を行う。

6．呼吸困難の治療

　呼吸困難の治療は病態の鑑別を行い，原疾患に対する適切な治療を行う。急性の低酸素血症を伴う呼吸困難の場合は，致命的になることもあるため，迅速，適切な酸

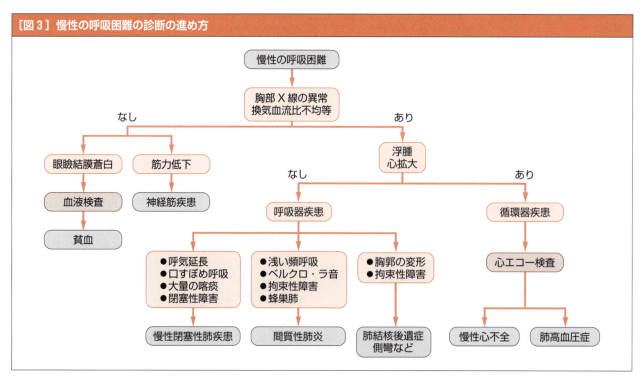

[図3] 慢性の呼吸困難の診断の進め方

(古家正，稲瀬直彦：呼吸困難．井上智子，佐藤千史編：緊急度・重症度からみた症状別看護過程＋病態関連図，p494，医学書院，2012 より)

[表5] 循環器疾患による呼吸困難の主な治療薬

薬物名		一般名	商品名	作用機序	特徴	注意点
循環器疾患	硝酸薬	ニトログリセリン	ミリスロールなど	心不全などによる肺うっ血からガス交換障害が起こり呼吸困難になる場合，冠動脈や全身の血管を拡張することで心負荷を軽減させ，肺うっ血を軽減することができる。	血管を拡張（主に静脈系）させ，心臓の前負荷・後付加を軽減する。	血圧低下や頭痛を起こすことがある。
	ループ利尿薬	フロセミド	ラシックス	ヘンレループに作用してナトリウムイオンの再吸収を抑制し，利尿する。	高血圧の他に，心性浮腫（うっ血性心不全），腎性浮腫，肝性浮腫，末梢血管障害による浮腫に使用される。	低カリウム血症を発症することがある。他の降圧薬と併用する時は，用量などに注意し，血圧が下がりすぎないようにする。
	カリウム保持性利尿薬	スピロノラクトン	アルダクトンA	遠位尿細管遠位部に作用する。ナトリウムと水の排泄を促進し，カリウムの排泄を抑制する。	ループ利尿薬と併用することが多い。	高カリウム血症になりやすい。

（文献4，5より筆者作成）

素投与および必要時は人工呼吸を行う。

1）原疾患に対する治療

呼吸器疾患と循環器疾患に起因する呼吸困難に対する薬物療法を［表5］に示す。

2）酸素投与

経皮的動脈血酸素飽和度（SpO_2）の低下を認める場合は，酸素投与を行う。動脈血ガス分析を行い，SpO_2をモニタリングしながら酸素投与を行う。

3）気道確保

意識障害や気管の狭窄，閉塞時は気道の確保を行う。体位の調整やエアウェイ，気管内挿管の準備を行う。

4）補助換気

自発呼吸が十分でない場合にはバッグバルブマスクで補助換気を行う。

5）NPPV，人工呼吸管理

●非侵襲的陽圧換気療法（NPPV）：気管内挿管などの侵襲的な処置を伴わずに陽圧換気を行う。マスク装着に対するコンプライアンスが必要（コラム「心不全の睡眠呼吸障害と NPPV・ASU 療法」p270 参照）。

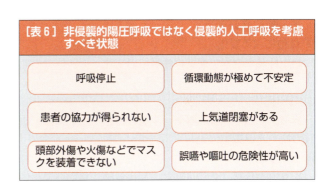

[表6] 非侵襲的陽圧呼吸ではなく侵襲的人工呼吸を考慮すべき状態

- 呼吸停止
- 循環動態が極めて不安定
- 患者の協力が得られない
- 上気道閉塞がある
- 頭部外傷や火傷などでマスクを装着できない
- 誤嚥や嘔吐の危険性が高い

●侵襲的陽圧換気療法（IPPV）：非侵襲的陽圧呼吸ではなく侵襲的人工呼吸を考慮すべき状態を［表6］に示す。その場合は，気管内挿管を行い，陽圧換気を行う。

6）その他

●呼吸器疾患の場合：呼吸リハビリテーション

患者に適した運動療法や呼吸法を指導することで，ADLにおける呼吸困難を軽減させる方法や，精神的なパニック時にも対応できる方法を身に付ける。

●循環器疾患の場合：水分制限・塩分制限

水分やナトリウムが貯留することで循環血液量が増加し，肺うっ血などをきたす可能性があるため，心疾患患者では制限されることがある。

II 呼吸困難の看護ケアとその根拠

1. 呼吸困難の観察ポイント

① バイタルサイン
　意識レベル，血圧，心拍数，脈拍数，SpO_2 を診る。
② 呼吸状態
　呼吸回数，様式，リズム，呼吸音，喘鳴，呼吸体位，呼吸補助筋の使用状況，呼気臭の有無を診る。
③ 呼吸困難の発症様式
　突発性（発症時間），急性（数時間から数日間の経過），発作性，反復性，慢性，進行性，慢性の急性増悪，頻度を診る。
④ 発症時の環境
　労作時，食事内容，汚染された空気の吸入，薬剤の使用状況（アスピリン，β遮断薬，カルシウム拮抗薬），渡航歴，手術後，長期臥床，夜間睡眠時，明け方などを診る。
⑤ 安静時発症の有無
⑥ 体位による変化
　起座呼吸の有無，側臥位呼吸での変化，仰臥位での変化を診る。
⑦ 随伴症状
　胸痛，発熱，咳嗽，喀痰，下肢の浮腫，皮下気腫，四肢の脱力を診る。
⑧ 全身状態
　ショック状態，チアノーゼ，易疲労感，食欲不振，体重減少，セルフケアレベル，不安・恐怖の有無・程度を診る。
⑨ 精神状態
　表情，言動，不安の有無，睡眠時間を診る。

2. 看護目標

❶呼吸困難の原因が特定され，それに対応する呼吸機能が改善し，呼吸困難が軽減または消失する
❷呼吸困難の増悪因子を知り，呼吸困難の悪化を防止する生活習慣を身に付ける
❸呼吸困難に伴う不安や恐怖が軽減する
❹残存機能を維持し治療を実行することにより，ADLとQOLの維持，向上を図る

3. 看護ケアとその根拠

1）呼吸管理

　低酸素血症による障害を最小限にするため，気道が確保され正常な換気が行えているか評価する。換気が行えていない場合は気道確保，エアウェイの挿入，バッグバルブマスクによる換気，気管内挿管の準備を行う。

2）安楽な体位の工夫 [図4]

　通常は起座位とし，患者の希望に応じて座位，またはファーラー位とする。クッションやオーバーテーブルなどを使用し，安楽な体位が保持できるよう援助する。起座位をとることで心臓への血液の還流が減少し，また横隔膜の可動性が向上することで症状が軽減する。

3）酸素吸入

　低酸素血症による呼吸困難を軽減するため，酸素吸入を行う。SpO_2 をモニタリングし，適切な酸素化が行われているかどうかを観察する。

4）不安や恐怖に対する援助

　呼吸困難の自覚症状は，患者および周囲の人々に死を連想させ，強い危機感をいだかせる。不安は呼吸困難を増強させる要因となる。患者の不安や恐怖，苦痛を受容的態度で受け止め，タッチングやかたわらで声をかけ，安心感を与える。また，環境を整え，患者の安全と安楽のニードに対応する。

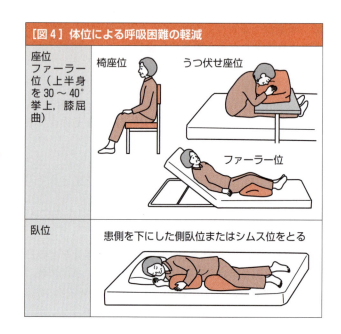

[図4] 体位による呼吸困難の軽減

5）呼吸理学療法

換気と酸素化を向上し，気道の浄化を図る。苦痛による酸素消費の増大や疲労を与えないよう対応する。

6）栄養管理

栄養状態の悪化は，免疫力の低下や筋力低下を起こし呼吸運動に不利となるため，栄養状態の悪化を予防する。栄養バランスのとれた消化のよい食品を選択し，過食を防ぐよう指導する。不足するエネルギーは栄養補助食品で補う。

7）セルフケア

呼吸困難によって生じたセルフケアの不足を補う。呼吸器感染は呼吸困難を悪化させるため，口腔内の清潔を維持し，全身の清潔保持を行う。

8）日常生活の教育

呼吸困難を引き起こす原疾患の悪化をもたらした日常生活での要因について振り返る。心不全の場合，食生活の乱れや，塩分・水分の過剰摂取から体液貯留による呼吸困難を引き起こす。また，喫煙・飲酒などの嗜好，日常生活の活動量の変化，ストレスの有無，薬物療法の管理などに要因がないか確認する。その上で，個別性に応じた栄養や生活の教育を行い，体重測定や下肢の浮腫のセルフチェックを教育し，自己管理行動が維持できるようにする（⑲「心不全」p250参照）。

9）薬物療法の管理

薬剤の管理では，自己判断で中断しないよう教育し，継続した内服を行う。

10）禁煙

喫煙はさまざまな疾患の危険因子となるため，禁煙指導を行う。

11）在宅療養指導

患者に適した運動療法や呼吸法を指導することで，ADLにおける呼吸困難を軽減させる方法や，精神的なパニック時にも対応できる方法を身に付ける。呼吸困難時や急変時の対処方法について，説明をしておく。

在宅酸素療法（HOT）やNPPV療法を受ける患者においては，酸素や機器の安全な取り扱いと管理方法について指導し，業者への連絡方法を明確にしておく。

12）水分出納管理

肺水腫，体液貯留を呈する心不全で，低酸素血症の患者には，血管拡張薬またはNPPVにより確実な酸素化を行い，利尿薬による治療が行われる。急性期には，点滴，水分摂取量，尿量などをチェックし，水分出納管理を行う。

慢性期には，患者が体重測定を毎日行い（セルフモニタリング），急激な増量があれば，息苦しさや浮腫の有無なども同時に観察し，心不全増悪症状の出現があれば，早期に受診するように指導する。

13）水分制限・塩分制限

水分やナトリウムが貯留すると循環血液量が増加し，肺うっ血などをきたし，呼吸困難が増強する。これを防止するために，心疾患患者での塩分は6g程度に制限することが望ましいとされている。また重症心不全患者では，1日の水分摂取量の制限が課される場合があるため，その必要性が患者が理解し実践できるように説明する。

（筏弘樹，宇野真理子）

《引用文献》
1) 日本緩和医療学会編：がん患者の呼吸器症状の緩和に関するガイドライン2011年度版．p14，金原出版，2012．
2) ダンL.ロンゴ・他：ハリソン内科学，第4版．メディカルサイエンスインターナショナル，2013．
3) 吉田俊子・他：系統看護学講座　専門分野Ⅱ　成人看護学3，第13版．医学書院，2011．
4) 古家正，稲瀬直彦：呼吸困難．井上智子，佐藤千史編：緊急度・重症度からみた症状別看護過程＋病態関連図，pp491-509，医学書院，2012．
5) 眞茅みゆき・他編：心不全ケア教本．メディカルサイエンスインターナショナル，2012．

《参考文献》
1) 日本循環器学会・他：循環器病の診断と治療に関するガイドライン（2011年度合同研究班報告）．心血管疾患におけるリハビリテーションに関するガイドライン（2012年改訂版）．p42，2012．http://www.j-circ.or.jp/guideline/pdf/JCS2012_nohara_h.pdf（2014年6月閲覧）
2) 日本呼吸器学会編：COPD診断と治療のためのガイドライン，第3版．p37，メディカルレビュー社，2009．
3) 池松裕子，山内豊明編：症状・徴候別アセスメントと看護ケア．pp384-401，医学芸術社，2008．
4) 島田和幸編：新体系看護学全書　専門分野Ⅱ　成人看護学　循環器疾患，第2版．メヂカルフレンド社，2010．

コラム 酸素療法

1. 酸素療法とは？

低酸素症に対して吸入気の酸素の濃度を高めて，適量の酸素を投与する治療法を酸素療法という[1]。

低酸素症とは，酸素の供給が不十分となり**細胞のエネルギー代謝が障害された状態**であり，低酸素血症とは**動脈血中の酸素が不足して低酸素症を起こす状態**のことである。低酸素血症がなくても（動脈血管内の酸素分圧が正常であっても），ヘモグロビン濃度や心拍出量，組織血流量などにより，組織への酸素供給が不十分となり低酸素症をきたす場合もある。

2. 酸素療法適応と禁忌

一般的な酸素療法の開始基準を，[表1] に示した。PaO_2 や SaO_2 の指標のみならず，低酸素症の症状 [表2] を認め，低酸素症が疑われる場合や低酸素症へとなる可能性がある場合は，低酸素血症が確認できなくても酸素療法を開始する。その後，観察や評価を継続し，必要なければ中止をする。

酸素療法は，基本的に禁忌はないが，パラコート（農薬）中毒の場合は，肺の線維化を助長するため，注意を要する。

1) SpO_2 と PaO_2 の関係
① 用語の定義
[表3] を参照。
② SpO_2 から PaO_2 を予測する

パルスオキシメーターで測定される SpO_2 は，血液ガス分析で測定される SaO_2 と，ほぼ同等の値を示す（SaO_2 75％以上の場合）。つぎに，血液ガス分析上の SaO_2 は PaO_2 と相関 [図1・2] するため，例えば，SpO_2 90％は，血液ガス分析上ほぼ SaO_2 90％，PaO_2 60Torr と予測される [図1]。PaO_2 60 Torr 以下は，呼吸不全の境界線であり，SpO_2 90％

[表1] 酸素療法の開始基準
①室内気にて PaO_2 60Torr 以下 あるいは SaO_2 90％以下
②低酸素症が疑われる状態（治療開始後に確認が必要）
③重症外傷
④急性心筋梗塞
⑤短期的治療あるいは外科的処置（例：麻酔後回復期，骨盤手術）

(日本呼吸器学会肺生理専門委員会／日本呼吸管理学会酸素療法ガイドライン作成委員会編：酸素療法ガイドライン．p12，メディカルレビュー社，2006 より)

[表2] 低酸素血症の症状

PaO_2	臨床症状
60Torr 以下	頻脈，動悸，高血圧，頻呼吸，失見当識
40Torr 以下	チアノーゼ，不整脈，不穏・興奮，低血圧，乏尿，重度の呼吸困難
30Torr 以下	意識消失
20Torr 以下	昏睡，徐脈，ショック，チェーン・ストークス呼吸，心停止

(日本呼吸器学会肺生理専門委員会／日本呼吸管理学会酸素療法ガイドライン作成委員会編：酸素療法ガイドライン．p7，メディカルレビュー社，2011 より作成)

[表3] 用語の定義

動脈血酸素分圧	PaO_2	動脈血中の酸素分圧
動脈血酸素飽和度	SaO_2	動脈血中の酸素飽和度
経皮的酸素飽和度	SpO_2	パルスオキシメーターで測定する酸素飽和度

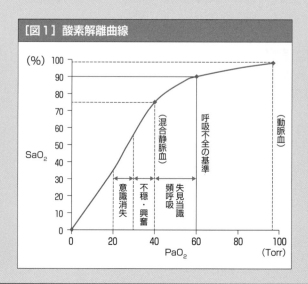

[図1] 酸素解離曲線

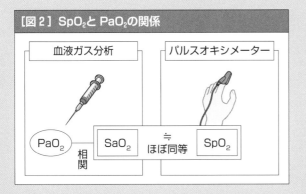

[図2] SpO₂とPaO₂の関係

[表4] 酸素投与方法システムと特徴

	特徴
低流量システム	・患者の1回換気量以下の酸素ガスを供給する方法 ・不足分は，鼻腔周囲の室内気を吸入することで補う
高流量システム	・患者の1回換気量以上の酸素ガスを供給する方法 ・患者の呼吸パターンに関係なく，設定した濃度の酸素を吸入させることができる
リザーバーシステム	・呼気相に使われない酸素をリザーバーバック内に貯え，次の呼気相に貯まった酸素を吸い込む方式 ・高濃度酸素を吸入させることができる

以下は注意を要す。このようにSpO_2からある程度のSaO_2を予測することができる。

ただし，貧血が進行している場合，SpO_2値はよくても酸素供給量が少ないことがあるため，注意を要する。

3．目標

酸素療法は，一般的に，PaO_2 60Torr以上あるいはSaO_2 90%以上を目標とするが，心不全患者，小児や妊婦，病状が不安定な場合は，PaO_2 80TorrあるいはSaO_2 95%以上としてもよい。また，II型呼吸不全の増悪の場合には，CO_2ナルコーシスが誘発される危険があり，酸素化とともに換気状態にも留意する。

いずれにおいても，酸素化のみでなく，自覚症状や呼吸状態，意識・循環動態などを総合的に判断して管理する。特に呼吸数25回/分以上の頻呼吸は，酸素化が保たれていても，さらに呼吸不全が悪化するおそれがあるため注意し，酸素吸入療法にても，酸素化の改善がみられない場合は，人工呼吸管理（NPPV・気管挿管人工呼吸）を検討する必要がある。

4．方法

酸素投与の方法には，さまざまな器具が用いられるが，その特徴から，低流量システム・高流量システム・リザーバーシステムに大別される[表4]。それぞれの特徴を理解し，患者の呼吸状態やADLなどを総合的に評価し，適切な酸素投与方法を検討する。

各酸素投与器具とその特徴を[表5]にまとめた。中でも，❶鼻カニューラ，❷簡易酸素マスク，❼リザーバー付きマスクは，簡便性・酸素化の評価の点で優れ，臨床上最も多く用いられている。酸素流量と吸入酸素濃度の変化を[表6]に示した。

5．合併症

1) CO_2ナルコーシス

CO_2ナルコーシスとは，高二酸化炭素血症により重度の呼吸性アシドーシスとなり中枢神経系の異常（意識障害）を呈することであり，原因は肺胞低換気である[1]。

主な症状として，❶意識障害，❷高度の呼吸性アシドーシス，❸自発呼吸の減弱が3大主症状である。呼吸促迫・頻脈・発汗・頭痛・羽ばたき振戦などの神経刺激症状から始まり，進行すると，傾眠・昏睡・縮瞳・乳頭浮腫などがみられる。高二酸化炭素血症をきたす主な疾患を[表7]に示した。

高二酸化炭素血症は，酸素飽和度90%以上を目標として低濃度酸素投与から始め，NPPVや挿管下人工呼吸器療法を視野に入れ，管理していく必要がある。

2) 酸素中毒：高濃度酸素による肺傷害

高濃度の酸素環境下では，肺傷害が引き起こされる。健常者に対して，1気圧の100%酸素吸入を

[表5] 各酸素使用器具の特徴

分類	器具	適応・構造・注意点
低流量システム	❶鼻カニューラ	・安価で簡便、また酸素マスクに比べ、患者の不快感が少なく、頻用されている ・食事や会話に適しているが、常に口呼吸の患者には推奨できない ・吸入酸素濃度は、同じ酸素流量であっても低換気の患者では上昇し、過換気の患者では低下する ・酸素流量6L/分を超える使用は、すすめられない
	❷簡易酸素マスク	・$PaCO_2$上昇の心配のない患者に頻用されている ・吸入酸素濃度が調整できない ・マスク内に溜まった呼気ガスを再呼吸しないように酸素流量は通常5L/分以上にする。そのため、吸入酸素濃度は40%以上になり、低濃度酸素吸入には適さない ・やむを得ず酸素流量5L/分以下で使用する場合、患者の$PaCO_2$が上昇する危険性に留意する
	❸オキシアーム®	・マスクによる圧迫感や鼻カニューラによる乾燥した酸素による鼻粘膜への刺激、口呼吸患者などの問題点を解決された、最近開発された解放型酸素送流システムである ・マスクおよび鼻カニューラとほぼ同等の吸入酸素濃度が確保できる ・ヘッドセットを装着したままの睡眠は難しい
	❹経皮気管内カテーテル	・直接経皮的に気管内にカテーテルを挿入して酸素投与を行う方法である ・鼻カニューラによる酸素投与法に比べ、酸素流量を40～50%減量することができる ・鼻カニューラに比べて、外見上目立たない ・合併症は、血痰、挿入部の皮下気腫、咳・喀痰の増加、気道分泌物によるカテーテルの閉塞、カテーテルによる気管内損傷、カテーテルの位置異常などがあり、多くの合併症は実施早期に生じる ・毎日カテーテルの洗浄が必要である
高流量システム	❺ベンチュリマスク	・患者の1回換気量に左右されず、吸気酸素濃度が24～50%の安定した酸素を吸入することができる ・設定酸素濃度ごとに推奨酸素流量が決められている。この流量以下では酸素濃度を維持できない
	❻ネブライザー付き酸素吸入装置	・ベンチュリマスクにネブライザー機能を備えたもので、十分な加湿が必要な開胸術後で喀痰喀出困難な患者などに適している ・余剰な供給ガスや呼気ガスを流出させる側孔のついたエアロゾールマスクを使用する ・酸素流量と総流量との関係は、ベンチュリマスクと同じで、装置の酸素濃度調節ダイヤルに表示されているような高濃度酸素吸入は成人患者にはできない
リザーバーシステム	❼リザーバー付きマスク	・酸素チューブから流れる酸素とリザーバーバッグにたまった酸素を吸入するため、高濃度の酸素吸入ができる ・通常、吸入酸素濃度が60%以上に適している ・二酸化炭素の蓄積を防止するためと、リザーバーバッグ内に十分な酸素をためるために、酸素流量は6L/分以上に設定する。酸素流量が少ないと呼気ガスを再呼吸するため$PaCO_2$が上昇する可能性がある
	❽リザーバー付き鼻カニューラ ❾ペンダント型リザーバー付鼻カニューラ	・高濃度酸素吸入法としてよりも、酸素節約効果を期待して使われる ・内臓のリザーバーは薄い膜でできており、それに水滴が付くとリザーバーとして機能しなくなるので、加湿機との併用は避ける
その他	❿酸素テント	・酸素マスクや鼻カニューラでの酸素吸入ができない患者に用いられ、主に新生児や乳児に高濃度酸素を供給する方法 ・患者処置ごとに吸入酸素濃度が大きく変動する ・加湿、加温された酸素の長期曝露による細菌や真菌の増殖に注意が必要である
	⓫気管切開用マスク（トラキマスク）	・気管切開患者に対して、気管切開部を被覆して直接気管に酸素を供給するマスク ・気管に直接酸素を投与するため、酸素を十分加湿する必要がある ・ネブライザーやベンチュリのマスク部分を交して使用する

（日本呼吸器学会肺生理専門委員会／日本呼吸管理学会酸素療法ガイドライン作成委員会編：酸素療法ガイドライン．pp29-45，メディカルレビュー社，2006より改変）

[表6] 吸入酸素濃度と酸素流量

吸入酸素濃度の目安（%）	酸素流量（L/分）		
	酸素カニューラ	簡易酸素マスク	リザーバー付きマスク
24	1		
28	2		
32	3		
36	4		
40	5	5～6	
44	6		
50		6～7	
60		7～8	6
70			7
80			8
90			9
90～			10

（日本呼吸器学会肺生理専門委員会／日本呼吸管理学会酸素療法ガイドライン作成委員会編：酸素療法ガイドライン．p29，31，42，メディカルレビュー社，2006より作成）

[表7] 高二酸化炭素血症をきたす主な疾患

❶中枢神経障害	脳血管障害，脳炎，薬物（睡眠薬，鎮静剤，麻薬），中毒など
❷神経筋疾患	重症筋無力症，筋委縮性側索硬化症，ギラン・バレー症候群，多発性筋炎，進行性筋ジストロフィー，フグ中毒，ボツリヌス中毒など
❸呼吸器疾患	・肺・気道疾患：閉塞性肺疾患〔COPD，喘息（発作）など〕，拘束性肺疾患 ・胸郭の異常：胸郭形成術後などの肺結核後遺症，胸膜肥厚，脊椎後側弯症，肥満性低換気症候群など

（日本呼吸器学会肺生理専門委員会／日本呼吸管理学会酸素療法ガイドライン作成委員会編：酸素療法ガイドライン．p67，メディカルレビュー社，2006より）

[表8] 健常者100％酸素吸入時の臨床所見

吸入時間（時間）	臨床所見
0～12	・肺機能正常 ・気管・気管支炎 ・胸骨下痛
12～24	・肺活量低下
24～30	・肺コンプライアンス低下 ・肺胞－動脈酸素分圧較差増加（A-aDO$_2$） ・運動時低酸素血症
30～72	・肺拡散機能低下

(Schmidt GA, et al : Ventilatory failure. Murray JF, Nadel JA (eds) : Textbook of Respiratory Medicine (3rd), WB Saunders Co, Philadelphia pp2443-2470, 2000 より)

行った場合でも，さまざまな経時的変化が引き起こされる [表8]。

　原因は，抗酸化防御機構の処理能力を上回る活性酸素産生（直接的傷害）と，肺へ集積して活性化された炎症細胞からの炎症性メディエーターなどの放出（間接的傷害）により，肺胞上皮細胞や血管内皮細胞が障害されるためと考えられている。

　酸素中毒の予防には，PaO_2 60Torr以上を目標に，100％酸素吸入から早期に離脱できるよう，また長期酸素投与時は，吸入酸素濃度が50％以下になるように管理する必要がある。

（高濱明香，後藤実亜）

《引用文献》
1）日本呼吸器学会肺生理専門委員会／日本呼吸管理学会酸素療法ガイドライン作成委員会編：酸素療法ガイドライン．メディカルレビュー社，2006．

《参考文献》
1）日本呼吸器学会肺生理専門委員会在宅呼吸ケア白書ワーキンググループ編：在宅呼吸ケア白書2010．メディカルレビュー社，2010．
2）落合慈之監，石原照夫編：呼吸器疾患ビジュアルブック．学研メディカル秀潤社，2011．

コラム 呼吸音

1) 呼吸音とは
呼吸に伴う気道内の空気の流れで生じる音をいい，正常な呼吸音に異常音が混ざっている音を副雑音という。

2) 呼吸音から得られる情報
- 換気状態
- 気道分泌物の貯留状態
- 無気肺
- 胸水の存在

3) 聴診の方法
❶膜型聴診器［図1］を使用する
❷聴診器は肋骨間に当てる
❸最低1～2呼吸以上を同じ部位で聴診する
❹肺尖部から肺底部に向けて左右交互にコの字で聴診する［図2］

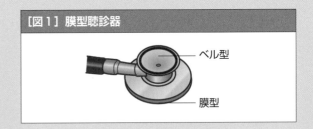

［図1］膜型聴診器

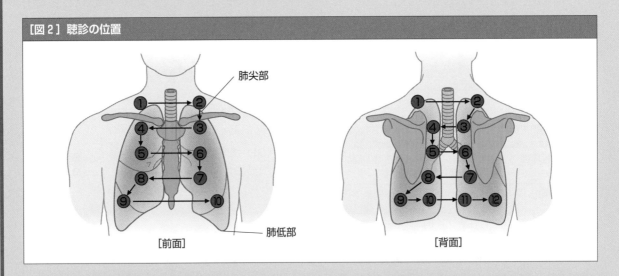

［図2］聴診の位置

［前面］　［背面］

[表1] 呼吸音

	呼吸音の種類	聴取部位	呼吸音の性質
正常	気管支呼吸音	・胸骨上部 ・背面中央上部	・高く大きな音 ・吸気時より呼気時の音が大きい
正常	気管支肺胞呼吸音	・前胸部：第2・3肋間の左右の胸骨縁 ・背部：第1～4肋間の正中から肩甲骨内側縁	・気管呼吸音と肺胞呼吸音の中間 ・吸気，呼気時ともに聴取される
正常	肺胞呼吸音	・肺野末梢	・低く弱い音 ・吸気時は一定の強さで聴取されるが呼気時は初期のみで聴取される
異常			・減弱，消失，呼気延長 ・気管支呼吸音化　など

[表2] 副雑音

副雑音の種類 （　）は通称		副雑音の性質	疾患と聴取場所
断続性副雑音（湿性ラ音）	ファインクラックルズ fine crackles （捻髪音）	・肺胞に貯留した液体の中を空気が通過する時に生じる ・マジックテープ®をはがす時の「パリパリ」という音に近い ・高音で弱い ・吸気終末時に強く聴取される	・肺線維症，間質性肺炎，心不全，肺水腫 ・肺炎の炎症が強い場合 ・<u>肺野</u> <u>注意</u>：仰臥位の場合は背部を聴診すること
断続性副雑音（湿性ラ音）	コースクラックルズ coarse crackles （水泡音）	・肺胞に粘稠痰や滲出液が貯留した中を空気が通過する時に生じる ・水の中にストローで息を吹いた時の「ブクブク」という音に近い ・低音で長めな音 ・吸気初期に発生，時に呼気時も聴取される	・慢性気管支炎，心不全，びまん性汎細気管支炎，肺水腫，肺炎，気管支拡張症 ・<u>肺門部・病変部</u> ・<u>病変肺側の肺門部</u>
連続性副雑音（乾性ラ音）	ロンカイ rhonchi （鼾音）	・太目の気管に痰が詰まった時に生じる ・「ボーボー」といびきのような低音 ・吸気，呼気ともに聴取される	・慢性気管支炎 ・全身麻酔の術後の痰の貯留時 ・<u>上肺野</u>
連続性副雑音（乾性ラ音）	ウィーズ wheeze （笛音）	・細い気管支が狭窄した時に生ずる ・「ヒューヒュー」と笛の音のような高音 ・呼気時に聴取される	・気管支喘息，びまん性汎細気管支炎，気管支拡張症 ・<u>病変部</u>
その他	胸膜摩擦音	・「ギュッギュッ」といった擦れ合う音 ・雪を握るような音	・胸膜炎の初期や治療過程で認められる ・<u>胸壁の表面</u>

4）呼吸音の分類と特徴

① 呼吸音

呼吸音の分類を[表1]に示す。

② 副雑音

副雑音を[表2]に示す。

《文献》
1）山内豊明：フィジカルアセスメントガイドブック．医学書院，2005．

（右近清子）

5 倦怠感

第Ⅰ部　症状別看護ケア関連図

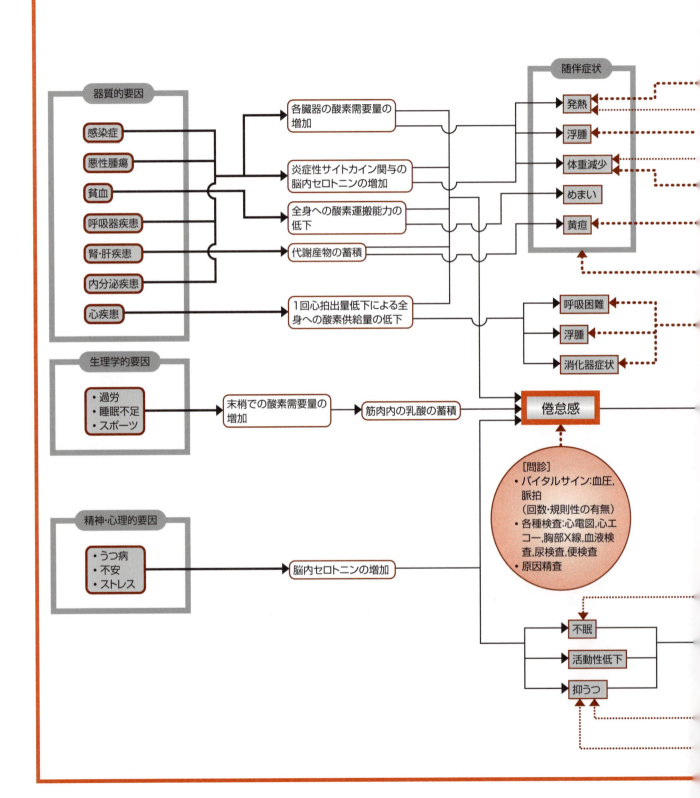

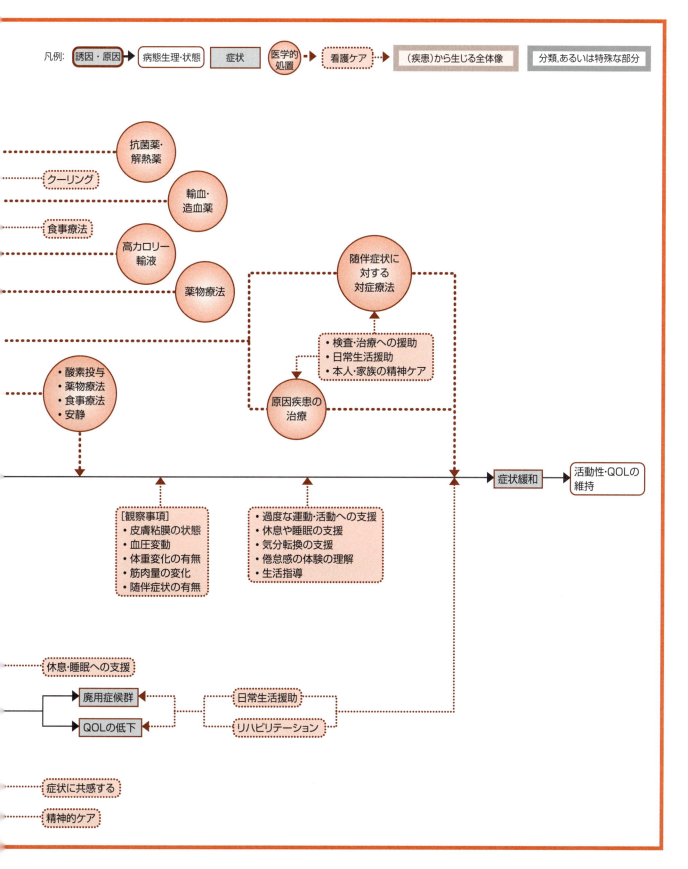

5 倦怠感

I 倦怠感が生じる病態生理

1. 倦怠感の定義

倦怠感（lassitude）とは，エネルギーの減退を感じる主観的な感覚を特徴とする状態で，身体的・心理的側面をもっている。明らかな精神的・肉体的な過労状態がないにもかかわらず，十分な休養によっても軽減しない。「だるい，しんどい，身の置き所がない，疲れやすい」と表現されることが多い。一方，疲労とは生理的反応であり，過労を防ぎ有益なもので時に壮快感を伴う。

2. 倦怠感の解剖生理

倦怠感の発生機序は依然として明らかにされていない部分が多い。一般的には，脳内セロトニンの増加によるものと考えられており，感染や慢性疾患で分泌が増加している炎症性サイトカインが関与しているとされている。

心不全に伴う倦怠感は，心臓のポンプ機能低下により，1回心拍出量が低下し，全身の骨格筋に十分な血液（酸素）がいきわたらなくなるために生じる。

3. 倦怠感のメカニズム

倦怠感の主な原因は，❶器質的要因：感染症，悪性腫瘍，貧血，慢性疾患（呼吸器疾患，腎・肝疾患），内分泌疾患，心疾患，❷生理学的要因：過労，睡眠不足，スポーツなどに対する生理的反応，❸精神・心理的要因：うつ病，不安，ストレス，などに分類される。

倦怠感を訴える人の 40～80% は精神・心理的要因によるものであり，器質的要因が 20～30% を占め，10～20% は原因が確定しないものとされる。

中でも心疾患を原因として起こる倦怠感は，心拍出量が低下し身体活動に見合う末梢組織の酸素需要に応じることができない状態，心拍出量は保たれているが末梢組織の酸素需要が増大している状態，末梢組織への酸素運搬が不十分な状態によって生じる。

4. 倦怠感の分類と症状

倦怠感は健常者にも起こるものである。また，非特異的な症状であるため，原因となる疾患や病態は多く存在する［表1］。

5. 倦怠感の診断・検査

診断に際しては，現病歴の聴取が最も重要となる。初期鑑別の手がかりとして［表2］に特徴をあげる。

倦怠感に続く随伴症状として，❶発熱，❷浮腫，❸めまい，❹体重減少，❺黄疸，❻不眠や意欲の低下などがないかを聴取し，症状に応じた検査を考える。

検査では，器質的要因の存在を確認する目的で，❶血液検査，❷尿検査，❸便検査，❹胸部X線検査，❺心電図などの基本的検査を行う。これらの結果と問診や身体的所見の結果から，確定診断のための諸検査を行う。すべての検査が正常である場合には，精神疾患を考える必要がある。

また，日常生活に支障をきたすほどの倦怠感が6カ月以上続く，もしくは繰り返され，原因疾患の所見がなく判別が困難な場合，慢性疲労症候群の検討も必要となる。

[表1] 倦怠感の原因となる疾患

感染症	急性肝炎，結核，心内膜炎，インフルエンザなど
血液学的異常	悪性腫瘍，貧血
慢性疾患	慢性呼吸不全，慢性肝疾患，慢性腎疾患
内分泌代謝異常	甲状腺機能低下症，甲状腺機能亢進症，糖尿病など
心血管系異常	心不全，弁膜症，不整脈，高血圧
生理的反応	過労，睡眠不足，スポーツ，妊娠
精神・心理的要因	うつ状態，不安状態，ストレス
薬剤によるもの	降圧薬，抗ヒスタミン薬，抗痙攣薬，向精神薬
その他	肥満，過度の飲酒，慢性疲労症候群など

[表2] 初期鑑別時の特徴

	器質的要因	精神・心理的要因
罹患期間	急性	慢性
主な障害	活動能力	活動意欲
日内変動	夕方から夜に増悪	午前中に増悪
経過	進行性・持続性	発作性・反復性
心理的ストレスとの関係	関係なし	関係あることが多い
運動の影響	悪化	改善
随伴症状	少数かつ特徴的	多発かつ非特異的
外見	さまざま	不安様, うつ様
家族関係	支持的	ストレス的
睡眠・休息の効果	改善	無関係または増悪

6. 倦怠感の治療

1) 原因の除去
対処可能な原因があれば，できるものから除去する。倦怠感の原因が疾患に伴う場合には，原因疾患への治療が必要である。

2) 薬物療法
全身倦怠感の治療に副腎皮質ステロイドの投与が効果的な場合がある。副作用が出現する可能性も高いため，慎重に使用する。

3) 原因に対する対症療法
①発熱：クーリングや解熱薬
②貧血：食事療法，造血薬，輸血
③低栄養：食事療法，高カロリー輸液
④感染症：抗菌薬の投与
⑤電解質異常・脱水：適切な方法での補正

4) 精神面への介入
- 不眠：原因を明らかにして対処する。環境調整や必要時睡眠導入薬を検討する
- 心因性反応：精神安定薬やカウンセリング，精神的サポートを行う
- 娯楽や気晴らし：趣味や気が紛れることを取り入れる

Ⅱ 倦怠感の看護ケアとその根拠

1. 倦怠感の観察ポイント

倦怠感を訴える患者をみた時に，だるさの程度や真実性を理解するために患者の態度や表情を観察することが重要である。倦怠感は非特異的な症状であるため，他の身体所見を客観的にとらえることが大切となる。

① **皮膚粘膜の状態**
皮膚，眼瞼結膜が蒼白であれば貧血が疑われる。皮膚の湿潤は甲状腺機能亢進症や交感神経過緊張状態などが疑われ，逆に皮膚の乾燥は甲状腺機能低下症や脱水が疑われる。

② **血圧変動**
低血圧は貧血と同様，だるさの原因として多いものである。長期間高血圧を患っている人が心不全や腎不全を併発すると倦怠感が生じる。この際には浮腫の有無にも注意する。

③ **体重変化の有無**
肥満も倦怠感の原因であるため，体重にも注目する。一方，体重減少では低栄養や悪性腫瘍などが倦怠感の原因として疑われる。

④ **黄疸の有無**
肝障害によるものの場合は，眼球結膜の黄染や肝腫大などを認める。

⑤ **筋肉量の変化**
筋力低下は多くの骨格筋疾患でみられるほか，甲状腺機能低下症，副甲状腺機能亢進症などでも認められる。

2. 倦怠感の看護の目標

❶倦怠感の原因を明らかにすることができ，基礎疾患が改善し，倦怠感が軽減する
❷症状が緩和し，活動性が維持され，円滑に日常生活を送ることができる
❸不安や焦燥感などが軽快し，QOLが維持できる

3. 倦怠感の看護ケア

倦怠感の存在により，身体のエネルギーが喪失し，日常生活が障害され，活動性の低下に伴い廃用症候群など

の全身への影響が現れる。また，家族や仕事など人間関係にも影響し，孤独や不安，焦燥感などが認められやすい状態になる。

　倦怠感は主観的な訴えにより認識されるものであるため，「甘えていると思われるのではないか」といった思いから簡単に表出されない場合もあり，見過ごしてしまう危険性がある。そのため，患者が体験している倦怠感をありのまま受け入れることが重要である。

1）日常生活援助
　安楽な体位や移動方法を取り入れ，食事・清潔・排泄の援助など，ADLの支援を行う。

2）休息や睡眠への支援
　休息や睡眠が確保できるよう，環境への配慮や就寝前にリラックスできるような調整を図る。規則的な生活パターンを確立したり，就寝時間や起床時間の調整を行う。必要に応じて睡眠導入薬の使用も検討する。

3）適度な運動・活動への支援
　リハビリテーションや行事への参加を促し，適度な運動・活動を行うよう支援する。

4）気分転換の支援
　趣味や習慣を継続できるように調整し，外出や外泊を取り入れるなど，気分転換の支援を行う。

5）倦怠感の体験を理解する
　倦怠感は主観的訴えにより把握されるものである。患者自身が倦怠感をどのように感じているのか，倦怠感によりどのような困難さがあるのか，また苦痛という観点だけではなく，倦怠感に伴う不安なども理解し，訴えに耳を傾けることが重要である。

（林亜希子）

《参考文献》
1）橋本信也：症状から見た病態生理学．pp4-9，照林社，2002．
2）齋藤宣彦：症状からみる病態生理の基本．pp131-134，照林社，2005．
3）神里みどり：がん患者の倦怠感のアセスメント．看護技術51：5-14，2005．
4）吉田俊子・他：成人看護学3　循環器．系統看護学講座 専門分野Ⅱ，医学書院，2013．

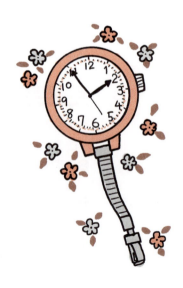

コラム 症状マネジメントの統合的アプローチ（IASM）を用いた事例展開

　自分の症状とうまく付き合いながら生活していくためには症状をマネジメントすることが必要であり，さまざまな方法が検討されている。ここでは，患者のセルフケア能力に着目して考案された統合的アプローチ（An Integrated Approach to symptom Management：IASM）を用いた事例展開を紹介する。

[表1] PS (performance status)

0	全く問題なく活動できる。発症前と同じ日常生活が制限なく行える。
1	肉体的に激しい活動は制限されるが，歩行可能で，軽作業や座っての作業は行うことができる。例：軽い家事，事務作業。
2	歩行可能で，自分の身の回りのことはすべて可能だが，作業はできない。日中の50％以上はベッド外で過ごす。
3	限られた自分の身の回りのことしかできない。日中の50％以上をベッドか椅子で過ごす。
4	全く動けない。自分の身の回りのことは全くできない。完全にベッドか椅子で過ごす。

performance status（PS）の日本臨床腫瘍研究グループ（JCOG）による日本語訳である。この規準は全身状態の指標であり，病気による局所症状で活動性が制限されている場合には，臨床的に判断することになっている。
[Common Toxicity Criteria, Version 2.0 Publish Date April 30, 1999（http://ctep.cancer.gov/protocolDevelopment/electronic_applications/docs/ctcv20_ 4-30-992.pdf）（JCOGホームページ http://www.jcog.jp/（2015年3月閲覧）より]

[表2] 症状マネジメント記録用紙（No.1）

　　　　　　　　　　　　　　　　　　　　　　　　　　　　　　　　　　　月　　日

患者氏名	Yさん	年齢	63	性別	男 ・ 女
病名	心筋梗塞後の慢性心不全の増悪				
症状の定義：息切れがする					

症状のメカニズムと出現形態：
　Yさんは6年前に急性心筋梗塞を発症し，冠動脈バイパス術（CABG）を受けている。以後定期的に受診をしていた。
　半年前から，階段の昇降や坂道の歩行で軽度の呼吸困難を感じるようになった。現在では，身の回りのことは自分でできるものの，平地での歩行や軽い運動でも呼吸困難を感じるようになり，外出する機会が減ったと話している。
[息切れのメカニズムと出現形態]
　・心機能の低下によって肺に血液のうっ滞が生じ，ガス交換がうまくできず，息切れが生じる
　・Yさんは運動時に，心臓への負担が増すことによって息切れが出現している
[身体所見]
　意識清明，体温：36.1℃，血圧：90/40mmHg，脈拍：62回/分，呼吸：25回/分
　SpO_2値……安静時92〜95％，労作時86〜90％
　修正ボルグ（Borg）スケール……会話：1，食事：1，更衣：2，排泄：2，平地歩行：7，坂道歩行：10
　心雑音：なし，呼吸音：クラックル（crackle）（＋），下肢末梢冷感（＋），浮腫（±）
[内服薬]
　アルダクトンA® 50mg 1錠（朝食後），オルメテック® 40mg 1錠（朝食後），リピトール® 5mg 1錠（朝食後）

[表3] 症状マネジメント記録用紙（No.2）

患者氏名： Yさん　　　　　　　　　　　　　　　　　　　　　　●月●日

[体験]

- 息切れは半年くらい前から。階段とか坂道とかでね。デスクワークだったから，体力がないんですよ。いつも妻と歩いて買い物に行って荷物を持ってやるんですが，3カ月くらい前から，スーパーに着いた時には息切れがするようになって，買い物中は僕だけ椅子で休んでいたりして。
- 僕も歳とって，体力が落ちたんだと思って，夕方1時間散歩するようにしたんです。妻も一緒にね。ダイエットになるっていって。でも，だんだん歩くとハアハアしんどい日が増えて，1時間歩くのが30分になったり，行くのをやめたり。今じゃ，全然行っていないです。
- 散歩し始めたころから，息切れがひどくなった気がする。体力のない証拠ですね。最近は歩くとしんどいから，あまり出かけていないんです。
- 体を動かさないからか，夜横になって寝られなくて。ソファーに座ってると，いつの間にか寝ている，って感じです。
- 息がしんどいと，何をするにも思いっきりできないでしょ。加減しながら動くと楽しくないんです。妻も無理するなって言って，買い物に誘われなくなった。僕に頼みごともしなくなった。
- 妻には今まで迷惑をかけたから，退職して恩返ししようと思っていたのに，思うように動けなくて申し訳ない。旅行にでも連れて行きたいけど，こんなにしんどいんじゃあ，行っても迷惑かけるだけ。妻があんまり心配するから，一緒に買い物に行こうって言えなくなってしまった。息切れのせいで，恩返しができなくなってしまった。
- このまま何もしないでいたらますます体力がなくなってしまう。歳もとる一方でしょう。妻の手伝いをしたいのに，それもできなくて申し訳ない。せめて自分のことは自分でね。最低限は。
- でもね，毎朝家の前の横断歩道で小学生の通学の世話をしているんです。子どもたちと顔なじみになって，向こうから挨拶をしてくれてね。元気をもらっているんですよ。立っているだけだから平気です。今の楽しみです。これは続けたいなと思っているんです。
- 病院は3カ月に1回です。先生から，心臓がちょっと弱ってるって言われてる。息切れがするし，僕は肺も悪いんだろうか。先生に聞いてみないといけないね。
- 薬は飲んでるよ。何の薬かな，飲めって言われているから。それと，塩分もだめって。妻が気にして，薄味にしてくれる。

> 分析
> 知覚：息苦しさそのものより，妻への思いを話すことが多い。
> 評価：軽い運動で息切れが出現するのは，体力不足のせいだと考えている。椅子に座ると落ち着くため，しんどい時は座って休むようにしている。
> 反応：妻との買い物や散歩，手伝いができず，無力感を感じている。外出を控えるようになった。
> 意味：息切れは妻への恩返しを妨げるものである。

[方略]

患者：
- 体力維持のために散歩をする
- 息切れのある時は椅子に座って休む
- 外出を控える
- ソファーに座って寝る
- 不明なことは医療者に聞く
- 服薬，食事の指導を守る

> 分析：呼吸困難の増加を体力低下によるものと考え，散歩を取り入れ積極的に対処しているが，症状の発生機序に矛盾しているため，症状が悪化している。心不全の理解はないが，無意識のうちに，または指示されるままに対処行動をとっている。

家族：
- 息切れがあるときは休むように促す
- Yさんの負担にならないよう，用事を頼まない
- 減塩食をつくる

> 分析：Yさんに無理をさせないことで息切れが起きないようにしている。症状の発生機序を理解しておらず，指導を受けたことのみ実施している。

医師：
- 病状について説明する
- X線検査，血液検査を実施する

> 分析：息切れの増強から，心不全の増悪を疑い検査を実施している。生活の様子は確認しておらず，Yさんが誤った対処をしていることは知らない。コントロールの目標をどこに置いているのかは不明。

看護師：
- 生活の様子についてYさん，妻に話を聞く
- 過度な運動は控えるように説明する
- 呼吸困難が増強していることを医師に伝える
- 足のむくみなど，他の症状の観察をする

> 分析：息切れの増強，生活の様子から，心不全の増悪を疑う。Yさんの誤った対処を知り，生活の仕方についての説明が必要と考えている。医師と連携し，症状をコントロールしたいという思いがある。

その他：
- （薬剤師，ケースワーカーなどの方略，ヘルスケアシステム）

[現在の状態]

症状の状態：症状の発生機序に矛盾した対処により，症状のコントロールができていない。
機能の状態（[表1]PS参照）：PS：2。自分の身の回りのことはできるが，今までしていた散歩や妻の手伝いができなくなった。
QOLの状態：思うように動くことができず，妻への申し訳なさや無力感を感じている。社会参加への意欲があるが，外出機会が減少し，今後への焦りがある。
セルフケア能力の状態：全代償レベル，部分代償レベル，⦅支持・教育レベル⦆

[表4] 症状マネジメント記録用紙（No. 3）

患者氏名： Yさん　　　　　　　　　　　　　　　　　　　　　　　　　　　　●月　●日

[看護師の行う方略を導き出すためのアセスメント]

- 病気に対する知識不足により誤った対処をし，かえって症状を悪化させている
- 対処行動をとろうという意欲はある。また，指示されたことを生活に取り入れることができるため，正しい知識や技術を習得し，医療者のサポートがあれば，Yさんは症状マネジメントを実施できると思われる
- 妻に対する思いが強く，妻のために何かできることを見出すことが必要である

[看護師の行う方略（計画）]	実施と患者の反応
（ Y ）さんが習得することが必要な基本的知識 （ Y ）さんに以下の基本的知識を提供する ● 心不全の病態，息切れの発生機序 ● 過剰な運動により生じる弊害 ● 心不全が増悪しないための生活の仕方 　（減塩，休息など） ● 生活の仕方によって，息切れが軽減する可能性があること ● 心不全の悪化の徴候 ● 薬について 　（効果，副作用，副作用のコントロール，飲み方，病状により変更／増量が可能など）	[例]（実際に実施したことと患者の反応を継時的に記入する） ●月●日 　心不全の病態，増悪しないための生活の仕方を，Yさんと妻へパンフレットを用いて説明。運動により心臓への負担が増すと息切れが強くなると伝えた。パンフレットを自宅で読み返すように伝えた。 ●月●日 　生活の変化，症状の変化について話を聴く。 「運動しないといけないという思いがなくなり，気もちが楽になった」と話す。 ⋮ ⋮
（ Y ）さんが習得することが必要な基本的技術 （ Y ）さんに以下の基本的技術を習得してもらう ● 過度な運動を避ける自分に合ったペースでの歩行 ● 息切れが緩和する体位の取り方 ● 適切な生活の仕方を，実際の生活に取り入れる ● 妻とのコミュニケーションの取り方 ● 体重や血圧を測定し記録する（体調を客観的に知る） ● 悪化の徴候がみられたら，医療機関に受診する ● 症状を医療者に表現する技術（ボルグスケール使用） ● わからないことを医師に伝える技術	[例]（実際に実施したことと患者の反応を継時的に記入する） ●月●日 　血圧計は持っていたがほとんど使っていなかった。使用方法を確認し，血圧手帳を渡す。1日1回測定し値を手帳に書いてみるように提案した。 ●月●日 　3～4回／週，測定し値を記入している。 ⋮ ⋮
（ Y ）さんに必要な基本的看護サポート （ Y ）さんに以下の基本的サポートを提供する ● Yさんの気もちを聴きたいと思っていることを伝える ● Yさんの息切れが改善するように，一緒に対処していくことを伝える ● Yさんの息切れが改善するとうれしいことを伝える ● Yさんなりに考え対処しようとしたことを評価する ● 薬をきちんと飲んでいること，減塩食を心掛けていることを評価する ● 座って休む，頭を高くして寝るなど，無意識にでも理にかなう対処ができていることを評価する ● 妻を大事に思っていることに共感する ● 症状のアセスメント ● 主治医に対して心機能の再評価と薬の再調整を依頼する	[例]（実際に実施したことと患者の反応を継時的に記入する） ●月●日 　自分の対処の誤りに気づき，後悔している様子。症状改善のため，自分から対処しようとしたことを評価。これから一緒に取り組んでいきましょうと伝える。 →「今から勉強していけばいいですね。妻のためにも頑張ります」 ⋮ ⋮

【改善された結果】
症状の変化：病気への理解が増し，息切れが徐々に改善している。
　　　　　　修正ボルグスケール…会話：1，食事：1，更衣：2，排泄：2，平地歩行：4，坂道歩行：7
機能の変化（PS）：PS：2。再び妻と買い物に行けるようになった。
QOLの変化：できることを考えたり，妻を買い物に誘ったり，前向きさが感じられる。
セルフケア能力の変化：全代償レベル，部分代償レベル，◯支持・教育レベル◯

（鈴木桂子）

《参考文献》

1) 内布敦子・他：The Integrated Approach to Symptom Management 看護活動ガイドブック改訂版 ver.9, p21, 2012. unpublished
http://sm-support.net/program/data/iasm_guidebook.pdf（2015年03月閲覧）

2) Common Toxicity Criteria, Version2.0 Publish Date April 30, 1999）（http://ctep.cancer.gov/protocolDevelopment/electronic_applications/docs/ctcv20_4-30-992.pdf）（JCOGホームページ http://www.jcog.jp/）

疾患別看護ケア関連図

第Ⅱ部

第Ⅱ部　疾患別看護ケア関連図　　A　血圧異常

6 高血圧症

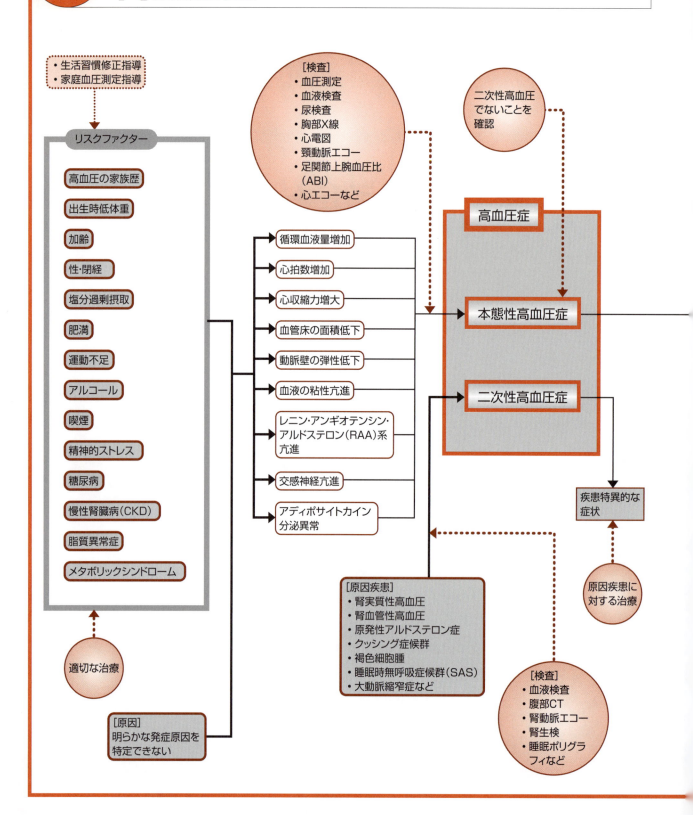

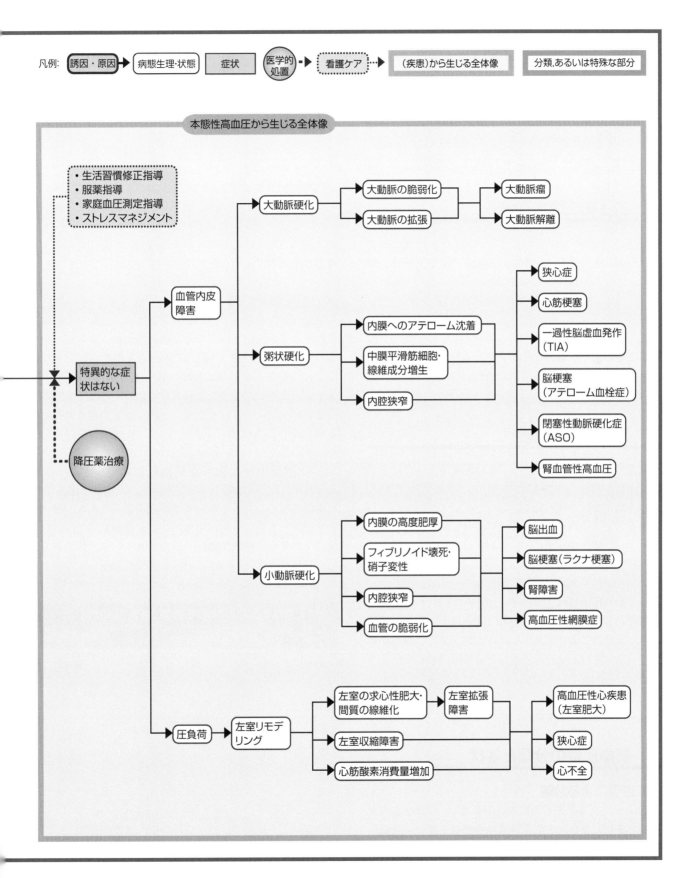

6 高血圧症

I 高血圧症が生じる病態生理

1. 血圧を規定する因子

血圧（blood pressure：BP）とは，血液が血管壁に加える圧力のことであり，一般には動脈圧のことをいう。血圧は，オームの法則を応用して次のように表される。

血圧＝心拍出量×末梢血管抵抗

つまり，血圧は心拍出量と末梢血管抵抗によって変動する。心拍出量に影響を与える因子としては，循環血液量，心拍数，心収縮力などがあり，末梢血管抵抗に影響を与える因子として，血管床の面積，動脈壁の弾性，血液の粘性などがある。

2. 高血圧症の定義

高血圧（hypertension）とは，収縮期血圧または拡張期血圧が間欠的または持続的に上昇し，血管に強い圧力がかかり過ぎている状態である。

現在，主に用いられている血圧測定には医療環境下で測定する**診察室血圧測定**と，診察室以外の血圧測定として**家庭血圧測定**に分類され，他にも非観血的に15～30分間隔で血圧を測定する**24時間自由行動下血圧測定**がある。高血圧治療ガイドライン2014によると，「高血圧の基準は診察室血圧で140/90 mmHg以上」とされている[1]。測定法により高血圧基準値が異なる点に注意が必要である[表1]。家庭血圧の臨床価値は診察室血圧よりも高いため，両者に較差がある場合は家庭血圧による高血圧診断を優先すると明言している点が，他国のガイドラインと異なる特徴である。

3. 高血圧症の分類と症状

1) 原因による分類

2010年の日本における高血圧有病者数は4,300万人と推計[2]されており，生活習慣病の中で最も多い。高血圧の約90％は明らかな発症原因を特定できない**本態性高血圧**（essential hypertension）であり，発症原因が特定できるものは**二次性高血圧**（secondary hypertension）とよばれている。一般に本態性高血圧では特異的な症状を伴わないことが多いが，二次性高血圧では何らかの特異的な症状を呈することがある[表2]。

本態性高血圧と二次性高血圧は病態や治療が大きく異なり，二次性高血圧は原因疾患を治療することによって効果的に血圧を下げることができるため，適切に診断することが重要である。

2) 血圧値の分類

血圧は血圧値のレベルにより分類される[表3]。収縮期血圧と拡張期血圧が異なる分類の場合は，より重症度が高い方に分類する。140/90 mmHg未満の「正常域血圧」においても3種類に分類され「正常血圧」「正常高値血圧」と，値が高くなるほど「至適血圧」と比較して心血管病の発症率が高くなることが，多くの研究から明らかになっている。

3) 診察室血圧と診察室外血圧による分類

診察室で測定した血圧と，診察室外で測定した血圧レベルは必ずしも一致しないので注意が必要である。診察室で測定した血圧が高血圧であっても診察室外では正常域血圧の場合を**白衣高血圧**，診察室血圧が正常域であっても診察室外では高血圧の場合を**仮面高血圧**とよび，血

[表1] 異なる測定法における高血圧基準（mmHg）

		収縮期血圧		拡張期血圧
診察室血圧		≧140	かつ/または	≧90
家庭血圧		≧135	かつ/または	≧85
自由行動下血圧	24時間	≧130	かつ/または	≧80
	昼間	≧135	かつ/または	≧85
	夜間	≧120	かつ/または	≧70

（日本高血圧学会高血圧治療ガイドライン作成委員会編：高血圧治療ガイドライン2014．p20，日本高血圧学会，2014より）

[表2] 主な二次性高血圧

原因疾患	特徴	示唆する所見	鑑別に必要な検査
二次性高血圧一般		重症高血圧，治療抵抗性高血圧，急激な高血圧発症，若年発症の高血圧	
腎実質性高血圧	腎実質性疾患（慢性糸球体腎炎，多発性嚢胞腎など）により発症する。二次性高血圧の中で最も頻度が高い。	血清Cr上昇，蛋白尿，血尿，腎疾患の既往	血清免疫学的検査，腹部CT，エコー，腎生検
腎血管性高血圧	腎動脈の狭窄などで腎血流が低下してレニン分泌が亢進し，高血圧をきたす。	RAA系阻害薬投与後の急激な腎機能悪化，腎サイズの左右差，低カリウム血症，腹部血管雑音	腎動脈エコー，腹部CTA，腹部MRA，レノグラム，PRA，PAC
原発性アルドステロン症	副腎皮質における原発性病変によりアルドステロンが過剰に分泌され，ナトリウム蓄積，カリウム喪失をきたす。	低カリウム血症，副腎偶発腫瘍	PRA，PAC，負荷試験（カプトプリルなど），副腎CT，副腎静脈採血
クッシング症候群	副腎過形成，副腎腫瘍，下垂体腺腫などによりコルチゾールが過剰に分泌されて生じる。	中心性肥満，満月様顔貌，皮膚線状，高血糖	コルチゾール，ACTH，腹部CT，頭部MRI，デキサメタゾン抑制試験
褐色細胞腫	副腎髄質や傍神経節の腫瘍で，カテコールアミンを過剰に分泌することで高血圧や糖尿病をきたす。多くは良性腫瘍。	発作性・動揺性高血圧，動悸，頭痛，発汗	血液・尿カテコールアミンおよびカテコールアミン代謝産物，腹部エコー・CT，MIBGシンチグラフィー
睡眠時無呼吸症候群（SAS）	睡眠中に上気道が閉塞し10秒以上の呼吸停止が1時間に5回以上みられる。無呼吸による低酸素血症，頻回の覚醒から交感神経緊張をきたす。	いびき，肥満，昼間の眠気，早朝・夜間高血圧	睡眠ポリグラフィー
大動脈縮窄症	先天的に大動脈峡部または下行大動脈に局所的狭窄をきたす。	血圧上下肢差，血管雑音	胸腹部CT，MRI・MRA，血管造影

Cr：クレアチン，RAA：レニン・アンギオテンシン・アルドステロン，CTA：CT断層撮影による血管造影法，MRA：磁気共鳴血管造影法，PRA：血漿レニン活性，PAC：血漿アルドステロン濃度，CT：コンピュータ断層撮影，ACTH：副腎皮質刺激ホルモン，MIBG：メタヨードベンジルグアニジン，MRI：磁気共鳴映像法

（日本高血圧学会高血圧治療ガイドライン作成委員会編：高血圧治療ガイドライン2014．p116，日本高血圧学会，2014より一部改変）

圧が高くなる時間帯で3分類されている [図1]。

白衣高血圧は高齢者に多く，一部は将来持続性高血圧に移行すると考えられている。仮面高血圧は降圧治療中で診察室血圧が140/90mmHgの一見コントロール良好とされている高血圧患者の約30%にみられ，心血管病のリスクが高い。仮面高血圧の診断のためにも，高血圧患者には簡便にできる家庭血圧測定を指導することが必要である。

「高血圧緊急症および切迫症」に関してはp95，MEMO参照。

4. 本態性高血圧のメカニズム

ここでは高血圧のほとんどを占める本態性高血圧について述べることとする。本態性高血圧は複数の遺伝子と環境因子が関与して発症する。身体には複雑で多様な血圧調整メカニズムが備わっており相互に関連しているが，まだ解明されていないことも多い。

1）遺伝子と環境因子

本態性高血圧は遺伝的要因の影響を受ける。現在多くの原因遺伝子が特定されつつあるが，まだ研究途上である。血圧上昇と関連する環境因子としては，食塩の過剰摂取，肥満，運動不足，アルコール，喫煙，精神的ストレスなどが知られている。

塩分過剰摂取は循環血液量の増加や交感神経亢進から血圧上昇に作用すると考えられているが，詳細はまだ解明されておらず，食塩感受性にも個人差がある。アルコールは，血管収縮や交感神経亢進などによる血圧上昇が考えられているが，塩辛いつまみを摂ることも影響し

[表3] 成人における血圧値の分類（mmHg）

分類		収縮期血圧		拡張期血圧
正常域血圧	至適血圧	< 120	かつ	< 80
	正常血圧	120〜129	かつ/または	80〜84
	正常高値血圧	130〜139	かつ/または	85〜89
高血圧	Ⅰ度高血圧	140〜159	かつ/または	90〜99
	Ⅱ度高血圧	160〜179	かつ/または	100〜109
	Ⅲ度高血圧	≧ 180	かつ/または	≧ 110
	(孤立性)収縮期高血圧	≧ 140	かつ	< 90

(日本高血圧学会高血圧治療ガイドライン作成委員会編：高血圧治療ガイドライン2014. p19, 日本高血圧学会, 2014より)

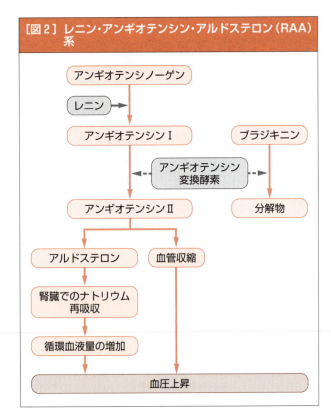

[図2] レニン・アンギオテンシン・アルドステロン（RAA）系

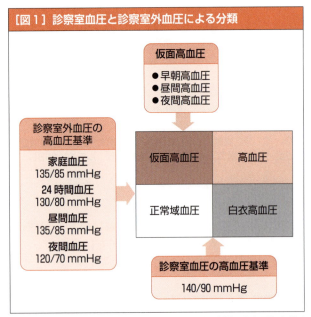

[図1] 診察室血圧と診察室外血圧による分類

(日本高血圧学会高血圧治療ガイドライン作成委員会編：高血圧治療ガイドライン2014. p23, 日本高血圧学会, 2014より)

やすい。煙草のニコチンはカテコールアミンなどを介して血流を早め，血液粘度を高め，血管内皮細胞を傷害する。

また，一般に加齢とともに血管弾性は低下し動脈硬化を伴いやすく，高齢者の収縮期血圧は上昇し拡張期血圧は低下する傾向がある。胎生期の栄養状態が本態性高血圧の発症に影響することも明らかになりつつある。

女性はエストロゲンの血圧調節作用で男性より血圧値が低い傾向にあるが，閉経後に血圧上昇しやすい。

2）主な高血圧症のメカニズム

① レニン・アンギオテンシン・アルドステロン（RAA）系

肝臓で合成されるアンギオテンシノーゲンは，腎臓で合成されるレニンによってアンギオテンシンⅠに変換され，アンギオテンシンⅠは肺などでアンギオテンシン変換酵素の働きによってアンギオテンシンⅡという昇圧物質に変換される。アンギオテンシンⅡが受容体に結合することで，血管収縮，アルドステロン分泌による水・ナトリウム再吸収などを介して血圧が上昇する [図2]。

② 自律神経系

交感神経が亢進すると細動脈収縮，RAA系亢進，近位尿細管でのナトリウム再吸収が亢進し，血圧が上昇する。

③ アディポサイトカイン

肥満細胞はアディポサイトカインといわれる生理活性物質（アディポネクチン，レプチン，TNF-α：腫瘍壊死因子，PAI-1：プラスミノゲンアクチベータインヒビター1など）を

分泌しているが，内臓脂肪が蓄積すると分泌異常を引き起こし，インスリン抵抗性などとともに血圧上昇に影響する。

5．高血圧症の診断・検査

高血圧症の検査目的は，主に心血管病リスク・臓器障害の評価と，二次性高血圧のスクリーニングである。高血圧の多くは本態性高血圧であるが，二次性高血圧を疑う徴候にも注意する［表2 参照］。

1）問診・診察
- 症状の有無
- 高血圧歴と治療歴
- 高血圧素因と家族歴，妊娠歴
- 生活習慣：運動習慣，睡眠習慣，飲食習慣，喫煙，性格・精神心理状態
- 臓器障害や心血管病の病歴：脳血管障害，心臓疾患，腎臓末梢動脈疾患
- 血圧，脈拍，血圧の左右差，起立性変動
- 体格と肥満度
- 貧血，黄疸
- 心尖拍動，心雑音，血管雑音，動脈触知

2）検査
- 一般検査：血液検査，尿検査，胸部X線，心電図
- 臓器障害評価：眼底検査，頸動脈エコー，足関節上腕血圧比（ABI），心エコー，尿蛋白定量，75 g経口ブドウ糖負荷試験（75 OGTT），起立試験，認知機能テストなど

3）リスク評価

高血圧は心血管病の主要な危険因子である。高血圧治療ガイドライン2014によると，心血管病のリスクは高血圧の重症度と影響因子により3段階に分類されており，血圧レベルが高く影響因子が多いほど，心血管病の高リスクとなる［表4］。

リスク評価の後，結果に応じて目標［表5］，管理計画を決定していく。

① 低リスクの場合
生活習慣の修正を指導しても，3カ月後に正常血圧にならなければ降圧薬治療を開始する。

② 中等リスクの場合
生活指導の修正を指導しても，1カ月後に正常血圧にならなければ降圧薬治療を開始する。

③ 高リスクの場合
直ちに降圧薬治療を開始する。

6．高血圧の治療

高血圧治療の目的は，「高血圧の持続によってもたらされる心血管病の発症・進展・再発を抑制し，死亡を減少させることである。そして高血圧患者が健常者と変わらぬ日常生活を送ることができるように支援することである」[1]とされている。140/90 mmHg以上のすべての年齢層の高血圧患者が治療の対象となる。高血圧の治療は，生活習慣の修正と降圧薬治療である。

1）生活習慣の修正

生活習慣の修正はそれ自体に軽度の降圧効果があり，降圧薬の作用増強や減量が期待できることから，降圧薬内服の有無にかかわらず，すべての高血圧患者に生活習慣の修正に向けた指導を行う［表6］。さらに，高血圧発症予防に向け健常者や幼少期から適正な生活習慣教育を行うことが望ましい。

2）降圧薬治療

生活習慣の修正のみで目標降圧レベルに達することが困難な場合は，降圧薬による治療が必要である。個々の患者に対して，最も降圧効果が高く，合併する病態に適した薬を選択する必要がある。積極的適応がない場合は，5種類の第一選択薬の中から選択する［表7］。

降圧薬投与開始後は降圧目標の達成を目指していくことになるが，降圧薬服用者の目標血圧達成率は半数程度にとどまるといわれており，効果が乏しい場合は降圧薬の変更や併用が検討される。服薬機会を減らすことや配合剤を使用することは，アドヒアランス改善に有用である。

7．高血圧症の合併症

高血圧症は血管壁に慢性的に圧力がかかることで，血管内皮障害をきたし，動脈硬化を進展させ，さまざまな心血管病を引き起こす。また，心臓に慢性的な圧負荷がかかることで左心室のリモデリングを生じ，高血圧性心疾患や心不全を生じる。さらに高血圧以外の影響因子が重複するほど心血管疾患発症リスクは高くなる［表4］。

[表4] 診察室血圧に基づいた心血管病リスク

血圧以外の影響因子 \ 血圧分類	Ⅰ度高血圧 140〜159/90〜99 mmHg	Ⅱ度高血圧 160〜179/100〜109 mmHg	Ⅲ度高血圧 ≧180/≧110 mmHg
予後影響因子がない。	低リスク	中等リスク	高リスク
糖尿病以外の1〜2個の危険因子, 3項目を満たすメタボリックシンドロームのいずれかがある。	中等リスク	高リスク	高リスク
糖尿病, CKD, 臓器障害／心血管病, 4項目を満たすメタボリックシンドローム, 3個以上の危険因子のいずれかがある。	高リスク	高リスク	高リスク

CKD：慢性腎臓病

影響因子	
心血管病の危険因子（血圧以外）	臓器障害／心血管病
・糖尿病 　・空腹時血糖≧126 mg/dL 　・負荷後2時間血糖≧200 mg/dL 　・随時血糖≧200 mg/dL 　・HbA1c≧6.5％（NGSP） ・高齢（65歳以上） ・喫煙 ・脂質異常症 　・HDL＜40 mg/dL 　・LDL≧140 mg/dL 　・TG≧150 mg/dL ・肥満（BMI≧25） ・若年（50歳未満）発症の心血管病の家族歴 ・メタボリックシンドローム*	・脳 　・脳出血 　・脳梗塞 　・無症候性脳血管障害 　・一過性脳虚血発作 ・心臓 　・左心肥大（心電図・心エコー） 　・狭心症, 心筋梗塞, 冠動脈再建術後 　・心不全 ・腎臓 　・蛋白尿・アルブミン尿 　・eGFR低値 　　（＜60 mL/分/1.73 m^2） 　・CKD 　・確立された腎疾患（糖尿病性腎症, 腎不全など） ・血管 　・動脈硬化性プラーク 　・頸動脈内膜中膜複合体厚≧1.1 mm 　・大血管疾患 　・末梢動脈疾患（ABI≦0.9） ・眼底 　・高血圧性網膜症
*メタボリックシンドローム 前提条件として内臓脂肪型肥満があり＋正常高値以上の血圧レベル, 空腹時血糖≧110mg/dL, 上記の脂質異常の3項目のうち2〜3個を有するもの	

NGSP：国際標準値, HDL：高比重リポ蛋白, LDL：低比重リポ蛋白, TG：トリグリセリド（中性脂肪）, BMI：ボディマス指数, eGFR：推算糸球体濾過量

（日本高血圧学会高血圧治療ガイドライン作成委員会編：高血圧治療ガイドライン2014. pp32-33, 日本高血圧学会, 2014より一部改変）

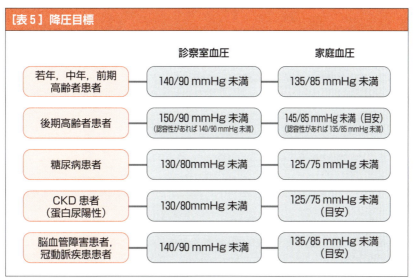

注：目安で示す診察室血圧と家庭血圧の目標値の差は，診察室血圧 140/90 mmHg，家庭血圧 135/85 mmHg が，高血圧の診断基準であることから，この二者の差をあてはめたものである。
（日本高血圧学会高血圧治療ガイドライン作成委員会編：高血圧治療ガイドライン 2014．p35，日本高血圧学会，2014 より）

[表6] 生活習慣の修正項目

項目		要点
食事	減塩	6 g/日未満
	野菜・果物	積極的摂取*
	脂質	コレステロールや飽和脂肪酸の摂取を控える。魚（魚油）の積極的摂取。
減量		BMI（体重（kg）÷[身長（m）]²）< 25
運動		心血管病のない高血圧患者が対象で，有酸素運動を中心に定期的に運動を行う（毎日30分以上を目標とする）。
節酒		エタノール換算で男性 20～30 mL/日以下，女性 10～20 mL/日以下
禁煙		喫煙だけでなく受動喫煙も防止する。

＊：重篤な腎障害を伴う患者では高カリウム血症をきたすリスクがあるので，野菜・果物の積極的摂取は推奨しない。糖分の多い果物の過剰摂取は，肥満者や糖尿病などのカロリー制限が必要な患者では勧められない。
（日本高血圧学会高血圧治療ガイドライン作成委員会編：高血圧治療ガイドライン 2014．p40，日本高血圧学会，2014 より一部改変）

II 高血圧症の看護ケアとその根拠

1．高血圧症の看護の目標

❶高血圧治療の目的を理解し，心血管病の進展予防に向けた生活習慣修正ができる
❷薬物療法の必要性を理解でき内服の自己管理を継続できる
❸セルフモニタリングを習慣づけ，数値や身体と向き合うことでセルフコントロールできるようになる

2．高血圧症の看護ケア

1）現在のリスクと高血圧治療の目的を伝える

現在の血圧値と心血管病のリスクについて説明し，現状認識を促す。高血圧治療の目的が心血管病の進展予防にあることを十分に説明する。

2）生活習慣修正の指導

高血圧に影響する生活習慣についてアセスメントし，あまり厳格な目標設定は QOL 低下につながるため，具

[表7] 主な降圧薬

種類	特徴	一般名		代表的な副作用
カルシウム（Ca）拮抗薬	Caチャネルを阻害し血管平滑筋を弛緩し末梢血管抵抗を減らす。降圧効果が高く安全性も高いことから、最もよく使われる。	・ニフェジピン ・アムロジピン ・アゼルニジピン	・シルニジピン ・ジルチアゼム など	血管拡張による頭痛、動悸など
アンギオテンシン変換酵素（ACE）阻害薬	RAA系においてアンギオテンシン→アンギオテンシンIIへの変換酵素の働きを抑制することでRAA系の昇圧作用を抑制する。臓器保護作用がある。ブラジキニンの分解を阻害することから空咳を生じる。	・カプトプリル ・エナラプリル ・アラセプリル	・イミダプリル ・テモカプリル など	空咳、血管浮腫、高カリウム血症など
アンギオテンシンII受容体拮抗薬（ARB）	アンギオテンシン受容体に結合し、アンギオテンシンIIの強力な昇圧作用を抑制する。臓器保護作用がある。	・ロサルタン ・カンデサルタン ・バルサルタン	・テルミサルタン ・オルメサルタンなど	血管浮腫、高カリウム血症など
利尿薬（サイアザイド系）	遠位尿細管でのナトリウム再吸収を抑制し、循環血液量を減少させる。	・トリクロルメチアジド	・ヒドロクロロチアジドなど	低カリウム血症、高尿酸血症など
β遮断薬（含αβ遮断薬）	心拍出量の低下、レニン産生の抑制、交感神経抑制作用などにより降圧する。	・アテノロール ・ビソプロロールフマル酸塩	・カルベジロールなど	徐脈、房室ブロック、喘息誘発

[表8] 家庭血圧測定の方法・条件・評価

1. 装置	上腕カフ・オシロメトリック法に基づく装置	4. 測定回数	1機会2回以上（1～3回）
2. 測定環境	①静かで適当な室温の環境 ②原則として背もたれつきの椅子に足を組まず座って1～2分安静にした後 ③会話を交わさない環境 ④測定前に喫煙、飲酒、カフェインの摂取は行わない ⑤カフ位置を心臓の高さに維持できる環境	5. 測定期間	できるだけ長期間
		6. 記録	すべての測定値を記録する
		7. 評価の対象	●朝各機会1回目の5日（5回）以上の平均値 ●晩各機会1回目の5日（5回）以上の平均値 ●すべての個々の測定値およびそれらの平均値
3. 測定条件	①必須条件 ●朝｛起床後1時間以内／排尿後／朝の服薬前／座位1～2分安静後｝ ●晩（就寝前）座位1～2分安静後 ②追加条件 ●指示により夕食前など適宜調整する	8. 評価	●高血圧………朝・晩それぞれの平均値≧135/85mmHg ●正常域血圧…朝・晩それぞれの平均値＜135/85mmHg

（日本高血圧学会高血圧治療ガイドライン作製委員会編：高血圧治療ガイドライン2014, p18, 日本高血圧学会, 2014より一部改変）

体的な方法をともに検討し、小さな目標設定をくり返しながら修正を促していく。なかなか修正に向き合えない場合、背景にストレス、家族間の関係性の問題、うつ病などが隠れていないかも検討する。高齢者の減塩指導においては減塩が食欲不振や脱水につながることもあるため注意する。

3）服薬指導

降圧薬服用中の患者には、ふらつきなどの症状のため服薬を自己中断するケースもよく見かけられる。起こりうる副作用や対処法を十分説明しておき、自己中断しないよう注意する。服薬が継続しやすいよう生活を考慮しながら、服薬回数、錠数等も検討する。

> **MEMO** 高血圧緊急症および切迫症
>
> 高血圧緊急症とは,血圧が非常に高くなり(多くはBP180/120mmHg以上),脳・心臓・腎臓・大血管などに重篤な障害が急速に生じ,致命的となりうる病態をいう。緊急症には,高血圧性脳症,急性大動脈解離を合併した高血圧,肺水腫を伴う高血圧性左心不全,高度の高血圧を伴う急性冠症候群(急性心筋梗塞,不安定狭心症),褐色細胞クリーゼ,子癇や重症高血圧を伴う妊娠などが該当する[1]。直ちに降圧治療を開始する必要がある。臓器障害の急速な進行がない場合を切迫症とよぶ。

4)セルフモニタリング指導

仮面高血圧の診断や,薬効判断に有効という家庭血圧測定の利点を説明し,定期的な測定を促す。測定方法についても説明し,数値の長期的評価のためにもできるだけ測定条件を一定にするよう促すが,厳格な遵守はコンプライアンス低下にもつながるため注意する[表8]。

血圧値は変動しやすいため一喜一憂しないよう説明する。肥満傾向の患者には体重測定も勧める。測定値は記録し受診時に持参するよう促し,数値の変化を体調や生活,治療と関連づけて理解し,セルフコントロールできるよう促していく。

(鶴見恵子)

《引用文献》
1)日本高血圧学会高血圧治療ガイドライン作成委員会編:高血圧治療ガイドライン2014. p19, 20, 23, 31〜33, 35, 40, 116,日本高血圧学会,2014.
2)三浦克之(研究代表者):厚生労働省科学研究費補助金循環器疾患・糖尿病等生活習慣病対策総合研究事業[2010年国民健康栄養調査対象者の追跡開始(NIPPON DATA2010)とNIPPON DATA80/90の追跡継続に関する研究]平成22年度〜平成24年度総合研究報告書. 2013. http://mhlw-grants.niph.go.jp/niph/search/NIDD00.do?resrchNum=201222024B(2014年8月閲覧)

《参考文献》
1)村川裕二総監修,新・病態生理編集委員会編著:新・病態生理できった内科学. pp281-291,医学教育出版社,2007.
2)医療情報科学研究所編:病気がみえるvol.2 循環器,第2版. pp262-281,メディックメディア,2010.
3)熊谷裕生・他編:高血圧ナビゲーター,第2版,メディカルビュー社,2008.
4)日本高血圧学会学術委員会家庭血圧部会編:家庭血圧測定の指針,第2版. p29,日本高血圧学会,2011.

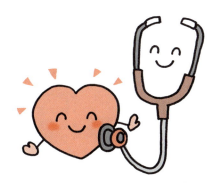

コラム 起立性低血圧

仰臥位または座位から急に座位や立位など体位を変えた時に，心臓への静脈還流量が減少し，心拍出量の減少や血圧低下を生じる。それに伴い脳への血流量が減少し，不動性めまいやふらつき，易疲労感，頭痛，眼前暗黒感，失神などの症状が生じる状態を起立性低血圧（orthostatic hypotension）という。

1）診断

仰臥位または座位から立位への体位変換に伴い，起立後3分以内に収縮期血圧が20 mmHg以上低下するか，または収縮期血圧の絶対値が90 mmHg未満に低下，あるいは拡張期血圧の10 mmHg以上の低下が認められた場合に，起立性低血圧と診断される[1]。

2）病態生理

仰臥位から立位姿勢になると，重力により約500〜800 mLの血液が胸腔内から下肢や腹部内臓系へ移動し，心臓への静脈還流量は約30%減少する[1]。そのため，心拍出量は減少し，それにより血圧も低下する。正常であれば，起立時には交感神経が即座に反応して心臓からの拍出量を増やし，細動脈を収縮させ，血圧を維持して脳への血流を確保する。しかし，血管迷走神経反射により，反射的に血圧や心臓を抑制する副交感神経に異常な緊張亢進が生じ，起立性低血圧が発生しやすくなる。

起立性低血圧は，循環動態変動から代償機構が障害された神経原性と，末梢血管拡張や心拍出量減少による非神経原性起立性低血圧に分類される。非神経原性起立性低血圧の原因疾患を[表1]に示す。

3）症状

症状は，一過性の脳血流低下と代償的な自律神経過剰反射によって出現する。具体的な症状には，浮動感，前失神，全身脱力感，易疲労感，全身倦怠感，認知力低下，目のかすみ，羞明，頭痛などがある。

起立性低血圧に伴う症状の出現は午前中が多く，特に朝起床時に出現しやすい。また，食後や運動後に症状の程度が増悪することがある。

4）治療・看護

起立性低血圧では，血圧低下に伴う脳虚血などの危険な合併症が問題である。失神を含む症状の重症度も考慮した治療が必要である。[表2]のように薬物治療と非薬物治療があるが，まずは非薬物治療から行われる。

① 非薬物療法

● 誘因の回避と除去

・低血圧による失神を予防するため，急激な起立の回避を行う。急に座ったり立ち上がったりせず，起床時にはヘッドアップなどを行い，浮動感，前失神，全身脱力感，易疲労感などの症状出現がないことを確認し，ゆっくりと移動するようにする

・適切な水分や塩分摂取など生活指導を行う

▶循環血液量を増加させるために，制限のない患者には水分補給，塩分補給，蛋白質，ビタミン，ミネラルなどの摂取をすすめる。適切な水分・塩分摂取（心疾患，高血圧がなければ，水分2〜3L/日，塩分1日10gまで塩分摂取を促す。過剰摂取は控える）

・弾性ストッキングや腹帯を使用する。起立後の

[表1] 非神経原性起立性低血圧の原因

1. 心臓原性
   - 心筋の障害：心筋炎，心筋梗塞
   - 左室充満圧の減少：左房粘液腫，収縮性心外膜炎
   - 心拍出量の減少：大動脈弁狭窄症，肥大型心筋症
   - 不整脈
2. 血管内循環血漿量の減少
   - 失血，出血，熱傷，透析
   - 水分・電解質異常：摂取不足，下痢，嘔吐，塩分喪失性腎症，副腎不全，尿崩症，小腸瘻
3. 過度の血管拡張
   - 薬剤：亜硝酸薬など
   - アルコールの摂取
   - 巨大下肢静脈瘤
   - 熱中症
   - 高ブラディキニン血症
   - 肥満細胞症
4. その他
   - 敗血症，エンドトキシンショック

（柴崎誠一・苅尾七臣：低血圧症，失神，小川聡・他編，専門医のための循環器病学，p467，医学書院，2014を改変）

[表2] 起立性低血圧の治療

1. 非薬物療法
(1) 誘因の回避と対処
　①急な起立の回避
　②前駆症状出現時の回避法（足くみ，蹲踞姿勢など）
　③水分補給，塩分摂取増加
　④腹帯・弾性ストッキング装着
　⑤上半身を高くしたセミファウラー位での睡眠
　⑥昼間の臥位を避ける
　⑦過食予防
(2) 原因，誘因薬の除去
　①活動時の降圧薬中止
　②利尿薬中止
　③α遮断薬（前立腺肥大治療）中止
2. 薬物療法
(1) 短時間作用型昇圧薬
　①α刺激薬（ミドドリン，エチレフリン）
(2) 循環血液量の増加
　①貧血の治療（エリスロポエチン）
　②鉱質コルチコイド（フルドロコルチゾン）
(3) その他
　①オクトレオチド

［日本循環器学会・他：循環器病の診断と治療に関するガイドライン（2011年度合同研究班報告）　失神の診断・治療ガイドライン（2012年改訂版）．pp 9-10. http://www.j-circ.or.jp/guideline/pdf/JCS2012_inoue_h.pdf（2014年8月閲覧）をもとに作成］

静脈還流量，心拍出量および血圧を上昇させ，起立性低血圧を予防できる場合がある
・睡眠時，5～10°頭部を挙上する。レニン-アンギオテンシン-アルドルテロン系の分泌が促進し，循環血漿量が増加し，症状が改善することもある
・適度な運動を行う。臥床時間が長いと起立性低血圧の増悪に繋がるため，可能な限り起座位や座位，立位をとり歩行訓練を行う
・不眠，疲労などの日常生活や社会生活でのストレスが自律神経に関与し，発症に影響している可能性もあるため，ストレスの原因を知り，避けることが必要となる。また，脱水，過食予防や飲酒制限により症状出現が回避できるため，日常生活の改善を促す

● 原因・誘因薬の除去

薬物以外の原因の除去と生活指導で症状の改善が認められなければ，誘因となる薬剤の中止や減量を考慮する（降圧薬，利尿薬，前立腺疾患治療薬としてのα遮断薬，硝酸薬など）。

特に高齢者では，圧受容器反射の低下，脳血流低下などを起こす体液量減少や血管拡張作用のある薬剤の影響による薬剤性起立性低血圧があるため，注意する。

② 薬物療法

薬物療法としては，α刺激薬のミドドリンなどが用いられる。交感神経活動の底上げをするため，過度の血圧上昇や臥位高血圧に注意する。保険適応外ではあるが，腎臓における塩分保持を目的として，鉱質コルチコイドも用いられる。使用時は，循環血漿量の増加による心不全の誘発，臥位血圧の上昇，低カリウム血漿に注意する[2]。

5) 予後

起立性低血圧の予後は原因疾患によって異なり，急性に増悪するものばかりとは限らない。加齢とともに低血圧を伴う虚血性臓器障害が出現しやすくなり，起立性低血圧症例では死亡率が増加する。

（本藤由香理）

《引用文献》
1) 日本循環器学会・他：循環器病の診断と治療に関するガイドライン（2011年度合同研究班報告），失神の診断・治療ガイドライン（2012年改訂版）．pp 9-10. http://www.j-circ.or.jp/guideline/pdf/JCS2012_inoue_h.pdf（2014年8月閲覧）
2) 河野雅和：起立性低血圧．堀正二，永井良三編，循環器疾患最新の治療2014-2015, pp414-416, 南江堂, 2014.

第Ⅱ部 疾患別看護ケア関連図　B　動脈硬化を起因とした疾患

7 狭心症

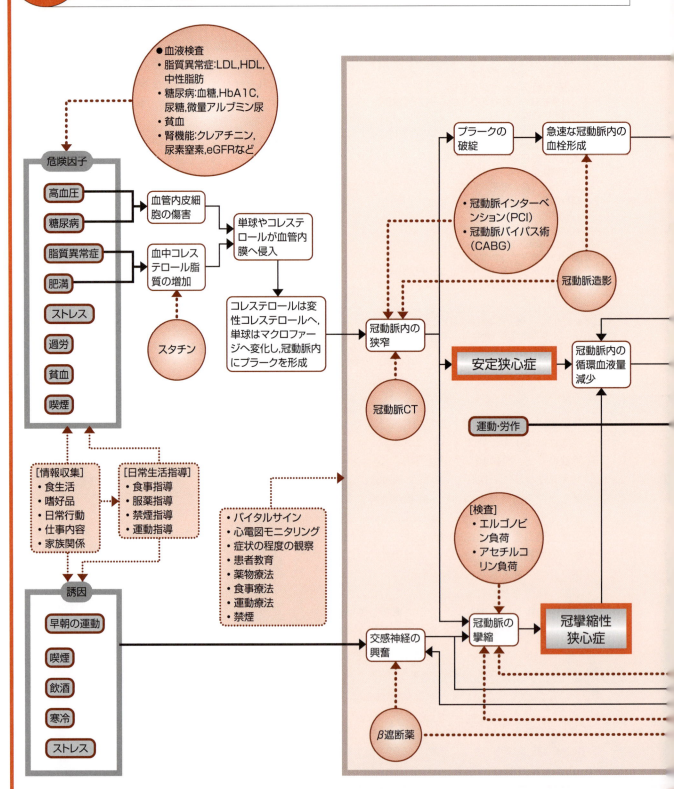

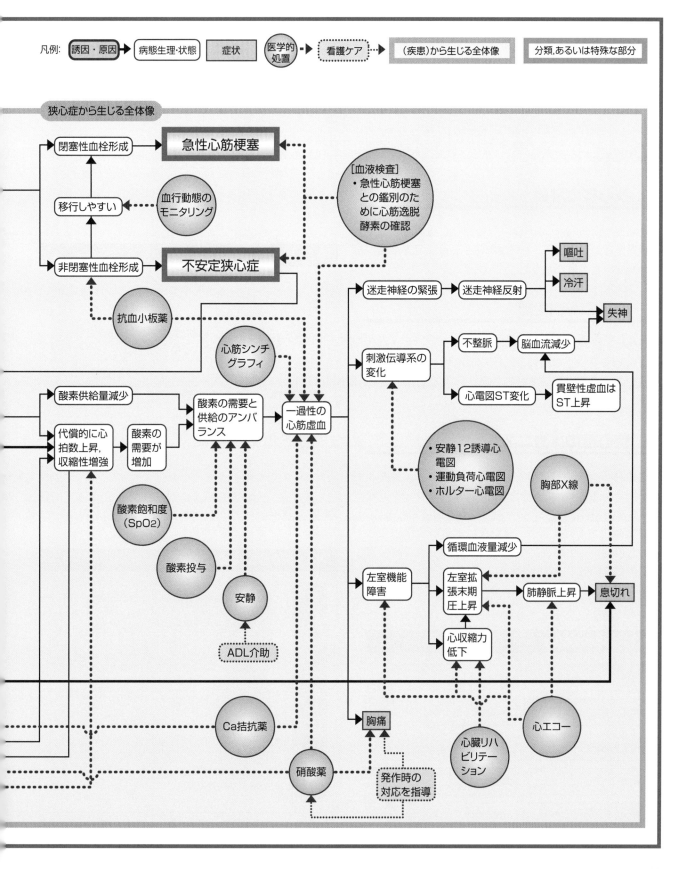

第Ⅱ部　疾患別看護ケア関連図　B　動脈硬化を起因とした疾患

7 狭心症

I　狭心症が生じる病態生理

1．狭心症の定義

狭心症（angina pectoris）は，一過性の心筋虚血によって胸痛などの自覚症状，心電図異常，心機能障害を起こす虚血性の心疾患である。

2．心臓の解剖生理

心筋は左右の冠動脈から酸素と栄養を得ている。冠動脈は大動脈弁直上の大動脈起始部のバルサルバ洞から出ており，左冠動脈前下行枝（LAD），左冠動脈回旋枝（LCX）および右冠動脈（RCA）の3枝からなる。

3．狭心症のメカニズム

虚血性心疾患（狭心症・心筋梗塞）の発症には，動脈硬化が深く関与している。虚血性心疾患の主な誘因を，冠動脈危険因子［表1］といい，是正しうる因子でもある。

動脈硬化が進行すると，冠動脈に器質的狭窄が生じる。代償的に心拍数の上昇や心収縮力が増加するが，冠動脈の器質的狭窄の進行や攣縮，プラーク（コレステロールや脂肪が沈着物として溜まり，血管内膜が肥厚した状態）の破綻による血栓形成によって，酸素の需要と供給の不均衡が生じると，胸痛などの自覚症状が出現する。

虚血性心疾患は，病態や発作の誘因，経過などから［表2］のように分類される。また狭心症の重症度分類にはCCS分類（Canadian Cardiovascular Society）［表3］，不安定狭心症にはBraunwaldの重症度分類［表4］が使用される。

［表1］冠動脈危険因子

高血圧	運動不足
糖尿病	メタボリックシンドローム
脂質異常症	過労
喫煙	貧血
肥満	

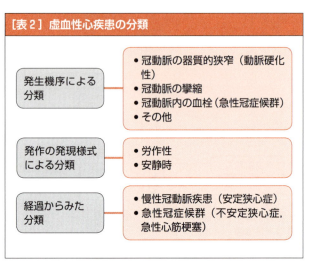

［表2］虚血性心疾患の分類

発生機序による分類	・冠動脈の器質的狭窄（動脈硬化性） ・冠動脈の攣縮 ・冠動脈内の血栓（急性冠症候群） ・その他
発作の発現様式による分類	・労作性 ・安静時
経過からみた分類	・慢性冠動脈疾患（安定狭心症） ・急性冠症候群（不安定狭心症，急性心筋梗塞）

（渡辺嘉郎・他：安定狭心症．岡田隆夫編，よくわかる病態生理2　循環器疾患．p40，日本医事新報社，2006より）

［表3］狭心症の重症度分類（CCS分類）

1度	・狭心症症状が歩行，階段昇降などの通常の日常活動では起こらないが，激しく，急な，または長時間の労作では起こる
2度	・日常活動が軽度に制限されるもの ・急ぎの歩行や階段昇降，坂道歩行，食後や寒い中，風の中，精神的ストレスがあったときや起床直後の歩行，階段昇降が制限される ・通常のペースで2ブロック以上歩けず，2階以上は階段昇降ができない
3度	・日常生活が著しく制限されるもの ・通常の状態での1〜2ブロックの歩行や階段昇降ができない
4度	・身体活動が常に不快感を伴う ・安静時にすら狭心症症状をみる

（渡辺嘉郎・他：安定狭心症．岡田隆夫編，よくわかる病態生理2　循環器疾患．p44，日本医事新報社，2006より）

[表4] 不安定狭心症の分類（Braunwald, 1989）

重症度	クラスI	・新規発症の重症または増悪型狭心症 ・最近2カ月以内に発症した狭心症 ・1日に3回以上発作が頻発するか、軽労作にても発作が起こる増悪型狭心症。安静狭心症は認めない
	クラスII	・亜急性安静狭心症 ・最近1カ月以内に1回以上の安静狭心症があるが、48時間以内に発作を認めない
	クラスIII	・急性安静狭心症 ・48時間以内に1回以上の安静時発作を認める
臨床状況	クラスA	・二次性不安定狭心症（貧血、発熱、低血圧、頻脈などの心外因子による）の出現
	クラスB	・一次性不安定狭心症（クラスAに示すような心外因子のないもの）
	クラスC	・梗塞後不安定狭心症（心筋梗塞発症後2週間以内の不安定狭心症）
治療状況		①未治療もしくは最小限の狭心症治療中 ②一般的な安定狭心症の治療中（通常量のβ遮断薬、長時間持続硝酸薬、Ca拮抗薬） ③ニトログリセリン静注を含む最大限の抗狭心症薬による治療中

（千田彰一・他編著：循環器診療ポケットマニュアル、第10版、医科学出版社、2013より）

1）狭心症の分類 [図1]

① 安定狭心症

安定狭心症（stable angina）は、動脈硬化による冠動脈の器質的狭窄によって生じる。冠動脈の内径が75%以上狭くなると狭心症の症状が起こる。安静時には必要な酸素の需要に対して供給ができるが、運動や精神的緊張によって酸素の需要が増すと、供給が追いつかなくなり狭心症状が生じる。安静になり、需要と供給のバランスが改善すると症状も消失するのが特徴である。

急性心筋梗塞へ移行しやすい病態の不安定狭心症に比べ、病態が安定しているため、安定狭心症といわれる。

労作によって、症状が出現するものを、**労作性狭心症**という。

② 冠攣縮性狭心症

冠攣縮性狭心症は、突然、冠動脈が一過性に過収縮を起こし冠血流量が低下し、心筋虚血を引き起こす。冠攣縮は、狭心症だけではなく、心筋梗塞の誘因にもなる。攣縮が起こる原因は、未だ明らかではないが、交感神経の緊張（早朝の軽い運動、喫煙、飲酒、寒冷、ストレスなど）が関係していると考えられている。

③ 不安定狭心症

不安定狭心症は、プラークの破綻によって血栓が形成され、冠動脈の狭窄が急激に進行している状態である。また急性心筋梗塞に移行しやすい病態である。血

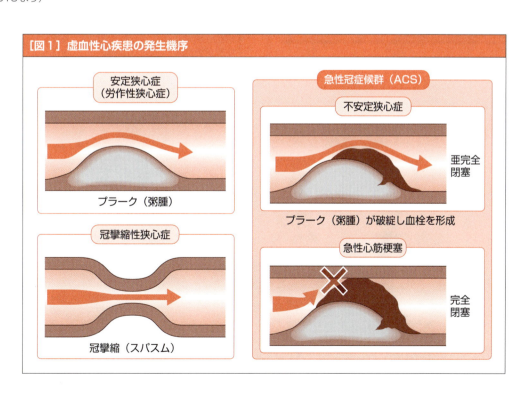

[図1] 虚血性心疾患の発生機序

栓によって冠動脈が完全に閉塞した状態を急性心筋梗塞といい、血栓を伴う高度な狭窄が冠動脈にみられる状態を不安定狭心症という。不安定狭心症と急性心筋梗塞は連続した病態であることから、**急性冠症候群（acute coronary syndrome：ACS）**といわれ、生命を脅かす病態である。

2）狭心症の症状
① 胸痛
胸部の絞扼感（こうやくかん）や圧迫感を生じる。労作性狭心症の場合、安静によって3～5分で消失するのが特徴である。冠攣縮性狭心症の場合は、夜間から早朝、午前中に起こることが多く、運動とは無関係である。
② 放散痛
左肩や左手、首や咽頭部、また歯へ放散する痛み。
③ 息切れ
心筋の広範囲の虚血によって左室機能が障害されると肺静脈圧が上昇し、息切れを起こす。
④ 冷汗，動悸
交感神経や副交感神経の刺激症状として、これらの症状が起こる（迷走神経反射）。
⑤ 失神
虚血による不整脈の出現、脳血流の減少、迷走神経反射によって起こる。

4．狭心症の診断・検査

① 安静時12誘導心電図
狭心症を疑うすべての患者に行う。非発作時には心電図変化を認めないことが多い。急性冠症候群の疑いのある患者に対しては、直ちに12誘導心電図を記録する。
② 運動負荷心電図
労作性狭心症が疑われる症例が適応となる。ただし、急性冠症候群の患者には禁忌である**[表5]**。運動負荷心電図には、Master、トレッドミル、エルゴメーター**[図2]**などがある。
③ ホルター心電図
ホルター心電図は、ポータブルレコーダーを24時間装着して測定する方法である。日常生活の中での心電図を長時間記録する方法である。自覚症状の記録と心電図の記録を比較することができる。主に、安定狭心症や冠攣縮性狭心症の疑いがある患者に行う。

[表5] 運動負荷試験の禁忌
- 不安定狭心症，急性心筋梗塞（不安定さ、急性期の治療結果により異なる）
- コントロールされていない不整脈
- 大動脈弁狭窄症
- 肥大型閉塞性心筋症
- コントロールされていない心不全
- 急性大動脈解離
- 急性脳梗塞，肺塞栓
- 増悪しつつある炎症反応
- 心筋炎・心膜炎急性期
- 安静時高血圧（収縮期200mmHg、拡張期110mmHg以上、またはその両方）
- 糖尿病性ケトーシス
- 増殖性網膜症
- 運動負荷に協力できない患者

（安達仁：運動療法と運動処方の実際．鶴見由起夫・他編，新目で見る循環器科シリーズ11 狭心症．p236，メジカルビュー社．2008より）

[図2] 運動負荷心電図

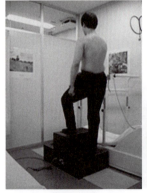
[Master]

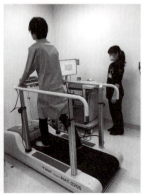
[トレッドミル]

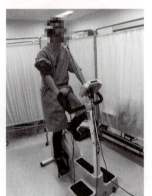
[エルゴメーター]

④ 心エコー検査
　心臓の形状異常や，機能障害の有無と重症度を調べることができる。非侵襲的で簡便な検査である。
⑤ 核医学検査（心筋シンチグラム）
　放射性薬剤を使用し，虚血や心筋生存能を評価することができる。放射性薬物には，タリウム（²⁰¹TICl）とテクネシウム（⁹⁹Tc-セスタミビ，⁹⁹Tc-テトロホスミン）がある。
　負荷心筋血流シンチグラフィは，障害心筋が可逆性か不可逆性かを評価し，治療方針の決定のために行われる。負荷方法には運動負荷と薬物負荷がある。運動による十分な負荷がかけられない（腰痛などの整形外科的疾患など）ことが予測される場合は，薬物負荷を選択する。
⑥ 冠動脈 CT
　冠動脈狭窄や冠動脈プラークの評価を行う。以前はカテーテル検査でしかこれらの評価を行うことはできなかったが，冠動脈 CT によって，非侵襲的に評価が可能になった。造影剤を使用するため，腎機能が低下している患者には実施できない場合がある。
⑦ 心臓カテーテル検査
　カテーテルを心臓まで挿入し，冠動脈の狭窄の有無や程度を確認する。虚血性心疾患の最終診断法として重要である。冠動脈 CT 同様，造影剤を使用するため，腎機能が低下している患者には実施できない場合がある。（コラム「冠動脈造影（CAG）」p106 参照）
⑧ 血液検査
　狭心症の場合は急性心筋梗塞と異なり，心筋逸脱酵素（トロポニン T，CK，CK-MB，AST，LDH など）は上昇しないことが多い。急性心筋梗塞と判別するために行われる。また冠危険因子である糖尿病，脂質異常症などの有無，程度について検査する。

5．狭心症の治療

1）薬物治療
- **発作時**：硝酸薬（ニトログリセリンなど）の舌下投与。硝酸薬は，冠動脈を拡張させる一方，静脈系を拡張し，心臓へ還る循環血液量を減らすことで心室容量，心収縮力を軽減し，発作を消失させる。
- **非発作時**：狭心症は，酸素の需要と供給の不均衡が生じると狭心発作が出現する。硝酸薬・カルシウム拮抗薬・β遮断薬は，酸素需要因子である心収縮力・心拍数・心収縮期血圧，心室容量を軽減し，一方で酸素供給因子である冠血流量を増加する作用で，狭心発作を予防する。
- **血栓予防**：心筋梗塞発症予防，経皮的冠動脈インターベンション（PCI）の際のステント留置後血栓性閉塞の予防を目的に抗血小板薬を使用する。

2）血行再建術
① 経皮的冠動脈インターベンション（PCI）
　詳細は，㉑「PCI における周術期」p292 を参照。
② 冠動脈バイパス術（CABG）
　冠動脈の狭窄部位よりも末梢をバイパスでつなぎ，末梢血流を確保する術式である（コラム「冠動脈バイパス術（CABG）」p108 参照）。

3）冠危険因子の是正
　狭心症の再発や心筋梗塞発症予防のため，危険因子の是正は重要である。そのため，生活習慣の改善が必要となる（コラム「動脈硬化性疾患の患者教育」p148 参照）。

4）心臓リハビリテーション
　運動療法は，冠動脈疾患患者の狭心症状改善や冠動脈病変の進行を抑制する（詳細は，㉓「心臓リハビリテーション」p332 参照）。

II　狭心症の看護ケアとその根拠

1．狭心症の観察のポイント

　患者の多くは，胸痛や胸部の不快感を訴え来院することが多い。しかし，胸痛を症状とする疾患は，心疾患や消化器疾患など多岐にわたる（❶「胸痛」p36 参照）。患者へどのような状況で症状が出現するのか，どのような痛みなのか，どのくらい持続するのかなど問診をしっかりと行う［表6］。
　不安定狭心症は，急性心筋梗塞へ移行しやすい病態である。そのため，急変しやすく，モニター心電図やバイタルサインのモニタリングを行う。

2．狭心症の看護目標

❶狭心症の増悪を起こさない，また心筋梗塞を発症しない
❷発作時に正しい対処ができる

[表6] 狭心症の症候

	典型的	非典型的
痛みの種類	胸部の締め付けられるような不快感，絞扼感，押さえつけられる感じ，圧迫感，締めつけ感，灼熱感，重苦しい感じ	呼吸変動あり，鋭い，ナイフで刺すような感じ，拍動性，息苦しさ
痛みの部位	肩・頸・顎・上腕の内部への放散痛，胸痛を伴う心窩部痛，帯状の不快感	浅い胸壁を含み，体位で変動し，圧痛がある痛み，さまざまな放散痛で一定しない
予測と誘因	ある程度予測可能，誘因あり	予測不可能，誘因なし
持続時間	3～5分間持続	数秒，数分，数時間，または1日中
硝酸薬への反応	安静などの誘因除去やニトログリセリンで症状改善	ニトログリセリンに対する反応が一定しない

(田山信至・他：診断フローチャートリスクの階層化，鶴見由起夫編，新目で見る循環器シリーズ11　狭心症．p79，メジカルビュー社，2008 より一部改変)

❸再発予防のための生活改善ができる

3. 狭心症の看護ケア

1) 胸痛や胸部不快感が出現した場合

発作によって患者の不安感は増強する。不安感が増強することによって，交感神経が亢進され，血圧の上昇や冠攣縮の誘発が起こる場合がある。身体的安静のみならず，精神的安静が確保できるように配慮が必要である。

2) 不安定狭心症の急性期の場合

急性心筋梗塞へ移行する危険があるため，治療が早期に開始できるように，検査やケアを迅速に行う必要がある。血行動態が破綻する場合もあるので，心電図や血圧など全身のモニタリングを行う。

3) 硝酸薬を発作時に使用する場合

狭心症発作予防のために，硝酸薬（ニトログリセリンなど）の舌下錠やスプレーを常時持ち歩くように，患者へ指導を行う。

硝酸薬は血管拡張作用があるため，発作時に使用する場合は，低血圧によるふらつき，失神による転倒を予防するために，座位または臥位で使用するように，患者へ指導する。

硝酸薬使用後，30分経過しても効果がない場合は，急性心筋梗塞の可能性があるため，直ちに救急車を呼び病院を受診するように説明する。

4) 生活習慣の改善

狭心症の増悪を起こさない，また心筋梗塞の発症予防のために，生活習慣の改善を行う。患者の危険因子を把握し，生活習慣について情報収集を行う。そして，患者に応じた栄養指導，服薬指導，運動指導を行う（コラム「動脈硬化性疾患の患者教育」p148参照）。

5) 喫煙

動脈硬化を促進するのみならず冠攣縮を誘発させるため，喫煙をしている患者に対しての禁煙指導は必須である。禁煙外来などの紹介を行う（コラム「禁煙指導」p156参照）。

（正木未来）

《文献》

1) 日本循環器学会・他：循環器病の診断と治療に関するガイドライン（2007－2008年度合同研究班報告）．冠動脈病変の非侵襲的診断法に関するガイドライン．p1023.
http://www.j-circ.or.jp/guideline/pdf/JCS2010_yamashina_h.pdf（2014年8月閲覧）
2) 岡田隆夫編：よくわかる病態生理2 循環器疾患．日本医事新報社，2006.
3) 甲田英一・他監：循環器疾患―疾患の理解と看護計画．学研メディカル秀潤社，2011.
4) レオナルド・S・リリー著，川名正敏・他訳：ハーバード大学テキスト心臓病の病態生理，第3版．メディカル・サイエンス・インターナショナル，2012.
5) 矢崎義雄編：内科学，第10版．朝倉書店，2013.
6) 日本循環器学会・他：循環器病の診断と治療に関するガイドライン（2012年度合同研究班報告）．冠攣縮性狭心症の診断と治療に関するガイドライン（2013年改訂版）．(http://www.j-circ.or.jp/guideline/pdf/JCS2013_ogawah_h.pdf)（2014年8月閲覧）
7) 日本循環器学会・他：循環器病の診断と治療に関するガイドライン（2011年度合同研究班報告）．失神の診断・治療ガイドライン（2012年改訂版）．(http://www.j-circ.or.jp/guideline/pdf/JCS2012_inoue_h.pdf)（2014年8月閲覧）
8) 日本循環器学会・他：循環器病の診断と治療に関するガイドライン（2011年度合同研究班報告）．心血管疾患におけるリハビリテーションに関するガイドライン（2012年改訂版）．
http://www.j-circ.or.jp/guideline/pdf/JCS2012_nohara_h.pdf（2014年8月閲覧）

コラム 動脈硬化のメカニズム

動脈の構造は，内側から，内膜・中膜・外膜の3層からなる。内膜は血管内皮細胞に覆われており，血管内皮細胞は血液の凝固や炎症の抑制，血管の緊張（攣縮抑制や拡張）の調整などの役割をもつ。

動脈硬化の病態では，危険因子による内皮細胞の傷害から始まり，プラーク（粥腫）が形成される。プラークが形成されている状態をアテローム（粥状）といい，このアテロームが，動脈狭窄などの要因となる。動脈硬化の危険因子として，高血圧，糖尿病，脂質異常症，喫煙，肥満，加齢，心理的ストレスなどがある。

血管内皮細胞が傷害されると，血液中の低比重リポ蛋白（LDL）が内膜下に入り込み，酸化を受けて酸化LDLに変化し，内皮細胞を傷害する。これを処理するために，白血球の一種である単球やTリンパ球も内膜へ入り込み，マクロファージとよばれる細胞へ変化する。マクロファージは，酸化LDLを取り込んで泡沫化し，内膜下にコレステロールや脂肪が粥状に沈着し，さらに内壁は肥厚する。この肥厚してできた血管内壁の隆起をプラークという。このプラークができた状態をアテローム性動脈硬化という［図-A］。

アテローム性動脈硬化により，プラークの潰瘍，破裂が生じると，閉塞性血栓が形成される［図-B］。また，「動脈硬化の病態では，炎症と*酸化ストレスが密接なかかわりをもちながらプラークが形成される」[1]ことがいわれている。危険因子により，炎症や酸化ストレスが生じ，血管内皮機能障害が惹起される。血管内皮機能障害を第1段階として，動脈硬化は発展し，進展すると考えられている［図］。

[図] 動脈硬化とは

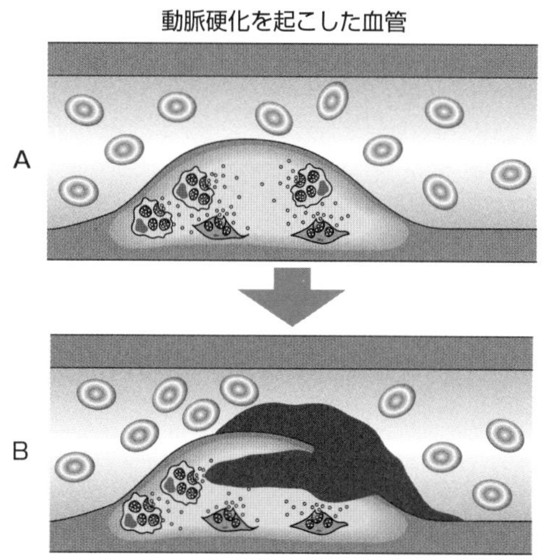

動脈硬化を起こした血管

A

B

*酸化ストレス：生体は，活性酸素種生産系（NADPHオキシダーゼ，xanthineオキシダーゼ，リポオキシゲナーゼ，サイクロオキシゲナーゼ，NO合成酵素）という細胞傷害物質としてはたらく物質と，活性酸素種が過剰にならないようにはたらく抗酸化酵素（superoxide dismutase，カタラーゼ，グルタチオンペルオキシダーゼ，チオレドキシン，グルタレドキシン）とがバランスをとっているが，このバランスが崩れて，活性酸素種が優位になっている状態をいう。

（市川知絵）

《文献》
1) 横山光宏監，井上信孝編：循環器ストレス学．pp103-104，南山堂，2010.

コラム 冠動脈造影（CAG）

1）冠動脈造影（CAG）とは

冠動脈造影（coronary angiography：CAG）とは，虚血性心疾患における冠動脈の狭窄部位と程度の診断，治療方針を決定するために施行される検査である。冠動脈は右冠動脈（RCA）と左冠動脈（LCA）との左右一対からなる。アメリカ心臓病協会（以下，AHA）では冠動脈の走行を15の区分に分類しており，冠動脈造影時の狭窄部位の特定に用いられている[図1]。

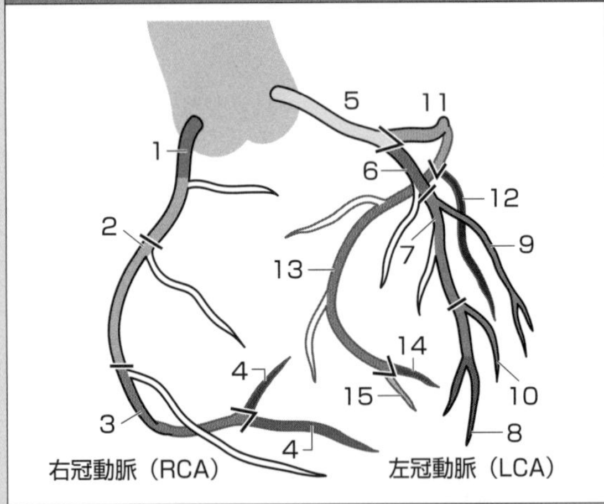

方法は，大腿動脈，上腕動脈，橈骨動脈のいずれかを穿刺し，カテーテルを大動脈のバルサルバ洞からそれぞれ左右の冠動脈の入り口へ挿入する。カテーテルからヨード系造影剤を注入し，X線透視によって冠動脈の走行や形態，狭窄や閉塞など病変部位を診断する[図2]。

AHA分類では冠動脈造影における狭窄の程度を0〜100％で分類し，一般に冠動脈の狭窄が75％以上になると有意狭窄と判断される[表1]。最近では冠動脈造影CTでも，冠動脈狭窄の有無の評価が可能となっている。

主な合併症には，カテーテル挿入による穿刺部からの出血や感染，血管損傷，神経損傷，血栓，不整脈がある。

2）検査における注意点

ヨード系造影剤の使用により，アレルギー反応や腎機能障害などの副作用症状の発生が問題となる。ヨード系造影剤の副作用は投与直後に即時性副作用として生じることが多い。まれに遅発性副作用として，投与後数時間〜数日してから副作用症状が発生することもある[表2]。

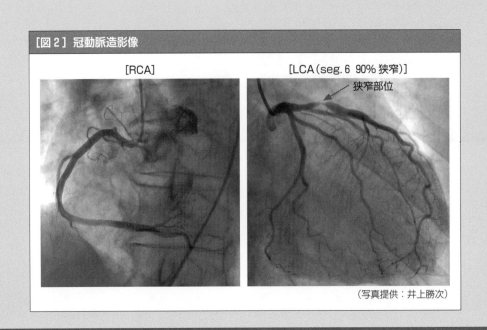

[図1] AHA冠動脈区分分類

[図2] 冠動脈造影像
[RCA] ／ [LCA（seg.6 90％狭窄）]
狭窄部位

（写真提供：井上勝次）

[表1] 冠動脈狭窄の程度（AHA分類）

分類	狭窄度
0%	狭窄なし
25%	1〜25%
50%	26〜50%
75%	51〜75%
90%	76〜90%
99%	91〜99%
100%	完全閉塞

[表2] ヨード系造影剤による副作用症状

即時性副作用	ショック（失神・意識消失，呼吸停止，心停止），アナフィラキシー様症状（呼吸困難，咽・喉頭浮腫），発疹，悪心・嘔吐など
遅発性副作用	発疹，搔痒感，発熱，悪心・嘔吐，めまい，頭重感など

3）検査後の看護のポイント

検査後は検査に伴う合併症や使用する薬剤の副作用に注意した観察が必要である。帰室後はバイタルサインや胸部症状，穿刺部位の出血や腫脹の有無の確認を行い，全身状態を観察する。

穿刺部位の安静を保ち，穿刺部位の痛みや圧迫感，痺れなどの自覚症状を確認し，苦痛を緩和する必要がある。また，ヨード系造影剤使用による遅発性副作用症状にも注意が必要である。

ヨード系造影剤は腎臓から排泄されるため，排尿の有無，尿量などの確認をする。

（得松美月）

《参考文献》
1) 土師一夫編：新目でみる循環器病シリーズ5　冠動脈造影. メジカルビュー社，2007.
2) 日本腎臓学会・他：腎障害患者におけるヨード造影剤使用に関するガイドライン2012.
http://www.j-circ.or.jp/guideline/pdf/2012iodine_contrast.pdf（2014年8月閲覧）

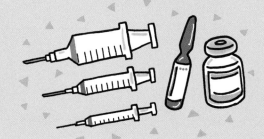

コラム　冠動脈バイパス術（CABG）

1）冠動脈疾患に対する非薬物療法

　冠動脈疾患に対する非薬物治療として，経皮的冠動脈インターベンション（percutaneous coronary intervention：PCI）と冠動脈バイパス術（coronary artery bypass grafting：CABG）がある。

　PCI は大腿動脈あるいは上肢動脈から左右冠動脈入口部を経由し，病変部に対して直接的にカテーテルを挿入し，拡張と再狭窄防止のためのステント留置を行う血管内治療法である。低侵襲ではあるが，単一血管に複数病変が存在する場合や多枝にわたって病変が存在する場合は，複数回の施行が必要となる。

　一方 CABG は開胸し，冠動脈の外側からアプローチする外科的治療法であり，病変枝数や病変形態とは無関係に冠動脈の閉塞性病変自体には触れず，病変より末梢にグラフトを吻合して新たな血流ルートを作成する血行再建術である［図1］。ここで用いられるグラフトには動脈グラフト（内胸動脈，胃大網動脈，橈骨動脈）と，静脈グラフト（大伏在静脈）があり［図2］，各々の特徴に合わせて使用部位と使用方法が選択される。病変よりも末梢にグラフト吻合するため，中枢側病変の状態とは無関係に複数の血流供給路をつくり出し，中枢側病変が進行しても末梢心筋を虚血から護ることができる。本項では，これらの冠血行再建のうち CABG について述べる。

2）適応

　冠血行再建を要する病態としては，安定冠動脈疾患の他に，急性冠症候群（acute coronary syndrome：ACS）がある。ACS では心電図上 ST 上昇を認める急性心筋梗塞など，緊急的に血行再建を行う必要が生じる。血行再建適応症例に PCI または CABG のどちらを行うかは，一般内科医と PCI 施行医，心臓外科医が適応決定を行い，患者に説明し，同意を得ることが重要である[1]。CABG による血行再建の適応を［表1］に示す[2, 3]。

　CABG 患者の術前状態あるいは併存疾患の有無

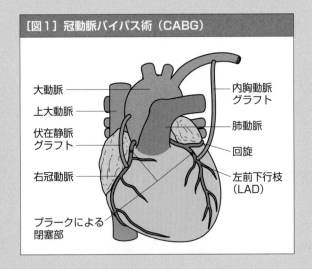

［図1］冠動脈バイパス術（CABG）

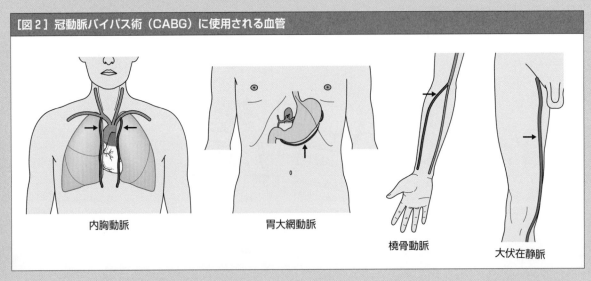

［図2］冠動脈バイパス術（CABG）に使用される血管

内胸動脈　　胃大網動脈　　橈骨動脈　　大伏在静脈

[表1] CABG による血行再建の適応

①左前下行枝（LAD）近位部病変を有する1枝，2枝病変例
②3枝病変例
③左冠動脈主幹部（LMT）病変例
④糖尿病患者で多枝病変例
⑤高齢者（65歳以上）
⑥低左心機能症例（LMT病変やそれと同等の病変，LAD近位部病変）

によっては，人工心肺を使用することによりさまざまな術後合併症をきたす可能性がある。CABGの適応となる患者で，人工心肺使用による危険性が大きい患者に対しては，非体外循環下 CABG（off-pump CABG：OPCAB）が適応となる（㉒「開心術における周術期」p312 参照）。

3）術後合併症

心臓手術直後の患者には種々の合併症が起こりうる [表2]。吻合するグラフトに動脈を用いる場合は，グラフトの攣縮を予防するため，カルシウム拮抗薬が投与される。これに加えて，通常，抗血小板薬が併用される。

術後合併症については（㉒「開心術における周術期」p312 参照）。

（山根みどり，中山奨）

[表2] 心臓手術後の合併症

合併症	観察ポイント
低心拍出量症候群	・収縮期血圧：＜80〜90 mmHg ・中心静脈圧：上昇（特に＞15 cmH$_2$O） ・尿量：＜0.5 mL/kg/時が2時間以上 ・四肢：冷感・チアノーゼ出現 ・心係数：2.2 L/分/m^3 ・中枢－末梢温度較差：＞3℃
心タンポナーデ	・ドレーンからの突然の出血量減少，ドレーン内での凝血塊の有無 ・心房圧の上昇，体血圧の低下，脈圧の狭小化，頻脈，尿量減少
周手術期心筋梗塞	・血液検査結果：CK-MB 上昇 ・心電図変化：ST-T 変化，異常 Q 波の出現
呼吸器合併症（無気肺，肺水腫，胸水・血気胸，肺炎）	・胸郭の動き，努力様呼吸の有無，呼吸音の聴診（左右差，副雑音の有無），気管内分泌物の性状・量，動脈血酸素分圧（PaO$_2$），動脈血二酸化炭素分圧（PaCO$_2$），SpO$_2$，チアノーゼの有無，X 線所見
術後出血	・血圧低下 ・ドレーン出血量の増加 ・血液検査結果：ヘモグロビン（Hb），血小板数（Plt），プロトロンビン時間（PT），活性化部分トロンボプラスチン時間（APTT）の推移
不整脈	・3点誘導心電図モニターの観察：心房性・心室性期外収縮の有無と頻度 ・血液データ：電解質バランス
神経学的合併症	・神経学的所見：瞳孔径，対光反射，鎮静レベル，けいれん発作の有無 ・覚醒遅延・覚醒不良の有無

CK-MB：クレアチンキナーゼ MB 分画
（文献4，5，6をもとに作成）

《引用文献》

1) 日本循環器学会・他：循環器病の診断と治療に対するガイドライン．虚血性心疾患に対するバイパスグラフトと手術術式の選択ガイドライン（2011年改訂版），p 6，http://www.j-circ.or.jp/guideline/pdf/JCS2011_ochi_h.pdf（2015年3月閲覧）
2) 日本循環器学会・他：循環器病の診断と治療に対するガイドライン．虚血性心疾患に対するバイパスグラフトと手術術式の選択ガイドライン（2011年改訂版），p11，http://www.j-circ.or.jp/guideline/pdf/JCS2011_ochi_h.pdf（2015年3月閲覧）
3) 落雅美：冠動脈バイパス術　外科．吉川純一監，今日の心臓手術の適応と至適時期，pp18-22，文光堂，2011．
4) 公文啓二：心血管系合併症．国立循環器病センター心臓血管部門編，新心臓血管外科管理ハンドブック，pp55-58，南江堂，2007．
5) 今中秀光：呼吸管理．国立循環器病センター心臓血管部門編，新心臓血管外科管理ハンドブック，pp62-75，南江堂，2007．
6) 国立循環器病センター ICU 看護部編：ICU 看護マニュアル，改訂2版，pp199-203，メディカ出版，2006．

《参考文献》

1) Rhee JW, et al：虚血性心疾患．川名正敏・川名陽子訳．ハーバード大学テキスト 心臓病の病態生理，第3版，p170，メディカル・サイエンス・インターナショナル，2012．
2) 小林順二郎：低侵襲冠手術．国立循環器病センター心臓血管部門編，新心臓血管外科管理ハンドブック，p235，南江堂，2007．

8 急性心筋梗塞（AMI）

第Ⅱ部 疾患別看護ケア関連図　B　動脈硬化を起因とした疾患

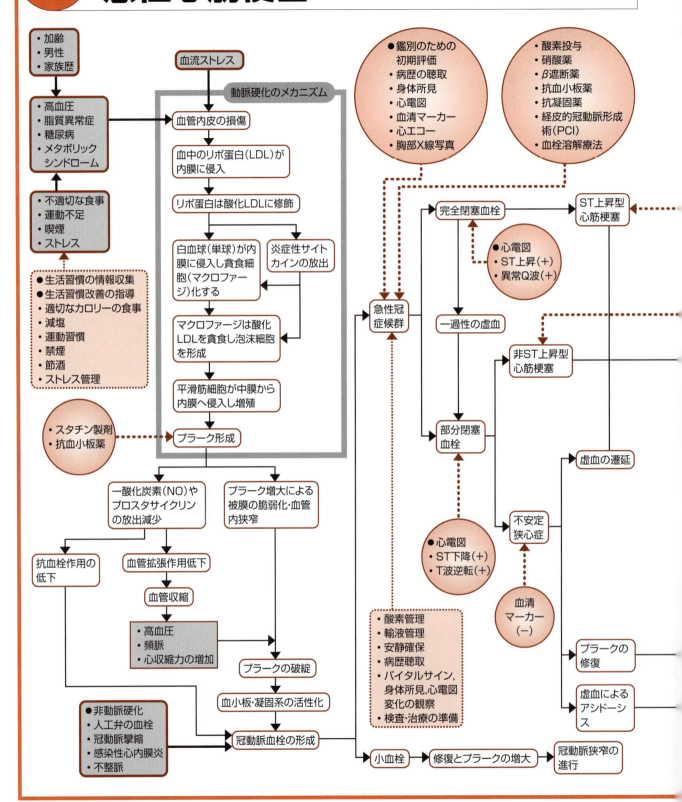

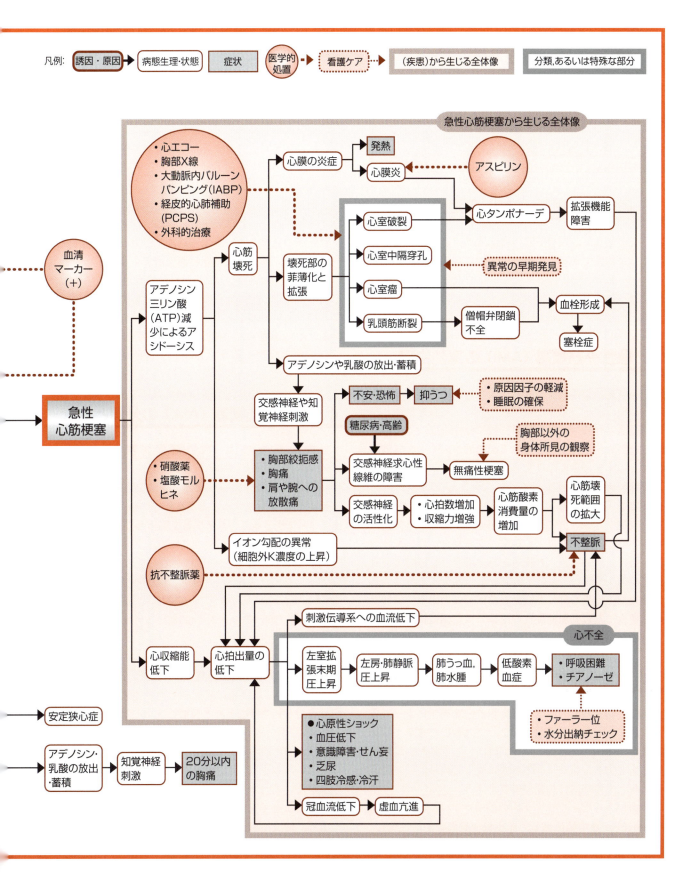

8 急性心筋梗塞（AMI）

I 急性心筋梗塞（AMI）が生じる病態生理

1．急性心筋梗塞（AMI）の定義

心筋梗塞は，急激な心筋の血流途絶により心筋壊死をきたした状態である[1]。発症後3日以内を急性心筋梗塞（acute myocardial infarction：AMI），1カ月以内を亜急性心筋梗塞（subsequent myocardial infarction：SMI），それ以降を陳旧性心筋梗塞（old myocardial infarction：OMI）という。

2．急性心筋梗塞（AMI）の解剖生理

心筋は冠動脈によって酸素や栄養の供給を受ける。その冠動脈は上行大動脈から左右に分岐し，右冠動脈と左冠動脈前下行枝，左冠動脈回旋枝に分かれる。その中でも左冠動脈前下行枝は心筋の支配領域が広く，心収縮能にとって非常に重要な役割を果たす。

安静時の冠血流量は心拍出量の約5％（約250 mL/分）程度であるが，運動時には酸素需要量の増加によって，冠血流量を4～5倍に増加する冠血流予備能が心臓にはある。しかし，70％以上の狭窄がある場合は冠血流予備能が低下し，90％以上の狭窄がある場合は安静時でも冠血流が低下する[2]。閉塞する冠動脈の部位によって心筋の壊死部位は異なり，左冠動脈前下行枝の閉塞では前壁中隔梗塞，左冠動脈回旋枝の閉塞では左側壁梗塞，右冠動脈の閉塞では下壁梗塞を発症する[3]。

3．急性心筋梗塞（AMI）のメカニズム

急性心筋梗塞の大部分は冠動脈の動脈硬化によって発症する。しかし，動脈硬化によって冠動脈の狭窄が徐々に進行して閉塞をきたすわけではない。冠動脈内膜の肥厚性病変であるプラークの増大によって線維性の被膜が脆弱化し，最終的に被膜が破裂する。

破裂によって，プラーク内の脂質コア（血栓形成に関連する物質）が血中に流出し，血小板や凝固系が活性化し，その場に血栓を形成する。この血栓によって内腔が強度の狭窄あるいは完全に閉塞する。また，血管が閉塞されない小さな血栓が形成された場合には，血栓がプラーク内に取り込まれ，プラークを増大し冠動脈狭窄を進行していく［図1］（コラム「動脈硬化のメカニズム」p105参照）。

動脈硬化の危険因子には，脂質異常症，喫煙，高血圧，糖尿病，肥満という改善可能な因子と，加齢，男性，家族歴といった改善不可能な因子がある[2]。

冠動脈の狭窄あるいは閉塞により酸素や栄養を遮断された心筋は，障害を受け収縮能を消失する。障害の程度は，閉塞血管が灌流している心筋の量，閉塞領域と時間，障害を受けた心筋の酸素需要量，側副血行路の程度などによって決まる。障害を受けた心筋の範囲が大きいほど，心収縮能や心拍出量の低下が著しくなり，血圧の低下から冠動脈灌流圧も低下し心筋の虚血を亢進する[2]。

4．急性心筋梗塞（AMI）の分類と症状

急性心筋梗塞は，**急性冠症候群**（acute coronary syndrome：ACS）の1病態である。急性期は心筋壊死の発生を診断して急性心筋梗塞と不安定狭心症（unstable angina：UA）を区別することが難しいため，急性冠動脈閉塞によって引き起こされる病態を総称してACSという。

ACSは心筋壊死の有無によって急性心筋梗塞と不安定狭心症に区別され，さらに急性心筋梗塞は心電図検査のST変化によってST上昇型心筋梗塞（ST-segment elevation myocardial infarction：STEMI）と非ST上昇型心筋梗塞（non-ST-segment elevation myocardial infarction：NSTEMI）に判別する[1,2]。

1）ST上昇型心筋梗塞（STEMI）

ST上昇型心筋梗塞は冠動脈の完全閉塞により，心電図検査でSTの持続上昇と採血検査で心筋壊死を意味する血清マーカーの陽性を認める急性心筋梗塞である[2]。

- **症状**：20分から数時間持続する前胸部を中心とした激しい痛みを自覚し，ニトログリセリン舌下投与は効果がない場合が多い。また梗塞による心収縮能低下や激痛によって交感神経が緊張状態にあり，頻脈や血圧上昇，四肢冷感・チアノーゼ，皮膚湿潤などの症状も出現する。心原性ショックや心不全を合併すると意識

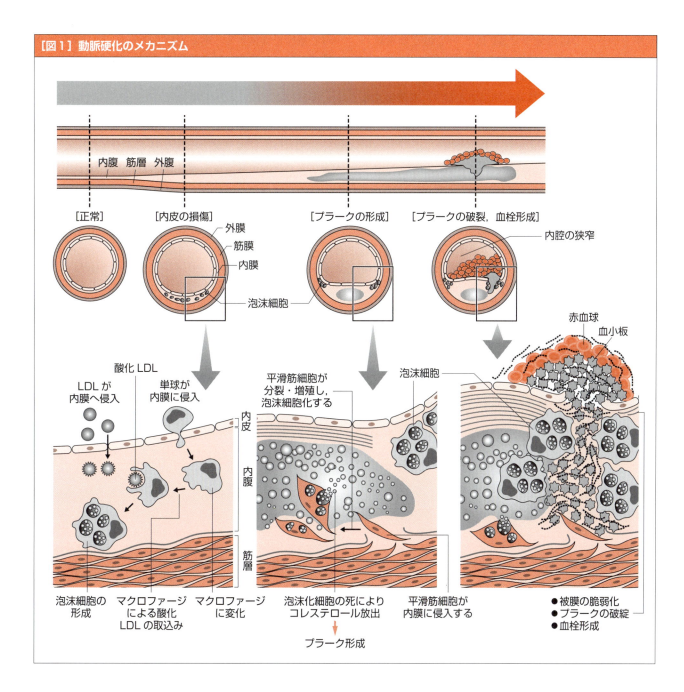

[図1] 動脈硬化のメカニズム

障害やせん妄，呼吸困難などの症状が出現する[2]。

2）非ST上昇型心筋梗塞（NSTEMI）

　冠動脈の部分閉塞もしくは完全閉塞であっても閉塞が一過性の場合は，虚血に伴う心筋の障害がほとんどない。このような状態を非ST上昇型心筋梗塞または不安定狭心症（UA）といい，両者の区別は虚血に伴う心筋壊死の有無である。血液検査で血清マーカーが陽性（壊死有）であれば非ST上昇型心筋梗塞と判別されるが，両者の判別は非常に困難な場合が少なくない。また，冠動脈の完全閉塞であっても，側副血行路のある場合や末梢の細い冠動脈閉塞の場合は，心電図検査でST上昇を認めない非ST上昇型心筋症の場合がある[2]。

- 症状：前述の1）「ST上昇型心筋梗塞」参照

3）不安定狭心症（UA）

　冠動脈の部分閉塞があり，プラークが破裂しやすく血栓閉塞の拡大によって心筋梗塞に移行しやすい不安定な

状態をいう．心電図検査でST低下やT波逆転を認めるが，血清マーカーは陰性（壊死無）である[2]．
- **症状**：3週間以内に狭心発作を初めて自覚したり，狭心発作の出現回数や持続時間が増えたり，安静時にも狭心発作が出現する特徴がある（狭心発作の詳細については❼「狭心症」p100参照）

5．急性心筋梗塞（AMI）の診断・検査

1）問診
治療を受けるまでの時間を短縮することが，死亡率や合併症を低下させるために重要である．そのため，患者到着後，すみやかな簡潔かつ的確な病歴聴取が必要である[4]．

既往歴や胸部症状，関連する徴候と症状だけでなく，急性心筋梗塞と考えられる場合には，治療を考慮して造影剤アレルギーや腎障害の既往歴，糖尿病患者であればビグアナイド系薬剤の使用の有無を確認しておく．

2）身体所見
問診と同時進行で，意識レベルやバイタルサイン，心音・呼吸音の聴取などを実施し，無駄な時間を費やさないことが大切である．

3）12誘導心電図
急性冠症候群を疑う場合は，受診後10分以内に12誘導心電図を実施する．不安定狭心症や非ST上昇型心筋梗塞ではST低下やT波逆転を認め，ST上昇型心筋梗塞ではST上昇に次いで，異常Q波が出現する[図2]．

また，心電図によって冠動脈の梗塞位置や心筋障害の程度を把握することができる．梗塞部位に面した誘導でSTは変化するので，胸部誘導のV_1～V_4誘導では前壁中隔梗塞，V_5～V_6誘導と肢誘導のⅠ・aV_Lでは左側壁梗塞，Ⅱ・Ⅲ・aV_Fでは下壁梗塞と判別できる[図3]．

急性心筋梗塞の場合は心室頻拍や心室細動などの致死的不整脈が出現しやすく，心電図による循環状態の変化を観察することは重要である．

4）採血
壊死をきたした心筋からは，トロポニンT・Ⅰやクレアチンホスホキナーゼ（CPK），心筋クレアチニンキナーゼ（CK-MB）などの血清マーカーが放出される[表1]．

血清マーカーの上昇の有無や程度を確認することで，急性心筋梗塞の診断や梗塞範囲の大きさを把握できる．発症早期には血清マーカーの上昇を認めないことも多く，身体所見や心電図変化から診断や治療をすすめる．

5）心臓エコー
前述の1）～4）で確定できないが急性心筋梗塞を疑う場合に使用する．また，梗塞に伴う心収縮能低下や機械的合併症の有無を診断することができる．

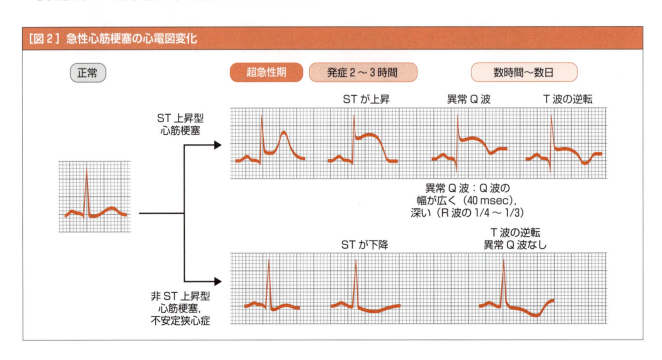

[図2] 急性心筋梗塞の心電図変化

[図3] 梗塞部位による心電図変化

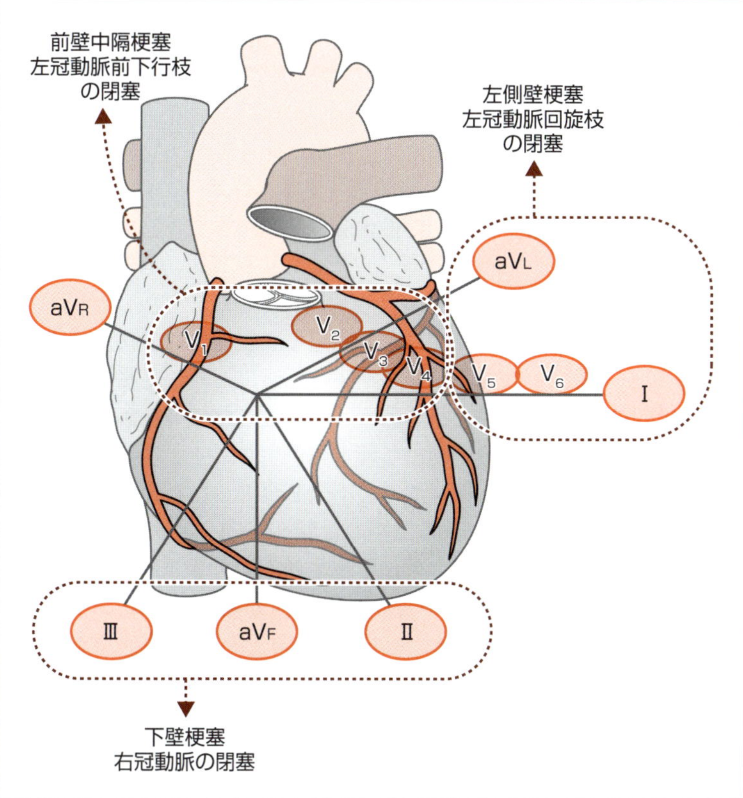

前壁中隔梗塞
左冠動脈前下行枝の閉塞

左側壁梗塞
左冠動脈回旋枝の閉塞

aV_R, aV_L, V_1, V_2, V_3, V_4, V_5, V_6, I, II, III, aV_F

下壁梗塞
右冠動脈の閉塞

[表1] 急性心筋梗塞の血清マーカー

トロポニン	心筋細胞にある蛋白質の1つである。発症早期では陰性の場合があり、発症後3時間以上経過した症例の場合に使用すると陽性となる。心筋梗塞以外の場合でも陽性となる。
CPK（クレアチンホスホキナーゼ）	細胞内の酵素で、CK-MM（骨格筋）、CK-MB（心筋）、CK-BB（脳）の3つの酵素がある。そのため、心筋梗塞以外の場合でも上昇する。発症後3～8時間で上昇し、12～24時間でピークに達する。
CK-MB（心筋クレアチニンキナーゼ）	心筋細胞に多く含まれている。発症後3～8時間で上昇し、12～24時間でピークに達する。
H-FABP（心臓由来脂肪酸結合蛋白）	心筋細胞に比較的多い蛋白質である。発症後2時間以内の急性期の診断に使用できる。心筋梗塞以外の場合でも陽性となる。

6）胸部 X 線

梗塞に伴う心不全の合併や大動脈解離との鑑別に使用する。

6．急性心筋梗塞（AMI）の治療

1）酸素療法

梗塞による肺水腫や換気血流不均衡などが原因で低酸素血症を生じた場合はもちろんのこと、冠動脈の酸素供給量の低下は、心筋の虚血や壊死の拡大を招き悪循環に陥る恐れがある。そのため、発症から6時間以内は全例で酸素投与の実施が推奨されている[4]。

2）鎮痛

不安や恐怖を伴う激しい胸痛は、交感神経を刺激し心拍数や収縮力増加につながり、心筋酸素消費量を増加させる。まず硝酸薬が用いられ、硝酸薬を使用しても胸痛が持続する場合には、速やかに塩酸モルヒネを投与する。モルヒネ塩酸塩は硝酸薬と同様に血管拡張作用があるため、肺うっ血改善といった前負荷軽減効果がある。しかし、前負荷軽減効果によって血圧低下を招く恐れもあり、投与の際には循環動態の変化に注意が必要である。

3）抗虚血療法

硝酸薬には末梢の静脈拡張作用があり、前負荷を軽減し静脈還流量を低下させ、心筋酸素消費量を下げる。また、冠動脈拡張作用によって冠血流量を改善し、梗塞範囲の最小化や胸痛の軽減効果がある。

4）抗血栓療法

抗血小板薬は血小板の活性化を抑え血栓形成を予防し、冠動脈イベント*の減少に効果がある。アレルギーや出血性病変がないかぎり、速やかに投与を開始する。

抗凝固薬は血液凝固を阻害する作用があり、高度の心収縮能低下や心室瘤などによる血栓形成の可能性がある場合に使用する。

＊冠動脈イベント：心臓突然死，致死性および非致死性心筋梗塞，不安定狭心症のことをいう

5）血栓溶解療法

ST上昇型心筋梗塞に対する治療法である。血栓を溶解し再灌流を促すことで障害を受ける心筋を最小限に抑える。

再灌流治療には血栓溶解療法と経皮的冠動脈インター

ベンション（percutaneous coronary intervention：PCI）がある。日本ではPCIが主体となっているが，PCI治療までに時間を要す場合には，血栓溶解療法を発症から12時間以内に開始することが推奨されている[4]。

6）経皮的冠動脈インターベンション（PCI）

PCIは冠動脈の閉塞や狭窄部位に対して，血栓吸引やバルーンカテーテル・ステントを用いて拡張し，心筋への灌流を再開させる。再灌流までの時間を短縮し梗塞範囲をできる限り小さくして，予後を改善することが重要であるため，発症12時間以内で医療チームと最初に接触してから責任病変をデバイスで再疎通するまでの時間90分以内の場合にPCIすることが推奨されている[4]（㉑「PCIにおける周術期」p292参照）。

7）補助療法

① β遮断薬

β遮断薬は心拍数および心収縮力を低下させ，心筋の酸素消費量を減少させる効果があるため，梗塞範囲の縮小や不整脈の抑制，再梗塞・死亡の減少に有効である。心機能低下や低血圧，徐脈，心不全徴候，慢性閉塞性肺疾患，気管支喘息などを確認し，可能な限り早期に投与を開始する。

② アンギオテンシン変換酵素（ACE）阻害薬，アンギオテンシンⅡ受容体拮抗薬（ARB）

梗塞による心収縮能低下を代償するために**心筋リモデリング**（左室内腔の拡張）が起きる。心筋リモデリングによる梗塞壊死組織の菲薄化や拡張は，心室瘤や心室破裂などの合併症リスクを高めるため，心収縮機能の低下を有する場合は，心筋リモデリングの抑制効果を有するACE阻害薬やARBの投与が推奨されている[5]。

③ HMG-CoA還元酵素阻害薬（スタチン）

スタチンはコレステロールを低下させるだけでなく，冠動脈内のプラークの退縮と安定化の効果があり，冠動脈イベントの一次予防および二次予防を目的に使用されている。

8）外科治療

急性心筋梗塞に対する外科治療には，梗塞部位の再灌流を目的とする冠動脈バイパス術（coronary artery bypass grafting：CABG）と，心室破裂や心室中隔穿孔などの合併症修復手術がある。CABGは梗塞部位の再灌流までに時間を要すため，PCIや血栓溶解療法が無効または不適応な症例が対象となる（コラム「冠動脈バイパス術（CABG）」p108参照）。

7．急性心筋梗塞（AMI）の合併症

1）不整脈

急性心筋梗塞では，梗塞に伴うイオン勾配の異常や刺激伝導系の虚血や壊死，交感神経系への刺激によって，多彩な不整脈を合併する。

2）心不全

急性心筋梗塞による急速な心収縮能低下に代償機転が働かず，左室拡張末期圧は急激に上昇し，左心房や肺静脈圧の上昇を招き肺うっ血が生じたり毛細血管から肺胞へ血漿成分が漏出し肺水腫が生じたりする。

急性心筋梗塞から心不全を合併した場合，血行動態からみた急性心筋梗塞の分類（フォレスター〈Forrester〉分類）**［図4］**と，理学所見からみた分類（Nohria-Stevenson分類）**［図5］**がある。これらの分類を用いることは病態把握や治療方針の決定に有用である。近年，肺静脈カテーテルを留置するフォレスター分類は侵襲度が高いため，身体診察のみで簡便かつ迅速に利用できるNohria-Stevenson分類を活用する場合が多い。

また，急性心筋梗塞に合併する心不全の重症度を判断する基準としてキリップ（Killip）分類がある**［表2］**。理学所見から短時間で心機能障害の程度を評価することができる。

3）心原性ショック

急性心筋梗塞による急速な心収縮能の低下によって，循環不全を生じた状態である。

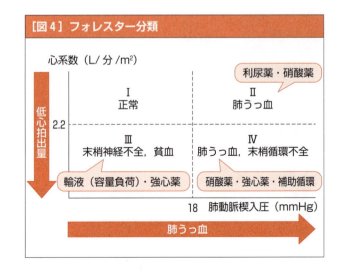

［図4］フォレスター分類

梗塞領域が左室の40％を超えると心原性ショックをきたしやすい。また，心室中隔穿孔や心室破裂などの機械的合併症を伴った場合に起こりやすい。

心原性ショックに陥ると，血圧低下，意識障害，乏尿，四肢冷感などの症状が出現する。死に至る場合もあるため，薬物治療や大動脈バルーンパンピング（IABP）を導入して，早急に梗塞部位の再灌流を図ることが重要である。

4）僧帽弁閉鎖不全（乳頭筋断裂）

急性心筋梗塞の発症から1週間以内で左室乳頭筋が壊死によって断裂し，僧帽弁の閉鎖不全を生じて，左室から左房へ血液が逆流する疾患である。後乳頭筋は右冠動脈の単独支配であり，前乳頭筋は左冠動脈前下行枝と回旋枝の2枝支配である。そのため，単独支配である後乳頭筋は断裂の頻度が高く，右冠動脈を責任病変とする急性心筋梗塞の場合には，僧帽弁閉鎖不全の合併に注意する必要がある。

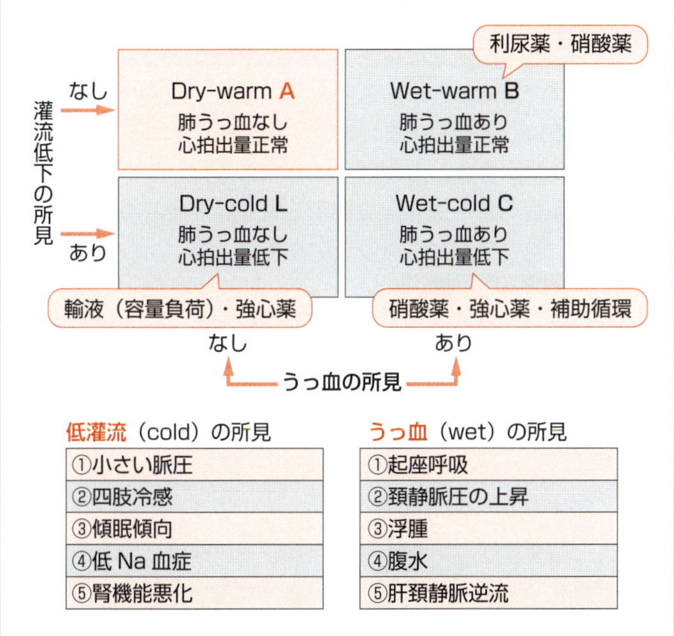

5）心室中隔穿孔

心室中隔穿孔（ventricular septal perforation：VSP）は，左冠動脈前下行枝や右冠動脈が閉塞した場合に，右心室と左心室の間にある心室中隔の壊死によって穴が開き，左心室から右心室に血液が逆流する疾患である。

収縮期雑音と急速に悪化するうっ血性心不全の症状を認めた場合は，乳頭筋断裂による僧帽弁閉鎖不全や心室中隔穿孔の可能性を疑う。急性心筋梗塞後1週間以内に発症することが多い。

6）心室破裂

壊死をきたした左室壁は左室圧に耐え切れず破け（心室破裂）たり，拡張（左室瘤）したりする。心室破裂により出血した血液が心膜腔に溜まり心タンポナーデを呈し，拡張不全をきたして急激な循環状態の破綻を招き，心停止に至る場合がある。急性心筋梗塞後24時間以内が最も多く，1週間以内に発症する。

7）心室瘤

壊死をきたした心室壁が菲薄化して，瘤状に拡張する疾患である。左室壁の拡張による心収縮力の低下や心室性不整脈の出現リスク，左室瘤内での血液のうっ滞に伴う血栓形成のリスクがある。急性心筋梗塞後数週間から数カ月で発症する。

8）心膜炎

心外膜に至る心筋壊死による炎症であり，急性心筋梗塞後数日で発症する。背部痛や発熱，心膜摩擦音の聴取が特徴である。

[図5] Nohria – Stevenson の分類

	うっ血の所見 なし	うっ血の所見 あり
灌流低下の所見 なし	Dry-warm A 肺うっ血なし 心拍出量正常	Wet-warm B 肺うっ血あり 心拍出量正常 （利尿薬・硝酸薬）
灌流低下の所見 あり	Dry-cold L 肺うっ血なし 心拍出量低下 （輸液（容量負荷）・強心薬）	Wet-cold C 肺うっ血あり 心拍出量低下 （硝酸薬・強心薬・補助循環）

低灌流（cold）の所見
① 小さい脈圧
② 四肢冷感
③ 傾眠傾向
④ 低Na血症
⑤ 腎機能悪化

うっ血（wet）の所見
① 起座呼吸
② 頚静脈圧の上昇
③ 浮腫
④ 腹水
⑤ 肝頚静脈逆流

[表2] キリップ分類：急性心筋梗塞における心機能障害の重症度分類

分類	定義	自覚症状
クラスⅠ	・心不全の徴候なし	・自覚症状なし
クラスⅡ	・軽度〜中等度心不全 ・ラ音聴取領域が全肺野の50％未満	・NYHA Ⅱ〜Ⅲ度の呼吸困難
クラスⅢ	・重症心不全 ・肺水腫，ラ音聴取領域が全肺野の50％以上	・NYHA Ⅳ度の呼吸困難 ・心臓喘息
クラスⅣ	・心原性ショック ・血圧90mmHg未満，尿量減少，チアノーゼ，冷たく湿った皮膚，意識障害を伴う	・血圧90mmHg未満 ・尿量減少 ・チアノーゼ，冷感

NYHA：ニューヨーク心臓協会心機能分類

Ⅱ 急性心筋梗塞（AMI）の看護ケアとその根拠

1. 急性心筋梗塞（AMI）の観察ポイント

　急性心筋梗塞に伴う症状の多くは胸痛である。しかし，患者によって胸痛の感じ方や表現の仕方に違いがある。そのため，胸痛の性状や持続時間，胸痛に伴う随伴症状を詳細に把握する必要がある。また，糖尿病患者では末梢神経病変による痛覚障害によって痛みを自覚しない場合があり，また高齢者や女性でも痛みを自覚しない場合がある。

　急性心筋梗塞は急激な心収縮能の低下から循環不全を生じて，意識障害や心原性ショック，うっ血性心不全などの生命の危機状態に陥る可能性がある。状態の変化を見逃すことなく迅速に対応することは，患者の予後に大きな影響を与える。意識状態やバイタルサイン，胸痛，心電図変化などの全身状態を注意深く観察し，その原因をアセスメントする必要がある［表3］。

2. 急性心筋梗塞（AMI）の看護の目標

1）急性期
❶迅速で的確な対応によって，急性心筋梗塞の悪化や合併症を予防する
❷全身状態の変化を経時的に観察し，急性心筋梗塞の悪化や合併症の出現徴候を見逃さない
❸梗塞による胸痛や呼吸困難感などの苦痛を最小限に緩和する

2）回復期・慢性期
❶社会復帰に向けて，安全に身体活動範囲の拡大をすすめる
❷二次予防に向けて，患者・家族教育や必要時社会資源の導入をする

3. 急性心筋梗塞（AMI）の急性期の看護ケア

① 情報収集
　急性心筋梗塞は梗塞部位や範囲によって，生命の危機状態に至る場合がある。状態の悪化と合併症を予防するために，初期治療までに要する時間をできる限り短縮する必要がある。看護師は情報収集を行いながら，これから実施される検査や治療を予測しながら，迅速に対応するための準備をする必要がある。

② 異常の早期発見
　生命の危機状態を回避した後も，急性心筋梗塞後の心収縮機能障害や梗塞に伴う心筋リモデリングによって，心不全や致死的不整脈，機械的合併症（心室中隔穿孔や心破裂など）が発生する危険性がある。24時間注意深く全身状態の変化を観察し異常の早期発見に努める必要がある。

③ 心身の安静を図る
　胸痛や呼吸困難感などの苦痛の持続は，死への恐怖を自覚させるだけでなく，交感神経を刺激し心拍数や収縮力を上昇させ，心筋酸素需要量の増加によって心筋壊死範囲を拡大する。不必要に酸素消費を高めることがないように，治療と並行して身体的苦痛を緩和し心身の安静を図る。

4. 急性心筋梗塞（AMI）の回復期・慢性期の看護ケア

　PCI後に合併症なく経過した場合は，比較的早い段階から離床が開始され，入院後2週間以内に退院となる場合も少なくない。急性期を脱すると自覚症状はほとんどなく，外見上障害を確認することができないため患者は完治したと錯覚し，心機能を超えた活動に結びつきやすい［表4］。

［表3］急性心筋梗塞の観察項目

意識状態	JCS，GCSによる評価
バイタルサイン	血圧（左右），脈拍（心拍，リズム），呼吸，体温
胸痛	・発症時刻 ・性状：圧迫感，しめ付け感 ・部位：前胸部，心窩部，下顎，頸部，肩，腕，背部，歯 ・持続時間：数分，20分以内，20分以上 ・きっかけ：食事，排泄，入浴，歩行，安静時 ・頻度：数回／月，数回／日 ・ニトログリセリン（硝酸薬）の効果
随伴症状や合併症	動悸，呼吸困難，発汗，冷汗，悪心，喀痰
その他	経皮的動脈血酸素飽和度（SpO_2），心電図変化，水分出納バランス，精神状態

[表4] 心筋梗塞の回復過程

病期	心臓の病態	治療	症状
病日 0 ～ 4 日	・心筋細胞の壊死 ・壊死細胞の増殖	・酸素療法 ・硝酸薬・β遮断薬・抗血小板薬・抗凝固薬の投与 ・PCI ・血栓溶解療法 ・心臓リハビリテーション	・胸痛，呼吸困難 ・不安
病日 4 ～ 12 日 最も注意が必要な時期	・壊死組織の菲薄化と拡張（心筋リモデリング）	・β遮断薬の増量 ・ACE 変換酵素阻害薬または ARB 投与 ・心臓リハビリテーション（活動範囲の拡大）	・自覚症状の消失
病日 3 ～ 6 週間	・壊死組織が吸収され線維化される		

またこの時期は，心抑制効果のあるβ遮断薬の増量やACE 阻害薬または ARB の内服が開始されることが多く，心不全や致死的不整脈を発症する危険性がある。患者が錯覚しやすい状況にあることを看護師は理解して，活動許可範囲を患者に正確に伝えたり，活動範囲の拡大による循環状態の変化を見逃さないように観察したりすることが重要である（心臓リハビリテーションの詳細に関しては❷「心臓リハビリテーション」p332 参照）。

治療だけでは急性心筋梗塞の二次予防にはつながらず，患者・家族が生活習慣を是正し，冠危険因子の管理ができるようになる必要がある。冠危険因子には，脂質異常症，喫煙，高血圧，糖尿病，肥満という改善可能な因子がある。患者に該当する改善可能な冠危険因子について，患者の生活背景を考慮した具体的で継続可能な対応策を示しながら，患者・家族とともに再発予防に向けた退院後の生活習慣の改善を図る（コラム「動脈硬化性疾患の患者教育」p148 参照）。また，生命の危機を体験した患者は，退院後に活動を制限したり，抑うつ傾向となることもあるので，精神面においても回復支援が必要となる（コラム「循環器疾患とうつ」p367 参照）。

（大田真由美）

《引用文献》
1) 矢崎義雄総編：内科学，第 10 版．p532，朝倉書店，2013．
2) レオナルド・S・リリー，川名正敏・他訳：ハーバード大学テキスト 心臓病の病態生理，第 3 版．pp119-143, p152, 174, 178, 180, 185，メディカル・サイエンス・インターナショナル，2012．
3) 小菅雅美・木村一雄：心電図診断．高野照夫編，新しい診断と治療の ABC 4/ 循環器 1　急性心筋梗塞，改訂第 2 版．pp64-77，最新医学社，2011．
4) 日本循環器学会・他：循環器病の診断と治療に関するガイドライン（2012 年度合同研究班報告）．ST 上昇型急性心筋梗塞の診療に関するガイドライン（2013 年改訂版）．p14, 21, 26, 28. http://www.j-circ.or.jp/guideline/pdf/JCS2013_kimura_h.pdf（2016 年 12 月閲覧）
5) 川田貴之・代田浩之：心不全の治療 2　回復期．高野照夫編，新しい診断と治療の ABC 4/ 循環器 1　急性心筋梗塞，改訂第 2 版．p220，最新医学社，2011．

《参考文献》
1) 安倍紀一郎・他：関連図で理解する循環機能学と循環器疾患のしくみ．第 3 版．pp204-211，日総研出版，2011．
2) 日本循環器学会・他：循環器病の診断と治療に関するガイドライン（2011 年度合同研究班報告）．非 ST 上昇型急性冠症候群の診療に関するガイドライン（2012 年改訂版）．http://www.j-circ.or.jp/guideline/pdf/JCS2012_kimura_h.pdf（2016 年 12 月閲覧）
3) 高本眞一監，坂田隆造編：心臓外科 knack & pitfalls　冠動脈外科の要点と盲点．第 2 版．文光堂，2012．
4) 永井良三・今井靖監訳：ネッター心臓病アトラス．南江堂，2006．
5) 四津良平・他監，マンガで身につく急性心筋梗塞パーフェクトブック．pp52-75，ハートナーシング 2013 年秋季増刊，メディカ出版，2013．
6) 日本循環器学会・他：循環器病の診断と治療に関するガイドライン（2012 年度合同研究班報告）．ST 上昇型急性心筋梗塞の診療に関するガイドライン（2013 年改訂版）．pp14-30, 38-57. http://www.j-circ.or.jp/guideline/pdf/JCS2013_kimura_h.pdf（2016 年 12 月閲覧）
7) レオナルド・S・リリー，川名正敏・他訳：ハーバード大学テキスト 心臓病の病態生理，第 3 版．pp189-201，メディカル・サイエンス・インターナショナル，2012．
8) 日本循環器学会・他：循環器病の診断と治療に関するガイドライン（2010 年合同研究班報告）．急性心不全治療ガイドライン（2011 年改訂版）p 8．

第Ⅱ部 疾患別看護ケア関連図　B 動脈硬化を起因とした疾患

⑨ 大動脈瘤（AA）

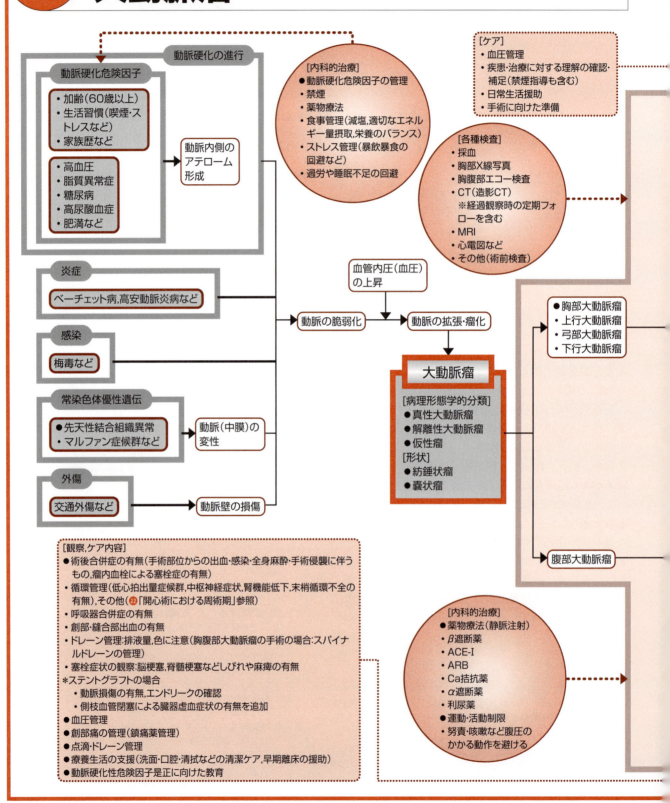

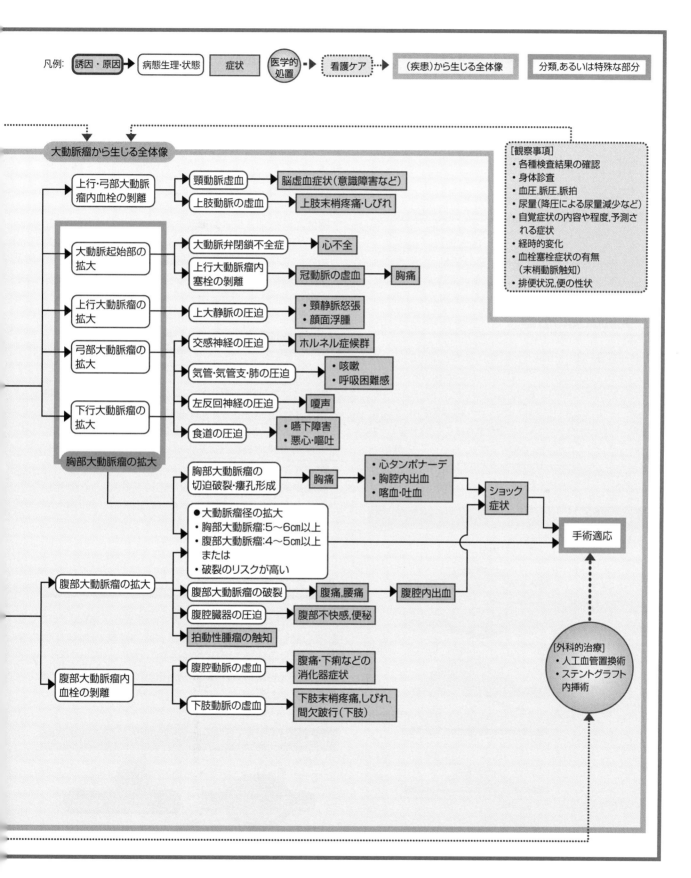

第Ⅱ部　疾患別看護ケア関連図　B　動脈硬化を起因とした疾患

9 大動脈瘤（AA）

Ⅰ　大動脈瘤が生じる病態生理

1．大動脈瘤の定義

　大動脈瘤（aortic aneurysm：AA）は大動脈に発生する動脈瘤の総称であり，大動脈の一部の壁が，全周性，または局所性に（径）拡大または突出した状態である[1]。

2．大動脈瘤の分類

　大動脈は，内膜，中膜，外膜の3層構造からなる。大動脈瘤は病理形態学的に，❶真性大動脈瘤（動脈壁本来の3層構造を有するもの），❷仮性大動脈瘤（動脈の内・中膜は破綻し，外膜下に瘤が形成されたもの），❸解離性大動脈瘤（動脈壁の中膜に亀裂が生じ，大動脈解離を伴うもの）（⑩「大動脈解離」p130参照）に分類される［図1］。また，大動脈瘤の形状により紡錘状瘤と囊状瘤に分類される［図2］。

　大動脈瘤は瘤の存在部位によって名称が異なる。
　胸部大動脈に存在するものを胸部大動脈瘤（thoracic aortic aneurysm：TAA），腹部大動脈に存在するものを腹部大動脈瘤（abdominal aortic aneurysm：AAA），胸部から腹部大動脈におよぶものを胸腹部大動脈瘤（thoracic abdominal aortic aneurysm：TAAA）という［図3］。
- **胸部大動脈**：上行大動脈（大動脈弁輪から腕頭動脈まで），弓部大動脈（腕頭動脈から左鎖骨下動脈まで），下行大動脈の一部（左鎖骨下動脈から横隔膜の高さまで）の総称
- **腹部大動脈**：横隔膜の高さから総腸骨動脈までの下行大動脈

3．大動脈瘤発生のメカニズム

　大動脈瘤は何らかの原因により大動脈壁が脆弱化し，内圧に負けて拡張，瘤化することで発生する[1]。原因は動脈硬化症（アテロームによる粥状変性）が最も多く，その他に炎症（ベーチェット病，高安動脈炎など）や感染，外傷，先天性結合組織異常（マルファン症候群，エーラス・ダンロス症候群など）などがある。

　動脈硬化症による大動脈瘤患者の特徴は，60歳代以上，高血圧，喫煙，脂質異常症（特に高コレステロール血症），糖尿病，高尿酸血症，肥満などの危険因子および家族歴などである。

4．大動脈瘤の症状

　真性大動脈瘤の多くは無症状で経過する。胸部大動脈瘤は，健康診断や他の疾患の精密検査で胸部X線写真やCTなどの検査を行った際に発見される場合がある。腹部大動脈瘤は拍動性腫瘤の触知によって瘤の存在に気づく場合もある。

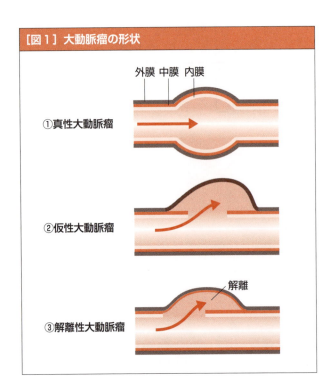

［図1］大動脈瘤の形状

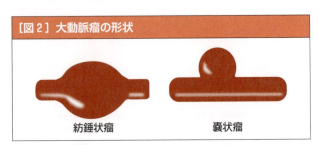

［図2］大動脈瘤の形状

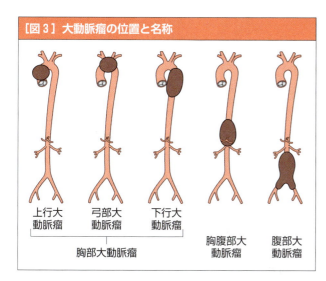

[図3] 大動脈瘤の位置と名称

上行大動脈瘤／弓部大動脈瘤／下行大動脈瘤／胸腹部大動脈瘤／腹部大動脈瘤

胸部大動脈瘤

5. 大動脈瘤の診断・検査

大動脈瘤の診断は，自覚症状，各種検査結果で行う。

① 血液検査

炎症反応（WBC・CRP）の上昇，血液凝固系（D-ダイマーの上昇，ヘマトクリット値の低下）や線溶系の亢進などがみられる。

② 胸部X線写真

胸部大動脈瘤では有効な所見となる。正面像と側面像の2方向で撮影し，位置，大きさ（縦隔の拡大），出血，炎症性胸水（解離性大動脈瘤の場合）の有無を確認する。

③ 胸腹部エコー検査

大動脈瘤径，瘤の形状，分岐血管との位置関係などを確認する。

胸部では大動脈基部から左鎖骨下動脈までの分岐血管の様子が，腹部では腹腔動脈，上腸間膜動脈，腎動脈，総腸骨動脈などの腹部大動脈分岐部の様子が観察できる。その他，二次性に発生している心嚢水貯留や大動脈弁逆流の有無・程度，胸腔内・腹腔内の血液貯留の有無についても確認する。

大動脈基部から下行動脈にかけては，胸部エコー検査では観察が難しいため，経食道エコー検査（より鮮明に血管の観察が可能）を併用して情報を得る。

④ CT

瘤の存在位置，瘤径の大きさ，形態，形状，瘤壁の石灰化や壁在血栓の有無，周囲臓器や主要動脈との位置関係，蛇行の程度など，多くの情報を正確に，より鮮明に得ることができる。

造影CTではCTの横断像に加え，3次元的に情報が得られるため，より精密な描像を把握することができる。しかし，造影剤アレルギー患者や，腎機能低下患者には適応できない。

⑤ MRI

CTと同等の情報が得られ，腎機能低下患者にも実施できる。しかし空間分解能はCTと比べて劣り，検査時間がかかるという欠点がある。

手術適応例ではCTのみならずMRA（動脈造影検査の場合もある）を併用し，大動脈瘤と主要分岐血管（冠動脈，脳動脈，腎動脈など）との関連や主要分岐血管の狭窄性病変の有無を診断する。

胸（腹）部大動脈瘤の患者の場合は，手術の合併症の1つである対麻痺を回避するために，術前に脊髄に栄養供給を行っている大前根動脈（アダムキーヴィッツ〈Adamkiwewicz〉動脈）の特定を行う。CTのみならず

症状には，❶大動脈瘤の破裂に伴う症状，❷大動脈瘤径の拡大に伴う周囲臓器の圧迫症状，❸大動脈瘤末梢側の血行障害に伴う臓器虚血症状があり，瘤の存在位置によって異なる [図4]。

① 大動脈瘤の破裂に伴う症状

大動脈瘤径が拡大し，切迫破裂や周囲組織への圧迫に伴う瘻孔形成が起こると，疼痛や出血がみられる。胸部大動脈では胸痛のほか，心タンポナーデ，喀血，吐血，胸腔内出血などが，腹部大動脈瘤では腹痛，腰痛，消化管出血，腹腔内出血などの症状が出現する。瘤が破裂し，ショック症状が出現すると，致命的となるリスクが高い。

② 大動脈瘤径の拡大に伴う周囲臓器の圧迫症状

胸部大動脈瘤では，上行大動脈瘤による上大静脈の圧迫により頸静脈怒張や顔面浮腫など，弓部・下行動脈瘤では気管・気管支・肺の圧迫により咳嗽や呼吸困難が，交感神経圧迫によりホルネル（Horner）症候群，左反回神経圧迫により嗄声，食道圧迫により嚥下障害・悪心・嘔吐などの症状が出現する。

腹部大動脈瘤では，腹腔臓器の圧迫による腹部不快感や便秘などの他に，拍動性腫瘤の触知がある。

③ 大動脈瘤末梢側の臓器虚血症状

大動脈瘤内の壁在血栓が剥がれ，遊離することにより，瘤の末梢方面臓器に虚血症状を来すことがある。頸動脈では脳虚血症状（意識障害など）が，冠動脈では胸痛が，腹部動脈では腹痛や下痢などの消化器症状が，四肢動脈では疼痛やしびれ，間欠跛行等の症状が生じる。

その他，大動脈起始部の瘤径拡大では，大動脈弁閉鎖不全症を起こし，心不全を発症することがある。

[図4] 動脈瘤の位置によりみられる症状

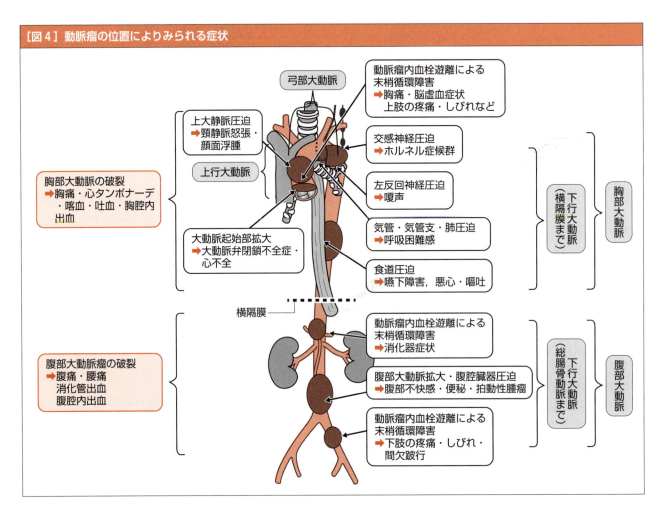

MRIを併用することで、より正確な診断が可能となる。
⑥ 心電図
　上行大動脈瘤で瘤内血栓による冠動脈の阻血や冠動脈病変を有する場合に、心電図変化がみられる。
⑦ その他
　手術適応患者は大動脈瘤の評価以外に、全身のリスク評価を行う。大動脈瘤患者は、他の血管部位にも動脈硬化性病変を有していることが多い。脳血管障害のリスク評価では頸動脈エコーやMRAを行い、プラークの有無や狭窄・病変の有無について確認する。心疾患のリスク評価では心エコー検査や冠動脈造影を行い、心機能評価や冠動脈病変の有無を確認する。その他、肺疾患や消化器疾患の有無についても、必要に応じて検査を行う。

6. 大動脈瘤の治療

　大動脈瘤の治療は大動脈瘤の要因、大きさや形態、形状、自覚症状などから予測される破裂のリスク、動脈瘤由来の塞栓症などのリスクのほかに、患者の年齢や併存疾患の有無などを考慮して決定される［図5］。

1) 内科的治療
　内科的治療では大動脈瘤の拡大や破裂などの合併症を抑制するために、血圧や動脈硬化性危険因子の治療および管理を行う。

① 薬物療法
　瘤拡大・破裂抑制のために、血圧管理が重要となる。非手術例における胸部大動脈瘤では、収縮期血圧105〜120 mmHg[2]を、手術例における腹部動脈瘤では収縮期血圧130 mmHg以下を目標に、降圧薬を調整する[1, 3]。薬剤はβ遮断薬の他、アンギオテンシン変換酵素（ACE）阻害薬、アンギオテンシンⅡ受容体遮断薬（ARB）などを選択する。目標血圧まで降圧が得られない場合はカルシウム拮抗薬やα遮断薬、利尿薬なども併用する。

② 動脈硬化危険因子の管理
　高血圧、脂質異常症、高尿酸血症、糖尿病、肥満など

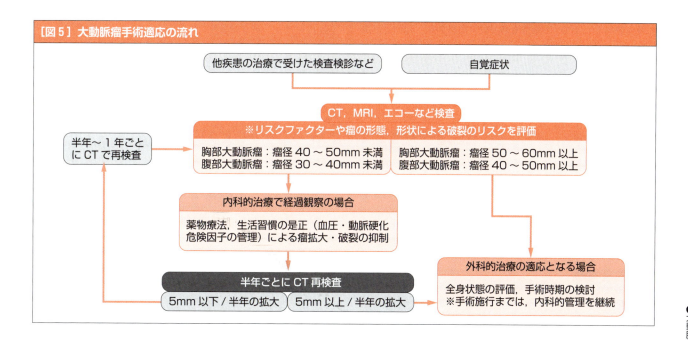

[図5] 大動脈瘤手術適応の流れ

を管理するために、禁煙、薬物療法の他に、食事管理（減塩、適切なエネルギー量摂取、栄養のバランスが鍵）、ストレス管理（暴飲暴食の回避）、過労や睡眠不足の回避など、生活習慣の是正を図る。

③ 運動・活動制限

切迫破裂のリスクのある患者は、安静が必要となる。手術待機または経過観察患者では非置換部位動脈の瘤径の拡大化を回避するため、努責や咳嗽、等張性運動などの血圧上昇をきたす動作を制限し有酸素運動を推奨する。

④ 経過観察における画像検査による評価

内科的治療で経過観察となる場合は、半年〜1年ごとにCTやMRIを行い、瘤の拡大状況を確認する。

2）外科的治療

大動脈瘤破裂後は手術療法を行っても予後不良となる場合が多い。そのため、保存的に内科的治療を行っている場合は、手術療法を行う時期の判断が重要となる。

一般的に胸部大動脈瘤では50〜60 mm以上、腹部大動脈瘤では40〜50 mm以上になると破裂のリスクが高まるため、手術療法を考慮する。解離性大動脈瘤や嚢状瘤は破裂の危険が高いため、早期の手術を考慮する[1]。

疼痛を伴う場合は瘤破裂のサインであり、直ちに手術可能な施設への搬送が必要となる。

手術療法には開胸や開腹を伴う人工血管置換術と、カテーテル検査と同様の方法で大腿動脈を切開穿刺してステントを挿入し、周囲血流を遮断して瘤内の血液の血栓化を図るステントグラフト内挿術がある。

人工血管置換術の術式は、大動脈瘤の治療血管部位によって異なる（⑩「大動脈解離」p134参照）。ステントグラフト内挿術は切開口が5 cm程度と小さく、術後の創痛が少ないという利点があるため、高齢者や低心機能患者、再手術例など、全身麻酔や開胸・開腹術後の合併症のリスクが高い患者に選択される。

Ⅱ 大動脈瘤の看護ケアとその根拠

1．内科的治療（手術前）

1）アセスメントに必要な情報と観察ポイント

大動脈瘤の手術は、待機的に手術を行う場合が多い。何らかの自覚症状がある場合や手術適応となる場合は瘤径が拡大し、破裂など合併症のリスクが高いことが予測される。切迫破裂の場合は急激にショック状態に陥ることがある。

各種検査結果から、正確な瘤の位置や大きさ、形状を確認し、起こりうる症状［図4参照］を念頭に置き予測しながら、下記の身体診査を十分に行う。

- 血圧（特に瘤が弓部大動脈の分岐部にかかる時は、ベースの血

圧を把握した上で，左右差も経時的に観察する），脈圧，脈拍の値に注意する
- 尿量（降圧による尿量減少など）
- 自覚症状の内容や程度，予測される症状について確認し，経時的変化を観察する
- 血栓塞栓症状の有無（末梢動脈触知）
- 排便状況，便の性状

2）大動脈瘤患者の看護目標

❶手術（人工血管置換術・ステント留置術）を行うまで，瘤の破裂や拡大を起こすことなく過ごすことができる
❷病状と血圧管理の必要性を理解することができる

3）血圧管理

血圧の上昇は瘤の破裂や合併症に直接影響を与えるため，目標血圧を維持することが重要である。確実な血圧管理を行うために静脈注射や内服薬を投与する。静脈注射の場合，薬剤の種類によっては血管炎を起こすものがあるため，点滴刺入部，周囲の皮膚の状態も併せて観察する。

また，排便に伴う努責や咳嗽など，腹圧で血圧上昇をきたす動作は避けるよう説明し，必要時は内服薬を調整する（便秘時の緩下薬など）。

4）疾患・治療に対する理解の確認・補足

患者が安心して療養生活を送り，治療に臨むことができるよう，患者・家族の病状，治療目的，必要な検査についての理解状況を確認する。必要に応じて補足説明を行い，疑問の解消や不安の軽減に努める。また，患者が何かの異常を感じた際は，医療者に伝えるよう説明しておく。喫煙者には禁煙の必要性について説明する。

5）日常生活援助

手術適応患者は大動脈瘤破裂のリスクがあるため，身体的症状や精神的ストレスなどの苦痛を生じる。患者の苦痛や不安に関する言動に注意し，患者が安静指示を守りながら，安心して治療を受けられるよう，日常生活援助や療養環境の調整を行う。

6）手術に向けた準備

術前オリエンテーション（術前検査に関する補足説明，手術に必要な準備物品，手術前後の治療経過，術後のリハビリテーションなどの説明）を行い，手術に向けて準備を行う。胸（腹）部大動脈瘤の手術を行う場合は，術前にスパイナルドレーン（脳脊髄圧の上昇を予防するために，脳脊髄液を外に出すための脊髄留置ドレーン）を留置するため，ドレーンの管理も行う。

2．外科的治療（手術後）

1）アセスメントに必要な情報と観察のポイント

大動脈瘤術後の患者の場合は，手術部位からの出血や感染のリスク，全身麻酔や手術侵襲に伴う術後合併症に加え，瘤内血栓による塞栓症のリスク（動脈硬化が強いほど，その傾向は高い）がある。

術後に起こりうる合併症は，治療を行う血管部位（たとえば，胸（腹）部大動脈置換の場合であれば脊髄虚血による対麻痺など）や手術の種類（人工血管置換術とステントグラフト内挿術）によって異なる。治療部位や術式から予測される合併症を想定しながら観察を行い，異常の早期発見に努める。

① 人工血管置換術患者の場合

人工血管縫合部や術創部からの出血の他に，創部感染やグラフト感染の徴候に注意が必要である。ドレーンからの排液の量や色，全身状態に注意して観察を行う。

上行大動脈置換術や弓部大動脈置換術では，手術中に体外循環や補助手段，心停止を必要とする。術後は低心拍出量症候群，中枢神経症状，腎機能低下，末梢循環不全などの重要臓器への血流障害の有無に注意して観察する（㉒「開心術における周術期」p312 参照）。

下行大動脈置換術を左開胸で行った場合は，気道出血や無気肺などの呼吸器合併症のリスクに，腹部大動脈置換術で開腹術を行った場合は，開腹操作に伴うイレウスに注意する。

② ステントグラフト内挿術後患者の場合

ステントグラフト内挿術後に起こりうる合併症には，**エンドリーク**（血管壁とステントグラフトの密着不足により，人工血管周囲から血液が漏れて動脈瘤内に血液が残存し，残存瘤として破裂の危険が残ること）やステントグラントによる側枝血管閉塞による臓器の虚血症状，カテーテル操作および動脈内側の粥状変性による塞栓症や動脈損傷，出血などがある。術後のCT検査の結果を確認する他に，循環動態や自覚症状に注意して観察を行う。

2）大動脈瘤術後患者の看護目標

❶患者が術後の合併症を起こさずに回復経過をたどることができる

❷日常生活を見直し，セルフマネジメントができようになる

3）血圧管理
術後は縫合部出血やエンドリークを回避するために，血圧管理が重要となる。動脈硬化が高度な症例や高血圧の既往のある症例では，術後に高血圧となる場合が多く，血管拡張薬や降圧薬を使用し，尿量が確保できる値（収縮期血圧 120mmHg 前後）を目安に血圧を管理する。非乏尿性腎不全や脳梗塞の既往がある患者では，やや高めを設定する[4]。患者の状態に応じた血圧管理（循環管理）を行う。

4）創部痛の管理
人工血管置換術の場合は，動脈瘤の位置によって切開部位が異なる。上行・弓大動脈瘤では胸骨正中切開，遠位弓部大動脈瘤や下行大動脈瘤では開胸（肋間の間を切開），腹部大動脈瘤の場合は腹壁切開となるが，胸骨切開と比べて左開胸や腹壁切開は創部痛が強い（筋肉を切開するため）。創部痛は血圧を上昇させ，血行動態の悪化や縫合部出血のリスクを高める他に，早期離床遅延のリスクとなりうる。患者の表情や言動に注意し，積極的に鎮痛薬，硬膜外麻酔を使用して疼痛管理を行う。

5）点滴ルートやドレーン類の管理
術後は循環管理を目的に，動脈ラインの他に補液，薬物を投与するための点滴ルートが留置される。その他に，手術時の洗浄水や血液，滲出液など，体腔内に貯留した水分を排出するためのドレーン類が留置される。胸（腹）部大動脈瘤の手術の場合は術前から術後3日目あたりまでスパイナルドレーンが留置されるため，ルートやドレーンの管理を行う。

6）療養生活における支援
術直後から呼吸器の離脱までは，安楽な体位の保持や環境整備，洗面・口腔・清拭などの清潔ケアなどが必要となる。抜管後は血圧の変動に注意しながら，早期離床への援助を行う。大動脈瘤術後の心臓リハビリテーションには，感染や肺炎，せん妄などの術後合併症予防効果[5]の他に，血圧の過上昇防止と，急性期の臥床に伴うデコンディショニングや立ちくらみなどの自律神経障害の改善などの効果[6]もある。全身状態を確認しながら，リハビリテーションを促す。

7）動脈硬化性危険因子の是正に向けた教育
大動脈瘤の既往がある患者は，動脈硬化性危険因子の保有により，再発のリスクが高い。健康を維持するために，入院前の生活を振り返り，退院後の生活に活かせる具体的なセルフマネジメント教育を行う。教育項目については，6.-1)-②「動脈硬化性危険因子の管理」を参照。

運動や活動については，降圧薬治療下での運動負荷で収縮期血圧 150 mmHg を目標にし，ウォーキングなどの有酸素運動を勧める[1]

（中麻規子）

《引用文献》
1) 日本循環器学会・他：循環器病の診断と治療に関するガイドライン（2010年度合同研究班報告）．大動脈瘤・大動脈解離診療ガイドライン（2011年改訂版）．pp1-105．
 http：//www.j-circ.or.jp/guideline/pdf/JCS2011_takamoto_h.pdf（2016年5月閲覧）
2) Isselbacher EM：Contemporary reviews in cardiovascular medicine：thoracic and abdominal aortic aneurysms. Circulation 111：816-828, 2005.
3) 島本和明・他：高血圧治療ガイドライン2014（JSH2014）作成委員会．高血圧治療ガイドライン2014[JSH2014]．pp1-248．
 http：//www.jpnsh.jp/data/jsh2014/jsh2014v1_1.pdf（2016年5月閲覧）
4) 国立循環器病センター心臓血管部門編：新心臓血管外科管理ハンドブック．pp255-267, 276-287, 南江堂，2005.
5) 日本循環器学会・他：循環器病の診断と治療に関するガイドライン2011年合同研究班報告）．心血管疾患におけるリハビリテーションに関するガイドライン（2012年改訂版）．pp1-129．
 http：www.j-cir.or.jp/guideline/pdf/JCS2011_nohara_h.pdf（2016年5月閲覧）
6) 安達仁編：眼で見る実践 心臓リハビリテーション，第2版．pp198-202, 中外医学社，2009.

《参考文献》
1) 山口徹編：今日の治療指針2013年版（55），pp403-404, 医学書院，2013.
2) 医学情報科学研究所編：病気が見える②循環器，第3版，pp245-249, メディックメディア，2010.
3) 図説カラダ大辞典編集委員会：図説カラダ大辞典④ 心臓と血管の病気．pp197-201, 金沢医科大学出版局，2012.
4) 堀正二編：循環器疾患最新の治療2014-2015, pp347-355, 南江堂，2014.
5) 友池仁暢監：Nursing Selection③ 循環器疾患，pp357-370, 学習研究社，2003.
6) 国立循環器病センターICU看護部編：国循マニュアルシリーズ ICU看護マニュアル，第2版．pp204-220, メディカ出版，2006.

第Ⅱ部 疾患別看護ケア関連図　B　動脈硬化を起因とした疾患

10 大動脈解離

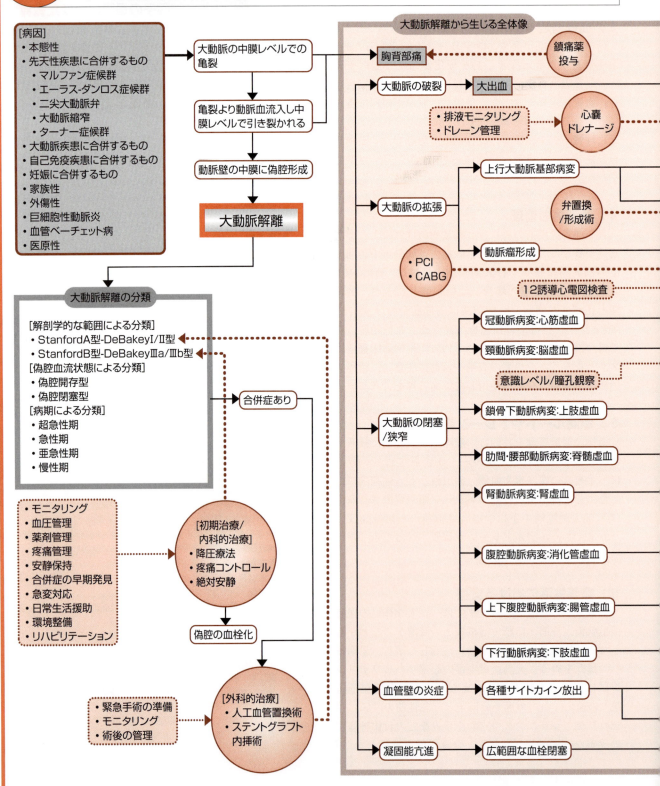

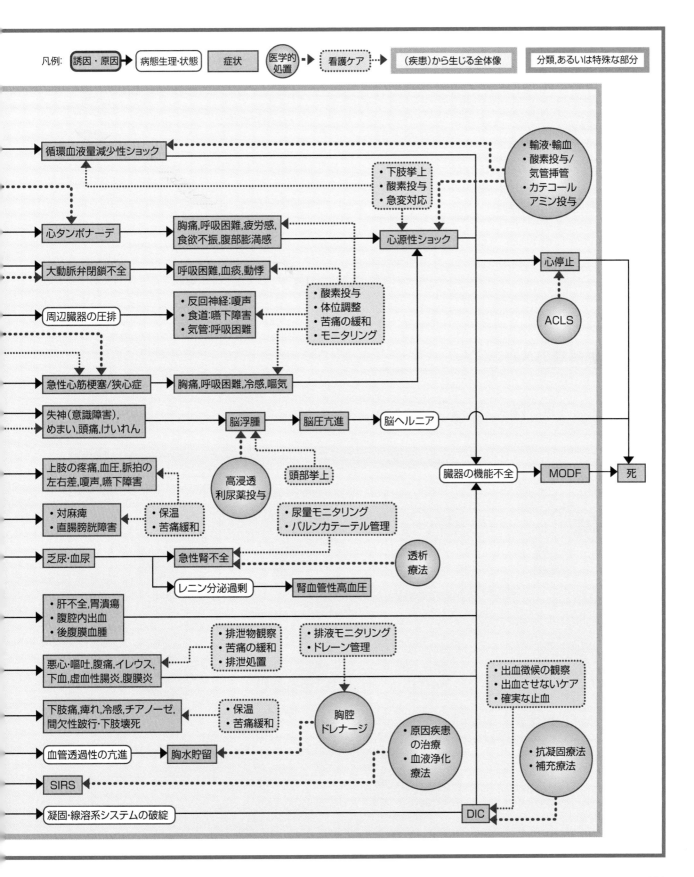

第Ⅱ部　疾患別看護ケア関連図　B　動脈硬化を起因とした疾患

10 大動脈解離

Ⅰ 大動脈解離が生じる病態生理

1. 大動脈解離の定義

大動脈解離（aortic dissection）とは，大動脈壁が中膜のレベルで2層に剝離し，動脈走行に沿ってある程度の長さ2腔になった状態で，大動脈壁内に血流もしくは血腫（血流を有するものがほとんどであるが，血流のないもの，血栓化したものも一部含まれる）が存在する動的な病態である[1]。

2. 大動脈解離のメカニズム

1）病態

大動脈は内膜，中膜，外膜の3層構造になっている。しかし，何らかの原因で中膜レベルまで亀裂が入ると，心臓から拍出された血液がその亀裂から流れ込み，高い動脈圧によって内膜と中膜を次々と剝がしていく。その結果，動脈内腔は本来の血管である真腔と，解離によって形成された偽腔の2つの腔ができる［図1］。

解離性大動脈瘤（dissecting aneurysm of the aorta）は，解離によって大動脈径が拡大し瘤形成を認めた場合に使用される病名である。

大動脈解離は発症直後から経時的な変化を起こすため，動的な病態を呈し，広範囲の血管に病変が伸展するため種々の病態を示す。解離の進展により外膜が裂けた場合は致命的となる。

内膜の亀裂（tear）が数カ所に及び，このうち真腔から偽腔へ血液が流入する内膜亀裂を**入口部**（エントリー：entry），再流入する内膜亀裂を**再入口部**（リエントリー：re-entry）とよぶ。

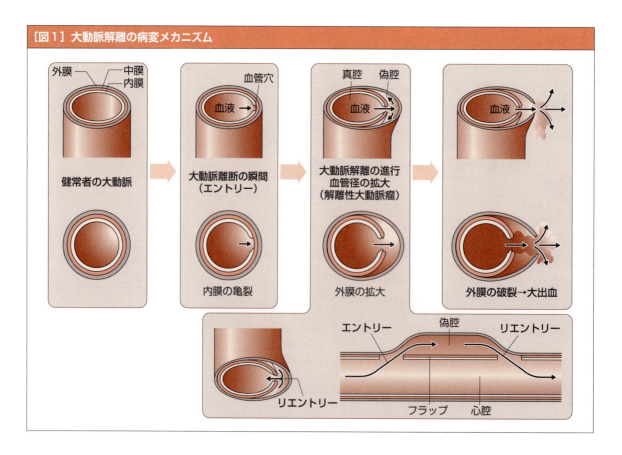

［図1］大動脈解離の病変メカニズム

[表1] 大動脈解離の病因

①本態性	④自己免疫疾患に合併するもの
②先天性疾患に合併するもの 　a）結合織疾患：マルファン症候群，エーラス・ダンロス症候群 　b）心大血管疾患：二尖大動脈弁，大動脈縮窄 　c）その他：ターナー症候群	⑤妊娠に合併するもの
	⑥家族性
	⑦外傷性
	⑧巨細胞動脈炎，血管ベーチェット症候群
③大動脈疾患に合併するもの	⑨医原性

[荻野均：急性大動脈解離（病態）. 日本心臓血管外科学会. http://square.umin.ac.jp/jscvs/syujutusyugitokaisetu_sinzou/3_1_kyuseidaidoumyaku_syujutu_sinzou_.html（2016年9月閲覧）より]

2）原因

大動脈解離の原因は未だ不明であるが，高血圧や動脈硬化が関与していると考えられている。また大動脈解離を起こしやすい疾患としては，マルファン症候群やエーラス・ダンロス症候群といった遺伝性結合組織疾患，上行大動脈拡大（特に大動脈二尖弁に合併したもの），炎症性血管炎（巨細胞動脈炎，ベーチェット症候群），自己免疫疾患，大動脈の手術既往がある。その他の原因には，外傷，医原性として大動脈造影検査や血管造影検査などでのカテーテル挿入中の事故，心臓や血管の手術中の事故に伴って起こることもある [表1]。

3．大動脈解離の分類と症状

1）分類

大動脈解離の臨床的病型は，3つの視点から分類されている。解剖学的な解離の範囲からの分類として，「Stanford 分類」あるいは「DeBakey 分類」がある [表2]。また，偽腔内の血流の有無による分類として「偽腔開存型」と「偽腔（血栓）閉塞型」がある [表3]。
さらに，病期による分類がある [図2]。

2）症状

大動脈解離は発症直後から時間経過とともに変化を起こすために，動的な病態を呈する。また，広範囲の血管に病変が伸展するため種々の病態を示し，それに伴いさまざまな続発症を引き起こす。

自覚症状としては，多くの場合，突然の引き裂くような胸背部痛がみられる。この痛みは解離の進展に伴い，しばしば下方に移動する。疼痛がなく，意識障害，下肢麻痺，微熱，全身倦怠感のみのこともある。心タンポナーデや破裂によりショックを伴うことも多い。

この多様な病態は血管の状態を，「拡張」「破裂」「狭窄または閉塞」と分け，さらに解離の生じている部位との組み合わせでとらえると症状も理解しやすい [表4，図3]。

急性期では，症状の発症から1時間当たり1〜2％の致死率があるとされており，特に48時間以内の超急性期の死亡率が高い。原因は，心タンポナーデ，大動脈破裂，臓器虚血（冠，脳，腸管など），などである。このような続発症は2週間以内の急性期に発生することが多い[2]。

4．大動脈解離の診断・検査

胸背部痛を呈する疾患として，狭心症・急性心筋梗塞，急性肺塞栓症，大動脈瘤破裂，胆石発作，尿路結石などがあり鑑別が必要である。特に狭心症・急性心筋梗塞との鑑別は重要で，逆に解離の続発症として心筋梗塞を併発する場合もある。急性大動脈解離診断のフローチャートを [図4] に示す。

① 胸部X線

縦隔拡大，心拡大，胸水を評価することができる。縦隔陰影の拡大が見られるが，この所見は非特異的である。大動脈壁の内膜石灰化の内側偏位は解離を示唆する所見である。

② X線CT

短時間で客観的な全大動脈の評価を行うことが可能であり確定診断が可能である。同時に，大動脈解離の範囲や程度，偽腔の血流や血栓の状態，破裂の有無，心周囲の液体貯留，臓器虚血の有無などの続発症の評価も可能である。

③ エコー検査

体表エコーは疑診段階で直ちに行う。解離（解離内膜），心タンポナーデ，大動脈弁閉鎖不全，冠動脈血流障害，血胸や胸水などを評価する。頸動脈解離や腹部分枝血流も併せて評価する。経食道エコーではより詳細な評価が可能である。

[表2] 大動脈解離の分類1：解剖学的な解離の範囲からの分類

解離範囲				
Stanford 分類	\multicolumn{2}{c}{Stanford A 型}	\multicolumn{2}{c}{Stanford B 型}
	上行大動脈に解離があるもの。治療：心筋梗塞，心タンポナーデ，脳虚血のリスクが高く，緊急手術の適用となる。		上行大動脈に解離がないもの。治療：解離の進展，破裂防止のための血圧と疼痛管理が行われる，切迫破裂や続発症のリスクがあれば手術の適用となることもある。	
DeBakey 分類	Ⅰ型	Ⅱ型	Ⅲa型	Ⅲb型
	内膜亀裂が上行大動脈にあり，弓部大動脈以下にも解離が及ぶもの。	上行大動脈に解離が限局するもの。	\multicolumn{2}{l}{内膜亀裂が下行大動脈にあるもの}
			解離が腹部大動脈に及ばないもの。	解離が腹部大動脈まで及ぶもの。

[表3] 大動脈解離の分類2：偽腔の血流状態による分類

分類型	偽腔開存型（性）	偽腔（血栓）閉塞型（性）
特徴	偽腔に血流があるもの。偽腔内の一部に血栓形成や血栓化があっても，血流があればここに含まれる。	偽腔が血栓で閉塞しているもの。

（医療情報科学研究所編：病気がみえる vol 2 循環器，第3版．p252，メディックメディア，2010より）

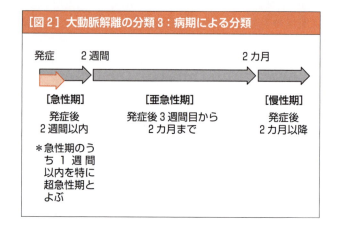

[図2] 大動脈解離の分類3：病期による分類

発症　2週間　　　2カ月

[急性期] 発症後2週間以内
[亜急性期] 発症後3週間目から2カ月まで
[慢性期] 発症後2カ月以降

＊急性期のうち1週間以内を特に超急性期とよぶ

④ 心電図
　心筋虚血を伴う場合には心電図変化が認められる。
⑤ 血管造影
　分枝の評価などに有用であるが，侵襲性と時間を要すること，CTの進歩などにより以前ほど施行されない。

⑥ MRI

　X線被曝を伴わず，造影剤を用いることなく，血管壁，内腔，血流動態を評価することが可能である。しかしながら，検査時間が長く救急対応が困難な点から，全身状態が不良な急性期大動脈解離の診断においては推奨されていない。

5．大動脈解離の治療

　[図4]に治療フローチャートを示した。急性大動脈解離は，短時間での病態悪化の危険性があるため，フローチャートに従って速やかに検査，診断，治療を行うことが求められる。

1）初期治療

　超急性期における初期治療では，解離の進展を防止するために，モニタリングによる厳重な血圧管理（目標100～120 mmHg），脈拍数コントロール，鎮痛および安静が最も重要である。同時に，大動脈解離の確定診断後は外科的治療あるいは内科的治療の判断がなされ，直ちに緊急手術を行うことも多い。

2）内科的治療

　内科的治療の目的は解離の進展と続発症の阻止である。そのため集中治療室に入室し，各種モニターを装着した厳重管理のもとに治療することが望ましい。

① 安静

　発症初期は絶飲食とし，絶対安静が必要である。安静度は病状に応じて徐々に上げる。

② 降圧療法

　脳，冠動脈，腎臓などの血流を維持し，臓器障害が生じない最低限の血圧を保つ。すなわち降圧薬を持続投与し，収縮期血圧100～120 mmHgを目標として血圧を管理する。

③ 疼痛管理

　疼痛管理は苦痛緩和の目的だけでなく，安静保持と血圧管理のためにも重要である。

[表4] 大動脈解離の血管の状態と病態

	病態
拡張	①大動脈弁閉鎖不全 ②瘤形成
破裂	①心タンポナーデ ②胸腔内や他の部位への出血（胸腔内出血・縦隔血腫・後腹膜血腫・腹腔出血・腸管出血など）
分枝動脈の狭窄・閉塞による末梢循環障害	①狭心症，心筋梗塞　⑤腸管虚血 ②脳虚血　　　　　　⑥腎不全 ③上肢虚血　　　　　⑦下肢虚血 ④対麻痺
その他の病態	① DIC, pre-DIC（広範囲に血栓閉塞した場合にみられる） ②胸水貯留 ③ SIRS（血管の炎症反応や凝固線溶系の活性化） ④嗄声・嚥下障害

DIC：播種性血管内凝固症候群，pre-DIC：前DIC状態，SIRS：全身性炎症反応症候群

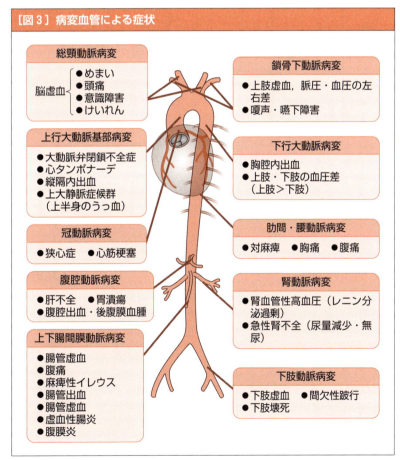

[図3] 病変血管による症状

（文献2, 3をもとに筆者が作成）

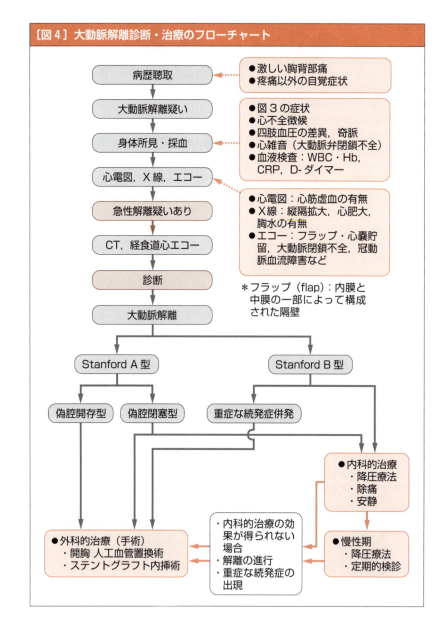

[図4] 大動脈解離診断・治療のフローチャート

① 急性大動脈解離手術の実際

開胸あるいは開腹を行い、エントリーを含んだ大動脈人工血管置換術を行う。手術中は体外循環を補助手段として用い、中枢温度を20℃以下に冷却する超低体温循環停止法により、逆行性脳灌流法を併用することもある。また近年では、カテーテルにより血管内から人工血管を留置する治療も行われている。

- **大動脈基部置換術／再建術** [図5]

  亀裂がバルサルバ（Valsalva）洞に深く侵入している症例や、すでに大動脈弁輪拡張症を伴っていた症例などでは、従来からBentall手術が適応とされ、3つのバルサルバ洞（右冠動脈洞、左冠動脈洞、無冠動脈洞）を人工血管を用いて再建する。従来は人工血管（大動脈弁付）を利用していたが、近年は自己弁温存基部置換術が試みられている。

- **上行大動脈置換術** [図5]

  上行大動脈を人工血管に置換する。

- **弓部大動脈置換術** [図5]

  弓部大動脈と解離病変がある左総頸動脈、鎖骨下動脈、腕頭動脈を人工血管に置換する。

- **胸部下行大動脈人工血管置換術** [図5]

  弓部の終わりから横隔膜までの下方に向かう部分を胸部下行大動脈といい、この部分を人工血管に置換する。

- **胸腹部大動脈人工血管置換術** [図5]

  横隔膜より下部は腹部大動脈となり、上腸管動脈、腹腔動脈、左右腎動脈が分枝する。解離が胸部下行動脈から腹部大動脈まで及んでいる症例では、胸腹部大動脈を人工血管に置換する。

- **腹部大動脈人工血管置換術** [図5]

  腹部大動脈瘤は腎動脈以下の腹部大動脈にできた動脈瘤のことをいい、この部分を人工血管に置換する。

- **Yグラフト置換術**

  腹部大動脈から両大腿動脈への分岐部周囲に病変がある場合は、人工血管（Yグラフト）を用いて置換する。

3）外科的治療

急性期においてはStanford A型は緊急手術、B型は内科的降圧療法が原則である。また、解離の続発症に対しては速やかな処置が講じられる。昏睡などの広範な脳障害を合併した例では、不可逆的な脳障害を合併することが多いことから適応から除外されることが多い。

急性B型解離で手術適応となる大部分は、破裂か重篤な臓器灌流障害を合併している症例である。近年は急性B型解離の複雑病変に対する治療の中心は、血管内治療に移りつつある。

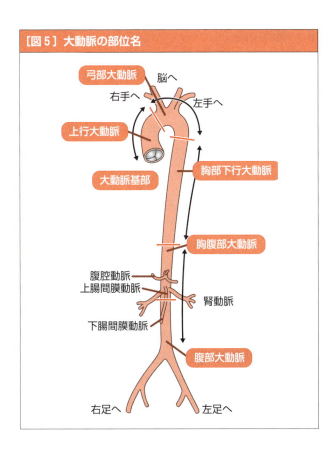

[図5] 大動脈の部位名

- Iグラフト置換術
  総腸骨動脈分枝直上の腹部大動脈のみを置換する。
- ステントグラフト内挿術
  大腿動脈からカテーテルを用いて病変血管内にバネ状の人工血管を留置する。大腿の小切開のみで開胸や開腹を要さず，また人工心肺も必要としない低侵襲な治療法である。

II 大動脈解離の看護ケアとその根拠

1. 大動脈解離の観察ポイント

大動脈解離は動脈の拡張，破裂，分岐部の狭窄・閉塞が起こることにより，さまざまな病態に陥り，しかもそれは解離の進展により動的に変化する。したがって看護師は，解離に続発して発現する症状やバイタルサインの変化を予測するとともに，継続的な観察を行う必要がある。それには動脈の分岐とその栄養臓器を理解し，その虚血症状の有無を継続的に観察する。

1) 疼痛
- 疼痛レベル・部位・性質・鎮痛薬の使用状況と効果
  ▶一般的に大動脈解離が起こると突発性，激烈な前胸部痛，背部痛があり，解離の進行に伴い疼痛の増強や部位は移動する。疼痛時の血圧上昇は解離の進行を助長する

2) 循環
- 血圧，心拍数，心電図波形（不整脈の有無，ST変化，徐脈・頻脈），中心静脈圧
- 水分出納バランス，動脈触知の有無と左右差，末梢循環状態，冷感，冷汗，体温
  ▶血圧高値は解離を進行させる原因となる。持続的モニタリングと降圧薬の投与により厳密に血圧を管理する。心筋虚血や心タンポナーデに伴う心電図変化もモニタリングする

3) 呼吸
- 呼吸様式，呼吸音，副雑音，呼吸困難感，咳嗽の種類，血痰の有無

4) 続発症
① 大動脈の拡張
- 動脈弁閉鎖不全：呼吸困難，血痰，動悸
- 動脈瘤形成に伴う症状：（❾「大動脈瘤」p122を参照）

② 大動脈の破裂
- 心タンポナーデ：呼吸困難，胸痛，疲労感や食欲不振，腹部膨満感，心拍数・血圧低下，閉塞性ショック
- 胸腔内や他の部位への出血（胸腔内出血・縦隔血腫・後腹膜血腫・腹腔出血・腸管出血など）：循環血液量減少性ショック（出血性ショック）症状
- 全身症状：疼痛とともにショックを起こす。ショックでは，[表5]の症状が出現する。

③ 分岐部の狭窄・閉塞に伴う症状
- 狭心症，心筋梗塞：胸痛，ショックなど（❽「急性心筋梗塞」p112参照）
- 脳虚血：意識障害，けいれん，頭痛，嘔吐，めまい
- 上肢虚血：上肢の疼痛（身体所見として左右上肢の血圧差），冷感，チアノーゼ
- 脊髄虚血：対麻痺，直腸膀胱障害
- 腸管虚血：悪心・嘔吐，上腹部痛，下血
- 腎不全：乏尿，血尿

- 下肢虚血：下肢痛，しびれ，冷感，チアノーゼなど

④その他の症状

- DIC，pre-DIC
  ・広範囲に血栓閉塞した場合にみられる
  ・血栓形成：各種臓器が血栓により塞栓することに伴う虚血症状
  ・易出血：消化管出血・血尿・下血，皮下出血など
  ・多臓器不全

- SIRS

  SIRS（全身性炎症反応症候群，systemic inflammatory response syndrome）は，血管の炎症反応や凝固線溶系の活性化により起こりうる。遷延化すると臓器障害を引き起こす。以下4項目のうち，2項目が当てはまるとSIRSと診断される。

  ❶体温＜36℃または，体温＞38℃
  ❷脈拍＞90回/分
  ❸呼吸数＞20回/分，あるいはPaCO$_2$＜32 Torr
  ❹白血球数＞12,000/mm^3，あるいは＜4,000/mm^3，または10％を超える幼若球出現

- 胸水貯留

  解離性動脈瘤の発症により血管で炎症が起こり，各種のサイトカインが放出される。そのため血管透過性が亢進し，炎症性の胸水が貯留する。

- 嗄声・嚥下障害・呼吸困難

  大動脈弓部に解離性動脈瘤が発症すると，声帯を動かす反回神経が麻痺して起こる嗄声，気管が圧迫されて起こる呼吸困難，食道の圧迫によって飲み込みにくくなる嚥下困難の症状が出現する。

5）検査所見

- 胸部X線：心胸郭比（CTR），肺うっ血，胸水など
- X線CT：解離の範囲，瘤の位置と大きさ，各臓器の状態
- 血液データ：炎症反応，貧血状態，腎機能，肝機能，心筋虚血マーカー，心不全マーカー，凝固線溶系データ，動脈血ガス分析データなど

6）排便状態

怒責による血圧上昇を防止するために，排便回数，便の性状，量，腸蠕動，腹痛，腹部緊満などを観察する。

7）安静度

解離の進展，破裂を防止するため，通常1～2週間はベッド上で絶対安静となる。以降は，解離の経過を評価しながら，医師の指示により安静度を徐々に拡大していく。

8）不安や精神状態

大動脈解離は死亡率も高く，続発症発症のリスクも高い。さらに疼痛や絶対安静といった苦痛を伴うため，不安や死への恐怖を抱く。

2．大動脈解離の看護の目標

❶解離の進行，破裂とそれらに伴う続発症を早期に発見する
❷厳重な血圧管理と安静保持に努める
❸疼痛と不安の軽減を行う

[表5] ショックの5徴候（5P）とその他の症状

ショックの5P
①蒼白（pallor） ②虚脱（prostration） ③冷汗（perspiration） ④脈拍触知不能（pulselessness） ⑤呼吸不全（pulmonary deficiency）

その他の症状
⑥血圧低下（収縮期圧90～100以下） ⑦脈圧減少 ⑧表在性静脈虚脱 ⑨呼吸促迫 ⑩乏尿（25 mL/時以下）

[症状の発生機序]
- 皮膚蒼白・冷汗：ショックの初期は交感神経の緊張亢進により全身の血管収縮が起こり，皮膚が蒼白となる。そして汗腺が開くことにより冷汗が起こる。
- 頻脈・脈拍微弱：循環血液量の減少と心拍出量の低下により起こる。脈拍数は頻脈となることが多いが，多量の出血では徐脈となることもある。
- 血圧低下・呼吸不全：通常は血圧が低下し呼吸促迫となる。初期には代償作用として血管が収縮し，血圧は比較的保たれて臓器血流は維持されるが，循環血液量の低下に伴い血圧は低下し，臓器は虚血状態に陥る。
- 精神症状：脳血流量の減少に伴い，不安，不穏，無関心，昏迷，昏睡に至ることがある。
- 尿量減少：腎血流の減少に伴い，腎動脈壁のα受容体を介した血管収縮が起こる。ショック初期の軽度組織血流障害でも出現する。

3．大動脈解離の看護ケア

1）モニタリングとフィジカルアセスメント

解離の進展と続発症の早期発見，急変時の即時対応のために「Ⅱ-1．大動脈解離の観察ポイント」に示した項目や症状の出現の有無や変化について，持続的なモニタリングと全身のフィジカルアセスメントを行う。異常の出現あるいは症状の増悪時には速やかに医師に報告し，早期対応に努める。

2）確実な薬剤投与，管理

急性期，特に超急性期は解離の進展と続発症併発のリスクが高く，複数の注射薬を持続的に投与することが多い。指示された薬剤を確実に投与し，その効果（作用）を評価する。静脈ルートも末梢・中枢静脈に数カ所留置されるため，固定状態・接続状態，静脈炎の観察を行う。また各レートは常に整理し，急変時に使用するルートを把握しておく。

3）疼痛の緩和

疼痛により，血圧上昇，苛立ち，不安，不眠などさまざまな弊害が生じ，疼痛を増強させる。特に急性期は，鎮痛薬を使用した積極的な除痛を行うべきである。各種鎮痛薬使用による効果を評価し，疼痛緩和に努める。また，体位の工夫，マッサージ，傾聴も取り入れて疼痛を緩和させる。疼痛評価の際は，患者の発言だけでなくバイタルサインや発汗・表情・体位等から総合的に行う。

4）血圧管理

解離の進展，続発症を阻止するために厳密な血圧管理（収縮期血圧 100～120 mmHg）を行う。通常は急性期を過ぎると徐々に血圧のコントロール値は緩和されるため，医師の指示に従って管理する。降圧薬の管理のみでなく，血圧上昇の要因を除去する。

5）排便のコントロール

努責や腹痛による血圧上昇を防止するため，排便状況や腹部症状を観察し，便秘・排便困難時は緩下薬を使用する。

6）検査・処置への援助

内科的治療，外科的治療の手術前後にかかわらず，病状の評価のために頻繁に検査，処置が実施される。患者にはその都度説明を行い，協力を得るとともに，移動や移送の援助，検査の介助を行う。移動時，検査中，帰室後も患者の状態を継続的に観察するとともに患者をねぎらう。

7）安静度の保持とリハビリテーション

指示された安静度を保持できるように患者に協力を促すとともに環境調整を行う。絶対安静の時期は，深部静脈血栓症（DVT）を予防する。また安静度を拡大する際は，臥床に伴う弊害に留意して徐々に活動量を上げるよう援助する。

8）日常生活活動（ADL）の援助

絶対安静の時期はベッド上臥床となるため，清潔，排泄援助などのADL援助を行う。援助の際は，血圧や疼痛をコントロールした上で行い，援助中も，モニタリング・観察を継続する。

9）不眠への援助

疼痛や不安，活動量減少などにより不眠に陥ることがある。不眠の原因を除去するとともに，可能な限り昼夜の区別をつけて入眠を促す。必要時は睡眠導入薬の使用を提案し睡眠を促す。

10）不安・恐怖に対する精神的援助

患者は死や病状の悪化，予後，疼痛などの苦痛に対する不安や恐怖を抱く。そのため落ちついた態度で接し，患者の訴えや思いに共感し，不安や恐怖の原因を可能な限り除去して安心感を与えるよう援助する。

（渡邊多恵）

《引用文献》
1) 末田泰二郎・他著：新病棟必携心臓血管外科ハンドブック．南江堂，2012．
2) 日本心臓血管外科学会：http://square.umin.ac.jp/jscvs/syujutsuyugitokaisetu_sinzou/3_1_kyuseidaidoumyaku_syujutu_sinzou_.html（2016年5月閲覧）
3) 日本循環器学会・他：循環器病の診断と治療に関するガイドライン（2010年度合同研究班報告）．大動脈瘤・大動脈解離診療ガイドライン（2011年改訂版）．http://www.j-circ.or.jp/guideline/pdf/JCS2011_takamoto_h.pdf（2016年5月閲覧）

《参考文献》
1) 末田泰二郎編著：オペ室必携心臓血管外科ハンドブック．南江堂，2013．
2) 医療情報科学研究所編：病気がみえる vol 2 循環器，第3版．メディックメディア，2010．

第Ⅱ部 疾患別看護ケア関連図　B 動脈硬化を起因とした疾患

11 閉塞性動脈硬化症（ASO）

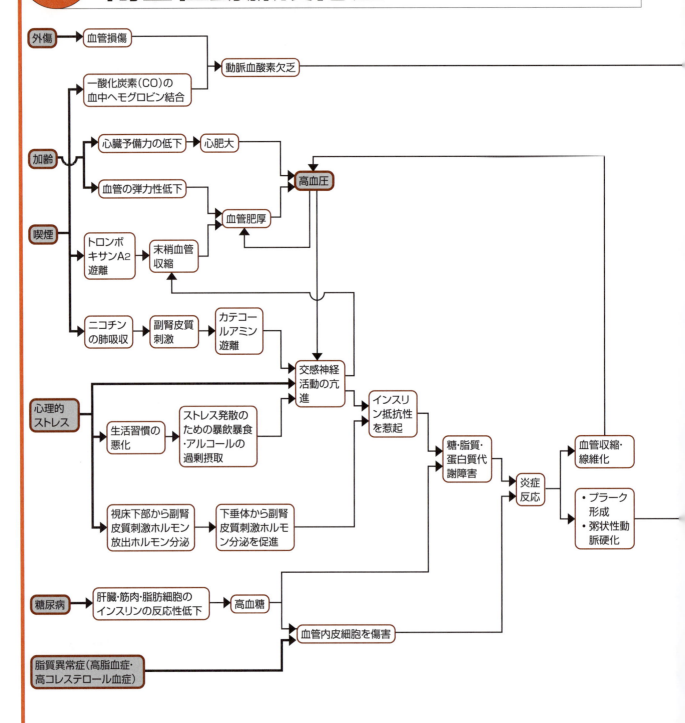

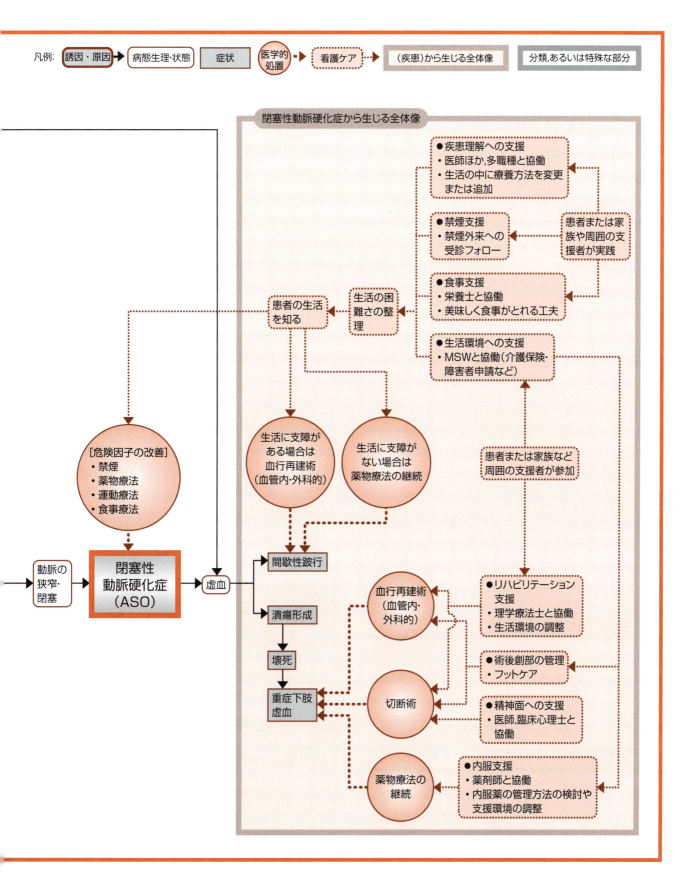

第Ⅱ部　疾患別看護ケア関連図　B　動脈硬化を起因とした疾患

11 閉塞性動脈硬化症（ASO）

Ⅰ 閉塞性動脈硬化症（ASO）が生じる病態生理

1．閉塞性動脈硬化症（ASO）の定義

閉塞性動脈硬化症（arteriosclerosis obliterans：ASO）とは，全身性の粥状（アテローム性）動脈硬化のために動脈が狭窄または閉塞し，血流障害を起こす慢性閉塞性疾患である。ガイドラインでは，「50歳以上の高齢男性に好発し，喫煙，糖尿病，高血圧，脂質異常症など動脈硬化のリスクファクターを有している例が多い。腹部大動脈を含め四肢への主幹動脈，特に腸骨・大腿動脈が侵されやすいが，糖尿病患者や透析患者では下腿病変を合併しやすい」としている。

閉塞性動脈硬化症は，**末梢閉塞性動脈疾患**（peripheral arterial disease：**PAD**）の1疾患であり，その他に**バージャー病**，すなわち**閉塞性血栓性血管炎**（thromboangiitis obliterans：**TAO**）がある。

近年，高齢者の急増や不規則な食事時間，偏った食事内容，運動不足や喫煙の習慣，過度のストレスなど，ライフスタイルの変化によってASOが急増し，慢性動脈閉塞症のうち，現在ではASOが95％近くを占めるようになっている[1]。そのため現在では，PADとASOを同義にとらえるようになっている。

2．動脈硬化の解剖生理

動脈硬化とは，動脈が硬くなることをいう。動脈硬化には，粥状動脈硬化（アテローム性動脈硬化）と細動脈硬化があり，ASOは粥状動脈硬化の進展による（コラム「動脈硬化のメカニズム」p105参照）。

3．動脈硬化のメカニズム

コラム「動脈硬化のメカニズム」p105参照。

4．閉塞性動脈硬化症（ASO）の分類と症状

1）分類

重症分類にはフォンティン（Fontaine）分類やラザフォード（Rutherford）分類を用いる [表1][2]。

2）症状

初期症状では，指趾の冷感やしびれを自覚する。たとえば，虚血性心疾患では冠動脈の狭窄による虚血や閉塞によって胸痛が出現する。下肢病変の場合も同様に，下肢動脈の狭窄や閉塞によって下肢痛が起こる。

この不快な症状を含む下肢痛は運動することで必ず起こり，運動を中止して休むことによって，10分以内に軽減する[2]。これが，**間歇性跛行**（intermittent claudication：IC）という歩行障害の状態である。跛行とは，「足をひきずる」ことを意味する。

間歇性跛行は，一定距離を歩行すると下肢に痛みが出現するために歩行を中止し，休むことで痛みは回復して歩けるようになる。これは，歩行中に酸素需要が高まることで血流が不足し，休むことで回復するためである。また他の不快な症状として，筋肉のだるさ・痛み，こむら返りなどが起こるが，間歇性跛行と同様に休憩すると症状が和らぐ[2]。

[表1] 末梢動脈疾患の分類：Fontaine分類とRutherford分類

Fontaine分類		Rutherford分類		
度	臨床所見	度	群	臨床所見
Ⅰ	無症候	0	0	無症候
Ⅱa	軽度の跛行	Ⅰ	1	軽度の跛行
Ⅱb	中等度から重度の跛行	Ⅰ	2	中等度の跛行
		Ⅰ	3	重度の跛行
Ⅲ	虚血性安静時疼痛	Ⅱ	4	虚血性安静時疼痛
Ⅳ	潰瘍や壊疽	Ⅲ	5	小さな組織欠損
		Ⅲ	6	大きな組織欠損

（TASC Ⅱ Working Group，日本脈管学会訳：下肢閉塞性動脈硬化症の診断・治療指針Ⅱ（TASC Ⅱ）．p50，メディカルトリビューン，2007より）

重度になると安静時でも疼痛が持続し，さらに下肢の動脈が高度に障害すると，**重症虚血肢**（critical limb ischemia：**CLI**）という足の壊死を起こすことがある。重症虚血肢では，早急に血流を回復するための治療が必要となる。よって，症状のある患者の問診・視診・触診が重要となる。

5. 閉塞性動脈硬化症（ASO）の診断・検査

1）足関節上腕血圧比 [表2]

PAD が疑われる患者には，初期評価として，足関節の動脈の血圧測定を行う[3]。また，足関節上腕血圧比（ABI）値は長期予後に重要な情報を提供し，値が低値であるほど予後は不良とされている。ABI は，足関節における後脛骨動脈，足背動脈の収縮期血圧を左右いずれか高い方の上腕収縮期血圧で除することにより求められる。下肢の収縮期血圧／上肢の収縮期血圧比が1以上であれば正常，1未満では下肢虚血の疑いがあり，0.9以下であれば下肢虚血の存在が確実である。

2）Fontaine 分類および Rutherford 分類

臨床症状や ABI を参考にして，前述している Fontaine 分類や Rutherford 分類を用いて患者の病状を分類する。

3）運動負荷試験

トレッドミル運動負荷試験では，回転するベルトの上を歩行し続けて測定する。この検査では，PAD がある場合，運動に伴う血液流入速度の増大が狭窄病変の血行動態に影響を及ぼし，歩行後の ABI の低値が予測される。検査の特徴として，安静時と運動後の ABI の変化を測定することで，運動前の ABI が正常であっても，運動後に ABI が 15～20%低下することで PAD が診断される。

しかし，重度の大動脈弁狭窄症，コントロール不良な高血圧，あるいは重度のうっ血性心不全，慢性閉塞性肺疾患（COPD）など運動制限のある併存症をもつ患者には運動負荷試験ができないため，注意する。

4）血管エコー検査

血管エコー検査では，腹部大動脈から総腸骨動脈・大腿動脈・膝窩動脈・前脛骨動脈・足背動脈までを侵襲なく検査することが可能である。狭窄や閉塞を推定することができ，外科的治療の術前検査としても非常に重要である。しかし，血管の石灰化が多い場合には描写が困難という特徴がある。

5）動脈管造影検査・CT 検査・MRI 検査 [図1]

カテーテルによる動脈管造影検査・CT・MRI は得られる情報量が多い。検査により，狭窄の程度，血管の走行，病変の位置関係など，血管の全体像の把握がしやすいという利点がある。しかし，造影剤を使用する必要があるため，腎機能低下例や造影剤アレルギーのある患者に対しては注意が必要である。

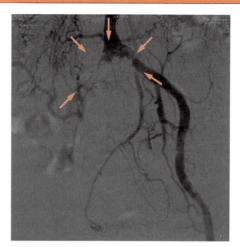

[図1] 動脈管造影検査
- 右 ABI 0.62　左 ABI 0.77
- 右総腸骨動脈閉塞
- 左総腸骨動脈　90%狭窄

[表2] 足関節上腕血圧比（ABI）

$$\text{右側 ABI} = \frac{\text{高い方の右足関節収縮期血圧（後脛骨動脈または足背動脈）}}{\text{高い方の上腕収縮期血圧（右側または左側）}}$$

$$\text{左側 ABI} = \frac{\text{高い方の右足関節収縮期血圧（後脛骨動脈または足背動脈）}}{\text{高い方の上腕収縮期血圧（右側または左側）}}$$

（TASC II Working Group，日本脈管学会訳：下肢閉塞性動脈硬化症の診断・治療指針 II（TASC II）. p40，メディカルトリビューン，2007 より）

6. 閉塞性動脈硬化症（ASO）の治療

ASOについて，外科的治療および血管内治療の適応について説明する。

1）血行再建術

運動療法や薬物療法が無効な間歇性跛行，重症虚血肢の患者に対して，血管内治療，外科的血行再建（バイパス術・血栓内膜摘除術）が行われる。昨今の診断技術の向上に伴い，無症状患者においても狭窄病変を指摘できるようになっている。狭窄があるからという理由で無症状患者に対して不必要な治療を施し，合併症を起こしては目も当てられない。血行再建術の適応として重要なことは，患者が症状を有し，日常生活に支障があることである。患者にとって跛行が障害になっていることが，適応を左右する重要な因子である[4]。

2）薬物療法

薬物療法の主な目的は，❶症状および虚血の改善，❷血行再建術後の開存性の向上，❸全身の血管イベント抑制，にある[5]。具体的な薬剤とその目的を［表3］に示す。

3）運動療法

歩行することが重要となる。運動療法では，運動を基本的に週3回として，トレッドミルの速度と傾斜の設定は，運動を始めてから3〜5分以内に跛行症状が起こるようにすること[6]が推奨されているが，施設ごとでの工夫が必要となる。

7. 閉塞性動脈硬化症（ASO）の合併症

跛行を発症したばかりの人では，悪化のリスクを予測することは困難である。しかし，間歇性跛行症状の悪化や，ABI測定の値は予後の予測因子であるといわれている[7]。

PAD患者の予後は5年が1つのポイントとされている［図2］。重症下肢虚血合併患者を除いたPAD患者において，非致死的心筋梗塞の罹患率は年間2〜3％であり，また狭心症のリスクは約2〜3倍である[8]。

このように，PAD患者において最もよくみられる死因は，冠動脈疾患（coronary artery disease：CAD）であり，40〜60％を占める[8]。つまりPAD患者は，PADが直接の死因となるよりも，冠動脈疾患などの合併によるものが多い。

II 閉塞性動脈硬化症（ASO）の看護ケアとその根拠

1. 閉塞性動脈硬化症（ASO）の観察ポイント

1）問診

問診は，歩行時の下肢の痛みやしびれ，間歇性跛行の有無を確認する。間歇性跛行がある場合では，どのくらいの歩行時間や歩行距離で痛みが出現するか，左右どちらか一方か，両下肢ともに症状があるか，痛みの部位や，症状の出現時期，痛みが悪化していないかについて問診する。

問診から痛くなる場所を知ることによって，狭窄部位が予測される。また，夜間に下肢の痛みを訴えることもある。これは，臥位により下肢血流が不足するためである。

問診時に，間歇性跛行の特徴（歩行すると痛みが起こり，安静にすると回復して歩けるようになる。再び歩いて，再び同じ

［表3］薬剤別使用の目的

薬剤名	目的
①シロスタゾール	血管拡張，代謝および抗血小板作用をもつホスホジエステラーゼⅢ阻害薬。間歇性跛行症状に有効性をもつ。
②アスピリン	抗血小板作用をもつ。
③クロピドグレル	強力な抗血小板薬である。アテローム性動脈硬化の進行を抑える心血管イベント抑制効果がある。
④サルポグレラート	セロトニンによって増強される抗血小板凝集，血管収縮，血管平滑筋の増殖を抑える。
⑤プロスタグランジン製剤	血管拡張作用，血小板凝集抑制作用をもつ。重症下肢虚血に対して，創傷治癒と肢切断回避について有効性が認められている。
⑥イコサペント酸エチル	閉塞性動脈硬化症の症状改善に関するエビデンスはないが，日本人の高コレステロール血症患者に対して，冠動脈イベントを抑制していることが示されている。
⑦アルガトロバン	虚血性潰瘍，疼痛，冷感の改善効果が示されている。
⑧脂質異常症治療薬	アテローム性動脈硬化症では，血管内皮および代謝異常が認められており，これらを改善する。

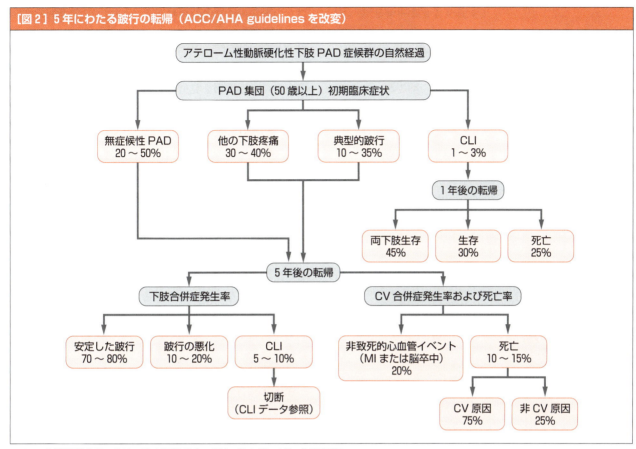

[図2] 5年にわたる跛行の転帰（ACC/AHA guidelines を改変）

PAD；末梢動脈疾患，CLI；重症下肢虚血，CV；心血管，MI；心筋梗塞
(TASC II Working Group, 日本脈管学会訳：下肢閉塞性動脈硬化症の診断・治療指針 II（TASC II），p19，メディカルトリビューン，2007 より)

症状が同じ部位に起こる）を知っておくことが重要である。

2）視診

下肢の色調や潰瘍がないかを観察する。糖尿病患者では，下肢の末梢神経障害を合併することも多く，自分の足に外傷や潰瘍があることに気づかないまま病状が進行していることも多い。患者が自分の目で見て観察することが重要である。

3）触診

まずは，下肢を末梢まで触って冷感の有無を観察する。次に，総大腿骨動脈，膝窩動脈，足背動脈，後脛骨動脈を触診する。左右の下肢を同時に比較し，動脈拍動の強弱（無し，弱い，正常）を左右同時に触診しながら脈拍の触れない部分を探す。

動脈の触診では，腸骨動脈領域に病変がある場合，総大腿動脈の拍動が弱くなる。大腿膝窩動脈以下の領域に病変がある場合は，総大腿動脈は強く拍動を触知するが，膝窩動脈の拍動は弱くなる。いずれも，中枢側が狭いと末梢側の拍動が弱くなる。触診をすることで，病変の領域を推察することができる。

また，糖尿病神経障害のスクリーニング検査として用いられる圧触覚足テストとして，セメスワインスタインモノフィラメント検査（SWME）[図3]があり，感覚（触覚）を検査する際に参考となる。観察した内容とFontaine 分類または Rutherford 分類を用いながら，患者の病状を把握していく。

4）病状の観察
① 病状の進行を観察する
❶足のしびれや痛み，感覚が鈍くなっていないか
❷足がいつもほてっていたり，つりやすくないか
　▶❶❷理由：末梢神経の働きが低下していないかを観察
❸足の冷感がないか
❹足の色調が悪くないか

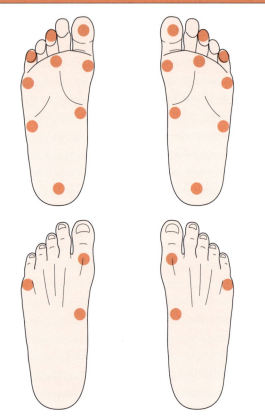

[図3] セメスワイスタインモノフィラメント検査

固めのビニール糸でできたモノフィラメントを足に当て，感じることができるかを確認するテスト。10gの力を感じることができれば，その部分に傷ができるリスクは低いとされている。糸の太さは1.65〜6.65mmまで20種類あるものから使用する。

▶❸❹理由：動脈硬化が進行して，血流が低下していないかを観察
❺傷が治りにくくないか
❻化膿しやすくないか
▶❺❻理由：皮膚の抵抗力を観察
② 病変を観察する
❶ウオノメ，タコがないか
❷水疱形成，表皮剥離がないか
❸切り傷，ひっかき傷，化膿がないか
❹皮膚の乾燥，踵の肥厚またはひび割れがないか
❺足の腫脹，皮膚の色調の変化がないか
❻潰瘍の形成がないか
❼悪臭，汚れがないか
❽爪の変形，肥厚がないか

2．閉塞性動脈硬化症（ASO）の看護の目標

❶患者の症状発症から治療後の病状管理への支援
❷患者の生活習慣を見直し，療養環境を整える

3．閉塞性動脈硬化症（ASO）の看護ケア

1）看護ケアの方向性
① 症状発症から治療後の病状管理への支援

　間歇性跛行を伴う患者，また手術を受けた患者には，動脈硬化の進行を防ぐための薬物療法，食事療法・運動療法が行われる。これらの療法が継続できるよう，根気強く指導を行う。入院中から生活習慣を見直し，患者の退院後の生活をイメージできるよう実践可能な方法で指導する。患者の生活に合わせて症状をコントロールし，病気の増悪を予防しながら過ごせる環境を整えることが目標となる。

② 生活習慣を見直し，療養環境を整える

　ASOは，高血圧・糖尿病・脂質異常症（高脂血症）といった生活習慣を原因とする疾患や，喫煙が関与する。そのため，まずは生活習慣を見直し，病気について知ってもらうこと，患者が生活の中で動脈硬化症を予防できる生活支援を行う（コラム「動脈硬化性疾患の患者教育」p148参照）。

2）薬物療法への看護

　ASOの患者は疼痛を伴っているため，疼痛症状を軽減または改善できるよう支援する。疼痛管理には痛みの程度についてペインスケールなどを用いて評価し，NSAIDsの他に，患者の病状に合ったものを医師に処方してもらう。

　処方薬として，鎮痛薬や血管拡張・抗血小板作用の薬剤の他に，患者の病状に合わせて高血圧・脂質異常症（高脂血症）・糖尿病などに対する多くの薬物が使用される。この処方された薬剤を，患者が確実に内服できるか，生活を見直し環境を整える。患者の内服管理方法や内服手段に合わせて，処方された薬剤を正確に服薬できるよう，患者または家族，他の支援者などの援助が得られるよう環境を調整する。

　また，高齢者など，多くの医療機関を受診しているようであれば，他の内服薬と重複している場合も多いため，内服歴を確認する。内服薬の一包化や，可能な限り

内服時間を1日1回にできるかなど，医師・薬剤師へ相談し，患者が内服できる環境を調整する。

3）運動療法への指導

リハビリテーションでは，疼痛が原因で患者が歩こうとしない場合も多い。疼痛管理を行い，早期から歩行できる環境を整える。患者が痛みに付き合えるようになるまで患者を支えることが看護師の役割であり，退院後も継続して，日常的に歩行できる環境がつくれるよう調整する。

血行再建術後は，創部の状態の他に，術前の情報をもとに，術前とどう変化しているかについて，問診（症状の改善の有無）・視診・触診またはドプラー法を行い，ABIの測定をする。虚血が改善されている状況について観察しながら，早期から離床を促すように指導する。

4）食事療法への指導

食事療法については，病気の発症を遅らせるまたは発症させないために，その原因となる高血圧・糖尿病・動脈硬化に対する食事が推奨される。患者の食生活を知り，食生活の見直しを行う。入院中または外来でも栄養指導が受けられるよう，患者本人のみならず，家族や他の支援者が同席できるよう調整を図る。

食生活を見直し，食生活の重要性を認識してもらうところから支援する[9]（コラム「動脈硬化性疾患の患者教育」p150，表3参照）。

摂ってはいけない食品として，カフェイン飲料の過剰摂取がある。カフェインは交感神経刺激を介して血圧を上昇させる作用がある。血圧の上昇は血管が肥厚し動脈硬化につながるため，カフェインの摂取は控える。

グレープフルーツジュースに含まれている成分は薬物代謝酵素CYP3A4の活性を阻害するため，一部のカルシウム拮抗薬では血中濃度が上昇し，薬効が増強されるといわれているため，禁止される[10]。

また，ワーファリン内服中の納豆の摂取は，納豆菌が腸内で多量のビタミンK_2を合成し，またクロレラの摂取は，納豆をはるかに上回るビタミンK_1を含んでいるため禁止する。

5）禁煙への指導

喫煙によって，末梢アテローム性動脈硬化症のリスクを著しく増大するといわれている[11]（コラム「禁煙指導」p156参照）。

6）フットケア

PAD患者は，高血圧，糖尿病，脂質異常症（高脂血症），喫煙，肥満，加齢，心理的ストレスなどから，末梢の虚血を招いている。このような患者の特徴としては，症状や観察項目でも示しているように，疼痛があり，下肢の色調の変化などがみられる他に，循環血液量が不足しているために外傷が治りにくいことや，感染を起こしやすい状況にある。よって，フットケアを行い下肢の清潔を保つ。

フットケアを行う際に，まずは問診・視診・触診から得た情報を患者へ説明し，患者自身が病状の観察が行えるよう支援する。

ケアの実際としては，下肢を保温し，清潔を保つこと，または足に合わせた靴下や靴の選択を行う。靴下による下肢の締めつけは，痛みを助長するため注意し，締めつけない靴下を選択する。また爪切りでは深爪をしないように注意してもらい，可能であればヤスリを使用する。爪切りが困難な場合には受診するよう指導する。

（市川知絵）

《引用文献》
1) 日本循環器学会：末梢閉塞性動脈疾患の治療ガイドライン（2015年度改訂版）．p6, 2015. http://www.j-circ.or.jp/guideline/pdf/JCS2015_miyata_h.pdf（2016年10月閲覧）
2) TASC Ⅱ Working Group, 日本脈管学会訳：下肢閉塞性動脈硬化症の診断・治療指針Ⅱ（TASC Ⅱ）．p37, メディカルトリビューン，2007.
3) 前掲2，p40
4) 前掲1，p1522
5) 前掲1，p1528
6) 前掲1，p1527
7) 前掲2，pp18-19
8) 前掲2，p23
9) 日本動脈硬化学会編：動脈硬化性疾患予防ガイドライン2012年版．p59, 日本動脈硬化学会，2012.
10) 渡辺明治・福井富穂編：今日の病態栄養療法，改訂第2版．p293, 南山堂，2008.
11) 前掲4，p27

《参考文献》
1) TASC Ⅱ Working Group, 日本脈管学会訳：下肢閉塞性動脈硬化症の診断．治療指針Ⅱ（TASC Ⅱ）．p42, メディカルトリビューン，2007.

コラム 下肢静脈瘤

下肢静脈瘤（varicose veins of lower extremity）[図1]は，下肢表在静脈が拡張・蛇行する疾患である。

表在静脈または穿通枝の弁不全によって，静脈血が表在静脈を逆流するために拡張する**一次性静脈瘤**と，深部静脈の血栓閉塞などにより，静脈血が穿通枝と表在静脈を迂回するために側副血行路の表在静脈が拡張する**二次性静脈瘤**に大別される。

二次性静脈瘤には，深部静脈血栓症（DVT）後静脈瘤や，骨盤内腫瘍，妊娠に続発して生じるものがある[1,2]。

症状には，足のだるさや，むくみ，かゆみ，こむら返りなどがある（コラム「深部静脈血栓症（DVT）」p307参照）。

1）治療法

① 保存療法（圧迫療法）

下肢を圧迫することにより，筋ポンプ作用と静脈弁の逆流防止作用を増強させる治療法で，弾性包帯あるいは弾性ストッキングが用いられる。硬化療法や手術療法の治療効果を高めるために，一緒に行われていることが多い。

② 硬化療法

硬化療法とは下肢静脈瘤（立位で径 8 mm 未満の小静脈瘤が適応）内に，硬化剤（ポリドカノールや高張食塩水など）を注入することで，血栓を形成させ，弾性包帯の圧迫により，内皮細胞や血栓が線維化して静脈瘤を萎縮させる圧迫硬化療法と，硬化剤を空気と混合して泡状とし注入する泡状硬化療法がある[1,2]。単独では再発率が高く手術療法と併用することが多い。

③ 手術療法

適応は自覚症状を有する伏在型静脈瘤である。

- **高位結紮術（切除）**

現在行われていないが，伏在静脈を二重結紮（血管をしばる）して切離する方法で，高位結紮のみでは再発することがあるため，高位と膝の上下の3カ所の結紮切離を行って，後日硬化療法を併用する施設が多い。伏在静脈の拡張が中等度の場合に選択され，局所麻酔で行われる[1]。

- **ストリッピング（静脈抜去切除）術 [図2]**

弁不全となった伏在静脈を抜去切除する。高位結紮後にストリッピングワイヤーを用いて抜去する方法と，周囲組織や神経への障害が少ない，結紮後に静脈を裏返すようにして引き抜く内翻法がある。安定した成績が得られ静脈瘤根治術と呼ばれるが，手術の5年後に3～4割が再発するという報告もある[1]。全身麻酔や脊椎麻酔で行われ，術後に疼痛や出血のリスクがある。

- **血管内治療**

血管内治療には高周波（ラジオ波）を使う高周波治療とレーザー治療がある[図3]。弁不全のある伏在静脈内にカテーテルを挿入し，血管内を焼灼して静脈を閉塞させる方法である。局所麻酔，日帰り手術で行われる。

[図1] 下肢静脈瘤

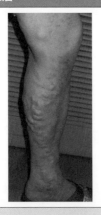

[図2] ストリッピング

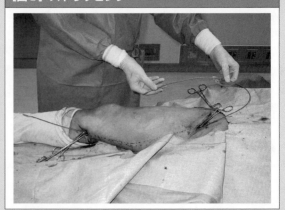

[図3] 血管内レーザー

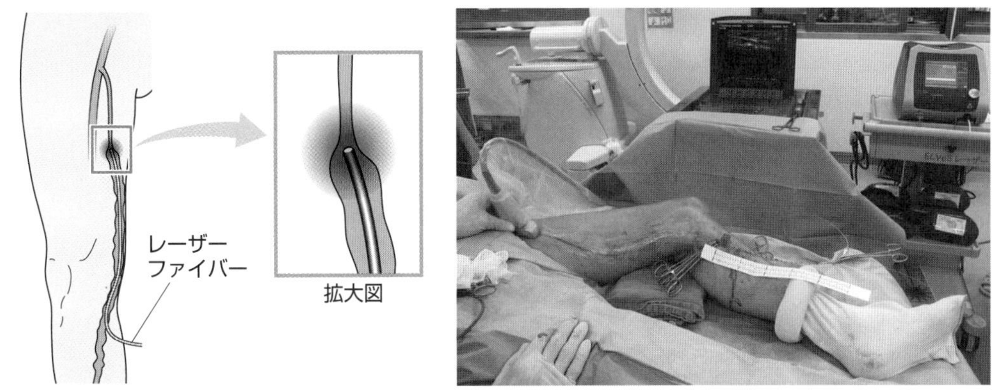

2）患者指導のポイント

① 圧迫療法について

- 朝の起床後より弾性包帯か弾性ストッキングを装着し，就寝前まで続け，就寝時は下腿を約10cm挙上する。手術治療を行わない場合は継続して行い，手術を行った場合は，2～3カ月行うように指導する[1]。現在は1カ月が主流（数日との報告も）である
- 圧迫療法として用いられる弾性ストッキングは，閉塞性動脈硬化症やバージャー病のように，動脈の血行障害を有する患者への使用は原則として禁忌である。その他にも皮膚発赤，かぶれ，びらん，潰瘍，水泡などを生じることがあるため，装着中は注意深い観察が必要である。また，段階的弾性ストッキングの着圧増加は，下腿の筋肉のポンプ機能を上昇させることにより，静脈容量と最大静脈還流量を増大させることが明らかになっており[3]，心不全の患者が弾性ストッキングを使用する際にも注意が必要である
- 弾性ストッキングの着用方法は「硬くて着脱が困難である」という患者からの声が多く，使用の際にはコツを伝え，患者が無理なく続けられるよう支援する必要がある。着脱のどちらにおいても，ストッキングをかたまりにしないということがポイントであり，患者自身で行うことが困難な際には，家族の協力を得ることや，すべりをよくして着用を補助するフットスリップや補助具を使用するといった工夫が必要である

② 生活指導

- 長時間の立位を避けることや肥満の解消といった，日常生活の指導を行う

（定本真由子・宇野真理子）

《引用文献》
1) 日本皮膚科学会 創傷・熱傷ガイドライン委員会編：日本皮膚科学会ガイドライン，下腿潰瘍・下肢静脈瘤診療ガイドライン．日皮会誌 121（12）：2431-2448, 2011.
2) 折井正博：下肢静脈瘤．病気がみえる vol 2 循環器，第3版, pp271-273, 2010.
3) 早田剛・他：段階的弾性ストッキング着用による下腿圧迫増加が下腿静脈コンプライアンスを増加させる．体力科学 55（4）：421-428, 2006.

《参考文献》
1) 平井正文，岩井武尚編：新弾性ストッキング・コンダクター―静脈疾患・リンパ浮腫における圧迫療法の基礎と臨床応用．p15, へるす出版, 2010.

コラム 動脈硬化性疾患の患者教育

動脈硬化性疾患（atherosclerotic cardiovascular disease）の最も重要な危険因子は脂質異常症であり，その管理は動脈硬化性疾患の予防において極めて重要な位置を占める。一方で，その他の介入可能な主要危険因子，すなわち，喫煙，高血圧，糖尿病などに対する適切な管理も重要である。

動脈硬化性疾患の予防のためには，これらの危険因子を見落とすことなく包括的に管理していかなければならない。動脈硬化性疾患ガイドラインでは，

[表1] 動脈硬化性疾患の危険因子

- 冠動脈疾患
- 糖尿病・耐糖能異常
- 慢性腎臓病（CKD）
- 非心原性脳梗塞
- 末梢動脈疾患（PAD）
- 年齢・性別
- 脂質異常症
- 高血圧
- 喫煙
- 早発性冠動脈疾患の家族歴（第1度近親者かつ男性55歳未満，女性65歳未満）

（日本動脈硬化学会編：動脈硬化性疾患予防ガイドライン2012年版. p22, 日本動脈硬化学会, 2012より一部改変）

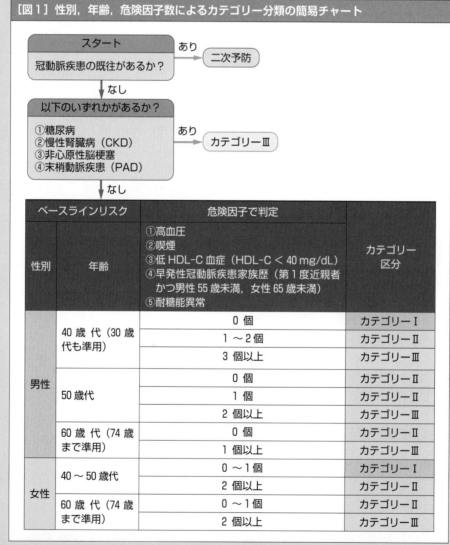

[図1] 性別，年齢，危険因子数によるカテゴリー分類の簡易チャート

（日本動脈硬化学会編：動脈硬化性疾患予防ガイドライン2012年版. p144, 日本動脈硬化学会, 2012より一部改変）

定期的にスクリーニング検査を実施し，リスクと管理状況の再評価を継時的に行うことを推奨している。

動脈硬化性疾患の危険因子としては［表1］のものがあげられる［表1］であげられた疾患はほとんどが慢性疾患であり，生活習慣の改善も長期にわたって行わなければならない。そのため，患者が長期に自らの疾患と向き合える自己管理教育が必要となる。その方法として，いつでも疾患や自己管理について振り返りができるような，パンフレットや教材を用いて説明を行うと効果的である。また，患者の継続した自己管理を目指すため，必要な項目をあげて数値目標を提示する。

1．脂質の数値目標（空腹時静脈血採血）

脂質管理目標値は，冠動脈疾患の既往の有無と危険因子および10年間の冠動脈疾患死亡率から求めるカテゴリー分類によって異なる。脂質管理をしていくためには，まず一次予防か二次予防，どのカテゴリーに分類されるかを判断し［図1］，患者の状態に合った目標値を選択していく［表2］。

2．脂質以外の指導項目と数値目標
［表3］

動脈硬化性疾患を予防するためには，脂質以外にも危険因子に関連した日常生活の管理を行っていくことが必要となる。

これらの危険因子を包括的に評価し，患者の状態に合った教育を行うことが大切である。教育の際には，患者が長期的な目標や希望をもち，疾患の管理についての自己効力感を上げられる方法で指導する。

1）患者の抱える危険因子と循環器疾患との関係

動脈硬化と循環器疾患は密接に関連しており，それぞれの危険因子には同じものが多くあり，日常生活に関連しているものも少なくない。日常生活における危険因子は，長年の習慣に起因しているため，患者が気づきにくい場合もある。患者の日常生活を把握し，改善すべき点を一緒に明確にし，具体的方法を提示していく。

［表2］カテゴリー分類別脂質管理目標値

治療方針の原則	管理区分	脂質管理目標値（mg/dL）			
		LDL-C	HDL-C	TG	non HDL-C
一次予防 （生活習慣の改善が中心）	カテゴリーⅠ	< 160	≧ 40	< 150	< 190
	カテゴリーⅡ	< 140			< 170
	カテゴリーⅢ	< 120			< 150
二次予防 （生活習慣の改善とともに薬物治療を考慮）	冠動脈疾患の既往	< 100			< 130

- 家族性高コレステロール血症については引用文献1の9章を参照のこと
- 高齢者（75歳以上）については引用文献1の15章を参照のこと
- 若年者などで絶対リスクが低い場合は相対リスクチャート（引用文献1の参考資料1，p113）を活用し，生活習慣の改善の動機付けを行うと同時に絶対リスクの推移を注意深く観察する
- これらの値はあくまでも到達努力目標値である
- LDL-Cは20〜30％の低下を目標とすることも考慮する
- non HDL-Cの管理目標は，高TG血症の場合にLDL-Cの管理目標を達成したのちの二次目標である。TGが400 mg/dL以上および食後採血の場合は，non HDL-Cを用いる
- いずれのカテゴリーにおいても管理目標達成の基本はあくまでも生活習慣の改善である
- カテゴリーⅠにおける薬物療法の適応を考慮するLDL-Cの基準は180mg/dLとする

（日本動脈硬化学会編：動脈硬化性疾患予防ガイドライン2012年版．p42，日本動脈硬化学会，2012より）

[表3] 脂質以外の指導項目と数値目標

項目	内容
体重・BMI	・毎日決まった時間に測定することを指導する ・BMI25 未満を長期的な目標とする 標準体重＝ BMI22 での体重 計算方法：標準体重（kg）＝身長（m）^{2}× 22 ・3〜6カ月間で臍高部ウエスト周囲長の5％減を目標としてもよい
血圧	・毎日測定，記録し，受診時に医師に見てもらうよう指導する

	診察室血圧	家庭血圧
75 歳未満の患者	140/90 mmHg 未満	135/85 mmHg 未満
75 歳以上の患者	150/90 mmHg 未満 （薬の副作用に耐えられるのであれば 140/90 mmHg 未満）	145/85 mmHg 未満 （薬の副作用に耐えられるのであれば 135/85 mmHg 未満）
糖尿病患者 CKD 患者（蛋白尿陽性）	130/80 mmHg 未満	125/75 mmHg 未満
脳血管障害患者 冠動脈疾患患者	140/90 mmHg 未満	135/85 mmHg 未満

（日本高血圧学会高血圧治療ガイドライン作成委員会：高血圧治療ガイドライン 2014．p35，ライフサイエンス出版，2014 より一部改変）

血液検査・糖尿病

コントロール目標値	血糖の正常化を目指す際の目標	合併症予防のための目標	治療強化が困難な際の目標
HbA1c（％）（NGSP）	6.0 未満	7.0 未満	8.0 未満
	食事療法や運動療法だけで達成可能な場合，または薬物療法でも低血糖などの副作用がなく達成可能な場合の目標	空腹時血糖値 130mg/dL 未満，食後2時間血糖値 180mg/dL 未満をおおよその目安とする	低血糖などの副作用，その他の理由で治療の強化が難しい場合の目標

治療目標は年齢，罹患期間，臓器障害，低血糖の危険性，サポート体制などを考慮して個別に設定する。
＊1：いずれも成人に対しての目標値であり，または妊娠例は除くものとする。
（日本糖尿病学会：糖尿病治療ガイド 2016-2017．p27，文光堂，2016 より一部改変）

食事
・1日塩分6gまで
・エネルギー摂取量と身体活動量を考慮して標準体重を維持する
・推定エネルギー（kcal/ 日）
＊糖尿病がある場合は，糖尿病治療ガイドに従う

性別	男性			女性		
身体活動レベル	Ⅰ*1	Ⅱ*2	Ⅲ*3	Ⅰ	Ⅱ	Ⅲ
18〜29（歳）	2,300	2,650	3,050	1,650	1,950	2,200
30〜49（歳）	2,300	2,650	3,050	1,750	2,000	2,300
50〜69（歳）	2,100	2,450	2,800	1,650	1,900	2,200
70 以上（歳）*4	1,850	2,200	2,500	1,500	1,750	2,000

食事	* 1：Ⅰ…生活の大部分が座位で，静的な活動が中心の場合 * 2：Ⅱ…座位中心の仕事だが，職場内での移動や立位での作業・接客等，あるいは通勤・買い物・家事，軽いスポーツ等のいずれかを含む場合 * 3：Ⅲ…移動や立位の多い仕事への従事者，あるいは，スポーツ等余暇における活発な運動習慣をもっている場合 * 4：主として70〜75歳ならびに自由な生活を営んでいる対象者に基づく報告から算定した 注1）活用に当たっては，食事摂取状況のアセスメント，体重およびBMIの把握を行い，エネルギーの過不足は，体重の変化またはBMIを用いて評価すること 注2）身体活動レベルⅠの場合，少ないエネルギー消費量に見合った少ないエネルギー摂取量を維持することになるため，健康の保持・増進の観点からは，身体活動量を増加させる必要があること ［「日本人の食事摂取基準」(2015年版) 策定検討会：厚生労働省策定「日本人の食事摂取基準 (2015年版)」策定検討会報告書．p73, 2014. http://www.mhlw.go.jp/file/05-Shingikai-10901000-Kenkoukyoku-Soumuka/0000114399.pdf.(2016年5月閲覧) より一部改変］ • 総カロリーのうち，脂肪は20〜25%，炭水化物は50〜60%，飽和脂肪酸は4.5〜7%とする • コレステロールは1日に200 mgまでとし，魚類（特に青魚）に含まれるn-3系多価不飽和脂肪酸を積極的に摂取する • 玄米や大麦，大豆製品，野菜類，海藻類，果物類，芋類などの植物性食品を十分に摂取する（腎機能低下や糖尿病の場合には野菜や果物の摂取量について考慮する） • その他：保有する危険因子に合わせて管理栄養士からの食事指導を勧める
運動	• 運動療法を開始する前にメディカルチェックを受けること • 冠動脈疾患患者や心血管系疾患のリスクが高い者，高齢者は主治医に相談し，適切な運動処方を作成してから安全に実施すべきである
禁煙	• 禁煙し，受動喫煙を回避することを指導する。必要であれば，禁煙外来を紹介する
節酒	• 1日純アルコール摂取量：25gまで（特に制限がない場合） • 週2回程度の禁酒日を設けるほうが望ましい 〈純アルコール量の算出式〉 　飲酒量（mL）×アルコール度数（%）÷100×0.8 　※たとえば500mLビール（中瓶1本）では純アルコール量20g 　500 mL×0.5%÷100×0.8＝20 g • 保有する危険因子とその状態によっては禁酒を指導する

2）生活習慣の見直しと改善方法を患者とともに考える

① 食事（減塩と適正摂取エネルギー量，コレステロール制限）

基礎疾患も考慮して管理栄養士と相談し，栄養指導を導入する。指導の際には，家族も含めて指導を行い協力を得られるようにする。

塩分摂取量は血圧との関連が強いため減塩を，摂取エネルギーについても，基礎疾患のコントロールの観点から，適正エネルギーの摂取をすすめる。また，コレステロールも動脈硬化との関連が強いため，制限をすすめる。具体的な方法として食品成分表や秤の使用をすすめる。

食事における指導では，患者の生活や嗜好を把握して，その患者に合った具体的な方法を提示しながら指導する［表4］。

食事療法を行った時のメリットや臨床指標（検査データ）の改善項目などを説明し，患者自身が取り組みを評価できるように指導する。

② ストレス管理

ストレスは，暴飲暴食といった行動の変化や，高血糖，高血圧を引き起こすため，動脈硬化性疾患の予防にとってストレス対処は重要であることを説明する。

ストレスを防ぐには，❶ストレスを回避する，❷考え方や受け止め方を変える，❸ストレスの対処法を身につける，といった方法がある。患者のストレスに感じる事柄に合わせてこれらの方法を提示し，患者ができるストレスを防ぐ方法を一緒に考える。

生活習慣を改善するための取り組みがストレスに

[表4] 減塩や摂取カロリー低下のための具体的方法の一例

〈食べ方や生活の中での工夫〉
- 1日3食規則正しく食事する
- 1回の食事に20分以上かける
- 食べる時には，野菜から食べる
- お茶碗はできるだけ小さいものを使う
- 外食の時には，ご飯の量を半分にしてもらう
- メニュー表のカロリーや塩分の表示を見る
- 菓子や酒などの買い置きはしない

〈減塩の工夫〉
- 香辛料や酸味，香りを利用する
- ハムやウインナー，かまぼこなどの練り物は減らす
- しょうゆなどは，味をみてから使用する
- しょうゆやソースなどは直接かけない
- 減塩・塩分控えめの調味料を選ぶ
- 食品表示の塩分やナトリウムに注意する
- 麺類のスープは残す

〈摂取カロリー，コレステロールを抑える工夫〉
- 食物繊維の多い食品（玄米，キノコ類，野菜など）を選ぶ
- 肉は，赤身の多いもの・皮や脂肪の少ないものを選ぶ
- 肉より魚，白身魚より青魚を選ぶ
- ドレッシングは，ノンオイルで量を半分にする
- 飲み物はノンカロリー，牛乳も低脂肪を選ぶ
- お菓子は，袋から出してお皿に盛って食べる
- 買い物の際には，食品表示を見る
- 食べ過ぎないことを意識する

（福岡泰子：脳卒中再発予防のための患者教育．百田武司，森山美知子編．エビデンスに基づく脳神経看護ケア関連図．p318, 中央法規出版，2014より一部改変）

なることがあるため，生活習慣の改善行動が継続できるための対処についても検討する。

③ 禁煙

ニコチンは血管を収縮させ血圧が上昇するため，禁煙を指導する。具体的な方法として，ガムやニコチンパッチなど薬局で購入できるものもあると情報を提供し，使用をすすめる。それでも自信がない時には，禁煙外来を設置している病院を紹介し，受診をすすめる（コラム「禁煙指導」p156参照）。

④ 節酒

基礎疾患の状態によっては，少量の飲酒なら問題はないが，多量の飲酒は虚血性疾患の危険を高めるので節酒することをすすめる。具体的な飲酒の量についても，患者の嗜好に合わせて指導する（コラム「アルコールと循環器疾患」p153参照）。

⑤ 感染症

感染症に罹患すると発熱や下痢などの症状が現れるだけでなく，高血糖や腎機能低下など危険因子の増悪を招く。外出後のうがいや手洗いの習慣を身に付けるよう指導する。また高齢者の場合は，インフルエンザや肺炎のワクチン接種もすすめる。

⑥ 運動

身体活動の不足は動脈硬化性疾患の危険因子である。1日30分以上の有酸素運動が推奨されている（㉓心臓リハビリテーション p335参照）。

⑦ その他の生活習慣改善

冬季には寒冷のため血圧が上昇する傾向にある。防寒や暖房に配慮するよう指導し，特にトイレや浴室，脱衣所などを暖かくし，血圧の変動を抑える工夫を指導する。

入浴に関しても，血圧が上がらないとされている40℃程度のお湯で5〜10分程度で済ませることを勧める。また，サウナや冷水浴は脱水，血圧の上昇を起こす恐れがあるため，できる限り避けるように指導する。

便秘は，排便時のいきみで血圧が上昇するため，水分や食物繊維の摂取，運動などをすすめ，便秘を予防するように指導する。また，便秘が続くようであれば医師に相談し，緩下薬など処方を行ってもらうようにする。

（竹下八重，福岡泰子）

《文献》
1) 日本動脈硬化学会編：動脈硬化性疾患予防ガイドライン2012年版．日本動脈硬化学会，2012．
2) 日本循環器学会，日本栄養・食糧学会，日本高血圧学会・他：虚血性心疾患の一次予防ガイドライン（2012年改訂版）．http://www.j-circ.or.jp/guideline/pdf/JCS2012_shimamoto_h.pdf（2015年1月閲覧）
3) 日本循環器学会，日本栄養・食糧学会，日本高血圧学会・他：拡張型心筋症ならびに関連する二次性心筋症の診療に関するガイドライン．http://www.j-circ.or.jp/guideline/pdf/JCS2011_tomoike_h.pdf（2015年1月閲覧）
4) 小川聡，井上博編：標準循環器病学．医学書院，2001．
5) 大江透：不整脈 ベッドサイド診断から非薬物治療まで．医学書院，2007．

コラム アルコールと循環器疾患

「酒は百薬の長」「少量のお酒は体によい」と一般的にいわれている。

アルコールが身体によい影響をもたらすといわれ始め、高血圧患者でも少量の飲酒は心血管病のリスクを改善するとされている[1,2]。飲酒することで起こる身体へのよい影響として、少量の飲酒はさわやかな気分や陽気になるなどストレス発散による精神安定への効果や、HDL-Cを増加させる、血小板の凝集が抑制されるなど虚血性心疾患のリスクを低くすることがわかっている。

しかし、さらに飲酒量が増えれば虚血性心疾患のリスクが非飲酒者のそれより高くなるUカーブパターンをとる。これは、長期に多量の飲酒によって交感神経が優位に働き、脈拍を増加させ心負荷をかけるとともに、動脈硬化を促進させるため血圧も上がることが原因である。

加えて、多量の飲酒は期外収縮や心房細動など不整脈を誘発し、心肥大や心不全の原因となる。心不全となった場合は、禁酒は不可欠である。

また、長期かつ多量の飲酒（1日80〜90gの純エタノール換算量を5年以上にわたり摂取）はアルコール性心筋症を発症するとの報告もある[3]。アルコール性心筋症は拡張型心筋症と同じ症状を呈するが、禁酒することで症状が軽減する特徴をもつ。

このように、少量・適量の飲酒は心臓保護効果があるとされる一方で、長期の多量飲酒は心筋梗塞や心不全の危険を高める可能性があり、これらを踏まえて患者教育を行う必要がある。

1）アルコール適正量

高血圧治療ガイドラインでは、1日平均純アルコール量は男性で20〜30g、女性で10〜20g以下にするべきであるとしている[4]。純アルコール量（g）は、アルコール度数×量（mL）×0.8（アルコールの比重）で計算することができる。飲酒量を純アルコールに換算し、わかりやすくするため「ドリンク」という表示がされており、わが国ではこの基準量を1ドリンク=10gで使用している。代表的なアルコール飲料の種類と1ドリンク量を[表1]に示す。

心不全患者の場合は水分制限が課されている者もいるため、アルコール飲酒量を水分量として考える必要もある。

2）禁酒・節酒への介入

1日にどの程度の飲酒をしているか純アルコール量を計算し、飲酒量を認識してもらう。WHOが開発し国際的にも活用されている飲酒習慣スクリーニングテスト（AUDIT）[5]を[表2]に示す。AUDITを用いて、健康への被害や日常生活への影響が出るほど問題があるか否かをテストし、20点以上のア

[表1] 各酒類の1ドリンクの目安

種類	目安
ビール（アルコール度数5）	中びん1/2本（約250mL）
日本酒（アルコール度数15）	1/2合（約80mL）
焼酎（アルコール度数35）	1/2合（約90mL）
ウィスキー（アルコール度数43）	ダブル1/2杯（約30mL）
ワイン（アルコール度数12）	ワイングラス1杯弱（約100mL）
缶チューハイ（アルコール度数5）	1/2缶（約250mL）

（厚生労働省：メタボリック症候群が気になる方のための健康情報サイト e-ヘルスネット，http://www.e-healthnet.mhlw.go.jp/information/alcohol/a-02-001.html より）

[表2] 飲酒習慣スクリーニングテスト（AUDIT）

以下の質問を字句通り読むこと。注意深く答えを記入するように。
次の言葉でAUDITを開始する。「今から，あなたの過去1年間の飲酒に関して質問を始めます」。「アルコー飲料」の意味を，ビール，日本酒，ウォッカなど，地域に合った例をあげ説明する。答えは飲酒単位で統一する。正しい答えの番号を，[　　]の欄に入れていく。

1．どれぐらいの頻度でアルコール飲料を飲みますか？ （0）全く飲まない［質問9と10まで飛ぶ］　　（1）月1回以下 （2）月2～4回　　（3）週2～3回　　（4）週4回以上	[　　]
2．飲酒時は1日平均して何ドリンク（何単位）飲みますか？ （0）1～2ドリンク（0.5または1単位）　　（純アルコールで10～20g台） （1）3～4ドリンク（1.5または2単位）　　（純アルコールで30～40g台） （2）5～6ドリンク（2.5または3単位）　　（純アルコールで50～60g台） （3）7～9ドリンク（3.5か4か4.5単位）　（純アルコールで70～90g台） （4）10ドリンク（5単位以上）　　　　　　（純アルコールで100g以上）	[　　]
3．どれぐらいの頻度で1度に3単位以上飲むことがありますか？ （0）1回もない　　（1）月1回未満　　（2）毎月　　（3）毎週　　（4）毎日または，ほとんど毎日 ※質問2と3の合計スコアが0の場合は質問9と10に進む	[　　]
4．飲み始めたら，飲むのを止められなくなったことが，過去1年でどれくらい頻度ありますか？ （0）1回もない　　（1）月1回未満　　（2）毎月　　（3）毎週 （4）毎日または，ほとんど毎日	[　　]
5．飲酒のせいで，通常あなたが行うことになっている事を行うことができなかったことが，過去1年でどれくらいの頻度ありますか？ （0）1回もない　　（1）月1回未満　　（2）毎月　　（3）毎週 （4）毎日または，ほとんど毎日	[　　]
6．飲みすぎた翌朝，アルコールを入れないと動けなかった，ということは過去1年でどれくらいの頻度ですか？ （0）1回もない　　（1）月1回未満　　（2）毎月　　（3）毎週 （4）毎日または，ほとんど毎日	[　　]
7．飲酒後に罪悪感・後ろめたさを感じたり，後悔をしたことが，過去1年でどれくらいの頻度ありますか？ （0）1回もない　　（1）月1回未満　　（2）毎月　　（3）毎週 （4）毎日または，ほとんど毎日	[　　]
8．飲酒翌朝に夕べの行動を思い出せなかったことが，過去1年でどれくらいの頻度ありますか？ （0）1回もない　　（1）月1回未満　　（2）毎月　　（3）毎週 （4）毎日または，ほとんど毎日	[　　]
9．あなたの飲酒により，あなた自身や他の人がケガをしたことがありますか？ （0）ない　　（2）ある，でも1年以上前に　　（4）ある，過去1年以内に	[　　]
10．親戚，友人，医師，または他の保健従事者が，あなたの飲酒について心配をしたり，飲酒を控えるようにとあなたに薦めたことはありますか？ （0）ない　　（2）ある，でも1年以上前に　　（4）ある，過去1年以内に	[　　]
合計スコアを記入	[　　]

合計がカットオフ値を超えている場合，取り扱い説明書：User's Manualを参照する。

[小松知己・吉本尚監・監訳：AUDITアルコール使用障害特定テスト使用マニュアル．p19, 2011. http://oki-kyo.jp/who-audit-jp.pdf（2015年3月閲覧）より]

ルコール依存症と疑われる場合は，精神科への受診やカウンセリングなどの受診をすすめる。AUDITの点数による飲酒問題の重症度を[表3]に示す。

● 節酒・禁酒に向けた行動変容の実際

危険な飲酒の場合は，先のテストの結果を提示し飲酒についてどのように考えているか，どんな時に飲酒したくなるかなどをたずね，アルコールについ

[表3] AUDIT スコアによるリスク分類

リスクレベル	介入	AUDIT スコア*
リスクⅠ群	アルコール教育	0〜7
リスクⅡ群	簡単なアドバイス	8〜15
リスクⅢ群	簡単なアドバイスと簡易カウンセリング，継続的な観察	16〜19
リスクⅣ群	診断的評価と治療のために専門家に紹介	20〜40

＊AUDIT スコアのカットオフ値はその国の飲酒パターン，1飲酒単位当たりのアルコール含有量，スクリーニング・プログラムの性質によって多少変わることがある。詳細はAUDIT 使用マニュアルを参照。特に AUDIT スコアが 15〜20 点の間だった場合に，これらのガイドラインを修正し，スコアを解釈し，臨床的判断がなされるべきである。

[小松知己・吉本尚監・監訳：AUDIT アルコール使用障害特定テスト使用マニュアル．p24, 2011, http://oki-kyo.jp/who-audit-jp.pdf（2015 年3月閲覧）より]

て知識提供を行う。患者を批判しないように注意深く事実を確認する。問題点を患者と一緒に考え，どのような方法であれば節酒や禁酒が可能か，「1カ月後までにビールを 360 mL 1 本だけにする」「1 週間に1日休肝日をつくる」など実行可能な具体的目標と行動プランを話し合って決める。

「節酒のための自己管理には，適切な飲酒目標を設定し，持続可能なセルフモニタリングを設定することが重要」との報告もある[6]。

節酒および禁酒についての目標と行動プランの実行では，セルフモニタリングできる手帳や日記などを使用し，これらを可視化して目標を達成できるよう働きかける。手帳などを患者と一緒に確認し，目標が達成できていたら賞賛し，新たな目標と行動計画を立て，患者の自己効力感を高めながら節酒や禁酒を成功させるよう働きかけることが重要である。

節酒・禁酒に向けた標準的な指導方法には，WHO がプライマリ・ケア領域（診療所レベル）での使用を推奨する Brief intervention（2001）がある。わが国では，肥前精神医療センターが開発した多量飲酒者に飲酒量を減らすための介入プログラム，HAPPY（Hizen Alcoholism Prevention Program by Yuzuriha：HAPPY）プログラム（杠, 2007）がある。

HAPPY プログラムでは，AUDIT で対象者のスクリーニングを行い，飲酒問題があると判明し飲酒量を減らすことを希望した対象者に対し，アルコールが健康に与える影響について教材を用いて教育し，節酒や禁酒にむけた短期介入（BI）を実施する。

飲酒目標を設定し飲酒日記を使用してセルフモニタリングを行い，対象者が相互に目標達成状況を報告しあい，節酒のための行動変容を促している。

（高濱明香）

《引用文献》
1) Sadakane A, et al: Amount and Frequency of Alcohol Consumption and All-Cause Mortality in a Japanese Population: The JMS Cohort Study. J Epidemiol 19(3): 107-115, 2009.
2) 日本高血圧学会：高血圧治療ガイドライン 2014. ライフサイエンス出版, p43, 2014.
3) 日本循環器学会・他：循環器病の診断と治療に関するガイドライン（2009-2010 年度合同研究班報告），拡張型心筋症ならびに関連する二次性心筋症の診療に関するガイドライン. p8.
http://www.j-circ.or.jp/guideline/pdf/JCS2011_tomoike_h.pdf（2015 年3月閲覧）
4) 厚生労働省：健康日本 21.
http://www1.mhlw.go.jp/topics/kenko21_11/b5.html（2015 年3月閲覧）
5) 小松知己・吉本尚監・監訳：AUDIT アルコール使用障害特定テスト使用マニュアル. 2011.
http://oki-kyo.jp/who-audit-jp.pdf（2015 年3月閲覧）
6) 原　俊哉・他：多量飲酒者介入プログラム（HAPPY プログラム）における飲酒目標と飲酒日記の有効性について. 日本アルコール・薬物依存医学会雑誌（1341-8963）46(3): 347-356, 2011.

《参考文献》
1) World Health Organaization: BRIEF INTERVENTION For Hazardous and Harmful Drinking A Manual for Use in Pramary Care
2) 厚生労働省：メタボリック症候群が気になる方のための健康情報サイトe-ヘルスネット
http://www.e-healthnet.mhlw.go.jp/information/alcohol/a-02-001.html（2015 年3月閲覧）

コラム 禁煙指導

1）喫煙の心血管系への影響と禁煙効果

喫煙による心血管系への影響[図1, 2]は多大であり，腹部大動脈瘤，閉塞性動脈硬化症（ASO），バージャー（Buerger）病の発症リスクを高める。さらに，冠動脈疾患では非喫煙者と比較し，喫煙者の発症リスクが1.7～3倍高く，脳卒中で1.7倍となっている[1]。

一方で，禁煙後1年以内に，冠動脈疾患の罹患率が大幅に低下する[1]ことや，たとえ急性心筋梗塞を起こした後でも，禁煙により心筋梗塞再発率や死亡率が低下する[2]ことが明らかになっており，禁煙ガイドラインでは完全な禁煙と受動喫煙の回避が推奨されている[1]。これらのことから，医療者は，喫煙による影響と発症リスク，また禁煙による効果を患者教育に取り入れ，患者の禁煙への動機付けを行う必要がある。

2）禁煙指導

国際的に用いられている禁煙指導の方法に，「5Aアプローチ」（Ask, Advise, Assess, Assist, Arrange）[表1]がある。5Aアプローチでは，受診のたびに，喫煙状況や禁煙の意志を確認して記録し，禁煙の意志や関心がない場合でも，すべての医療者が禁煙アドバイスを実施することが推奨されている。

3）循環器疾患における禁煙治療の実際

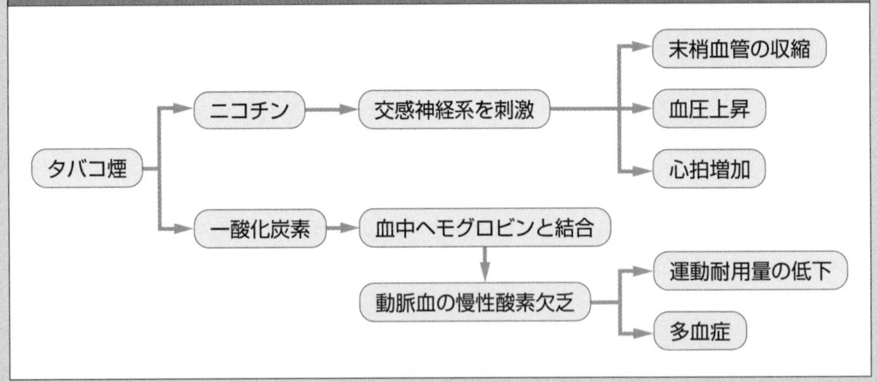

高血圧症や脂質異常症などで外来通院中の患者には，冠動脈危険因子の是正のため，医師が栄養指導や運動療法の依頼をするとともに，喫煙者を看護師の5Aアプローチによる禁煙指導面接に紹介するなどのシステムを整え，冠動脈疾患の発症予防を行うことが望ましい。

冠動脈疾患を発症した患者は，入院と同時に冠動脈インターベンション術（PCI）や心臓バイパス術（CABG）を受け，入院と同時に禁煙状態に置かれる。循環器疾患患者は，発症時の症状から死ぬかもしれないという体験をしている患者も多く，この時期に禁煙指導を

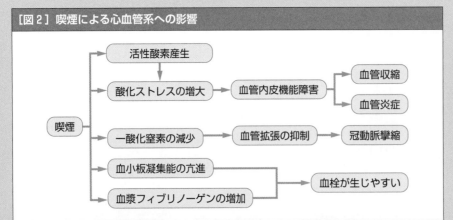

[図1] タバコ煙による心血管系への影響

(Wolf PA, et al：Cigarette Smoking as a risk factor for stroke, The Framingham Study. JAMA 259: 1025-1029, 1988 をもとに作成)

[図2] 喫煙による心血管系への影響

(Wolf PA, et al：Cigarette Smoking as a risk factor for stroke, The Framingham Study. JAMA 259: 1025-1029, 1988 をもとに作成)

[表1] 禁煙治療の手順：5Aアプローチ

ステップ	実施方法
ステップ1：Ask	診察のたびに，喫煙に関して質問し，記録する。
ステップ2：Advise	はっきりと強く，「今禁煙することが重要です。私やスタッフがお手伝いします」と忠告し，喫煙と現在の健康/病気，子どもや家庭への影響などと関連づける。
ステップ3：Assess	今（これから30日以内に）禁煙しようと思うかどうかをたずねる。そうであれば，禁煙支援を開始，そうでなければ禁煙への動機付けを行う。
ステップ4：Assist	①禁煙計画の支援とカウンセリング ・禁煙開始日を2週間以内に設定する ・周囲の人に禁煙宣言をし，理解とサポートを求める ・禁煙開始後のニコチン離脱症状を予測しておく ・タバコの処分 ・禁煙開始後は1本も吸わない ・過去の禁煙経験を振り返り何が役立ち，何が障害であったか振り返る ・禁煙中は節酒あるいは禁酒 ・家族にも禁煙または目の前で吸わないよう協力を求める ②ソーシャルサポートを利用できるよう支援する ・「私とスタッフは，いつでもお手伝いします」と伝える ・禁煙に際し，家族，友人，同僚から支援を求めるように言う ③薬物療法の使用を勧める ・第一選択薬はニコチン代替療法薬，およびバレニクリンである ④教材を提供する ・患者の特性に合った教材を提供する
ステップ5：Arrange	フォローアップ診察は，1週間以内，第2回目は1カ月以内，その後のフォローアップの予定も立てる。 ・禁煙成功に対し，賞賛する ・再喫煙があれば，状況を調べ再度禁煙をはたらきかける（実際生じた問題点や今後予想される問題点を予測する） ・薬物療法の使用と問題点を評価する

(Salonen JT : Stopping smoking and long-term mortality after acute myocardial infarction. Br Heart J 43: 463-469, 1980より改変)

行うことが禁煙の動機付けとなり，退院後も禁煙を継続するチャンスとなる。

しかし，半数近くの急性心筋梗塞患者は禁煙後6～12カ月以内に喫煙を再開し，1年後の禁煙率が10～40%という報告があるように[3]，退院後は外来で継続して禁煙を継続できているか確認し，再度喫煙するようになったとしても責めることなく，再度5Aアプローチにのっとり禁煙への挑戦を促す。

（宇野真理子）

《引用文献》
1) 日本循環器学会，日本小児科学会，日本心臓病学会・他：循環器病の診断と治療に関するガイドライン（2009年度合同研究班報告），禁煙ガイドライン（2010年改訂版）. http://www.j-circ.or.jp/guideline/pdf/JCS2010murohara.h.pdf（2014年9月2日閲覧）
2) Wolf PA, D'Agostino RB, Kannel WB, et al: Cigarette Smoking as a risk factor for stroke, The Framingham Study. JAMA 259: 1025-1029, 1988.
3) Burling TA, Singleton EG, Bigelow GE, et al: Smoking following myocardial infarction: A critical review of the literature. Health Psychol 3: 83-96, 1984.

《参考文献》
1) 中村正和：効果的な禁煙指導―医療機関（禁煙外来を含む）での指導の実際. 日本医師会雑誌 127：1025-1030, 2002.

第Ⅱ部 疾患別看護ケア関連図　C　刺激伝導系の異常（不整脈）

12 心房細動（AF）

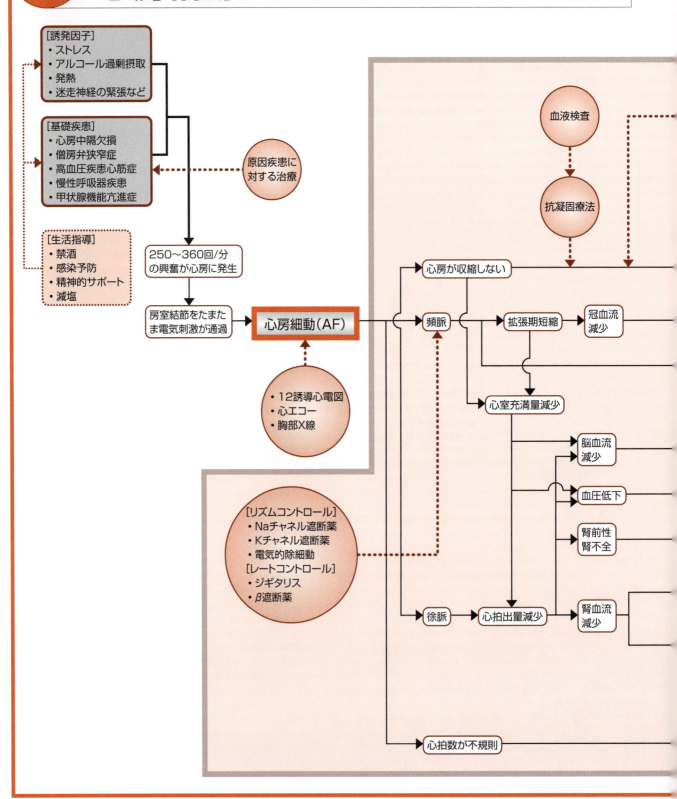

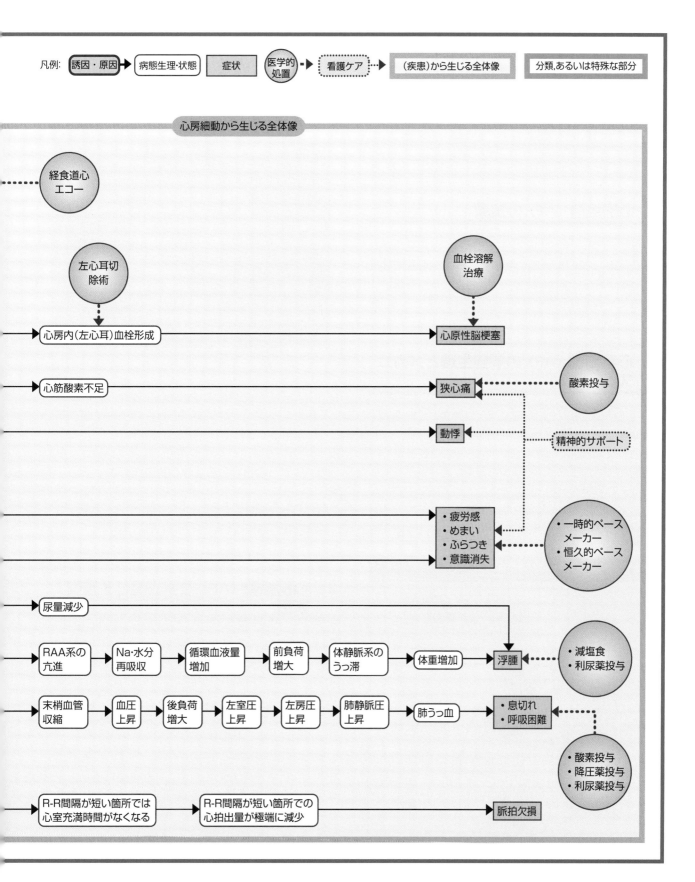

第Ⅱ部　疾患別看護ケア関連図　C　刺激伝導系の異常（不整脈）

12 心房細動（AF）

Ⅰ　心房細動が生じる病態生理

1．心房細動（AF）の定義

　心房細動（atrial fibrillation：AF）とは，心房の全体が無秩序に250〜350回/分程度興奮し，心房が正常に収縮していない状態であり，その興奮が房室結節へ不規則に伝わるために心室興奮も不規則になる不整脈である［図1］。

2．心房細動（AF）の解剖生理とメカニズム

　心房細動は心房内を不規則に複数の興奮が旋回を繰り返す状態と考えられており，心房が正常な収縮をせず，細かく震えている。250〜350回/分程度の興奮が心房内に発生し，たまたま房室結節を通過した興奮が心室に伝わり，心室興奮が不規則になることで，脈が不整となる。房室結節以下の伝導は正常である。

　正常洞調律では，心房から心室へ流れる血液のうち

[図1] 心房細動（AF）の異所性興奮

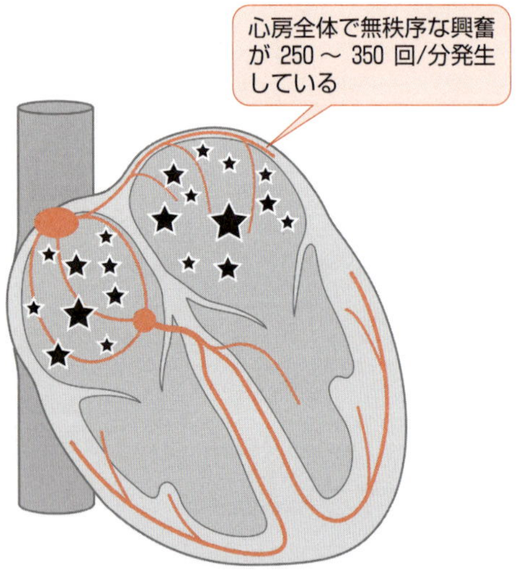

心房全体で無秩序な興奮が250〜350回/分発生している

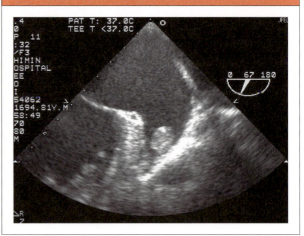

[図2] 経食道心臓エコー検査：左心耳血栓

約70％は心室の拡張によって吸い込まれ，残り約30％は心房の収縮によって心室に送られている。心房細動では心房が細かく震えており，正常な収縮をしていないため，約30％の血液が心室へうまく送れていない。そのため心臓から拍出される血液は約70％へ減少する。心室へ伝わってくる興奮が不規則であるため，拡張時間が変動して心室充満量も変動し，一回拍出量も変動する。

　心房収縮の消失は心房内の血液の停滞をきたし，血栓形成の原因となる［図2］。

3．心房細動（AF）を引き起こす基礎疾患

　心房細動は，心房に対して負荷がかかることで発生しやすくなるといわれている。基礎疾患としては，僧帽弁狭窄症や僧帽弁閉鎖不全症のように心房に直接容量負荷や圧負荷のかかる疾患や，高血圧，心筋症，慢性呼吸器疾患，甲状腺機能亢進症など，二次的にさまざまな心房負荷の原因となる疾患もある。

　また，ストレス，アルコール多飲，発熱，迷走神経の緊張などが誘発因子となることもある。80歳以上の高齢者では5〜10人に1人の割合で発生するといわれている。

4．心房細動（AF）の分類と症状

1）経過による分類
心房細動は持続時間により3種類に分類される。
① 発作性心房細動
発症後7日以内（多くは48時間以内）に自然停止し，洞調律に復帰する。特に基礎疾患がないものが多い。
② 持続性心房細動
発症後7日を超えて心房細動が持続しているものをいう。多くの場合，自然停止することはない。90％に基礎疾患があり，多くは発作性心房細動から移行する[1]。電気的除細動により94％は洞調律に復帰するという報告があるが，約50％が1年以内に再発する[1]。
③ 永続性心房細動
電気的あるいは薬理学的に除細動不能であり，永続的に心房細動が持続しているものをいう。

2）心拍数による分類
① 頻脈性心房細動［図3］
120～200回/分の，脈が速い心房細動では心室が拡張する時間が短くなり，心室に充満する血液の量が減少するため拍出する血液量が減少する。拍出されても血圧として測定できないことや脈圧が少ないために，脈拍として触知されないこともある。
② 徐脈性心房細動［図4］
房室ブロックが加わると，60回/分以下の徐脈となる。徐脈の場合は血圧が上昇する。多くは高齢者に起こる。

3）心房細動の症状
ほとんどの人は症状を自覚しないか，軽い動悸を感じる程度である。中には動悸，呼吸困難，息切れ，胸がもやもやする，めまいなどの症状が現れる場合もある。また頻脈になると冠状動脈循環血液量が減少して狭心痛が起こることもある。

頻脈では，血圧が低下するため，疲労感として感じることもある。

5．心房細動（AF）の診断・検査

検脈や心音聴取で心房細動を疑うことはあるが，正確な診断には心電図検査が必要であり，12誘導心電図や24時間ホルター心電図を実施する。

心電図上ではP波がなく，基線に不規則な細かいゆれ（f波）がみられる。複数の興奮がすべて房室結節を通過できるわけではなく，たまたま房室結節を通過できた興奮が心室へ伝わるため，QRS間隔は不規則となる。

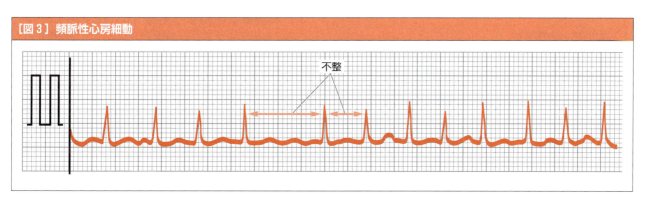

［図3］頻脈性心房細動

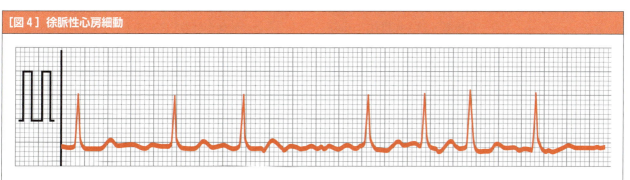

［図4］徐脈性心房細動

房室結節以下の伝導は正常であるため，その興奮が房室結節に伝わると通常通り心室が動き，心電図のQRS・T波は正常である。

また，基礎疾患の有無や心機能を評価するために心エコー検査，胸部X線検査，甲状腺機能を含めた血液生化学検査を行う。心房細動が約48時間以上続くと心房内（特に左心耳）に血栓が形成される可能性があり，心房内の血栓形成の有無や左心耳形態および機能などを評価するために経食道心エコーを行う場合がある。

6．心房細動（AF）の治療

心房細動治療の柱は，❶基礎疾患の治療，❷血栓形成の予防，❸頻脈を抑える治療（レートコントロール），❹洞調律を維持する治療（リズムコントロール），である。

心房細動の管理上，最も注意しなくてはならないことは，心原性脳梗塞の合併である。その発症頻度を低下させるために適切な対応が求められる。心房細動の心拍数調節か洞調律維持かを選択する前に，抗凝固療法の適応を判断することが重要であり，血栓塞栓症のリスクが高く，抗凝固療法の禁忌（出血している，出血傾向にある，手術・外傷後日の浅い場合，重篤な肝障害・腎障害がある，妊娠・出産・授乳中であるなど）がないと判断されたら抗凝固療法を開始する。

1）血栓形成の予防

前述で述べたように心原性脳梗塞を回避するために，心房細動の治療では血栓形成の予防が非常に重要である。発作性心房細動，持続性心房細動，永続性心房細動の脳梗塞発症率には差がないため，持続時間にかかわらず，リスクが高い場合には抗凝固療法が勧められる。

心房細動患者の脳梗塞発症のリスク評価指標として心房細動治療（薬物）ガイドライン（CHADS$_2$スコア）がある。心不全（congestive heart failure）1点，高血圧（hypertension）1点，75歳以上（Age ≥ 75y）1点，糖尿病（diabetes mellitus）1点，脳梗塞・TIAの既往（Stroke TIA）2点の合計点数（0～6点）が高いほど脳梗塞の発症リスクが高くなる。2点以上でワルファリン療法，新規経口凝固薬のダビガトラン（経口直接トロンビン阻害薬），リバーロキサバン，アピキサバン，エドキサバン（第Xa因子阻害薬）などの抗凝固療法が推奨される。1点の場合でもダビガトラン，アピキサバンの使用が推奨され，リバーロキサバン，エドキサバン，ワルファリン療法も考慮する必要がある。

ワルファリン療法の効き具合は定期的な血液検査で判定し，プロトロンビン時間国際標準比（PT-INR）2.0～3.0でのコントロールが推奨される。70歳以上ではPT-INR 1.6～2.6が勧められる。新規経口抗凝固薬はワルファリンと比較して脳梗塞予防効果が同等かそれ以上であり，逆に重大な出血合併症はワルファリンと同等かそれ以下という報告が多い。このため，患者によってはワルファリンより新規経口抗凝固薬の方が勧められる場合がある。ワルファリンが中止後3～5日効果が続くことに対し，新規経口抗凝固薬は1回の内服中止などで短時間に効果が切れるものが多い。ワルファリンと新規経口抗凝固薬それぞれに特徴，メリット，デメリットがあり，患者によって使い分ける必要がある［表1］。

2）頻脈を抑える治療（レートコントロール）

除細動をしても，すぐに心房細動を再発する例や永続性心房細動では，洞調律維持にこだわらず心拍数を適切にコントロールする治療が行われる。130回/分以上の心拍数が持続すると左室拡張不全が生じて，うっ血性心不全を起こしやすい。コントロールの推奨値は，安静時の心拍数を110回/分未満とすることである。

β遮断薬（ビソプロロール），αβ遮断薬（カルベジロール）などの薬物を使用し，心拍数の調節を行う。

3）洞調律を維持する治療（リズムコントロール）

心房細動のままより洞調律の方が不快な自覚症状がなく，心拍出量も維持でき，心房内血栓形成の危険がなくなるためメリットは大きい。しかし，洞調律に戻すには人為的な介入が必要であり，治療に伴う合併症発症のリスクも伴う。洞調律維持を目標とする治療と，心拍数調節を目標とする治療の比較では生命予後に差がないことが報告されており[1]，介入の方法や必要性について慎重な検討が必要である。

① 電気的除細動

電気的除細動施行については，心房細動が発生してどのくらいの時間が経過しているか，心房内血栓のないことが確認されているか，抗凝固療法が行われているかが重要である。

心房細動の発生により発症後48時間以内で血行動態が破綻し，緊急性の高い場合には，抗凝固療法が未施行でもQRS波同期下に電気的除細動を試みる。心房細動発症後48時間以上経過している場合や持続時間が不明の場合は心房内に血栓ができている可能性があるので，抗凝固療法を行ってから除細動を行う。

[表1] 抗凝固薬のメリット・デメリット

	薬剤	特徴	メリット	デメリット
	ワルファリン（ワーファリン®）	・ビタミンKに拮抗し，血液凝固因子の生合成を抑制する ・0.5時間で最高血中濃度になる ・半減期55～133時間	・1回/日投与 ・薬価が安い ・管理方法が確立されている ・内服忘れがあっても効果が持続している ・採血により効果の確認ができる ・効きすぎている場合には，効果を拮抗する薬剤がある	・食事の影響を受ける ・効果確認のための定期採血が必要
経口直接トロンビン阻害薬	ダビガトラン（プラザキサ®）	・トロンビンの活性部位に結合し，フィブリノーゲンからフィブリンに変換されるのを直接阻害する ・0.5～2時間で最高血中濃度になる ・半減期12時間	・食物の影響は少ない ・効果確認のための定期採血不要 ・他剤との相互作用が少ない	・2回/日投与 ・内服忘れによる効果低下が早い ・薬価が高い ・高用量で消化管出血が多い ・80%が腎排泄であり，腎機能低下の影響を受けやすい
第Xa因子阻害薬	リバーロキサバン（イグザレルト®）	・第Xa因子（FXa）を直接阻害し，FXaの阻害を介してトロンビン産生を抑制する ・0.5～4時間で最高血中濃度になる ・半減期5～13時間	・食物の影響は少ない ・1回1錠/日投与 ・効果確認のための定期採血不要	・CHADS$_2$スコア1点以下でのエビデンスは確立されていない ・薬価が高い ・間質性肺炎の副作用の報告がある
第Xa因子阻害薬	アピキサバン（エリキュース®）	・第Xa因子（FXa）を直接阻害し，FXaの阻害を介してトロンビン産生を抑制する ・3～3.5時間で最高血中濃度になる ・半減期12時間	・効果確認のための定期採血不要 ・腎排泄は25%であり，腎機能の影響を受けにくい ・高齢者にも使用しやすい可能性がある	・2回/日投与 ・日本人における有用性と安全性がまだ確立されていない ・薬価が高い
第Xa因子阻害薬	エドキサバン（リクシアナ®）	・第Xa因子（FXa）を直接阻害し，FXaの阻害を介してトロンビン産生を抑制する ・1～3時間で最高血中濃度になる ・半減期10～14時間	・1回/日投与 ・効果確認のための定期採血不要 ・出血などの合併症が少なく安全性が高い	・薬価が高い

[（日本循環器学会・他：循環器病の診断と治療に関するガイドライン（2012年度合同研究班報告）．心房細動（薬物）ガイドライン（2013年改訂版）．http://www.j-circ.or.jp/guideline/pdf/JCS2013_inoue_h.pdf（2016年10月閲覧）／薬剤添付文書をもとに作成］

電気的除細動後は心房の動きが元に戻るまで4週間かかるといわれており，洞調律に戻っても抗凝固療法は継続する必要がある。

心房細動に移行し1年以上経過している場合や，除細動を2回以上行っても洞調律維持が困難な場合，左房径が5cm以上ある場合は，除細動を行ってもその後の洞調律維持が困難であると予測され，電気的除細動は行わないことが多い。

② 薬理学的除細動

発作性心房細動にはNaチャネル遮断薬Ⅰa（キニジン，ジソピラミド，プロカインアミド，シベンゾリン），Naチャネル遮断薬Ⅰc（フレカイニド，ピルジカイニド，プロパフェノン）が有効といわれており，持続性心房細動にはKチャネル遮断薬（アミオダロン）が有効とされている。

Naチャネル遮断薬は興奮伝導速度を遅らせリエントリを停止させる作用があり，Kチャネル遮断薬は再分極を遅らせることで不応期を延長させ，リエントリを停止・予防する作用がある。

③ カテーテルアブレーション

頻拍や失神，心不全などの症状が現れ，QOLの低下を伴う心房細動を対象に行う。電気生理学的検査によって心房細動を引き起こす異常な電気的興奮を突き止め，

カテーテルを挿入し，左心房にある肺静脈やその周囲から発生する異常興奮を高周波電流で焼き切る治療である。手技が成功しても，数カ月以内に10〜50％の例に再発が認められるため，根治には複数回のアブレーションを必要とすることが少なくない。発作性心房細動を抑制できる確率は，初回のアブレーションでは50〜80％，2回目で80〜90％と報告されている。また持続性心房細動は発作性心房細動よりも根治が困難でり，複数回のアブレーションで60〜75％の成功率と報告されている[1]。設備と熟練した術者が必要であるため，施行できる施設が限られている（コラム「カテーテルアブレーション」p166参照）。

7．心房細動（AF）の合併症

1）心不全
頻脈の場合は心室の拡張時間が短くなるため心拍出量が低下し，息切れ，呼吸困難，浮腫などの心不全症状が現れる。

2）心原性脳梗塞
心房細動の最も重篤な合併症は脳梗塞である。脳梗塞の原因の約30％が心房細動である[2]。左房内（左心耳）に血栓が発生すると，それが剥がれ大動脈から脳血管に飛び，脳梗塞を引き起こす。心房内で形成された血栓は粒子が大きく，動脈の閉塞が急激に起こるために症状の出現も急激で重篤になることが多い。

3）その他の動脈閉塞
まれに腎臓，手，足，腸の動脈に血栓が飛ぶこともある。

Ⅱ 心房細動（AF）の看護ケアとその根拠

1．心房細動の観察ポイント

1）発作性心房細動
- 心房細動移行時は，心拍数（頻脈か徐脈か）と，持続時間を把握する
- 血圧を測定し，心房細動による血行動態の変化がないかを確認する
- 自覚症状（胸部不快，動悸，呼吸困難，息切れ，めまい）の有無・程度を観察する
- 病態把握のために12誘導心電図を施行する
- 心房細動発作の誘因となる行動やパターンがないか状況把握をする

2）持続性心房細動
- 安静時の心拍数，体動時の心拍数を把握する
- 安静時の血圧，頻拍時の血圧の変動を把握する
- 自覚症状（胸部不快，動悸，呼吸困難，息切れ，めまい）の有無・程度を観察する

2．心房細動（AF）の看護の目標

❶発作性心房細動の誘発因子があれば，それに対し予防策がとれる
❷心原性脳梗塞の発症を予防する
❸発作時に適切な処置を行い，血行動態の維持ができる
　目標は患者の状況（心房細動の原因，治療方針）によって大きく変わってくるものであり，看護師は患者の状況を把握し，患者に応じた適切な看護ケアを提供していく必要がある。

3．発作時の看護

洞調律から心房細動に移行した際に心拍出量が減少することを踏まえて，患者の血行動態の変化に注意する必要がある。また頻脈となり，動悸などの自覚症状がある場合には患者の不安にも配慮しなければならない。
頻脈の防止のため基本的には安静にしているほうが望ましいが，心房細動の持続時間が長い場合や，血行動態にさほど変化もなく自覚症状もない場合は，無理に安静にしなくてもよい。

4．抗凝固薬服用中の注意点

発作後48時間以上経過している場合には血栓形成の可能性が考えられるため，脳梗塞症状の出現に注意する。抗凝固療法が開始される場合には，薬剤を確実に投与する（コラム「経口抗凝固薬服用中の注意点」p168参照）。

5．日常生活の指導

心房細動のままで経過をみている患者は，レートコン

トロールと抗凝固療法が治療の中心となる．適切な治療継続のためには内服のアドヒアランスの向上が必要である．

心原性脳梗塞の予防のために確実に抗凝固薬を内服する必要があるとともに，抗凝固薬内服時の注意事項も患者本人・家族が把握する必要がある．心不全や腎不全で水分制限がある場合でなければ，脱水予防のため適度な水分補給の指導も行う．

また自己検脈の方法について指導を行い，普段の自己脈の数値を患者自身に知ってもらう．リズム不整のある脈拍を測定することが困難な患者は，ある程度の脈拍の速さを把握するだけでもよい．その上で，自覚症状出現時や頻脈発作時には適切な受診行動がとれるように指導する．

飲酒，感染，ストレス，カフェインの過剰摂取，疲れなどが誘発の原因となっている場合は，禁酒（節酒），感染予防の教育やストレスのマネジメントなどの支援を行う．

(小林志津江)

《引用文献》
1) 日本循環器学会・他：循環器病の診断と治療に関するガイドライン（2012年度合同研究班報告）．心房細動（薬物）ガイドライン（2013年改訂版）．
http://www.j-circ.or.jp/guideline/pdf/JCS2013_inoue_h.pdf（2016年10月閲覧）
2) 脳卒中合同ガイドライン委員会：脳卒中治療ガイドライン2009．p46．
http://www.jsts.gr.jp/guideline/046_047.pdf

《参考文献》
1) 日本循環器学会・他：循環病の診断と治療に関するガイドライン（2008年度合同研究班報告）．不整脈薬物治療に関するガイドライン（2009年改訂版）．
http://www.j-circ.or.jp/guideline/pdf/JCS2009_kodama_h.pdf（2016年10月閲覧）
2) 日本循環器学会・他：循環器病の診断と治療に関するガイドライン（2010－2011年度合同研究班報告）．カテーテルアブレーションの適応と手技に関するガイドライン．
http://www.j-circ.or.jp/guideline/pdf/JCS2012_okumura_h.pdf（2016年10月閲覧）
3) 安倍紀一郎，森田敏子：関連図で理解する循環機能学と循環器疾患のしくみ―病態生理，疾患，症状，検査のつながりが見てわかる．pp158-159，日総研出版，2005．
4) 市田聡：ハート先生の心電図教室 不整脈編 プロフェッショナル版．pp49-52，医学同人社，2008．
5) 石橋克彦：実践に生かせる 特集 新人ナースのための「うさぎメソッド」で超早わかり！ミラクルキャッチ☆心電図スペシャル．ハートナーシング26(5)：453-455，2013．
6) 浦部晶夫・他編：今日の治療薬2016―解説と閲覧，南江堂，2016．

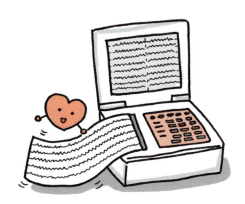

コラム　カテーテルアブレーション

1）カテーテルアブレーションとは

カテーテルアブレーション（catheter ablation）とは、静脈または動脈から電極カテーテルを心臓腔内に挿入し、カテーテル先端から発する高周波で、不整脈を発生させる心筋組織を焼灼して変性させ、異常興奮が起こらないようにする、頻脈性不整脈に対する根治療法である。

2）カテーテルアブレーションの適応

適応疾患は、WPW症候群や房室結節リエントリー性頻拍、心房粗動、心房頻拍などの上室性頻拍の他に、器質的疾患を伴わない特発性心室頻拍や基礎的心疾患に合併した心室頻拍（薬物抵抗性のものや有症状により、QOLを低下させるもの）、心室性期外収縮（多形性心室頻拍や心室細動の契機となるもの、心臓再同期療法の両室ペーシングの妨げとなるものなど）、薬剤抵抗性有症候性心房細動がある。

心臓手術歴のある患者は心臓の人工弁や人工心膜などの心内遺物、縫合線やその他の瘢痕組織、心嚢切開による心外膜炎などが不整脈気質を形成し、多彩な心房性不整脈を発生することがあり[1]、カテーテルアブレーションも治療の選択肢となる。

3）カテーテルアブレーションの実際

カテーテルアブレーション治療を行うためには、まず電気生理学的検査（EPS）（頻拍を誘発し頻拍発生機序を解明、頻拍回路または頻拍起源部位を同定する検査）による診断が必要である。

心内電位をみるために診断用の電極カテーテルを、主に右内頸静脈や右大腿静脈より挿入し、右心房、His束、右心室、冠静脈洞（coronary sinus：CS）に留置して行うのが一般的である。頻脈を誘発する時は、電極カテーテルによる刺激や薬剤（イソプレナリン）を用い、器質的疾患に伴う心室頻拍などの複雑な不整脈は、CARTO navigation systemなどの三次元マッピングシステム（心臓の形態と不整脈発生時の電気の流れを同時に確認できる立体画像で見ることができ、さらにアブレーション治療部位を確認することができる）でアブレーション部位を同定し、治療部位を正確に焼灼する。

焼灼部位は、不整脈の種類によって異なる。たとえば、心房粗動であれば三尖弁輪部に回路（マクロエントリー）が[2]、心房細動であれば肺静脈部に不整脈の起源（トリガー）が存在することが多いことが解明されており[3]、その部位を焼灼し、異常電位の流れを隔離する。

4）カテーテルアブレーション治療に伴う合併症

カテーテルアブレーションに伴う合併症には、血管穿刺とカテーテルの操作が関与して起こる血管壁の損傷や穿孔によるもの、たとえば、カテーテル穿刺部の出血や血腫、動静脈瘻の形成、気胸、心臓血管壁の穿孔、心タンポナーデ（コラム「心嚢液貯留（心タンポナーデ）」p228参照）などがある。その他に、高周波通電により起こりうる刺激伝導系の傷害や房室ブロック（⑭「房室ブロック」p188参照）、血栓形成による塞栓症（脳梗塞や心筋梗塞など）、肺静脈狭窄、左房食道瘻（心房細動治療時のカテーテルアブレーションで起こりやすい）の他に、感染や放射線被曝の増加に伴う皮膚障害などがある。

5）カテーテルアブレーション治療に関する看護のポイント

① 手術前

患者はカテーテルアブレーションを施行する数日前より入院し、術中に不整脈の誘発が抑制されるのを防ぐために、内服していた抗不整脈薬を中止することが多い。看護師は担当医と不整脈出現時の対応について相談し、モニター波形に注意して不整脈の有無を観察する。また、患者にも不整脈出現の可能性があることを説明し、異常を感じた時は看護師に伝えるように説明する。

患者には担当医より手術内容や麻酔の種類（多くが局所麻酔下で行われる）、治療時間（患者個々によって異なるが、おおよそ1～3時間程度）、術後の安静の必要性や合併症のリスク（カテーテル穿刺部位、焼灼部位によって異なる）、術後の回復経過、社会復帰などについて説明が行われる。看護師は病気や治療の説明に対する患者の理解状況や思いを確認し、必要に応じ

て補足説明を行い，不安の軽減，解消に努める。

② 手術中

手術は局所麻酔にて施行される場合と静脈麻酔の場合がある。局所麻酔の場合は意識のある状態で行うため，穿刺に伴う痛みや通電による胸部の熱感，不整脈の発生・誘発時に動悸などの自覚症状を伴うことがある。

手術開始後は心電図モニターの波形やバイタルサイン，患者の表情や言動，自覚症状に注意し，循環動態の変動や合併症の有無などの観察を行う。起こりうる合併症は焼灼部位によって異なるため，患者個々の術式に応じてリスクを想定しながら異常の早期発見につとめる。

また，医療者の言動が患者の不安を助長させることになりかねないため，患者が安心して治療を受けられるよう環境への配慮を行う。

③ 手術後

手術後は心電図モニター波形，自覚症状に注意し，カテーテルアブレーション治療の効果を確認する。また，心タンポナーデやカテーテル穿刺部の出血の有無，脳梗塞などの塞栓症状，その他の合併症の早期発見に努める。

術後は治療に伴う穿刺部位の再出血を予防するために，安静が必要である（安静時間は他のカテーテル検査と同様に，カテーテルのサイズや穿刺部位によって異なる）。安楽な体位の工夫や異常時に備えてナースコールの設置などの環境整備を行う。

また，カテーテルアブレーション治療後も，不整脈が再発するリスクはある。患者に自覚症状に注意するよう説明し，検脈の仕方を教育するなどして，異常の早期発見について理解を得る。

（中麻規子）

《引用文献》

1) Fiala M, Chovancik J, Neuwirth R, et al: Atrial macroreentry tachycardia in patients without obvious structural heart disease or previous cardiac surgical or catheter intervention: characterization of arrhythmogenic substrates, reentry circuits, and results of catheter ablation. J Cardiovasc Electrophysiol 18: 824-832, 2007.
2) 日本循環器学会・他：循環器病の診断と治療に関するガイドライン，カテーテルアブレーションの適応と手技に関するガイドライン．pp5-50.
http:www.j-cir.or.jp/guideline/pdf/JCS2012_okumura_h.pdf（2016年5月閲覧）
3) Haïssaguerre M, Jais P, Shah DC, et al: Spontaneous initiation of atrial fibrillation by ectopic beats originating in the pulmonary veins. N Engl J Med 339: 659-666, 1998.

《参考文献》

1) 日本循環器学会・他：循環器病の診断と治療に関するガイドライン（2010年合同研究班報告），不整脈の非薬物治療ガイドライン（2011改訂版）．pp15-19.
http:www.j-cir.or.jp/guideline/pdf/JCS2011_okumura_h.pdf（2016年5月閲覧）
2) 奥村謙・沖重薫：新高周波カテーテルアブレーションマニュアル．南江堂，2004.
3) 大江透編：新目で見る循環器シリーズ3心臓電気検査．pp10-18，メジカルビュー社，2006.
4) 友池仁暢監：Nursing Selection③ 循環器疾患．pp374-376，学習研究社，2003.
5) 落合慈之監：循環器疾患ビジュアルブック．p165，学研，2010.

コラム 経口抗凝固薬服用中の注意点

心原性脳塞栓症は、基礎疾患により心臓内で血栓形成が起こり、その一部が遊離して脳動脈に飛来し、急激に血栓閉塞をきたすことで発症する、最重症の脳梗塞病型である。また、心原性脳塞栓症患者の最大の基礎心疾患は、弁膜症を伴わない心房細動 (non-valvular atrial fibrillation：NVAF) であり、合併率は72.8%とされる[1]。NVAFの発症率は年齢とともに増え、65歳以上での有病率は顕著に増加する[2]。そのため、心原性脳塞栓症患者は高齢者が多数を占め、寝たきりの最大の要因と推定され、心原性脳塞栓の発症と再発予防が重要である[3]。

1) NVAF患者の脳卒中発症リスク評価

NVAF患者に対しては、脳梗塞発症のリスクが集積すると脳梗塞の発症率が上昇することが注目され、脳卒中発症リスクの評価として、$CHADS_2$スコア[表1]の使用が推奨される。$CHADS_2$（チャズ・ツー）とは、脳梗塞発症リスクの高い因子であるうっ血性心不全 (Congestive heart failure)、高血圧 (Hypertension)、年齢75歳以上 (Age)、糖尿病 (Diabetes mellitus)、脳卒中/一過性脳虚血発作の既往 (Stroke/TIA) の頭文字である。高血圧、75歳以上、糖尿病はそれぞれ1点、脳卒中またはTIAは2点とされ、その合計点が$CHADS_2$スコアとなる。脳卒中発症率は、スコア0：1%/年、スコア1：1.5%/年、スコア2：2.5%/年、スコア3以上：≧5%/年とされる[4]。

[表1] $CHADS_2$スコア

記号	危険因子	スコア
C	うっ血性心不全 (Congestive heart failure)	1
H	高血圧 (Hypertension)	1
A	年齢75歳以上 (Age)	1
D	糖尿病 (Diabetes mellitus)	1
S_2	脳卒中/一過性脳虚血発作の既往 (Stroke/TIA)	2

(Go AS, Hylek EM, Chang Y, et al：Anticoagulation therapy for stroke prevention in atrial fibrillation：how well do randomized trial translate into clinical practice? JAMA 290：2685-2692, 2003 より)

2) 脳卒中発症予防のための経口抗凝固療法

NVAF患者における脳卒中発症を予防するためには、$CHADS_2$スコア2点以上の場合、非ビタミンK阻害経口抗凝固薬〔Non-vitamin K antagonist oral anticoagulant：NOAC（ノアック）〕もしくはワルファリンによる抗凝固療法の実施が強く勧められ、$CHADS_2$スコア1点の場合、NOACによる抗凝固療法が勧められる。$CHADS_2$スコア0点で心筋症、年齢65歳以上、血管疾患の合併の場合、抗凝固療法を考慮してもよい。また、危険因子のない60歳未満のNVAF患者では、抗血栓療法を考慮してもよい。

ワルファリン療法の強度は、一般的にはPT-INR 2.0～3.0が推奨されるが、70歳以上の高齢NVAF患者では、出血性合併症を防ぐために、1.6～2.6にとどめることが推奨される[4]。

3) 脳卒中再発予防のための経口抗凝固療法 [図]

NVAFのある脳梗塞または一過性脳虚血発作 (TIA：transient cerebral ischemic attack) 患者の再発予防には、NOACまたはワルファリンによる抗凝固療法を行うように勧められる[図①]。NOACは頭蓋内出血を含めた重篤な出血性の合併症がワルファリンに比べ明らかに少ないため、NVAF例の二次予防の抗凝固療法としては、NOACの選択をまず考慮するよう勧められる。NOACである、ダビガトラン、リバーロキサバン、アピキサバン、エドキサバンのいずれかによる抗凝固療法時は、腎機能、年齢、体重を考慮し、各薬剤の選択と用量調整を行うように勧められる。

なお、リウマチ性心臓病、拡張型心筋症などの器質的心疾患を有する患者には、ワルファリンが第一選択薬である[図②]。ワルファリン療法の強度は、発症予防時と同様にINR 2.0～3.0に維持するよう強く勧められ[図③]、70歳以上のNVAFのある脳梗塞または一過性脳虚血患者では、INR 1.6～2.6が勧められる。出血性合併症は、INR 2.6を超えると急増する[図④]。

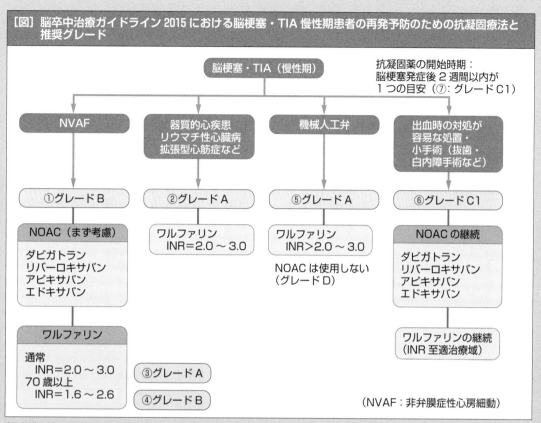

[図] 脳卒中治療ガイドライン2015における脳梗塞・TIA慢性期患者の再発予防のための抗凝固療法と推奨グレード

(田中耕太郎,小川彰:脳卒中治療ガイドライン2015におけるNOACの位置付け.PTM 8(1):1-2,2016を一部改変)

また,機械人工弁をもつ患者では,NOACは効果やエビデンスがなかったりするため,NOACは使用しないよう勧められ,ワルファリンが第一選択薬であり,INR 2.0〜3.0以下にならないようコントロールすることが強く勧められる [図⑤]。

ワルファリン,NOACの開始時期に関しては,脳梗塞発症後2週間以内が1つの目安となるが,大梗塞例や血圧コントロール不良例,出血傾向例など投与開始を遅らせざるを得ない場合もある [図⑦]。

出血時の対処が容易な処置,小手術(抜歯,白内障手術など)の施行時は,NOACないし至適治療域にINRをコントロールしたワルファリンの内服続行が望ましい。出血高危険度の消化管内視鏡治療や大手術の場合は,NOAC,ワルファリンは中止し,ヘパリンに置換することを考慮する [図⑥][4]。

4) ワルファリン

ワルファリンは,NVAFによる血液のうっ滞によって生じる血栓に対して,凝固因子の働きを抑える。ワルファリンを服用している場合は,再発予防効果を得ながら出血合併症のリスクを最小限にする必要があるため,定期的な効果のモニタリングが重要である。

① INRとは

プロトロンビン時間-国際標準化比率のこと。検査内容はプロトロンビン時間(prothrombin time:PT)と同一で,PTからINRに換算するため,PT-INRとも表記される。ワルファリンの効果の確認のために実施される。標準は1.0で,数字が大きくなるほど出血傾向を意味する。そのため,NVAFのある患者では,PT-INRが1.6を下まわると大梗塞のリスクが上昇し,70歳以上の高齢者ではPT-INRが2.6を超えると大出血のリスクが増加する[5]。

INR は，次の式で算出される。

$$INR = \left[\frac{患者PT}{正常PT}\right]^{ISI}$$

② ワルファリン服用中の注意[6]
- **食生活の注意点**：ワルファリンは，ビタミンKの働きを抑えて，血液を固まりにくくする。納豆・クロレラ・青汁などはビタミンKを多く含み，ワルファリンの作用を減弱させるため，絶対に摂取してはいけない。同様に，ナットウキナーゼ，クロレラ，セントジョーンズワート含有のサプリメントも禁忌である。しかし，野菜や海草類はビタミンKを含むが，多量摂取は控える必要はあるものの，通常食べる量に問題はない。
- **薬物相互作用についての注意点**：ワルファリンは，飲み合わせの悪い薬が多くある。風邪薬や鎮痛解熱消炎薬は，作用を増強する恐れがある。他にもワルファリンの作用を増強または減弱させる薬があるため，他の病気で病院や歯科医院を受診したり，薬局などで市販薬を購入したりする際に，必ずワルファリンを服用していることを医師や薬剤師に伝える。
- **飲み忘れ時の注意点**：ワルファリンを飲み忘れた時には，一度に飲み忘れた分まで服用してはいけない。しかし，NOACと違い半減期が長いため，飲み忘れた場合，当日の服用予定時刻の12時間以内であれば服用が可能である。ただし，服用予定時刻より12時間を超えた場合，忘れた分は中止し，翌日の服用予定時間に，指示された量を服用する。
- **出血につながる治療・行為に対する注意**：ワルファリンの最大の副作用は出血である。しかしながら，抜歯や白内障，小手術の場合は，ワルファリンを中止する必要はない。また，胃・大腸の内視鏡検査の場合は中止する必要はないが，生検を伴う場合や大手術など出血を伴うような処置を行う場合には，事前にワルファリンを中止しておく必要がある。事前に医師や薬剤師に相談し，血栓予防のための他の治療（ヘパリン持続点滴）の必要性などについて相談する。

また，歯磨きの際，強く磨かないようにしたり，ひげそりを電気シェーバーに替えたり，ペットにかまれないように注意するなど，日常生活で出血しないように注意する。しかしながら，過度に行動を制限することは避け，出血した時の正しい止血方法をきちんと理解できるようにする。

5) NOAC

経口抗凝固薬として使用可能な薬剤は，長らくワルファリンのみであったが，2011年以降新しい作用機序を有する経口抗凝固薬がNOAC [表2]の総称のもと登場し，2016年8月現在，ダビガ

[表2] NOACの特徴

製品名	プラザキサ	イグザレルト	エリキュース	リクシアナ	ワーファリン
薬品名	ダビガトラン	リバーロキサバン	アピキサバン	エドキサバン	ワルファリン
標的因子	トロンビン	第Xa因子	第Xa因子	第Xa因子	ビタミンKエポキシド還元酵素
半減期	12〜14時間	5〜13時間	8〜15時間	10〜14時間	55〜133時間
最高血中濃度到達時間	0.5〜2時間	0.5〜4時間	3〜3.5時間	1〜3時間	0.5時間, 内服開始から効果の発現に3〜5日かかる
腎排泄	80%	36%	27%	50%	なし
内服回数	1日2回	1日1回	1日2回	1日1回	1日1回
採血によるモニタリング	×	×	×	×	○
中和薬	開発中	開発中	開発中	開発中	あり

（橋本洋一郎：新規経口抗凝固薬（NOAC）の比較. 脳神経外科速報24（3）：298-303, 2014より一部改変）

トラン，リバーロキサバン，アピキサバン，エドキサバンの4剤が認可されている[7]。

① NOACのメリットとデメリット[8]

- **食事制限が不要**：NOACはいずれもビタミンKの代謝とは直接関係しないため，ワルファリンに比べて食物の影響がなく，食事制限の必要がないというメリットがある。
- **固定用量で安定した効果のためINRのモニタリングが不要**：ワルファリンは血中濃度が不安定で，その効果を安定的に発揮させることが難しく，採血によるINRによる抗凝固効果のモニタリングが必要である。しかしながら，NOACは不安定さがほとんどないため，INRによる抗凝固効果のモニタリングの必要がなく，NOACは，固定用量をほぼそのまま変更することなく継続できる。そのためNOACは，採血の必要がなく患者の負担も軽減されるが，効果についてのよいモニタリングの方法がないといえる。一方，ワルファリンは採血は必要であるが，効果のモニタリングが可能である。なお，NOACは，腎機能や年齢などによって最初の投与量を少量にするなどの配慮が必要である。また，NOACは腎排泄の薬剤であるために，腎機能障害の程度により減量や禁忌となる。
- **薬効発現が速やか**：十分な効果を発揮するまでに時間がかかるワルファリンに比べて，NOACは薬効発現が速やかという特徴があるが，その反面，半減期が短いため血中濃度が早く低下する。手術に際して服薬を中止する場合には，抗凝固効果をコントロールしやすいというメリットもあるが，十分な効果を維持するためには確実な服薬が必要である。そのため，処方薬の選択には，患者の服薬アドヒアランスを考慮することも必要である。
- **出血の合併症**：出血の合併症リスクは，脳出血ではワルファリンと比べて少ないが，消化管出血は少なくない。
- **他の薬剤との相互作用が少ない**：ワルファリンと比較し，4種類のNOACは，併用する薬剤の種類によって大きく効果が変わってしまうということはあまりなく，他の薬剤と一緒に使ってもほぼ安定した効果が得られる。
- **薬価が高い**：NOACはいずれも薬価（薬の価格）が高く，ワルファリンと比べて10～20倍近くになる。経口抗凝固薬は長期にわたって服用するため，患者の負担が大きくなる。そのため，実際に，経済的負担の大きさからワルファリンを選択する患者も少なくない。また，回復期リハビリテーション病棟や維持期病院や介護老人保健施設などの包括診療を指定されている医療機関では，医療費を大きく圧迫する問題点が指摘されている。一部粉砕投与可能とされているNOACもあるが，寝たきりや経管栄養の患者には従来通りワルファリン散剤での管理が妥当という意見もある[3]。
- **服薬回数**：ワルファリンは1日1回の服薬であるが，NOACのうち，ダビガトランとアピキサバンは1日2回内服となる。リバーロキサバンとエドキサバンは1日1回の服用である。（百田武司）

《引用文献》

1) 小林祥泰編：脳卒中データバンク2015．pp56-57，中山書店，2015．
2) Feinberg WM, et al：Prevalence, age distribution, and gender of patients with atrial fibrillation. Analysis and implications. Arch Intern Med 155 (5)：469-473, 1995.
3) 長尾毅彦：脳卒中の予防治療と慢性期治療　心原性脳塞栓症の一次予防と二次予防．Medicina 53（2）：302-305，2016．
4) 日本脳卒中学会脳卒中ガイドライン委員会編：脳卒中治療ガイドライン2015．p32, 115，協和企画，2015．
5) Yasaka M, et al：Optimal intensity of international normalized ratio in warfarin therapy for secondary prevention of stroke in patients with non-valvular atrial fibrillation. Intern Med 40：1183-1188, 2001.
6) 山村恵子：ワーファリン服用患者様の日常生活の注意点．エーザイホームページ，http://www.eisai.jp/medical/products/warfarin/cautions/（2016年9月閲覧）
7) 田中耕太郎，小川彰：脳卒中治療ガイドライン2015におけるNOACの位置付け．PTM 8(1)：1-2, 2016．
8) 加藤貴雄：新規経口抗凝固薬（NOAC）とは―ワルファリンとの比較，Medical Note，2016．https://medicalnote.jp/contents/160121-004-HG（2016年9月閲覧）

《参考文献》

1) 橋本洋一郎：心房細動に伴う脳塞栓症予防と新規経口抗凝固薬．神経内科77：420-431, 2012．
2) Weitz JI, Gross PL：New oral anticoagulants：which one should my patient use? Hematology Am Soc Hematol Educ Program：536-540, 2012.

第Ⅱ部　疾患別看護ケア関連図　C　刺激伝導系の異常（不整脈）

13 心室頻拍（VT）

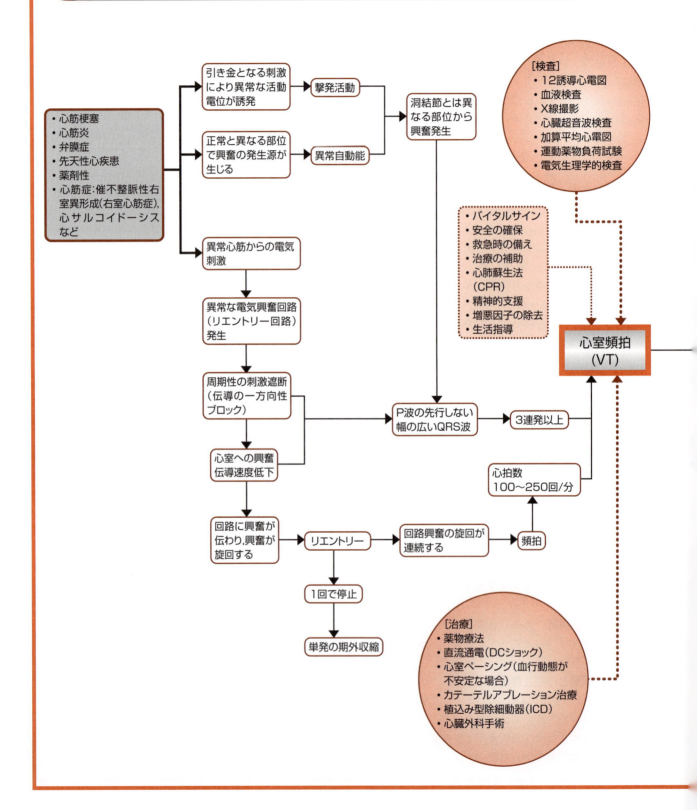

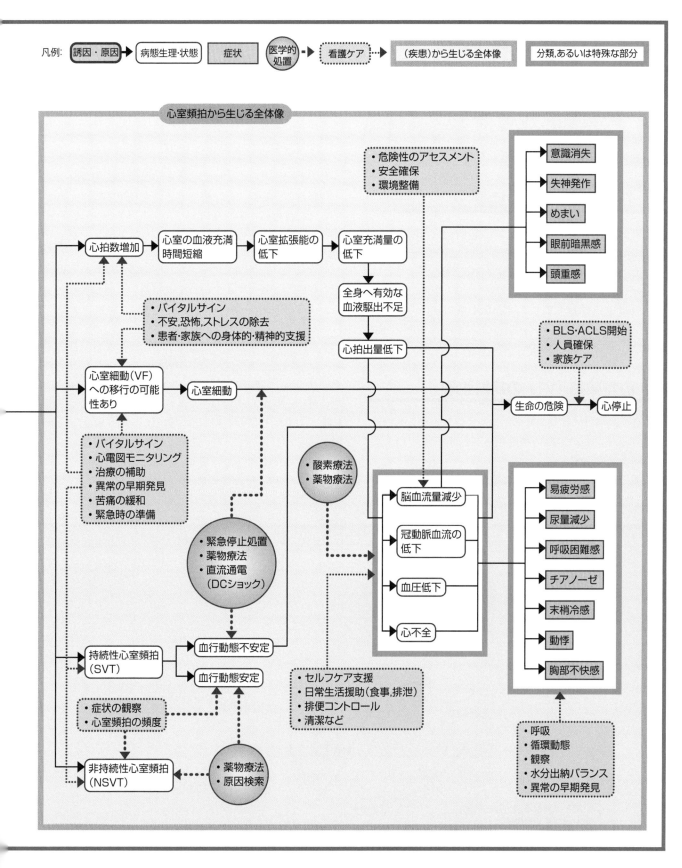

13 心室頻拍（VT）

I 心室頻拍（VT）が生じる病態生理

1. 心室頻拍（VT）の定義

　健常者の正常な心臓の1分間の心拍数は，60〜100回/分程度である。この心拍数が100回/分以上の頻脈となり，心室の一部から発生するP波の先行しない幅の広いQRS波（wideQRS：QRS幅が0.12秒，3mm以上）が3連発以上連続して生じる場合を心室頻拍（ventricular tachycardia：VT）という。頻拍中は，QRS波の形とRR間隔は一定で，単一波形（単形性）を示す。

2. 心室頻拍（VT）の病態生理

　心臓の収縮は，電気的興奮によって生じ，全身へ血液を送り出す。この心臓の拍動のリズムを操っているのが，刺激伝導系である。
　刺激伝導系は，右心房上部に位置する洞結節が刺激を発生し，房室結節，ヒス束，右脚・左脚，プルキンエ線維を伝わり心筋細胞へ届けられ心臓は拍動する。心電図上のP波，QRS波，T波は，心臓の興奮の部位やタイミングを表しており，刺激伝導系のどこかに障害が生じると電気刺激の伝導が障害され不整脈が発生する。
　頻脈性の不整脈には，❶心筋細胞が自発的に早く興奮する異常自動能，❷撃発活動の非リエントリー，❸異常な刺激興奮が一定の回路を旋回するリエントリーがある（3.「心室頻拍のメカニズム」参照）。
　心室頻拍になると，正常な心筋の細胞と何らかの器質的原因により傷害を受けた心筋細胞との間で刺激の伝導がうまく伝わらず，異常な電気興奮の回路リエントリーを起こしやすくなる［図1］。
　心室内から異常な電気刺激が高頻度また規則的に出続け，早い周期で規則的に心室が収縮する。異常な電気刺激が規則的に出るためQRS波の出現は規則的となる。この時に心室の心筋細胞でリエントリーが起こると，洞結節から心房へ伝わる周期性の刺激が遮断され正常な刺激が送られなくなる。その結果，刺激伝導系を通らずに心室に興奮が伝わり，興奮伝導に時間がかかるため，心電図上ではP波の先行しない幅の広いQRS波［図2］が

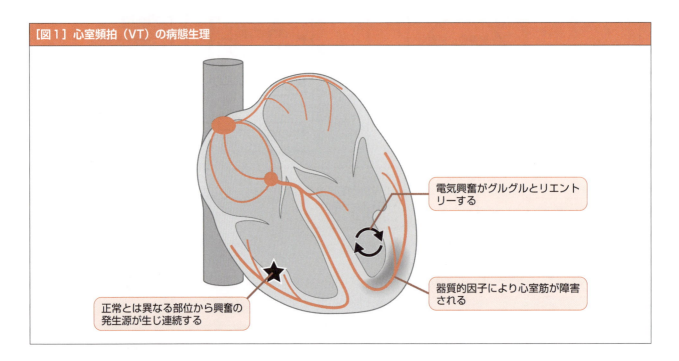

［図1］心室頻拍（VT）の病態生理

- 電気興奮がグルグルとリエントリーする
- 器質的因子により心室筋が障害される
- 正常とは異なる部位から興奮の発生源が生じ連続する

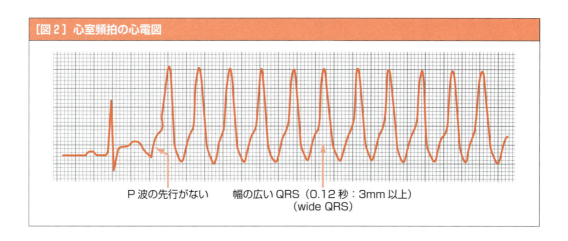

[図2] 心室頻拍の心電図
- P波の先行がない
- 幅の広いQRS（0.12秒：3mm以上）（wide QRS）

出現する。心室への興奮伝導に時間がかかると心室は効率よく収縮ができなくなり，1回心拍出量が低下する。

持続性心室頻拍は，不整脈による突然死の主因であり突然出現する。心拍数は100回/分以上となり，この心拍数が早ければ早いほど，心臓が1回に全身へ送り出す血液量は減少し血圧低下を生じる。数秒持続すると脳血流低下からめまいや失神，意識消失を生じ，心不全へ移行する可能性もある。心拍数が200回/分を超える場合は高率に失神を起こす。また，心機能が低下している場合は，より低い心拍数でも重症となる。いずれも放置すると心室細動（ventricular fibrillation：VF）へ移行する可能性があり，緊急処置を必要とする。

3．心室頻拍（VT）のメカニズム

心室頻拍の機序には，❶異常自動能，❷撃発活動（トリガード・アクティビティ），❸リエントリーが影響する。頻脈性不整脈の大半は，リエントリーが原因で発生する。

1）異常自動能

電解質異常や炎症，虚血などの心筋細胞の傷害で，刺激伝導系以外の自動能をもたない心房や心室筋が自動能をもち興奮を起こす。正常とは異なる部位に興奮の発生源が生じ，洞結節からの刺激よりも早いタイミングで出現する。

2）撃発活動（トリガード・アクティビティ）

抗不整脈薬〔ジギタリス製剤（ジゴキシン），キニジン，ジソピラミド等〕などが引き金となる外部刺激により，異常な活動電位が誘発され不整脈を生じる。不安定な活動電位が誘発されるため重症な不整脈に移行しやすくなる。

3）リエントリー

器質的心疾患により心室に瘢痕領域ができ，心室筋が障害されると心筋組織内に異常な電気興奮の回路であるリエントリー回路を生じる。このリエントリー回路に興奮が伝わると，電気興奮がグルグルと旋回（リエントリー）し，次々に心室を興奮させ頻拍が生じる。

リエントリーの発生には，伝導の一方向性ブロックと伝導速度の低下が関連している。このリエントリー興奮の伝導異常は頻脈性不整脈の主なメカニズムを占めており，不整脈の大半はこのリエントリーに起因している。このリエントリーの興奮の旋回が1回で止まれば単発の期外収縮となるが，回路興奮が旋回し続けると心房粗動（AFL）・心房細動（AF）・心室頻拍（VT）などの不整脈となる。

4）心室頻拍と心拍出量の関係

何らかの原因で1回の心拍出量が低下した場合，心臓では心拍出量を増加するための代償機能が働き，心拍数は上昇する。これにより1分間の心拍出量は増加し，血圧や臓器血流量が維持される。しかし，不整脈によって引き起こされた過剰な頻拍の場合は，逆に心拍出量は低下する。

心臓が効率よく拍出するには，心室に血液が十分に充満し心室が拡張することが重要である。そのためには，心室内に血液を充満させる時間が必要となる。しかし心拍が速すぎる場合，心室は十分な拡張ができず血液が充満できないため，心拍出量は低下する。

心疾患を有する患者の場合，その影響はさらに強度に現れる。このように心室性の不整脈は心拍出量が著明に

[表1] 心室頻拍（VT）の分類

QRS波の形	単形のVT出現	単形性心室頻拍（monomorphic VT）	同じ形のQRS波が持続する。
	多形のVT出現	多形性心室頻拍（polymorphic VT）	QRS波の形が変化する。
持続時間	持続するVT	持続性心室頻拍（sustained VT：SVT）	頻拍が30秒以上持続するか，それ以内でもまた停止処置を必要とする。
	持続しないVT	非持続性心室頻拍（nonsustained VT：NSVT）	単発の期外収縮，連発しても30秒以内で自然停止する。
基礎疾患の有無	あり	器質性心房頻拍	[表2]参照
	なし	特発心室頻拍	心機能が正常で心臓に明らかな器質的因子を認めないもの。健康な人でも起こる場合あり。
脈の触知	なし	無脈性心室頻拍（pulseless VT）	有効な心室拍動がなく頸動脈の拍動が触知できない状態をいう。

低下するため，緊急度・重症度ともに高くなる。

4．心室頻拍（VT）の分類と症状

1）心室頻拍の分類

　心室頻拍は，心室を起源とした心室性期外収縮が連続して起こっている状態である。心電図波形，持続時間，基礎心疾患の有無などで分類される[表1]。

① 持続時間による分類

　心室性の不整脈は，ヒス束分岐部よりも遠位部から発生し，単発の期外収縮，連発しても30秒未満で自然停止する**非持続性心室頻拍**（nonsustained VT：NSVT）および，30秒以上持続するか30秒以内でも薬剤投与や電気的除細動など停止処置を必要とする**持続性心室頻拍**（sustained VT：SVT），そして心室細動の**致死性不整脈**からなる。

② 基礎心疾患による分類

　心室頻拍は，心筋症や虚血性心疾患などの心疾患に起因する器質性と，器質性心疾患を基盤にもたずに発生する特発性があり，基礎心疾患の有無によりに分類される[表2]。

　持続性心室頻拍の原疾患は，米国では陳旧性心筋梗塞などの虚血性心疾患が80％以上とされているが，日本では，持続性心室頻拍の原疾患に占める陳旧性心筋梗塞の割合は30％と米国に比べて少なく，非虚血性心疾患が多数を占める[1]。

　心室頻拍が生じると，心臓のポンプとしての機能が十分に働かなくなり，心臓から拍出される血液量は著名に減少する。器質性心疾患による持続性の心室頻拍は致死的となる場合が多く，不整脈による突然死を起こす危険

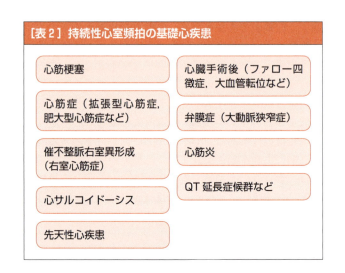

[表2] 持続性心室頻拍の基礎心疾患

- 心筋梗塞
- 心臓手術後（ファロー四徴症，大血管転位など）
- 心筋症（拡張型心筋症，肥大型心筋症など）
- 弁膜症（大動脈狭窄症）
- 催不整脈右室異形成（右室心筋症）
- 心筋炎
- QT延長症候群など
- 心サルコイドーシス
- 先天性心疾患

が高くなる。

2）特殊な型の心室頻拍

- **トルサード・ド・ポアンツ**（Torsades de pointes：Tdp）[図3]

　QRSの波形が刻々と変化する多形性心室頻拍の中でも，基線を軸として3〜4拍でねじれるように変化する心室頻拍である。その誘因は，先天性および後天性のQT延長症候群であり，その誘発因子となるのが完全房室ブロック，低カリウム血症などの電解質異常，脳出血などQTが延長する病態できたしやすくなる。

　自然停止する場合が多く，停止後のQT時間も延長する。もしくは心室細動へ移行し突然死をきたす場合がある。

[図3] トルサード・ド・ポアンツ

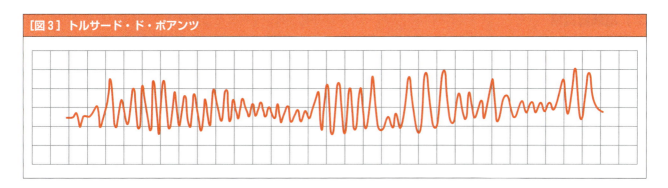

[表3] 心室頻拍の検査

心電図モニター	・連続的にモニタリングする
12誘導心電図	・P波の有無，QRS波の形，P波とQRSの関係から不整脈を判断・判別するために必要な検査である
ホルター心電図	・24時間の全心電図変化を記録する。不整脈の診断や，QRS波，ST-T部の変化など長時間記録するため診断が可能となる
加算平均心電図	・12誘導心電図では記録できない心臓の微小な電位を体表面から記録する ・より詳細な電気信号をとらえ，心筋障害のある部分を明確に判断できる
胸部X線撮影	・肺うっ血や胸水，心胸郭比の拡大，縦隔部の陰影拡大などの有無が撮影できる ・肺うっ血や心胸比拡大などの心臓の状態や肺野の状態から，循環器疾患の病態の全体像の把握が可能である
心臓エコー検査	・基礎疾患の有無，心臓の壁運動異常の有無（左心室壁運動異常），虚血性心疾患の有無・部位，弁膜症の有無，左室駆出率（LVEF）などを確認できる
血液検査	・不整脈を誘発する促進因子を検索する ・不整脈がある場合は，ナトリウム，カリウム，カルシウムなどの電解質異常を確認する ・抗不整脈やテオフィリン，ジギタリス製剤などの薬剤の血中濃度上昇による不整脈の鑑別が必要となる．また，心疾患術後などで利尿薬を使用している場合や，睡眠薬や抗不安薬，抗精神病薬の過剰摂取などが不整脈の原因となるため，促進因子の検索を行う ・腎機能や肝機能が低下している場合は，薬剤の代謝や排泄が不十分となり薬剤の血中濃度が上昇している可能性も考慮する ・電解質異常内容については⓭-I-5.-2)「電解質異常」参照
運動負荷試験	・運動負荷心電図による不整脈の誘発を行い，診断や治療方法を決定するための必要な情報を得られる
電気生理学的検査	・電気刺激と心腔内の心電図の記録より，不整脈の起源，伝導経路などを調べる検査である ・心室頻拍の誘発や停止により，発生している部位の特定や薬物効果判定，治療方針の決定ができる

3）心室頻拍の症状

数秒の心室頻拍では，無症状の場合が多い。しかし，10秒を超えると突然に動悸や胸部不快感を訴えるようになる。また，胸痛を訴える場合もある。

持続性心室頻拍は不整脈による突然死の主因であり，突然出現する。持続性で心拍数が180回/分を超えると，心拍出量の低下から血圧が低下し，めまい，失神を起こし意識消失する。また，心不全や狭心症を誘発する場合がある。心拍出量低下に伴う心不全症状として他にも尿量減少，ショック，易疲労感，末梢冷感，チアノーゼなどがあげられる。

器質性の心室頻拍では，基礎心疾患により心機能が低下している場合が多いが，続発性の場合，心機能が保たれているため，これらの症状が出現しない場合が多い。

5．心室頻拍（VT）の診断・検査

心室頻拍の診断には，さまざまな検査があり，必要に応じて検査を行い診断に役立てる。その他にも，心臓カテーテル検査やマッピング検査，薬物負荷試験などがある。

1）心室頻拍の検査

[表3] に示す。

2）電解質異常

①血清ナトリウム値
高値または低値の場合，脱水により不整脈が出現する可能性がある。

②血清カリウム値
低カリウムでも，高カリウムでも不整脈の出現の可能性がある。高カリウム血症ではリエントリーが生じやすくなるが，低カリウム血症ではリエントリーだけでなく，異常自動能，撃発活動のすべてが生じやすくなる。

③血清マグネシウム値
血清カリウム値が低く，低栄養状態の患者で心室性不整脈が頻発している場合は，低マグネシウム血症も考えられる。

6．心室頻拍（VT）の治療

1）原因の検索
心室頻拍が虚血によるものか，または電解質異常や薬剤などの可逆性因子によるものかを評価し，原因因子が判明したらその治療を行う。

持続性心室頻拍は，再発の危険性も考慮し再発予防に努める。健常者でも，ホルター心電図で20～35％に心室期外収縮が100個/日以上，3％以下に非持続性心室頻拍が認められる。そのため「心室期外収縮・単形性非持続性心室頻拍の治療に関しては，自覚症状の強さに加えて，基礎心疾患の有無，種類，重症度，時期などによって治療適応の有無，考えられる発生機序，それに基づく治療法が大幅に異なるのが特徴である」[1]とされている。

基礎心疾患がない場合では，自覚症状がない，または軽度であれば，薬物投与を行わず，睡眠不足の改善や禁煙など不整脈を悪化させる生活習慣の見直しや軽い精神安定剤で様子をみることもある。

2）薬物療法
基礎心疾患がある持続性心室頻拍（脈が触れ意識が保たれている）の停止には，アミオダロン，ニフェカラント，プロカインアミドが静注で用いられる。これらが使用できない場合や心筋梗塞急性期の心室頻拍では，リドカインを使用する場合がある。

電解質異常の場合，心電図上QTの延長があればマグネシウムの静注を行い，他の電解質異常があれば電解質の補正を行う。

植込み型除細動器（ICD）作動のある心室頻拍の再発予防には，単剤または多剤による抗不整脈薬治療を行うことが望ましい。

3）電気的除細動
意識障害や血行動態が不安定な場合は，直流通電（DCショック）を行う。その後も心室頻拍が持続する場合は，アミオダロン，ニフェカラント，リドカイン静注後に再度DCショックを行う。

4）カテーテルアブレーション
頻発する単形性心室頻拍では，緊急カテーテルアブレーションを行う場合がある。薬物治療に抵抗し，さらに自覚症状が強くQOLが低下する場合や，患者が非薬物治療による根治を希望する場合に行われるようになってきている。また，左（心）室起源または右室流出路起源の心室頻拍では，アブレーションで根治できる率が高くなってきていることから勧められるようになった（コラム「カテーテルアブレーション」p166参照）。

5）植込み型除細動器（ICD）
血行動態が不安定な持続性心室頻拍では，ICDの適応を考慮する。また血行動態が安定した心室頻拍であっても，基礎心疾患がある場合には異なる波形の心室頻拍の出現の可能性もあり，長期予後は不良であるためICDが考慮される。抗不整脈薬に比べてICDが突然死の予防に有効とされているためである。

しかし，ICDは心室性不整脈を停止させるが，不整脈の発生を予防・治療するわけではない。ICDが作動したことによるショックは患者の精神的苦痛，QOL低下や心機能の悪化を招くため，基礎疾患に対する治療や薬物治療により，心室頻拍の再発と植込み型除細動器の作動を減らす治療が必要とされる（コラム「植込み型除細動器（ICD）」p182参照）。

Ⅱ　心室頻拍（VT）の看護ケアとその根拠

1．心室頻拍（VT）の観察ポイント

心室頻脈は，患者の基礎疾患の有無によって危険度が変わってくる。

また血圧が保たれている場合と保たれていない場合で

は対処方法も変わってくるが，まず生命を維持する必要がある。循環動態に異常が生じ，生命の危機に陥るため意識状態，血圧，脈拍，心電図波形などを確認し，持続性心室頻拍や無脈性心室頻拍などの危険な不整脈であるかを見極め，異常の早期発見や素早い対処が必要である。

不整脈出現の前兆としてQRS幅やQT時間の延長があり，心電図波形の確認を行い，それらの兆候があれば薬剤の減量や中止となる場合もあり，早期に医師へ報告する必要がある。

また，失神発作を伴う場合があり，患者，家族に心的外傷，不安，恐怖を引き起こす可能性もあるため，患者，家族への指導や配慮を行う。

2．心室頻拍（VT）の看護目標

心室頻拍は心室から起こる不整脈で，心拍出量は著明に減少し，血行動態の悪化から心停止に至る致死的な不整脈である。また，無脈性になり心室頻拍から心室細動へ移行する可能性もある。そのため発見と同時に，救急処置や心肺蘇生を行う必要がある。

❶心室頻拍から致死性不整脈である心室細動へ移行する可能性があるため，モニタリングや症状の観察を行い異常の早期発見ができる
❷症状の変化に対し，的確な報告と対応ができ症状を重篤化させない
❸患者や家族は，不整脈がいつ出現するかという不安や恐怖を抱くことが多いため，心理状態，社会的側面への影響を評価し，その不安や苦痛を軽減する援助ができる

3．誘発原因［図4］，症状の観察

①不整脈が，いつ，どのような状況で起こったのか，突然発症するのか，持続時間，頻度などの確認

運動中などの労作時，睡眠中などの安静時，排泄による怒責，食事，食事内容の影響，入浴，仕事によるストレス，その他のストレスなど。

②不整脈に関連した自覚症状の確認

心室頻拍出現時の動悸，四肢冷感，意識消失の有無，めまい，ふらつき，呼吸困難感など。

③不整脈による心拍出量低下による症状の観察

息切れ，呼吸困難感，易疲労感，尿量減少，四肢冷感，チアノーゼ，咳嗽など。

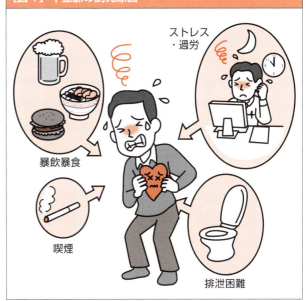

［図4］不整脈の誘発原因

④検査所見の確認

血液検査や12誘導心電図，ホルター心電図，胸部X線，心臓エコー検査が確実に受けられるように支援し，検査所見を確認する。器質性心疾患や電解質異常，薬剤による副作用などから不整脈を誘発していないか原因を検索する。

4．不整脈の対応

①モニタリング

持続性心室頻拍が出現する前に，非持続性心室頻拍や心室性期外収縮が増加するなどの前徴を見逃さないようにモニタリングを行い，異常の早期発見に努める。心室頻拍出現時は，意識状態，脈拍，呼吸の有無を確認する。ショックや意識障害を伴う時は，以下5．「救急時の備えと対応」のように対応する。

②薬物療法

意識障害が見られず清明な時は，バイタルサイン，自覚症状の確認を行い，医師の指示に従い薬物療法を行う。薬剤投与時は心電図モニターを監視し，血圧の変動や徐脈効果，QRS幅の延長など異常の早期発見に努める。

③日常生活の援助

不整脈の程度や原因，安静度に応じて，基本的ニーズ，日常生活を援助する（食事，清潔，排泄，睡眠など）。
●排便困難による努責から心負荷となり不整脈を誘発し

ないように緩下薬を使用し，排便コントロールを行う。このとき下剤による電解質異常から，不整脈を誘発させないようにする
- 睡眠不足から心負荷となり不整脈を誘発しないよう，不眠となる原因をアセスメントし，室温，湿度，光，音などの環境を整える。必要時は適切な薬物を使用する。

5．救急時の備えと対応

① 薬品・物品の準備
ショック状態の心室頻拍の場合には，救急カートおよび電気除細動器，薬品や物品を準備する。必要時使用できるように日常から物品の点検，補充を行う。

② BLS・ACLSの開始
意識消失や無脈性心室頻拍の場合は，一次救命処置（basic life support：BLS），二次心肺蘇生法（advanced cardiovascular life support：ACLS）を開始する。

6．患者・家族への苦痛や不安に対する援助

① 患者・家族への配慮
不安やストレス，疼痛などは，交感神経の興奮を活発化させ，酸素消費量増加から不整脈を誘発する可能性がある。患者へは処置やケアに対する説明を行い，不安が増強しないように配慮する。

また，家族も不安や混乱をきたしやすく体調を崩す場合もある。必要な説明だけでなく，家族へも配慮ある対応を行う必要があり，患者と同様に不安や疲労感などへの配慮も必要である。

② 傾聴・受容
不整脈発作経験患者は，発作の出現に対する不安や恐怖心を抱きやすく，精神的，身体的，社会的な負担，影響は大きい。また，医療費など経済的な負担も伴ってくる。患者や家族が感情を表出できるように傾聴し，受容していく。

③ 植込み型除細動器患者
ICDの作動を経験した患者，特にその回数が多い患者やその家族は，いつ不整脈が出現するのではないかと不安や恐怖心に苛まれる。患者・家族の訴えを傾聴し，コミュニケーションを取りながら，不安を軽減できるように援助していく必要がある（コラム「循環器疾患とうつ」p367参照）。

7．患者の安全確保

心室頻拍により意識消失の可能性のある患者やこれまで失神した経験のある患者，症状としてめまいやふらつきのある患者は，これらの症状から転倒を起こす可能性がある。必要時は移動の介助を行い，転倒による事故を防ぎ安全を確保する配慮が必要である。
- 患者周囲の環境の整備を行う（柵，手すり，オーバーテーブル，ポータブルトイレなど）
- 急な動作を避け，ゆっくりと行動し，安静をとりながら行動する。必要時は車いすを使用するなど移動の支援を行う

8．入院環境の整備

入院によるストレス，その他，臭いや騒音など不必要なストレスを除去し，落ち着いた環境で治療に専念できるように配慮する。安静度などの日常生活の制限がある場合には，患者の全身状態の観察を行うとともに安静度に沿った看護介入を行う。
- 清潔援助，排泄援助（排泄後は速やかに排泄物を除去する），面会時間の考慮など

9．薬剤の副作用の観察

心室頻拍に対する慢性期治療では，抗不整脈薬を治療に用いることが多い。その1つのアミオダロンは薬物動態が複雑な上に作用効果までの時間に個人差があるため，必要に応じて投与量が調整される。また，間質性肺炎や肺線維症，甲状腺機能障害など心臓以外の副作用を起こす可能性がある。薬剤の副作用発症をできるだけ早期に最小限にとどめられるように，薬の作用，自覚症状やバイタルサインの確認を行う。

10．退院に向けた援助

① 内服管理
- 退院後も内服の継続が必要性であることを説明し，理解を確認する
- 患者が適切な量の薬剤を適切な時間に正しく服用できるように支援する
- 入院時より本人による内服管理が可能か判断し，困難であれば家族や他者の協力を得る
- 内服薬の自己管理ができるように指導，また薬剤師に

よる薬剤指導介入を行う
- アミオダロンの副作用として，間質性肺炎，肺線維症があり，一度罹患すると薬剤を中止しても改善せず致死的となる場合がある。定期的な検査（心電図検査，血液検査，肺機能検査，眼科検査など）を加え，作用効果，副作用の出現に注意が必要であることを説明する

② 定期的な受診

定期受診は必ず行うように説明し，患者の状態の観察や血液検査，その他必要な検査の実施，内服の調整が必要となることを説明する

③ 生活習慣の改善 (24)「心不全の増悪を予防するための患者教育」p346 参照)

- 疾患を増悪させる原因に対し，対処できるように支援する
- 禁煙指導を行う（コラム「禁煙指導」p156 参照）
  ▶ ニコチンにより血管収縮作用や心筋の酸素欠乏状態を引き起こすため，禁煙指導を行う。薬局でニコチンガムなど購入できるものもあることを伝える。自己管理が困難な場合は禁煙外来を設置している医療機関などの受診を進め，禁煙に向けた支援を行う
- 睡眠不足や過労，ストレスを除去する
  ▶ 生活習慣改善への取り組みをストレスと感じる場合があるため，生活習慣の改善が継続できるように患者の生活習慣，性格などを踏まえ対処法について検討する。家族からのサポートも依頼し，ストレスが軽減できるように支援する
- 飲酒は控えるように説明する（コラム「アルコールと循環器疾患」p153 参照）
- 食事は心疾患に好ましいものを指導する。管理栄養士と危険因子も考慮しながら栄養指導を導入する。家族も一緒に指導を行い，療養生活で家族のサポートが受けられるようにする

（本藤由香理）

《引用文献》

1) 日本循環器学会・他：循環器病の診断と治療に関するガイドライン（2008 年度合同研究班報告）．不整脈薬物治療に関するガイドライン（2009 年改訂版）．p27.
http://www.j-circ.or.jp/guideline/pdf/JCS2009_kodama_h.pdf（2014 年8 月閲覧）

《参考文献》

1) 日本循環器学会・他：循環器病の診断と治療に関するガイドライン（2009 年度合同研究班報告）．心臓突然死の予知と予防法のガイドライン（2010 年改訂版）．
http://www.j-circ.or.jp/guideline/pdf/JCS2010aizawa.h.pdf（2014 年8 月閲覧）
2) 中島宏野：緊急＆気になる心電図 110 番．ハートナーシング 27（6）：15-32, 2014.
3) 日本循環器学会・他：循環器病の診断と治療に関するガイドライン（2008 年度合同研究班報告）．不整脈薬物治療に関するガイドライン（2009 年改訂版）．
http://www.j-circ.or.jp/guideline/pdf/JCS2009_kodama_h.pdf（2014 年8 月閲覧）
4) 宮本毅治：不整脈．渕本雅昭監，循環器疾患看護2つの関連図で観察・ケア・根拠，pp68-90, 日総研出版，2014.
5) 佐藤麻美：不整脈．道又元裕監，先輩おしえて！ICU ナースの検査値の読み方，pp149-156, 日総研出版，2014.
6) 加藤尚子：抗不整脈治療の基礎知識と看護のポイント．呼吸器・循環器急性期ケア 11（4）：pp52-58, 2011.
7) 徳野慎一：こんな場面で出合う危険な心電図波形．Expert Nurse 25（10）：41-83, 2009.
8) 日本循環器学会・他：循環器病の診断と治療に関するガイドライン（2007 － 2008 年度合同研究班報告）．循環器医のための心肺蘇生・心血管救急に関するガイドライン．
http://www.j-circ.or.jp/guideline/pdf/JCS2010kasanuki_h.pdf（2014 年8 月閲覧）

コラム 植込み型除細動器（ICD）

1）植込み型除細動器（ICD）とは

植込み型除細動器（implantable cardioverterdefibrillator：ICD）[図]とは，致死的な不整脈が生じた場合に，体内で電気的除細動を行うことができるデバイスのことである[1]。

電気的除細動は，心室リードに1つ，または2つのコイルとデバイス本体を用いて行う。形態的にはペースメーカー（pacemaker：PM）に類似しているが，デバイス本体はペースメーカーに比べて大きい。これは，除細動を行うために大きなバッテリーを必要とするためである。ペースメーカーと同様に，多くは左前胸部の鎖骨下に植込むが，植込み部はペースメーカーよりも隆起している[図]。

一般的に植込み術後は1週間程度で退院が可能な場合が多い。

2）植込み型除細動器（ICD）の効果

ICDは，致死的心室性不整脈が生じた際に，除細動や抗頻拍ペーシングなどで不整脈の停止を試みる機能を有している。抗頻拍ペーシングや除細動の組み合わせ，不整脈の認識の基準，除細動のエネルギーなど，さまざまな設定が可能である。対象となる不整脈やADLなどを考慮して適切に設定することで，不適切作動を減らしつつ有効に作動することが可能となる。また，一般的なペースメーカーとしての機能も有している。

医療従事者として認識しておくべきことは，ICDで常に致死的な不整脈を停止することができるとは限らないことである。したがって，可能な限り不整脈を予防し，発症した時の対応策を患者に指導することを心がけるべきである。

近年，遠隔モニタリングという自宅でのデバイスの状態を随時送信する機能を有するものが増えている。この機能を効果的に活用することで，より早期に身体やデバイスの異常を発見することが可能であり，早く有効な対応ができる。このような対応によって予後が改善するとの報告もあるため，積極的に活用していくことが望まれる（コラム「デバイスモニタリング」p184参照）。

3）植込み型除細動器（ICD）の適応

ICD植込みの適応となるのは，二次予防となる心肺停止の既往がある患者と，致死的心室性不整脈の既往がある患者であり，原則として植込みの絶対適応である。一次予防としては，肥大型心筋症，ブルガーダ症候群，先天性QT延長症候群，不整脈源性右室心筋症などで致死的不整脈を生じる可能性の高い患者と，高度に心機能が低下した心不全患者などである。

ICD植込みの重要な目的の1つは生命予後の改善にあるので，超高齢者や認知機能障害のある患者，予後不良の基礎疾患を有する患者などには，植込みの適応について十分に考慮する必要がある。

4）植込み型除細動器（ICD）の合併症と観察ポイント

① 創部の管理

ICD植込み術後の合併症は，基本的にはペースメーカー植込み術と同様である。ただし，ペース

[図] ICDの全体像

心房リード
ICD本体
心室リードには除細動コイルがついている。
電気ショック

（Marschall S.Runge E.Magnus Ohman：ネッター心臓病アトラス．p210, 南江堂, 2006より）

メーカーより本体が大きいので，創部の離解や血腫が起こりやすい。また，リードもペースメーカーより太く固いため，心室穿孔やリード断線などの合併症が起こる頻度も高い[2]。創部のトラブルが予想される場合には，大胸筋下に植込みを行うこともある。

②植込み型除細動器（ICD）の作動

ICDに特異的な観察ポイントの1つは，ICDの不整脈に対する作動の有無である。術後早期でも，ICDが適切，不適切に作動しているかどうかについて，心電図モニターで確認しておく必要がある。作動が疑われれば，早期に医師に報告する。

5）植込み型除細動器（ICD）植込み後の看護

ICD植込み後の看護は，基本的にはペースメーカーと類似している。ペースメーカーとの相違点は，基礎疾患に対する指導とともに，ICDの不適切作動を予防するために，運動制限や電磁干渉による制限について指導を行うことである[3, 4]。また，ICDでは，自動車の運転の制限など，生活または法律上の制限もある。

したがって，ICDを植込む前後に，患者へ十分に説明するだけでなく，それらの制限について理解し，対応してもらうように指導することが大切である。そのためには，患者の生活を意識して情報収集し，必要な情報を提供するべきである。なお，職場環境における就労の最終判断は原則として職場の産業医が行う。

①運動制限

運動制限は，基本的には基礎心疾患に準ずるが，心拍数が過度に上昇するとICDが不適切に作動する可能性が高くなるため，最大心拍数を考慮した活動の制限が必要である。また，ICDが植込まれていても，不整脈によって失神する危険があるため，高所作業など失神が危険となる活動についても原則禁止である。

②電磁干渉

電磁干渉については，ペースメーカーと基本的に同じである。職場で高圧電流や，大型モーターなどの電磁波を生じる機械を使用している場合には，ICDが不適切に作動する可能性もある。そのため，仕事上の制限が生じることもある。

③自動車運転

自動車運転については，専門医による診断書がないと運転はできないと法律で規定されている。また，二種免許（タクシーや路線バス等）による運転は生涯禁止である。主な運転の制限については，新規の植込み患者では，一次予防の場合は1カ月間，二次予防の場合は6カ月間，電池交換の場合は1週間運転ができない。ただしICDが作動した場合は，適切・不適切作動の内容にかかわらず，原則として1年間運転ができない。

④うつ

ICDを植込むことによって，いつ作動するかという恐怖や，機械によって生かされているという気もちから，精神的なストレスを感じうつ病になる患者もいる[5]。うつ傾向の有無に留意し，症状の出現が疑われる患者には早期から精神的に支援し，必要に応じて精神科に相談するなど，専門的な対応も考慮する（コラム「循環器疾患とうつ」p367参照）。

（遠部千尋）

《引用文献》
1) 北風政史編：ICDとCRTDの臨床―心不全・致死性不整脈への対応．中山書店，2009．
2) 相澤喜房編：目でみる循環器病シリーズ　心臓ペースメーカ・植込み型除細動器．メジカルビュー社，pp172-187, 2005．
3) 日本循環器学会・他：循環器病の診断と治療に関するガイドライン（2010年度合同研究班報告），不整脈の非薬物治療のガイドライン（2011年改訂版）．
http://www.j-circ.or.jp/guideline/pdf/JCS2011_okumura_h.pdf（2014年12月閲覧）
4) 日本循環器学会・他：循環器病の診断と治療に関するガイドライン（2006-2007年度合同研究班報告），ペースメーカ，ICD, CRTを受けた患者の社会復帰・就学・就労に関するガイドライン（JCS2008）．
http://www.j-circ.or.jp/guideline/pdf/JCS2008_okunura_h.pdf（2014年12月閲覧）
5) 眞茅みゆき・池亀俊美・加藤尚子編：心不全ケア教本, pp185―188, メディカル・サイエンス・インターナショナル，2012．

《参考文献》
1) Marschall S.Runge E.Magnus Ohman：ネッター心臓病アトラス．p210, 南江堂, 2006．

コラム デバイスモニタリング

心臓ペースメーカーや植込み型除細動器（implantable cardioverter defibrillator：ICD），心室再同期療法（cardiac resynchronization therapy：CRT）などの植込み型デバイスは，その器械本体に機器の作動状況や不整脈イベントなどのデータが記録されている。デバイスの機器異常や不整脈イベントなどの確認は，以前は定期的に通院し外来で行う必要があった。しかし，2010年4月に遠隔モニタリングシステムが保険償還され，現在は病院に来院せずに，自宅から医療施設へサーバーを介してインターネットで情報を送ることが可能になった［図］。

このモニタリングシステムは，デバイス植込み患者の自宅にデータ送信機（中継機器）を設置し，電話回線を介してデバイスの情報が医療施設へ転送される。デバイス機器の電池残量や異常の有無，不整脈イベントの情報の他に，患者のセルフモニタリングによる体重，血圧などのデータも転送できる。さらに，慢性心不全患者への非薬物療法である心室再同期療法では，デバイス内に胸郭インピーダンスを測定する機能（胸水や肺うっ血などの体液の貯留を認知する）もあり，心不全増悪を早期に把握することが可能である。このような情報から患者に受診をすすめることで，病態の重篤化を予防できる。

現在，植込み型デバイスの患者数は急増しており，あらゆる年齢の患者に植込みが施行されている。高齢者や通院困難な患者でも，遠隔モニタリングシステムにより医療施設へ情報を送ることができ，医療者側も短時間で患者の情報を確認できるといった点においても，両者に利点のあるシステムといえる。

（林亜希子）

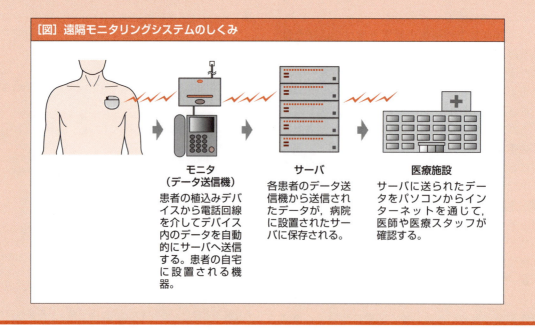

［図］遠隔モニタリングシステムのしくみ

モニタ（データ送信機）
患者の植込みデバイスから電話回線を介してデバイス内のデータを自動的にサーバへ送信する。患者の自宅に設置される機器。

サーバ
各患者のデータ送信機から送信されたデータが，病院に設置されたサーバに保存される。

医療施設
サーバに送られたデータをパソコンからインターネットを通じて，医師や医療スタッフが確認する。

NOTE

第Ⅱ部 疾患別看護ケア関連図　C　刺激伝導系の異常（不整脈）

14 房室ブロック（AVB）

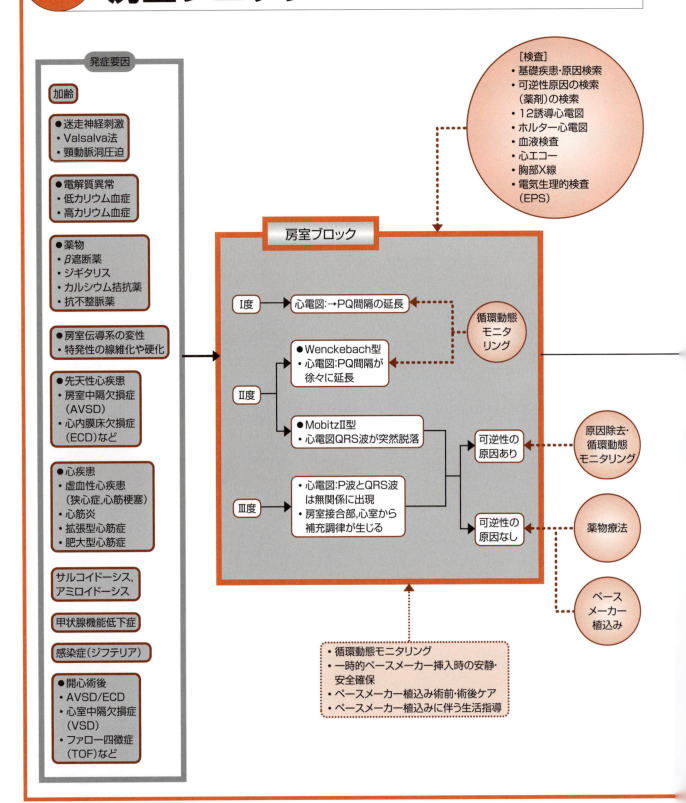

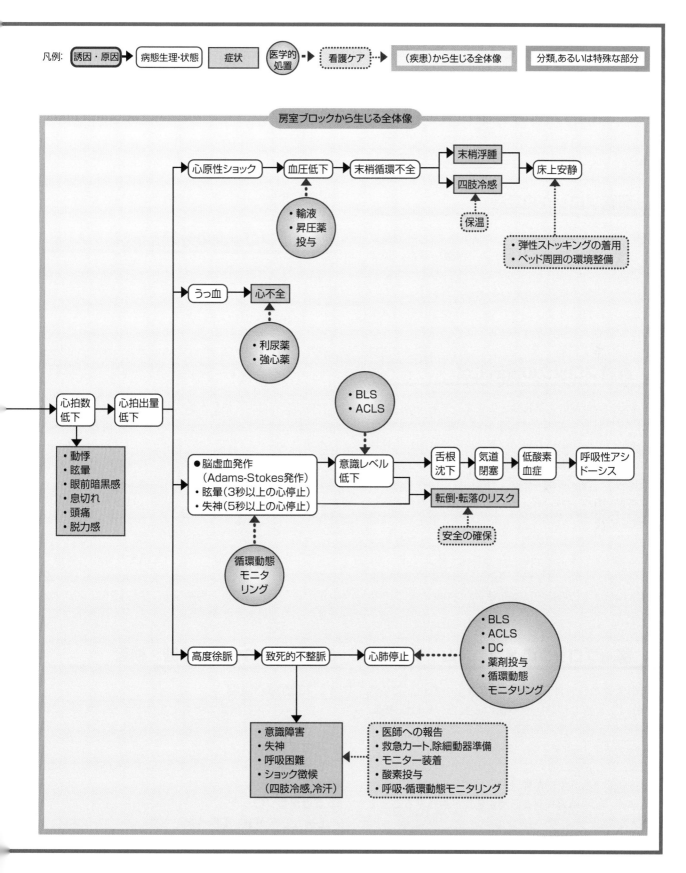

第Ⅱ部　疾患別看護ケア関連図　C　刺激伝導系の異常（不整脈）

14 房室ブロック（AVB）

Ⅰ 房室ブロックが生じる病態生理

1．房室ブロックの定義

　房室ブロック（atrioventricular block：AVB）は，洞結節から心室へ刺激が伝達される際に，刺激伝導系のいずれかの部位（房室結節，ヒス束，左脚・右脚，プルキンエ線維）において，伝導の延長または途絶が認められるものをいう。また，器質的障害ばかりでなく，副交感神経過緊張などの機能的伝導障害も含まれる。

2．房室ブロックの解剖生理

　正常心拍の最初の電気刺激を生成する洞結節は，心房から心房筋細胞を経由して房室結節へ刺激を伝導する。房室結節は心房中隔の右側に位置し，房室結節から連続するヒス束が心室中隔の上端部に進入して左脚と右脚に分岐し，プルキンエ線維を経て刺激伝導が伝わり，両心室の興奮がほぼ同時に起こる（Ⓐ「循環器系の構造と機能」p11参照）。
　しかし，電気興奮が低下している状態や，房室結節へ栄養を送っている右冠動脈の閉塞による虚血によって，房室ブロックを生じやすい。房室結節の機能障害や刺激伝導系における伝導障害により効率の悪い心拍出量となる。

3．房室ブロックのメカニズム

　刺激伝導系における特発性の線維化や硬化，突発性（加齢），先天性心疾患，その他の心疾患（虚血性心疾患，心筋症など），薬剤性，迷走神経亢進，電解質異常（高カリウム，低カリウム血症など），感染症（ジフテリアなど），開心術後，遺伝的な障害などにより［洞結節→結節間伝導路→房室結節→ヒス束→左脚・右脚→プルキンエ線維］のある部分で伝導障害や興奮伝導が延長・途絶することで徐脈となる。
　房室ブロックを起こす原因は一時的なこともある[1]。

たとえば，右冠動脈系の閉塞によって急性心筋梗塞を起こし，房室結節の虚血や下壁の迷走神経刺激によって，完全房室ブロックになった症例では，右冠動脈血行再建を実施しなくても左冠動脈系からの側副血行路や経時的変化によって，数週間で徐々に完全房室ブロックからⅡ度，Ⅰ度房室ブロックへと改善を認める場合もある。

4．房室ブロックの分類と症状

　房室伝導系の障害によって，Ⅰ度房室ブロック，Ⅱ度房室ブロック（ウェンケバッハ〈Wenckebach〉型，モビッツ〈Mobitz〉Ⅱ型），Ⅲ度房室ブロック（完全房室ブロック）に分けられる［表1］。
　また，Ⅱ度・Ⅲ度ブロックでは，予備の刺激中枢から発生する刺激により心臓が興奮（補充調律）し，補充収縮[2]をきたす場合がある。
　身体所見では，心拍数が低下して身体活動に見合う心拍数増加が確保できないと心不全症状が出現し，長い心停止が発生すればアダムス-ストークス（Adams-Stokes）発作など脳虚血症状が出現する[3]。高度の徐脈のため心臓から脳への血液の供給が大きく低下し，脳の酸素低下をきたした場合には，めまい・失神・けいれん等が出現して死に至ることもある。
　また場合により，心拍数200〜250回／分で心電図上QRS軸のねじれ，QT時間の延長を伴う心室頻拍であるトルサード・ド・ポアンツ（torsades de pointes）を合併すると，意識障害，失神発作，血圧低下，ショック所見などを認めることがある。

5．房室ブロックの診断・検査

1）12誘導心電図

　房室ブロックの種類ごとの心電図所見を［表1］に示す。

① Ⅰ度房室ブロック
　心房と心室は1：1伝導であるが，PQ間隔が0.21秒を超えて延長する。

② Ⅱ度房室ブロック
　心房と心室が1：1伝導を呈さない。
● ウェンケバッハ（Wenckebach）型：2個以上の波形で

PQ間隔が次第に延長し，1つのQRS波が脱落する。
- モビッツ（Mobitz）型：PQ間隔が一定で突然1つのQRS波が脱落する。2つ以上のQRS波が突然脱落する場合は，advanced second degree AVblock（高度第Ⅱ度房室ブロック）とよぶ。

③ Ⅲ度（完全）房室ブロック

房室伝導が途絶し，心室の興奮は下位自動能に依存することになるために，房室解離の状態となる。P波とQRS波のリズムに関連性がなく独立したリズムで出現する。

2）胸部X線

徐脈による心拡大，場合により肺うっ血像（心不全）を認めることがある。

3）心エコー

Ⅲ度房室ブロックの場合は，心房と心室の連動した動きが消失していることがある。また，基礎心疾患がある場合は，各疾患に特徴的な所見を呈することがある。

房室ブロックの原因となる疾患などがあるか，また心不全を起こしている場合などの心機能の評価のために行う。

4）ホルター心電図

日常生活を送りながら24時間連続して心電図を測定する検査である。房室ブロックの種類，程度，症状との関連性を明らかにるすことができる。

5）電気生理学的検査（electrophysiologic study：EPS）

一過性に認められる房室ブロックや，失神などの原因として房室ブロックが考えられ，その確証が必要な例では，EPSによる評価が必要になる[3]。

電極カテーテルを静脈または動脈を介して心臓に挿入し，心臓内部の電気的活動を記録する。そうすることで，房室結節，ヒス束もしくはヒス束より遠位のいずれの伝導障害か分類される[3]。また，人工的な電気的刺激を与えることでペースメーカーや植込み型除細動器（ICD）の適応の有無やモード設定の決定を行うことができる。

6）埋込み型心電図記録計（implantable loop recorder：ILR）

原因が特定できない失神に対して，従来はホルター心電計や体外式心電計を使用していた。しかし，ホルター心電計や体外式心電計は検査時間が短く（ホルター心電計：24時間，体外式心電計：1ヵ月），必ずしも測定中に失神が起こらないこと，測定中は何らかの日常生活に制限がかかることから原因が特定できない場合があった。そこで，2008年に薬事承認を受けた埋込み型心電図記録計が開発された。これは胸部皮下に挿入し，最長3年間にわたる測定が可能であり，失神の原因が不整脈由来かどうかを的確に特定することができる。

6．房室ブロックの治療

1）薬物治療

可逆性の原因（薬剤性，心筋梗塞など）がなく，ペースメーカーの適応がない場合に薬物治療を行う。薬物療法には，ある程度の薬理効果が期待できる一方で，薬理効果が不安定で別な不整脈を誘発させる副作用が起こる場合がある。

❶アトロピンは抗コリン薬で，心臓の洞房結節で迷走神経（副交感神経）支配をしているムスカリン受容体のM2タイプを遮断し，心拍数を増加させる。アトロピンは副交感神経を抑制することにより交感神経を優位とし，ブロック部位が房室結節内にある徐脈の改善に役立つ。

❷イソプレナリン（プロタノール®）は，非選択的β受容体刺激薬で心臓の刺激伝導系に作用して心拍数を増加させる。房室伝導を促進する作用がある。

2）房室ブロックに対するペースメーカー治療

房室ブロックによる徐脈のために症状が認められる場合，安定した治療効果を得るために使用される。

体内式（恒久的）ペースメーカーと一時的ペースメーカーに大きく分けられる。継続して徐脈の治療が必要な場合は体内式（恒久的）ペースメーカーが選択され，可逆性の原因による房室ブロックや緊急性の場合は一時的ペースメーカーが選択される。一時的ペースメーカーには経静脈ペースメーカーと経皮的ペースメーカーがある（コラム「ペースメーカー植込み術（PMI）」p194参照）。

臨床症状のあるⅡ度房室ブロック（Mobitz型），Ⅲ度房室ブロック（完全房室ブロック）やアダムス - ストークス（Adams-Stokes）発作などの重篤な症状がある場合は，長期間の安定した治療効果を得るために体内式（恒久的）ペースメーカー治療が選択される。

一時的に循環動態を維持するために用いるものに経静

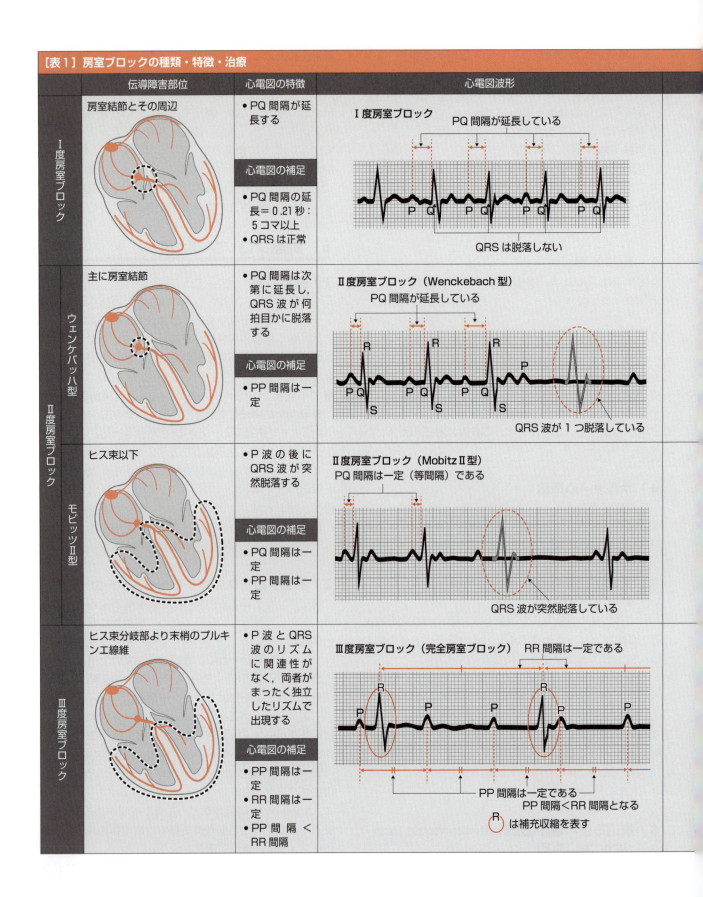

[表1] 房室ブロックの種類・特徴・治療

心電図の意味	症状	危険度	緊急度	治療	その他
• PQ間隔の延長＝心房から心室間の刺激伝導が，房室結節の異常により延長している	一般的に重篤な症状は認めない	低い	低い	無治療または経過観察	• 薬剤の影響，先天性心疾患，心筋梗塞，心筋炎などの心筋障害によるもの
• PQ間隔は次第に延長する＝心房から心室間の刺激伝導が，房室結節の異常により次第に延長している • QRSは何拍目かに脱落する＝洞結節からの刺激は出ているが，房室結節の異常により刺激伝導が途絶える				迷走神経の過緊張に伴う機能的（可逆的）伝導障害[4]	• 完全房室ブロックやアダムス-ストークス発作への移行は少ない • ジギタリス中毒の初期症状
• PQ間隔は一定＝心室は規則的な興奮を繰り返している • PP間隔は一定＝洞結節の働きは正常である • P波の後にQRS波が突然脱落する＝洞結節からの刺激は出ているが，ヒス束以下の異常により刺激伝導が途絶える	意識障害，失神発作，血圧低下，ショック所見，胸部症状，アダムス-ストークス発作など	高い	高い	①可逆性の原因（薬剤性，心筋虚血など）がある：原因除去後は経過観察＋必要に応じて一時的ペースメーカー装着 ②可逆性の原因がない＋ペースメーカーの適応あり：ペースメーカー植込み ③可逆性の原因がない＋ペースメーカーの適応なし：薬物治療（アトロピン，イソプレナリンなど）	• Ⅲ度房室ブロックに移行するリスクがある • 心室細動に移行しやすく危険である • ペースメーカー適応となることが多い
• PP間隔は一定＝洞結節の働きは正常である • RR間隔は一定＝心室は規則正しい興奮をしている • PP間隔＜RR間隔＝心室が補充調律により収縮するため，心房収縮よりも時間が長くなる					• ペースメーカーの適応である • 房室結節部や心室から補充収縮[4]が生じる • 心室細動，アダムス-ストークス発作，心不全に移行しやすく危険である

脈ペーシングと経皮的ペーシング（除細動機に併存しているタイプ）がある。アトロピンはⅢ度房室ブロックあるいは高度房室ブロックには無効であることが多いため，経皮ペーシングの電極パッドを患者の胸に貼って，状態が不安定になった場合は直ちに開始できるように準備しておく。

緊急時に経皮的ペースメーカーを装着して，体内式ペースメーカー植込み術に臨む場合と，一時的に体外式ペースメーカーを挿入して循環を維持する場合がある（コラム「ペースメーカー植込み術（PMI）」p194参照）。

Ⅱ 房室ブロックの看護ケアとその根拠

1. 房室ブロックの観察ポイント

房室ブロックの種類によって，循環動態や緊急度が異なる。房室ブロックが薬剤性や心筋虚血による可逆的なものなのか，不可逆的なものなのかを判断する必要がある。症状の有無を問わず高度徐脈（MobitzⅡ型，Ⅲ度房室ブロック）があるか，徐脈による症状（めまい，失神発作，けいれん，意識障害，虚血性の胸痛）や心不全の合併，低血圧，心原性ショック等の有無を観察する。

❶バイタルサイン：意識レベル，血圧，脈拍（リズム），呼吸状態
❷自覚症状：動悸，めまい，胸痛，眼前暗黒感，息切れ，呼吸困難（感），冷汗，冷感，頭痛，失神発作など
❸聴診：Ⅲ度房室ブロックでは心拍ごとにⅠ音の強度が変動する（大砲音）
❹心電図：心拍数，P波の有無（PP間隔），PQ間隔，QRS波（脱落の有無）などを確認する

2. 房室ブロックの看護の目標

1）Ⅰ型房室ブロックおよびⅡ型（ウェンケバッハ型）房室ブロックの場合

❶患者は無症状であることが多いが，心電図モニターを観察し，ブロックの存在を見逃さない
❷薬剤の影響などがあるかについて原因を検索する
❸医師へ報告することができる

2）ペースメーカー植込み適応の場合

❶疾患の正しい認識が得られ，ペースメーカー植込みに対する不安が軽減され，手術に向けた身体的・心理的・社会的な準備ができる
❷術後合併症（感染，気胸，出血・血腫，心臓穿孔，不整脈）の早期発見に努める
❸日常生活で制限される行動と注意を要する行動を学び，ペースメーカーの誤作動を回避することができる

3. ペースメーカー植込み時の看護ケア

1）房室ブロックに対する看護ケア（ペースメーカー植込み術前）

❶徐脈による症状（めまい，失神発作，けいれん，脳虚血による意識障害，虚血性の胸痛，心不全，低血圧，心原性ショック等）に対して遅延なく医師に報告し，適切な処置を行う
❷Ⅲ度（完全）房室ブロックあるいは高度房室ブロックに対してはアダムス-ストークス発作の有無や程度について観察を行い，ペースメーカーの植込みの必要性について検討し，手術に向けて準備を行う
❸手術やペースメーカー留置後の生活に対する不安を軽減させる

2）房室ブロックに対する看護ケア（ペースメーカー植込み術後）

① 術後合併症の有無のチェック

術後合併症には，不整脈，感染，横隔膜刺激による吃逆，心筋電極の心外膜への穿通などがあり，早期発見・早期対応が求められる（コラム「ペースメーカー植込み術」p194参照）。

② ペースメーカー機能不全がないか，モニター心電図でモニタリングを行う

③ 基本的欲求の充足とセルフケアの援助を行う

手術後は，創部の安静を保ち原則翌朝まで絶対安静とする。また，再出血予防やリード位置のずれを予防するため挙上制限がある。ペースメーカーのリード線が体内に固定され安定するまでには1〜2カ月の期間を要するため，ペースメーカーを植込んだ側の腕で重い物を持ったりしないよう説明する。安静度から不足するセルフケアを適切に提供していく必要がある。

④ 不安の軽減と心理的サポートを提供する

ペースメーカーという異物が体内に植込まれることで，ボディイメージの変化への不安が生じる。また，仕

事内容によっては制約を受け，転職・退職を余儀なくされる場合もある。不安の内容や程度，表出方法の個人差はあるが，精神的・身体的・社会的側面から，患者の心情に配慮したふさわしいサポートが求められる。

⑤患者・家族へ社会サービスの情報提供を行う

ペースメーカーを植込むと，身体障害者手帳を発行される。制度を利用することで，経済的な負担は軽減できる。

3）患者教育
①日常生活行動

ペースメーカーを植込んだ後は，医療面や日常生活面でさまざまな制約が生じる。ペースメーカーは磁場の環境による機器の障害が指摘され，植込み術を受けた患者は電磁調理器や医療用電気治療器の使用は避ける必要がある。作動に影響を与えるような周辺機器を知り，作動不全が起こらないような日常生活行動を送る必要があることを説明する。[表2]に主な禁忌例・影響を与える可能性がある項目を示す。

禁忌事項・注意事項が多いように思えるが，対象物との距離を保ち，少しの配慮を日常生活に取り入れる工夫をすれば作動に問題は生じない。

②ペースメーカーの管理

ペースメーカーは電池駆動なので，電池の消耗度や発作が起こった履歴を確認するための定期検診が推奨されることを理解する。また，ペースメーカーの電池は，7～10年で交換となることが多く，定期検査で電池の消耗度を確認することができる。医療機関を受診する時は，ペースメーカー手帳を持参することを説明する。

4）ペースメーカー手帳について

この手帳にはペースメーカーが植込まれた者の個人情報（氏名，生年月日，連絡先，適応疾患），医療施設の情報（植込み施設，定期健診施設，主治医），ペースメーカーの情報（機種，設定値，リード），定期検査（通院記録）の情報（実施年月日，プログラムレート，マグネットレート，電池刺激閾値，センシング閾値，リード抵抗）が記載されている。また，自己健康管理の記録欄（脈拍数，体調を記録）もある。

定期健診はもとより，定期健診施設以外の医療機関にかかる時，短時間の外出時などにも常に携帯することで，意識消失や意思を伝達できない状態になった場合にも検査や治療がスムーズになり，緊急の際に適切な処置が受けられる。常にペースメーカー手帳を携行することが大切である。

（佐々智宏，中麻規子，宇野真理子）

[表2] ペースメーカーに影響を与える可能性がある機器など

病院	MRI検査（MRI対応のペースメーカーは例外），放射線照射治療装置，電気メス，低周波・高周波治療器，X線CT装置など
屋内	携帯電話，作動中のIH調理器・IH炊飯器，電動工具，磁器治療器（磁器ネックレス，磁器マット）
屋外	飛行機の搭乗口の金属探知機，携帯電話，万引き防止装置，改札の非接触型ICカード，無線LANシステム，電子商品監視機器，電子タグ機器，エンジン作動中のボンネットの中の覗き込み，自動車のスマートキーシステムの取り扱い，電気自動車（プラグインハイブリッド車を含む）の充電中
その他	ペースメーカーが入っている側の上肢で激しい運動をしない，重たい物を持たない，胸壁への打撲に注意する

《引用文献》
1) 村川裕二著：新・病態生理できった内科学1　循環器疾患. pp147-168, 医学教育出版社, 2007.
2) 山下武志責任編集：循環器臨床サピア10　心電図パーフェクトガイド―初心者からエキスパートまで. pp27-43, 中山書店, 2010.
3) 井上　博・村川裕二編：不整脈学. pp314-319, 南江堂, 2012.
4) 小室一成編：目でみる循環器病フロンティアーベーシック&クリニカルサイエンス. pp151-157, メジカルビュー社, 2002.

《参考文献》
1) 吉田　清編：チャートでわかる実践心エコー図法―エキスパートへの近道, 改訂第2版. pp20-38, 南江堂, 2009.
2) 高木永子監：看護過程に沿った対症看護―病態生理と看護のポイント, 第4版. pp565-585, 学研メディカル秀潤社, 2010.

コラム ペースメーカー植込み術（PMI）

1）ペースメーカーとは

ペースメーカー（pacemaker：PM）とは，心腔内または心外膜にリード線（電極カテーテル）を留置し，体外または体内に置くペースメーカー本体（ジェネレーター）から発生させた電気刺激によって，人工的に心調律をつくり出す医療機器のことである。

2）ペースメーカー植込み術の適応

ペースメーカー植込み術（pacemaker implantation：PMI）の適応疾患は徐脈性不整脈であり，洞機能不全症候群（洞房ブロック，洞停止を含む），房室ブロック，ヒス（His）束内やヒス束以下（2枝および3枝）で起こるブロック，徐脈性心房細動などの刺激伝導系の異常である。

徐脈性不整脈はアダムス-ストークス（Adams-Stokes）発作（徐脈や頻脈が起こった時に脳に十分な血液が届かず，意識消失を起こす脳虚血症状），循環動態の悪化による心不全症状の発現や増悪の誘因となる。QOLの低下のみならず，突然死や生命予後の悪化につながるおそれがある[1]。

PMIの適応は徐脈性不整脈の存在，自覚症状と徐脈との因果関係，患者の年齢，職業（電磁波の影響を受けやすい職務か否か）などの社会的背景も考慮して決定する[1]。

3）ペースメーカーの種類

ペースメーカーには種類があり，使用目的に合わせて機種を選択する[表1]。永久的にペースメーカーが必要となる場合は，❶植込み型（体内式）ペースメーカーを選択する。一時的に必要となる場合，たとえば抗不整脈薬の効きすぎによる薬剤性徐脈や電解質異常による徐脈，植込み型ペースメーカーを留置するまでの繋ぎで使用する場合は，❷体外式ペースメーカーを，または❸経皮的ペーシング（ペーシング機能付き除細動器）を選択する。

4）ペースメーカーの設定

ペースメーカーの基本設定には，モード（ペーシング様式），ペーシングレート，出力（ペーシングする電気の大きさ），感度（センシング）の4つがあり，デュアルチャンバペースメーカー（心房と心室にリード線を留置する場合）は，加えてA-Vディレイを設定する。

- モード：国際ペースメーカーコード（NASPE/BPEG generic pacemaker cord，NBGコード）が一般的に使われており，アルファベット5文字のうちの主に3文字とその並びで表す。1文字目は刺激部位，2文字目は感知部位，3文字目は感知に対する反応を示す[2][表2]。その他の機能として，心拍応答機能（身体活動に応じて心拍数が自動的に増減する）を有する場合は，4文字目に「R」（rate response）を追記する。表記は「AAIR」「DDDR」などとなる
- ペーシングレート：心拍数の最小値となる下限レート（基本レート）と上限値を設定でき，下限レートは必ず設定が必要である
- 出力（out putともいう）：ペースメーカーが自己心を刺激（ペーシング）する電気の大きさのことで，自己心のペーシング閾値（心筋が脱分極するために必要な最小の電気量）の2～3倍程度で設定する
- 感度（センシング）：自己心の電気の大きさ（波高）を感知する設定を示しており，自己心の1/2～1/3程度の高さで設定する
- A-Vディレイ：房室結節の役割をしており，心房と心室の収縮と拡張のタイミングをみながら設定する

ペースメーカーの設定モードは，不整脈の種類によって異なる。一般的に，洞機能不全（洞結節機能に障害があり，その他の刺激伝導系に異常がない）ではAAIモードを選択する。房室ブロックでは，心房と心室が順序よく興奮，収縮するため，生理的な興奮が可能となるDDDモードや心室リードにより，心室興奮の頻度に応じて心室ペーシングを補うVVIモードを選択する。

5）ペースメーカー植込み術（PMI）の方法

PMIの手術時間は約2時間である。一般的に以下の通り行われる。

❶主にエコーで静脈の走行を確認し，静脈穿刺をして，シース（カテーテルの挿入口を保護するた

[表1] 主なペースメーカーの種類

種類	体内式ペースメーカー	体外式ペースメーカー	経皮的ペーシング
適応	①症状（めまい，失神発作，けいれん，意識障害，虚血性の胸痛，心不全，低血圧，心原性ショック等）を伴う徐脈 ②高度徐脈（モビッツⅡ型，Ⅱ度房室ブロック，Ⅲ度房室ブロック） ③房室ブロックを合併した急性心筋梗塞		
使用目的	永久的	一時的	
使用方法	1本または2本の電極リードを鎖骨下静脈から右心房，右心室に挿入し，留置する。	1本または2本の電極リードを内頸静脈や鎖骨下静脈から右心房，右心室に挿入し，留置する。	電極（パッド）を患者の前胸部体表面に貼付し，体表面から電流を流す。
合併症	感染，気胸，出血・血腫，心臓穿孔，不整脈など		電流による皮膚の痛み
設定	・ペーシングモード ・ペーシングレート ・出力 ・センシング ・A-Vディレイ（2本留置の場合）	・ペーシングモード ・ペーシングレート ・出力 ・センシング	・デマント（設定以下となった場合にペーシング機能あり）または固定モード ・ペーシングレート ・出力
イメージ図			
本体			

[表2] ペーシング設定の表記（国際ペースメーカーコード〈NBGコード〉）

1文字目： 刺激部位	2文字目： 感知部位	3文字目： 2文字目の感知に対する反応
A (atrium)：心房 V (ventricle)：心室 D (dual)：心房＋心室 O (none)：設定なし	A：心房 V：心室 D：心房＋心室 O：設定なし	I (inhibit)：抑制モード T (Trigger)：同期モード D (dual)：同期＋抑制モード O (none)：固定レートモード

第3文字の説明
＊I（抑制モード）：設定以上の自己心拍の感知があればペースメーカーは刺激を出さない
＊T（同期モード）：自己心拍を感知すると，同期して刺激を出す
＊D（同期＋抑制モード）：心房の興奮に同期して心室へ刺激を出す，または心室の興奮を感知すると抑制する
＊O（固定レートモード）：自己心拍は無視する

めの医療器具）を留置し，シースを介してペースメーカーリードを1本もしくは2本挿入する（刺激伝導系の異常の合併を考慮し，はじめから2本入れておくことが多い）

❷ペースメーカーリードでは，心房（RA）リードは右心耳に，心室（RV）リードを右心室の心室中隔もしくは心尖部に留置することが多い

❸リード先端を留置する位置は，感度（センシング）の状態やペーシング閾値を測定しながら，適切な位置に決定する

❹本体とリードを皮下のポケット（ペースメーカーリード挿入口付近の皮下に，本体とリードを収納する場所）に収納し，皮下組織，皮膚を順次縫合した後は，創部に滅菌のテープを貼り，上から透明フィルムで保護する

❺止血のために，伸縮性のあるテープと枕子で創部全体を圧迫固定なども行う

6）合併症

ペースメーカー植込み術に伴う合併症には，手技に伴う疼痛や出血，血腫，電極リードによる血管壁の穿孔，心タンポナーデ（コラム「心囊液貯留（心タン

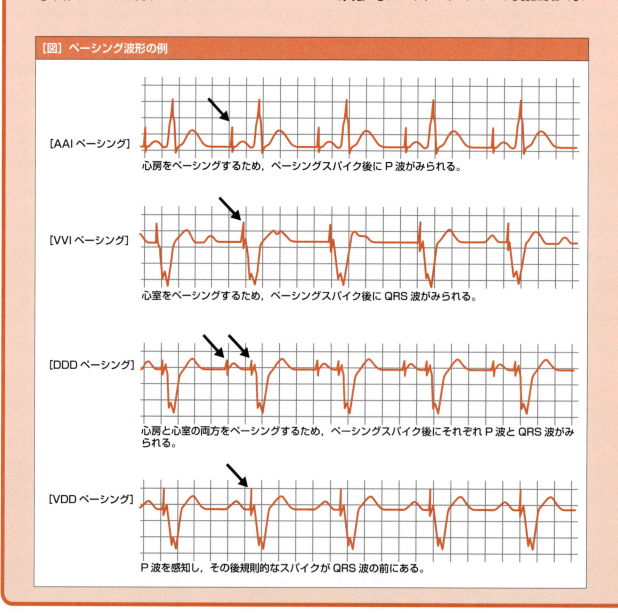

[図] ペーシング波形の例

[AAI ペーシング]
心房をペーシングするため，ペーシングスパイク後にP波がみられる。

[VVI ペーシング]
心室をペーシングするため，ペーシングスパイク後にQRS波がみられる。

[DDD ペーシング]
心房と心室の両方をペーシングするため，ペーシングスパイク後にそれぞれP波とQRS波がみられる。

[VDD ペーシング]
P波を感知し，その後規則的なスパイクがQRS波の前にある。

ポナーデ）」p228参照），気胸や不整脈，感染の他に，造影剤を使用する場合は造影剤によるアレルギーやアナフィラキシーショックなどがある。

7) ペースメーカー植込み術後患者の看護のポイント

① 術後の合併症について

ペースメーカー本体やリードの固定，血腫予防のために，術創部の圧迫が必要となる。手術側上肢の安静の必要性について説明を行う他に，痛みの有無や圧迫による創部の皮膚の色（血行障害の有無），術創部の出血や感染徴候に注意して観察する。

また，手術手技に伴う気胸や血胸，リード線による心臓穿孔，心タンポナーデなどを起こすリスクもある。そのため，バイタルサインやモニター波形，自覚症状に注意し，患者にも異常に気づいた時は，看護師に伝えるよう説明しておく。

② ペースメーカー機能不全

手術後は，リード線の位置の移動や離脱・損傷・断線，リード線付着部の心筋の障害などにより，心臓がペーシングの刺激に反応しないペーシング不全の他に，リード線の障害や設定感度の感知機能障害により自己脈を感知しない，または心筋電位を間違って感知して不適切なペーシングを行うセンシング不全が起こるリスクがある。

ペースメーカー設定について，あらかじめ確認し，バイタルサイン，自覚症状のみならず，ペースメーカーが設定通りの働きを行っているか，モニター波形やペーシングスパイクの位置も経時的に観察し，確認する[図]。

患者のモニター心電図の横に，ペースメーカー設定と波形記録を貼り，比較するとよい。

③ 活動における注意点

植込んだペースメーカーが心拍応答機能（rate response）付きペースメーカーの場合は，運動時に脈拍が上昇することから運動耐容能は上昇する。しかし，最近のペースメーカーは加速度（体動）を感知するタイプのものが多く，上体が固定された自転車エルゴメーターや骨格筋マシントレーニングでは心拍数が増加しがたい（トレッドミルのような歩行運動では心拍数が上昇しやすい）特徴がある[3]。運動療法を指導する際には，運動の内容によってペースメーカーの応答性が異なる点に注意する。

日常生活上の注意点，精神的支援については⑭-Ⅱ「房室ブロックの看護ケアとその根拠」p192を参照。

（中麻規子，佐々智宏）

《引用文献》
1) 日本循環器学会・他：循環器病の診断と治療に関するガイドライン（2010年度合同研究班報告），不整脈の非薬物治療ガイドライン（2011年改訂版）．pp 6-15, 2011. http://www.j-circ.or.jp/guideline/pdf/JCS2011_okumura_h.pdf（2016年5月閲覧）
2) Bernstein AD, Camm AJ, Fletcher RD, et al: The NASPE/BPEG generic pacemaker cord for antibradyarrhythmia and adaptive-rate pacing and antitachyarrhythmia devices. Pacing Clin Electrophysiol 10: 794-799, 1987.
3) 長山雅俊編；循環器臨床サピア④心臓リハビリテーション実践マニュアル—評価・処方・患者指導．p244, 中山書店, 2010.

《参考文献》
1) 医療情報科学研究所編：病気が見える Vol. 2 循環器, 第3版. p109, メディックメディア, 2010.
2) 四津良平監：ノートラブルで進める IABP・PCPS・ペースメーカ・ICD 看護マスターブック．pp146-152, HEART nursing 2012年秋季増刊, メディカ出版, 2012.
3) 友池仁暢監：Nursing Selection ③ 循環器疾患．pp301-303, 学習研究社, 2003.
4) 豊島健：人工臓器—最近の進歩 ペースメーカー．人工臓器 38（3）: 130-133, 2009.

コラム 洞不全症候群（SSS）

1）病態

洞不全症候群（sick sinus syndrome：SSS）とは，洞結節自体の障害や洞結節から心房への興奮伝導の障害により，高度の洞性徐脈，洞房ブロック，洞停止を生じ，心不全や失神などを呈する病態の総称である[1]（◉「心電図の基本」p26 図30参照）。

2）原因[1,2]

以下のような基礎疾患や可逆的原因を認める場合もあるが，その一方で原因が明らかでない場合も多い。

- 主な基礎疾患
  - 虚血性心疾患：狭心症，心筋梗塞
  - 心筋疾患：肥大型心筋症，拡張型心筋症，心筋炎
  - 浸潤性病変：サルコイドーシス
  - 代謝異常：アミロイドーシス
  - 遺伝性疾患：家族性洞不全症候群
- 薬剤性（β遮断薬，カルシウム拮抗薬，抗不整脈薬，精神疾患治療薬など）
- 電解質異常（高カリウム血症）
- 加齢
- 特発性

3）症状

徐脈に伴い，動悸，めまい，息切れ，眼前暗黒感，易疲労感などが出現する。高度の徐脈や洞停止の場合は，心拍出量が低下し脳虚血により失神をきたすことがある（アダムス-ストークス（Adams-Stokes）発作）[1,2]。

4）分類

一般的にルーベンスタイン（Rubenstein）の分類[3]により以下のように分類されている。

① Ⅰ型：洞性徐脈（sinus bradycardia）[1~3]［図1］
原因が特定されない，心拍数50回/分以下の持続性洞性徐脈。

② Ⅱ型：洞房ブロック（sinoatrial block），洞停止（sinus arrest）[1~3]

- 洞房ブロック［図2］

洞結節での興奮は起きるが，その刺激が心房へ伝導されないことによるもの。PP間隔は洞調律時の整数倍となる。

- 洞停止［図3］

洞結節の興奮が停止している状態である。房室接合部補充調律を伴うこともある。PP間隔は非整数倍となる。

[図1] 洞性徐脈

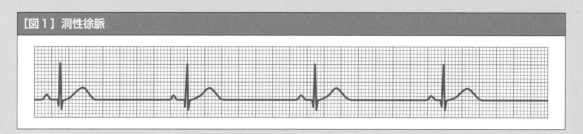

[図2] 洞房ブロック

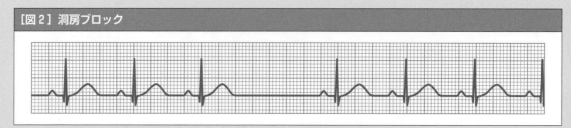

[図3] 洞停止

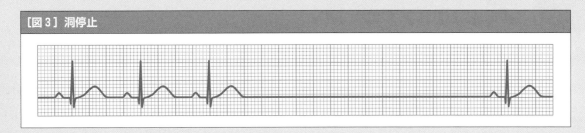

[図4] 徐脈頻脈症候群

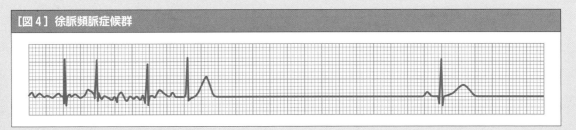

③ Ⅲ型：徐脈頻脈症候群（bradycardia-tachycardia syndrome）[1〜3][図4]

発作性心房細動などの上室性頻脈性不整脈の停止時に，洞房ブロックや洞停止が出現する。この洞停止の時間が長いと失神をきたす。

5）診断・治療

症状とともに，12誘導心電図やホルター心電図，必要時には電気生理学的検査を行い，異常所見を認めた場合に診断される[1,2]。原因疾患を特定するため，または合併症の確認のために，必要に応じて心エコー検査や胸部X線検査を行う。

治療の際には，心電図モニタリングを行い病状の観察，不整脈出現に伴うめまいや失神などの異常の早期発見に努める。

① 薬物治療[1,2,4]

電解質異常や薬剤性などの可逆的原因がある場合は，原因が取り除かれるまでのあいだ，副交感神経遮断薬，β刺激薬などを投与する。

② ペースメーカー[1,2,4]

可逆的な原因はないが症状があり，長期の薬物治療が不可欠な場合は，恒久型ペースメーカー植込みの適応となる。可逆的な原因がある場合にも，薬物治療と併用して一時的ペースメーカーを挿入することがある。

（木村友）

《文献》
1）池田隆徳，山下武志編：不整脈概論．pp244-251，メジカルビュー社，2013．
2）井上博，村川裕二編：不整脈学．pp308-313，南江堂，2012．
3）Rubenstein JJ, Schulman CL, et al: Clinical spectrum of the sick sinus syndrome. Circulation 46: 5-13, 1972.
4）日本循環器学会・他：循環器病の診断と治療に関するガイドライン（2010年度合同研究班報告）．不整脈の非薬物治療ガイドライン（2011年改訂版）．
www.j-circ.or.jp/guideline/pdf/JCS2011_okumura_h.pdf（2014年5月閲覧）

第Ⅱ部 疾患別看護ケア関連図　D　弁膜疾患

15 大動脈弁疾患

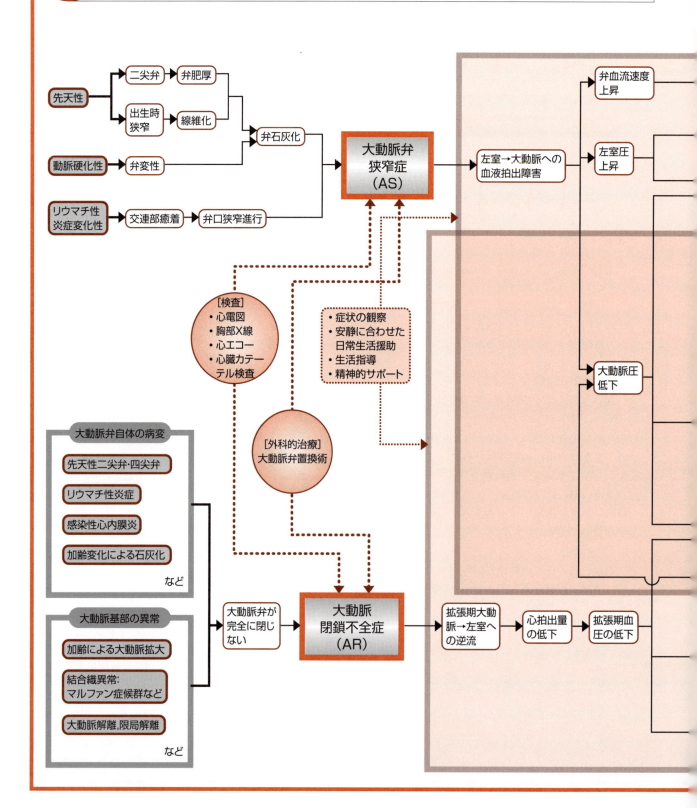

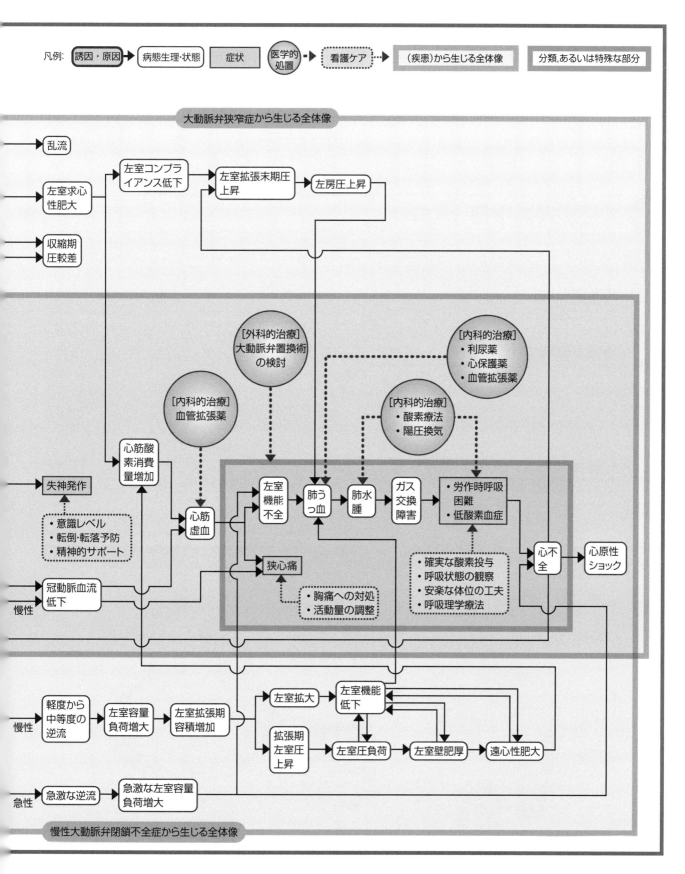

第Ⅱ部　疾患別看護ケア関連図　D　弁膜疾患

15　大動脈弁疾患

　大動脈弁疾患とは左心室と大動脈の間にある大動脈弁の器質的変化や形態異常，また弁の付着部にある弁輪の拡大により弁の開閉に異常をきたし，血流に異常を生じる疾患である。

　大動脈弁疾患は大動脈弁狭窄症と大動脈弁閉鎖不全症に分けられる。以前は，リウマチ熱や先天性の弁形態異常によるものが多かったが，近年，加齢による動脈硬化性変化（石灰化）によるものが多くなっている。

A　大動脈弁狭窄症（AS）

Ⅰ　大動脈弁狭窄症が生じる病態生理

1．大動脈弁狭窄症の定義

　大動脈弁狭窄症（aortic stenosis：AS）は，左心室と大動脈の間にある大動脈弁の弁口面積が狭小化し，収縮期に左心室から大動脈への駆出が障害される病態である。

2．大動脈弁狭窄症の解剖・病態生理

　大動脈弁は左心室と大動脈の間にある弁であり，右冠尖，左冠尖，無冠尖の3つの半月弁から形成される [図1]。

　大動脈弁狭窄症の成因として❶先天性（二尖弁，一尖弁），❷リウマチ性（炎症変化性による交連部の癒合と経年的変化による石灰化），❸加齢による動脈硬化性（主に弁腹の肥厚と石灰化）の3つに大きく分けられる。いずれの成因による大動脈弁狭窄症であっても，半月弁自体の肥厚，交連部の癒合，弁腹や弁尖の石灰化などの病変が経年的に進行し弁の可動性が低下することによって，弁口の狭小化が進行する。

　大動脈弁の弁口面積は健常者では3〜5 cm^{2}であるが，弁口面積が1.5 cm^{2}以下に狭小化すると，左心室から大動脈に向かって駆出される血流に対して大動脈弁が抵抗となり，左心室と大動脈との間に収縮期圧較差が生

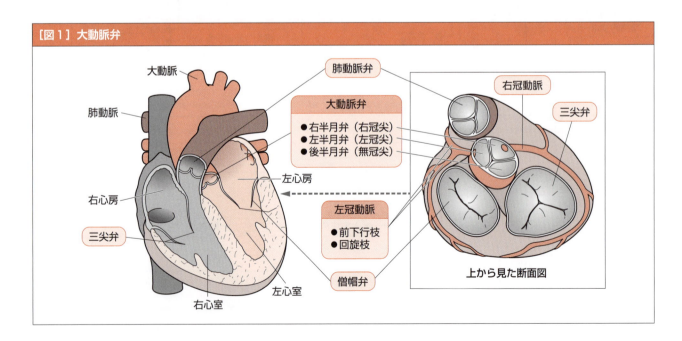

[図1] 大動脈弁

じるようになり、この抵抗に打ち勝つため、左心室の収縮期圧が上昇する。弁口面積と圧較差は弁狭窄の重症度を反映し、重症度評価のための指標として用いられる。

大動脈弁の圧較差増大により左室内圧が慢性的に上昇すると、左心室は左室内径の減少を伴った左室肥大、すなわち求心性肥大が起こる [図2]。

この求心性肥大は圧負荷に対する代償機転であるが、心筋の酸素需要は増大しこれに見合う冠血流の供給が不足するため心筋の虚血状態が発生し、ついには心筋障害、左室機能不全をきたすことになる。左心室の拡大、左室拡張終期圧、左房圧の上昇とともに肺うっ血による呼吸困難を主とした左心不全症状が発現する。また、左室機能低下による心拍出量の減少、左室拡張期圧の上昇による冠動脈血流の低下、心筋酸素需要の増加により狭心痛が生じる。

3. 大動脈弁狭窄症の症状

成人の大動脈弁狭窄症の主な症状は、狭心痛と失神および心不全である。

1）狭心痛

狭心痛は大動脈弁狭窄症で最も多い症状で、労作によって誘発され、安静によって消失する。高度の大動脈弁狭窄症の約2/3に認められ、その約半数に冠動脈の狭窄病変が存在するが、冠動脈病変のない症例でも心筋酸素需要と供給の不均衡によって狭心痛が生じる。

2）失神

労作時の脳灌流の低下による症状である。労作時には末梢血管が拡張するが、大動脈弁口の狭窄のため十分な心拍出量の増加が得られなければ血圧は低下し、脳灌流は障害される。また、労作による心内圧の高度な上昇による血管反射によって血圧が低下する反応が、失神に関与しているともいわれている。

さらに心筋虚血や心筋障害が関与する不整脈により、安静時または労作時に、失神が起こりうることも考えておくべきである。一過性の心室頻拍（VT）、心室細動（VF）、心房細動（AF）・心房粗動（AFL）による頻脈や房室ブロックなどの徐脈性不整脈が生じた場合、血行動態が急激に悪化して失神を伴う症状が出現することがある。

3）心不全

左心室の拡張障害や収縮障害が進展した大動脈弁狭窄症の終末期には、心拍出量の低下や左室拡張期圧と左房圧の上昇による肺うっ血をきたす。この結果、労作時の息切れ、夜間の発作性呼吸困難や起坐呼吸などの左心不全症状が出現する。

4. 大動脈弁狭窄症の診断・検査

診断には聴診を中心とする臨床所見、心電図検査、胸部X線検査、心臓エコー検査を行い、大動脈弁狭窄症の診断および重症度評価を行う。

1）聴診

駆出性収縮期雑音があり、第2肋間胸骨右縁から心尖部の大動脈弁領域にかけて「荒々しい雑音」が聴取されるが、心尖部で高調な雑音が聞かれ、僧帽弁閉鎖不全との鑑別が難しいこともある（ガラヴァルダン〈Gallavardin〉現象）。また鎖骨や頸動脈に放散する。

2）心電図検査

心電図検査では、約85％の症例で左室肥大の所見が認められる。V_5、V_6にST低下、T波陰性化を認めるストレインパターンは、よく認められる所見である [図3]。

3）胸部X線検査

心陰影の拡大は軽度にとどまることが多く、求心性左室肥大により左第4弓が丸みを帯びて突出する。また、

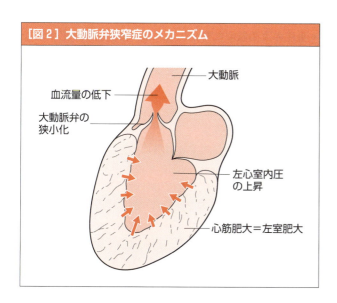

[図2] 大動脈弁狭窄症のメカニズム
- 大動脈
- 血流量の低下
- 大動脈弁の狭小化
- 左心室内圧の上昇
- 心筋肥大＝左室肥大

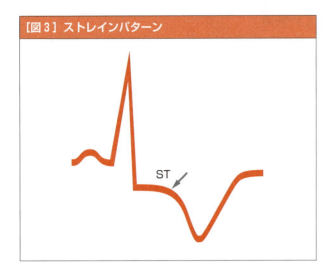

[図3] ストレインパターン

狭窄後拡張や二尖弁に伴う拡張により，上行大動脈拡大を認めることがある．大動脈弁閉鎖不全や心不全を合併すると肺うっ血，胸水などの所見が出現する．

重症例では，上行動脈に狭窄後拡張を認めることがある．

4）心臓エコー検査

診断，狭窄の原因の特定，重症度評価，経過観察，手術適応の決定などのために実施される，重要な標準的検査である．

- **断層法**：大動脈弁の形態（弁尖の数，石灰化，解放制限の程度など）の観察とともに，左室肥大の程度，左室内径や容積・駆出率などの左室機能評価や大動脈径，僧帽弁疾患の合併などの評価を行う
- **経食道法**：弁の詳細な評価と弁口面積の直接的な計測が行われる
- **ドプラ法**：大動脈弁弁口部の最大血流速度を測定し，大動脈弁収縮期圧較差を求める．また，狭窄弁口面積を算出し，狭窄の重症度の評価を行うとともに，大動脈弁閉鎖不全の合併や肺高血圧の程度を評価することができる

無症状の症例でも中等度狭窄では1～2年に1度，高度狭窄では1年に一度，また，進行が速い例や自覚症状が出現している場合は，手術の時期を検討するために3～6カ月に一度検査を実施する．原因不明の発熱が続く時は感染性心内膜炎の可能性を疑い，早期に経食道エコー検査の実施を検討する必要がある．

5）心臓カテーテル検査

大動脈弁の血流通過障害により生じる左心室と大動脈との圧較差を計測し，重症度を評価することができる．現在，心臓エコー検査による治療方針の決定に必要な血行動態の情報を得ることができるため，非侵襲的な検査で評価が困難な場合や臨床症状と重症度が一致しない場合などに実施する．また，冠動脈病変の合併の診断のために冠動脈造影を実施する．

5．大動脈弁狭窄症の治療

大動脈弁狭窄症に対する有効な内科的治療法はなく，症状のある高度の大動脈弁狭窄症には手術療法が必要である．大動脈弁狭窄症は進行性であり，現時点で症状がなくてもいずれ外科的治療が必要となる可能性が大きいことや，経過中に起こりうる症状など，大動脈弁狭窄症の症状や経過と予後を患者に説明し，理解を得ながら経過をみて行くことが重要である［図4］．

1）内科的治療

- 手術的治療を行わない症例では，心不全を発症すれば利尿薬や血管拡張薬の投与を行うが，血圧低下をきたす可能性があり，少量の投与から徐々に増量する必要がある
- 高血圧に対しても降圧薬は少量から投与し，慎重に経過観察する
- 心房細動は重症大動脈弁狭窄症の約10％に合併するが，狭心症や低血圧を引き起こすため早期に除細動が必要となることが多い
- 急性心不全や肺水腫では，心不全の薬物療法に加えて陽圧換気や大動脈バルーンパンピング（IABP）が有効な場合がある
- 重症の大動脈弁狭窄症患者には，運動制限が必要になることもある
- 抗菌薬の投与が感染性心内膜炎・リウマチ熱の予防目的で行われることがある

2）外科的治療

大動脈弁狭窄症に対する外科的手術は大動脈弁置換術（aortic valve replacement：AVR）が最も多く行われている．

狭心症，心不全症状としての呼吸困難，失神などの症候性大動脈弁狭窄症症例において，大動脈弁置換術によって症状や生命予後は改善するため，手術をすべきであると推奨している．一方，無症状の大動脈弁狭窄症に対する手術適応については一定の基準は見られていない．大動脈弁置換術における人工弁の種類には機械弁と

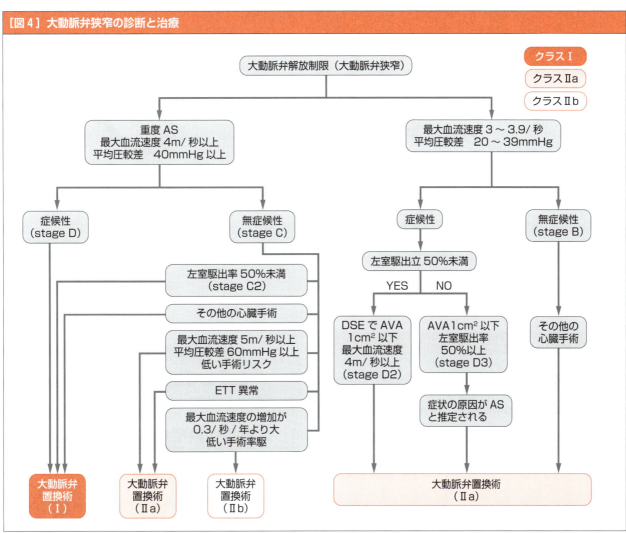

[図4] 大動脈弁狭窄の診断と治療

AS：大動脈弁狭窄症，ETT：トレッドミル運動負荷テスト，DSE：dobutamine負荷心エコー図，AVA：大動脈弁口面積
(Nishimura RA：J Am Coll Cardiol 63：e57-e185, 2014/ 渡邊弘之：大動脈弁狭窄症，堀正二監，循環器疾患最新の治療 2016-2017, p173, 南江堂, 2016 より一部改変)

生体弁がある。それぞれの特徴を [表1] に示す。

　高齢者の手術成績は向上しており，高齢であっても心臓以外の機能（肝機能，腎機能，呼吸機能，認知機能）を考慮しながら積極的に適応を検討するべきである。手術のリスク評価には STS（society of thoracic surgeons）や EuroSCORE（european system for cardiac operative risk evaluation）などが一般的に使用されるが，frailty（虚弱性，フレイル）などの高齢者に特有の評価法の重要性が認識されるようになってきている。

　また，重症大動脈弁狭窄症に対する新しい治療法として，カテーテルを用いて人工弁を大動脈弁位に留置する経カテーテル大動脈弁治療（transcatheter aortic valve implantation：TAVI）が行われるようになっている。開胸することがなく，人工心肺を使用しないため低侵襲であることが特徴である。高齢のため体力が低下し，またはその他の疾患のリスクがあるため外科的治療を受けられない患者などの治療法として，期待されている。

6．大動脈弁狭窄症の経過と予後

　症状が出現してからの高度大動脈弁狭窄症の予後は不良であり，狭心症が出現してからの平均余命は5年，失神では3年，心不全では2年とされている [図5]。

　したがって，これらの症状のある高度大動脈弁狭窄症

[表1] 人工弁の種類と特徴

	生体弁	機械弁
素材	ウシやブタの生態組織	チタンなどの金属やパイロライトカーボン
長所	抗凝固薬の内服は弁置換術後3カ月程度で中止できる。	耐久性に優れている。
短所	耐久性が10〜15年であり再手術が必要になる可能性がある。	生涯にわたり抗凝固薬の内服が必要である。
その他	妊娠希望の女性，抗血液凝固薬の服用が困難な人，消化器系潰瘍・肝機能障害・腎不全のある人や，将来，別の手術を受ける可能性のある人に対して適応頻度が高い。	弁の開閉に音がする。

（セント・ジュード・メディカル社 HP：人工心臓弁．http://www.sjm.co.jp/general/leaflet/index04.html より一部改変）

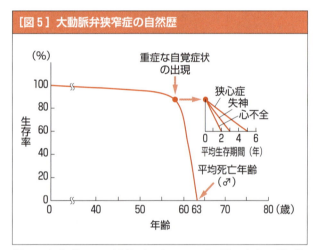

[図5] 大動脈弁狭窄症の自然歴

(Ross J, Jr, Braunwald E：Aortic stenosis. Circulation 38 (1 Suppl)：61-67, 1968 より)

症例では，早期に手術を行うことが推奨されている。

また，無症状であっても血行動態的に高度の大動脈弁狭窄症では2年以内に心事故を発生することが多く[1]，注意深い経過観察を必要とするが，無症状である間は突然死の危険は高くない[1,2]。したがって，無症状の重症大動脈弁狭窄症においては，手術自体のリスクと人工弁に起因する合併症の発症のバランスを考慮して，手術のタイミングを検討しながら内科的に経過観察を行う。

II 大動脈弁狭窄症の看護ケアとその根拠

1. 大動脈弁狭窄症の観察ポイント

大動脈弁狭窄症は徐々に進行し，代償機転が働いている期間は無症状で経過する。しかし，いったん症状（狭心症状，失神，心不全）が出現すると，病状は急速に進行していく。そのため病態生理を理解して症状や徴候を観察していくことが重要である。

2. 大動脈弁狭窄症の看護の目標

❶疾患を受け入れ，安静・治療・検査の必要性を受け止め，これらに協力することができる
❷大動脈弁狭窄症の症状「狭心症状」「失神」「心不全症状」を予防・軽減することができる
❸症状を最小限にし，合併症を起こさないための自己管理方法を習得し，退院後の生活に組み込むことができる
❹手術が必要になった患者が，心身ともに安定した状態で手術に臨むことができる。

3. 大動脈弁狭窄症の看護のケア（❼「狭心症」p103, ⓲「心不全」p258 参照）

1）急性期

　心不全症状が出現している急性期には，心負荷を最小限にし，薬剤による内科的治療が行われる。重症例では突然死をきたすこともあるため，危険な不整脈の出現に注意する。

　心不全症状出現時の看護は，治療への支援を行い，全身状態の把握と心負荷を軽減するための援助，苦痛の軽減を行う。

　狭心症状出現時には速やかに胸痛への対処を行い，身体の安静のみならず精神的安静が確保できるような配慮が必要である。

2）回復期・慢性期

　急性期を脱して，回復期・慢性期へと移行してくると，心不全症状が出現しないように内服や水分，活動量などの生活上の調整が必要となる。安静度に合わせた日常生活援助と生活指導とともに，大動脈弁狭窄症の経過や症状と予後についての患者教育，疾患受容を含めた精神的サポートを行う。

　高齢者では複数の疾患を抱えている場合が多く，長い人生を生き抜いてきた結果として，到達した状態である「老人病」として，大動脈弁狭窄症をとらえる必要がある。高齢者の弁置換術の手術成績は向上しており積極的な治療を考慮するとともに，終末期医療の観点から緩和ケアとしての取り組みも必要である。患者本人の意思を最大限に尊重し，人生の先達としての敬意を十分に払ってケアすることが必要である。

B 大動脈弁閉鎖不全症（AR）

I 大動脈弁閉鎖不全症が生じる病態生理

1. 大動脈弁閉鎖不全症の定義

　大動脈弁閉鎖不全症（aortic regurgitation：AR）は，大動脈弁が拡張期に完全に閉鎖されないために，大動脈から左心室内へ血液の逆流が生じ，拡張期の左室容積負荷を生じる病態である。慢性に経過する場合（慢性大動脈弁閉鎖不全症）と急性に発症し急激な血行動態の悪化と心不全症状を示す場合（急性大動脈弁閉鎖不全症）がある。

2. 大動脈弁閉鎖不全症の原因・病態生理

　大動脈弁閉鎖不全症の原因は，大動脈弁自体の病変（リウマチ熱，加齢による石灰化，感染性心内膜炎，外傷性，先天性二尖弁・四尖弁，心室中隔欠損，粘膜腫様変性，全身性エリテマトーデス，関節リウマチ，強直性脊椎炎，高安病など）によるものと，大動脈基部の異常（加齢による大動脈拡大，マルファン症候群，急性大動脈解離，骨形成不全症，梅毒性大動脈炎，強直性脊椎炎，ベーチェット病，乾癬性関節炎，潰瘍性大腸関連の関節炎，再発性骨軟骨炎，巨細胞性動脈炎，高血圧症など）によるものの2つがある。これらのうち，特に急激な症状経過をとる急性大動脈閉鎖不全症の原因として，大動脈解離や感染性心内膜炎，また，外傷による大動脈弁の障害がある。

1）慢性大動脈弁閉鎖不全症の病態

　慢性大動脈弁閉鎖不全症は初期に軽度から中等度の大動脈弁逆流が生じ，その後，左心室の拡大を主体とするさまざまな代償機転が働きながら徐々に病態が進行すると考えられる。しかし，大動脈弁逆流が高度になっても長期にわたって無症候で経過することが多い。

　本症の基本病態は，左心室の容量負荷である。すなわち全身が必要とする血液量に逆流血流量分を加えた血液を左心室が駆出する状態となるため，左心室は拡張末期容積を増加させる［図6］。この過程が緩徐に進行するため，左心室には容量負荷に対して左室拡大と遠心性心筋肥大が生じ，肺うっ血を起こさず全身の循環は維持される。

　しかし，この代償機転にも限界があり，いったん破綻すると左室収縮機能は低下し，肺うっ血による呼吸苦などのさまざまな左心不全症状が出現する。

　また，大動脈拡張期圧の低下と左室拡張期圧の上昇による冠動脈灌流圧の低下や，左室肥大による心筋虚血が出現する。心筋虚血は狭心痛を引き起こすだけでなく左室心筋の障害を進行させ，さらに心機能を低下させ，不

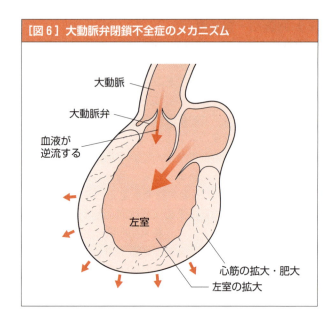

[図6] 大動脈弁閉鎖不全症のメカニズム

整脈や突然死の原因となる。

左室機能低下による一回拍出量の低下は、末梢循環障害や脳血量低下に伴う失神症状の原因にもなる。

2）急性大動脈弁閉鎖不全症の病態

高度の大動脈弁逆流が急性に発症すると、正常な大きさの左心室に左心房から流入する血液量に加えて多量の逆流血流が大動脈から左心室に流れ込むことになる。左心室は容量負荷を代償する時間的余裕がないため代償機転がはたらかず、血行動態は破綻し、肺水腫や血圧低下、心原性ショックをきたす。

さらに左心室が一回に拍出する血液量の増加に伴う仕事量の増大にもかかわらず、拡張期血圧の低下と左室拡張期圧の上昇に伴い冠流圧は著明に低下し、高度の心筋虚血が出現して狭心症状や左室収縮障害をもたらす。その結果、血行動態の増悪、時には突然死の原因となる。

このように、感染性心内膜炎や大動脈解離、外傷性などによる急性大動脈弁閉鎖不全症では急激に心不全症状が進行し、緊急弁置換術の適応となる。

3．大動脈弁閉鎖不全症の症状

慢性大動脈弁閉鎖不全症では無症状で経過する期間が長く、代償機転の破綻とともに労作時の息切れ、起座呼吸や夜間発作性呼吸困難などの症状が徐々に出現する。また、狭心症や失神も出現することがある。大動脈弁閉鎖不全症に特徴的な症状として、ヒル徴候（Hill's sign）、クインケ徴候、ミュセー徴候などがある [表2]。

- **狭心症症状**：拡張期に大動脈が閉鎖しないことや低心拍出量に伴う冠動脈灌流が低下することにより生じる。
- **心不全症状（呼吸症状）**：左室拡張末期圧上昇に伴い、左房圧も上昇し、肺うっ血を起こす（左心不全）。そのため、労作時には呼吸困難が出現する。また、夜間には肺うっ血が増悪するため夜間発作性呼吸困難が起こる。

4．大動脈弁閉鎖不全症の診断・検査

① 聴診

漸減性拡張期雑音が、第3～4肋間胸骨左縁で聴取される。また、心尖部に拡張期ランブル（Austin Flint 雑音）を聴取することがある。

② 心電図検査

早期には左軸変位、また、左室容量負荷を示すと考えられる $V_{4\sim6}$ の狭く深い Q 波と高い真っ直ぐな T 波が認められるが、経過とともに ST 低下と陰性 T 波を示すストレインパターン [図3参照] が認められ、左心室の拡大と肥大を反映していると考えられる。

[表2] 大動脈弁閉鎖不全症の特徴的な症状

	徴候	理由
ヒル徴候	大腿動脈圧が上腕動脈圧より 60 mmHg 以上高くなる。	収縮期に大量の血液が大腿動脈に直接流入するために起こる。
クインケ徴候	脈拍に伴う爪床部の毛細血管の拍動（爪を押さえる赤い部分と白い部分の境目が拍動に合わせて動く）。	脈圧の増大によって起こる。
ミュセー徴候	拍動に伴う頭部の頷くような動き。拍動ごとに頭部が前後に揺れる。	収縮期に大量の血液が頸動脈に直接流れるため、脈圧が上昇して起こる。

[図7] Sellers 分類

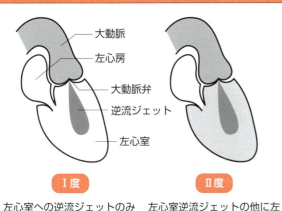
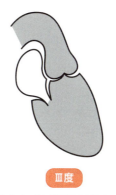
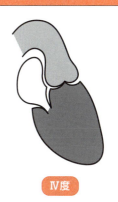

Ⅰ度	Ⅱ度	Ⅲ度	Ⅳ度
左心室への逆流ジェットのみ造影されるもの	左心室逆流ジェットの他に左心室全体が淡く造影されるもの	左心室が大動脈と同程度に造影されるもの	左心室全体が大動脈より濃く造影されるもの

③ 胸部X線検査

大量の血液逆流により左心室は拡大し、第4号が左下方へ突出する。マルファン症候群や大動脈弁輪拡張症、大動脈瘤、二尖弁による大動脈閉鎖不全症では上行大動脈の拡張が認められる。

④ 心臓エコー検査

診断、逆流の原因の特定、重症度評価、経過観察、手術適応の決定などのために実施される重要な標準的検査である。

- **断層法**：大動脈弁の形態（弁尖の数、弁の肥厚、弁の逸脱、弁尖の動揺、感染性心内膜炎による疣贅など）および大動脈基部の観察とともに、左室拡大や肥大の程度、左室内径や容積・左室駆出率などの左室機能評価や大動脈径、僧帽弁疾患の合併などの評価を行う
- **経食道法**：弁と大動脈基部の詳細な評価が可能である
- **カラードプラ法**：逆流ジェットを検出することで大動脈弁逆流の診断を行い、また、重症度の定性的評価が可能である
- **パルスドプラ法**：逆流量や逆流率を求めたり、連続波ドプラ法とカラードプラ法を用いて逆流弁口面積を求める（PISA法）ことにより、定量的評価を行う

左心室機能障害が可逆的なうちにタイミングをのがさないように手術的治療を実施することが重要であり、逆流の重症度の進行とそれによる左心室の変化を経時的に観察・評価する必要がある。

逆流が重症で症状がある場合（Class I）、症状がなくても左室駆出率＜50％の場合（Class I）や左室駆出率≧50％でも左室収縮末期径＞50 mm（Class IIa）の場合は弁置換術の適応とされ、正確な計測と経時的な観察が必要である。

本疾患でも原因不明の発熱が続く時は、感染性心内膜炎の可能性を考え、早期に経食道エコー検査の実施を検討する必要がある。

⑤ 心臓カテーテル検査

大動脈造影で左心室への造影剤の逆流を見ることにより、重症度を判定する。重症度はセラーズ（Sellers）分類で評価し、Ⅲ度以上を重症とする [図7]。

冠動脈に有意狭窄病変があれば弁置換手術時に冠動脈バイパス術を行う必要があるため、症状、年齢、性別、冠動脈危険因子を考慮して冠動脈造影を実施する。

5. 大動脈弁閉鎖不全症の治療

1) 内科的治療

内科的治療を行うのは、❶有症候性あるいは左室機能不全例において、手術までの期間に血行動態を安定させ心不全を改善させる目的の場合、❷他の要因で手術療法が困難なためにやむをえず内科的治療が選択される場合、❸無症候でかつ左室拡大は認められるが、左室機能は保たれている重症大動脈弁閉鎖不全症の場合、がある。

いずれもカルシウム拮抗薬、アンジオテンシン変換酵素（ACE）阻害薬、アンジオテンシン受容体拮抗薬（ARB）などの血管拡張薬が、末梢血管抵抗の減少による一回拍出量の増加や逆流の減少を期待して投与される。

急性大動脈弁閉鎖不全や慢性心不全の増悪で急性心不全、肺水腫となる場合は、心不全の薬物療法に加えて陽

圧換気などの集中治療を行うが，大動脈バルーンパンピング（IABP）は逆流を増強させるため禁忌であり，内科的治療は無効で早期の手術が必要である場合が多い。

2）外科的治療

大動脈弁閉鎖不全症で行われる手術は，基本的に大動脈弁置換術（aortic valve replacement：AVR）が行われる。弁置換で使用される弁には機械弁・生体弁がある ⑮-Ⓐ 「大動脈弁狭窄症の治療」p204 参照）。

また，大動脈弁拡張症による大動脈弁閉鎖不全症については，人工弁付き人工血管を用いて大動脈基部と上行大動脈を再建するベントール（Bentall）手術を行う。また，二尖弁で大動脈基部や上行大動脈の径が4.5cmを超えている場合には，同時に大動脈の形成術か置換術を行う。

二尖弁や弁尖の逸脱に対する大動脈弁の形成術や大動脈弁輪拡張症に対する自己大動脈弁温存手術（Remodelingおよび Reimplantation）は標準的な治療とはなっていないが，一部の施設で積極的に行われており，自己弁の温存により人工弁の使用が回避できるため術後のワルファリンが不要であるというメリットがあり，今後の長期成績が注目されている。

① 慢性大動脈弁閉鎖不全症

慢性大動脈弁閉鎖不全症の多くは，ゆっくりと進行し容量負荷に対して心筋肥大などの代償機転が働くため，長期間無症状に経過する。しかし，これらの代償機転が破綻して，心収縮能の低下をきたし左心不全症状が出現してくる。

病状が進行して心収縮能力低下をきたしてから，たとえAVRを行っても，術後の左心機能は悪くなるといわれている。このため外科治療は，自覚症状と左心収縮機能低下の状況を見極めてタイミングよく行うことが重要である。

原則的に逆流が重症で自覚症状がある場合は手術を，重症でも自覚症状がなく左室機能が正常ならば手術しないで経時的観察を行う。

自覚症状がなくても心機能が低下していれば手術が勧められるが，心機能は複数の指標で評価する必要があり，また，運動耐用能の評価も有用である。

② 急性大動脈弁閉鎖不全症

急性の重症大動脈弁閉鎖不全をきたす原因として，上行大動脈解離，大動脈弁の外傷，感染性心内膜炎などがある。急性の重症大動脈弁閉鎖不全症は突然に生じた逆流により循環動態が破綻し，肺水腫や心原性ショックを生じる。また，原因疾患そのものが致命率の高いものも多い。

したがって，急性大動脈弁閉鎖不全症は原則的に全症例が手術適応候補となる。感染性心内膜炎による弁破壊に伴って出現した大動脈弁閉鎖不全症で，患者の血行動態が安定し心不全の徴候が認められない場合には，5〜7日間の強力な抗菌薬投与を行った後に手術適応を再検討する。

6．大動脈弁閉鎖不全症の経過と予後

急性大動脈弁閉鎖不全症では，左心室の急激な容量負荷に伴い代償機転がはたらくことができず，血行動態は破綻し，肺水腫や心原性ショックを起こすため，早期の外科的手術が推奨される。一方，慢性大動脈弁閉鎖不全症では，比較的長期にわたって無症状に経過する。

左室収縮機能が正常の無症候性患者では，自覚症状発現や左室機能不全への進展は年間6％未満であり，突然死は年間0.2％未満である。左室収縮機能不全を伴う無症候性患者において，自覚症状が発現する割合は年間25％以上である。高度な大動脈弁閉鎖不全症で労作時息切れや呼吸困難，狭心痛などの症状がある患者の年間死亡率は10％以上である[3]。

Ⅱ 大動脈弁閉鎖不全症の看護ケアとその根拠

1．大動脈弁閉鎖不全症の観察ポイント

大動脈弁閉鎖不全症は，比較的長期にわたって無症状に経過することが多い。そのため，労作時の息切れや動悸，夜間発作性呼吸困難感などの左心不全症状が出現した場合は，急速に症状が進行する。

また，現時点で狭心痛が起こっていない場合でも，逆流による大動脈圧の低下から心筋虚血を起こす可能性がある。そのため，心不全症状の観察とともに，症状緩和，予防への看護が重要である。

2．大動脈弁閉鎖不全症の看護の目標

❶疾患を受け入れ，安静・治療・検査の必要性を受け止め，これらに協力することができる

❷大動脈弁閉鎖不全症の症状「狭心症状」「心不全症状」を予防・軽減することができる
❸症状を最小限にし合併症を起こさないための，自己管理方法を習得し，退院後の生活に組み込むことができる
❹手術が必要になった患者が，心身ともに安定した状態で手術に臨むことができる

3．大動脈弁閉鎖不全症の看護のケア

1）急性期
⓯-Ⓐ「大動脈弁狭窄症の看護ケアとその根拠」p206参照。

2）回復期・慢性期
⓯-Ⓐ「大動脈弁狭窄症の看護ケアとその根拠」p206参照。

（森脇陽子）

《引用文献》
1）Otto CM, Burwash IG, Legget ME, et al：Prospective study of asymptomatic valvular aortic stenosis. Clinical, echocardiographic, and exercise predictors of outcome. Circulation 95: 2262-2270, 1997.
2）Pellikka PA, Sarano ME, Nishimura RA, et al：Outcome of 622 adults with asymptomatic, hemodynamically significant aortic stenosis during prolonged follow-up. Circulation 111: 3290-3295, 2005.
3）日本循環器学会・他：循環器病の診断と治療に関するガイドライン（2011年度合同研究班報告）．弁膜疾患の非薬物治療に関するガイドライン（2012年改訂版）．
http://www.j-circ.or.jp/guideline/pdf/JCS2012_ookita_h.pdf（2016年6月閲覧）

《参考文献》
1）山本一博，別府慎太郎編：新・心臓診療プラクティス9　弁膜症を解く．光文堂，2007．
2）渕本雅昭，東邦大学医療センター大森病院急性・重症患者看護専門看護師監：循環器疾患看護―2つの関連図で観察・ケア・根拠．日総研，2014．
3）伊藤文代編：循環器看護ケアマニュアル，第2版．中山書店，2013．
4）エドワーズライフサイエンス株式会社：TAVI-Web.com
5）川上悦子：弁膜疾患　大動脈弁狭窄症（AS）．重症集中ケア 9（1）：16-25，2010．
6）医療情報科学研究所編：病気がみえる vol. 2 循環器，第3版．メディックメディア，2013．
7）福井次矢・他日本語版監：ハリソン内科学，第2版．メディカル・サイエンス・インターナショナル，2006．
8）Catherine M, et al：Volvular heart Disease. Braunwald's Heart Disease: A Textbook of Cardiovascular Medicine, 10th Edition. pp1447-1469, By Mann, DL, et al, Elsevier Health Sciences, 2014.

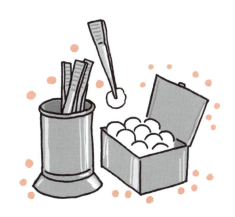

第Ⅱ部 疾患別看護ケア関連図　D　弁膜疾患

16 僧帽弁疾患

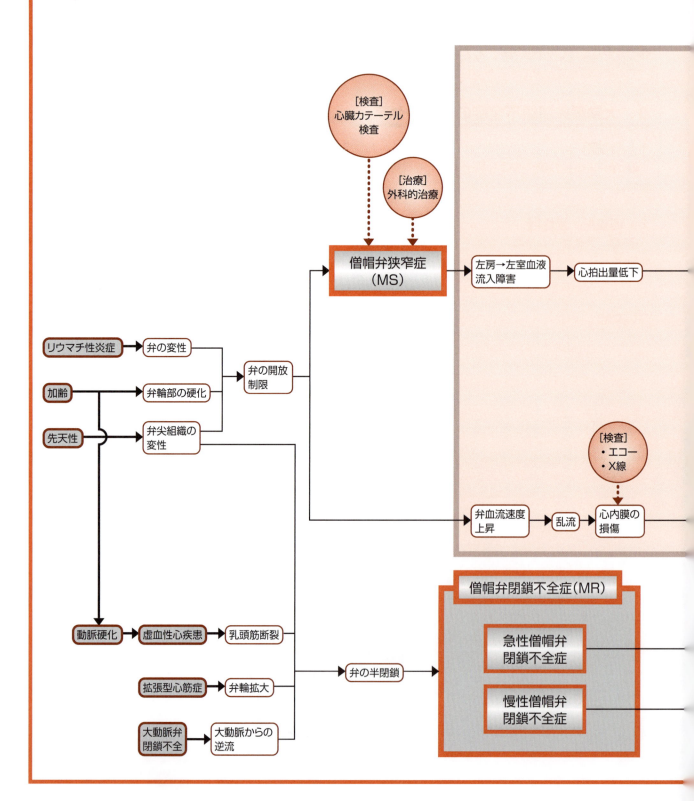

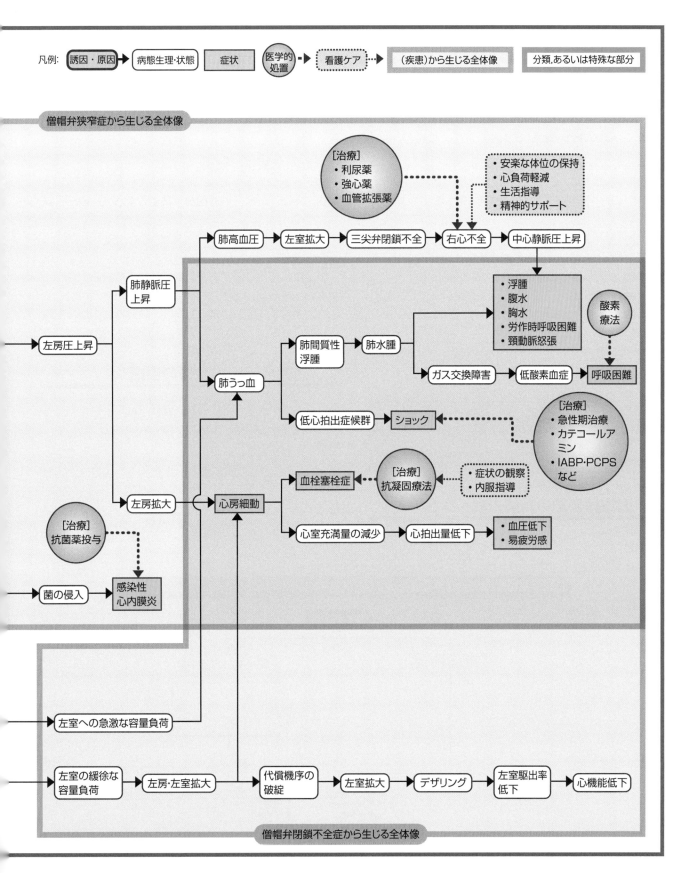

第Ⅱ部　疾患別看護ケア関連図　　D　弁膜疾患

16 僧帽弁疾患

Ⅰ　僧帽弁疾患とは

　僧帽弁疾患とは，左心房と左心室の間にある僧帽弁の器質的変化や形態異常により弁の開閉に異常をきたし，血流異常を生じる疾患である。僧帽弁疾患は僧帽弁狭窄症と僧帽弁閉鎖不全症に分けられる。発生原因として，以前はリウマチ熱によるものが多かったが，現在では疾患や加齢などに伴う石灰化によるものが多くなっている。

　内科的治療では，心不全症状，心拍出量低下による症状，心房細動の合併による症状への内服薬による治療が行われる。外科的治療に対しては，外科手術とカテーテルによる治療が行われる［図1］。いずれの患者においても生活指導などの療養行動支援が重要となる。

Ⅱ　僧帽弁疾患の看護ケアとその根拠

1．僧帽弁疾患の観察のポイント

　心拍出量低下と左房圧上昇による心不全症状，不整脈，血栓形成による血栓塞栓症状が起こる危険性があるため，それを踏まえた看護を行う必要がある。

1）心不全症状の観察

　肺うっ血による症状（労作時呼吸困難，起座呼吸，発作性夜間呼吸困難，喘鳴），低心拍出量による症状（意識レベル低下，全身倦怠感，尿量減少，活動性低下），静脈系のうっ血による症状（頸静脈怒張，肝腫大，胸水，腹水，下肢浮腫，悪心・嘔吐，食欲不振，全身倦怠感）の観察を行う。

　また症状悪化により心房細動に伴う心拍数の上昇，左房内の血栓形成により，脳梗塞，急性動脈閉塞が起こる可能性があるため，手足のしびれ，四肢冷感，麻痺，言語障害，頭痛，けいれん，意識レベル低下の観察を行う。

2．僧帽弁疾患の看護の目標

❶患者本人が疾患を受け入れ，安静・治療・検査の必要性を理解し，治療に参画できる
❷慢性心不全の増悪を起こすことなく経過できる
❸患者が自己管理方法を習得し，退院後の生活に組み込むことができる

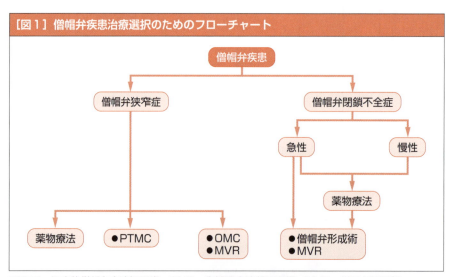

［図1］僧帽弁疾患治療選択のためのフローチャート

PTMC：経皮的僧帽弁交連切開術，OMC：直視下交連部切開術，MVR：僧帽弁置換術

3．僧帽弁疾患の看護ケア

具体的看護ケアについては，⑲「心不全」p258，⑫「心房細動」p164 を参照。

1）心負荷を軽減する看護

心臓に対する負荷を軽減するため安静を保持し，患者の状態（症状・安静度・元のセルフケア状況など）に合った日常生活援助を行う。日々の援助の中で，患者自身が心負荷軽減のための動作や環境整備を退院後の生活に組み込んでいけるように，早期からかかわる。

2）身体的・精神的苦痛の除去

肺うっ血がある場合には，ファーラー位やセミファーラー位など患者自身が楽に呼吸ができる体位を保持する。長時間の座位保持により，殿部への同一圧迫による褥瘡が発生しないように患者自身にも必要性を説明し，除圧を行う。また苦痛の増強因子を除去し，薬物投与も考慮しながらのケアが必要である。

また，精神的苦痛については，患者自身の訴えの傾聴，検査や治療に関する十分な説明を行い，不安の除去に努める。今後の生活や疾患の不安については，入院早期より支援していく。

3）退院に向けての療養生活支援

退院後には自己管理が必要となるため，入院早期より退院後の生活に自己管理方法が組み込めるようにかかわる。手術を受けた患者に対しては，心不全症状が出ないように自己管理を行っていく必要がある。

A 僧帽弁狭窄症（MS）

I 僧帽弁狭窄症が生じる病態生理

1．僧帽弁狭窄症の定義

僧帽弁狭窄症（mitral stenosis：MS）とは，僧帽弁がリウマチ熱の後遺症や，弁輪の石灰化，先天性の原因により十分に開かなくなり，左心房から左心室への血流が滞る病態である。

2．僧帽弁の解剖生理

僧帽弁は弁尖・弁輪・腱索・乳頭筋からなっている。また僧帽弁は前尖・後尖の2枚の弁尖からなる [図2]。弁は心室の拡張・収縮に合わせて開閉することで，血流の逆流を防ぐ働きがある。

3．僧帽弁狭窄症のメカニズム

僧帽弁狭窄症は，リウマチ熱による炎症が原因で僧帽弁の肥厚や弁輪部の硬化が生じて，石灰化が起こることによる。また加齢による高度の石灰化，先天性の僧帽弁狭窄症もまれにみられる。リウマチ熱によるものである

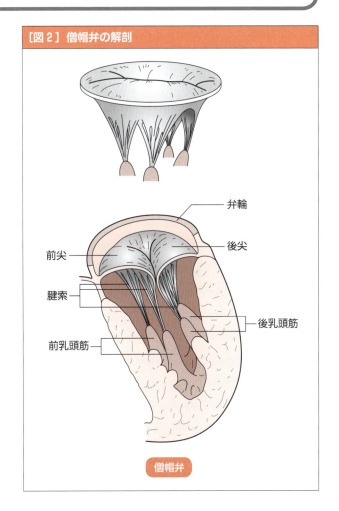

[図2] 僧帽弁の解剖

と，その他の弁にも病変があり，2つ以上の弁が障害されている連合弁膜症をきたすこともある。

病態としては，弁が十分に開かないことで左心房から左心室への血流が流れず，心拍出量の低下が起こる。心拍出量を保つため，左房圧が上昇し，さらには肺静脈圧も上昇することで肺うっ血をきたし，肺水腫，呼吸困難など左心不全症状が発症する。これにより，肺からの血液が心臓に戻りにくくなり，肺動脈圧が上昇する（肺高血圧）。

肺高血圧のため右心系の拡大をきたし，右心不全症状，ひいては両心不全症状を引き起こす。また，左房圧上昇による左心房の拡大から，心房細動が起こる。それに伴い，左房内に血栓形成がみられるため塞栓症が出現することもある。

4．僧帽弁狭窄症の分類と症状

症状は弁口面積によって変化する[表1]。また肺高血圧が持続することによる頸静脈怒張，肝腫大，腹水，胸水，下腿浮腫などの右心不全症状，心房細動と左房内血栓による塞栓症がみられる。

5．僧帽弁狭窄症の診断・検査

1）聴診：Ⅰ音の亢進，Ⅱ音直後の僧帽弁開放音，拡張期ランブル音

圧が上昇している左心房から左心室に一気に血液が流入することにより，僧帽弁が勢いよく閉鎖することからⅠ音が亢進する。また，Ⅱ音直後には硬くなった僧帽弁が開放する際に指を弾くような高い歯切れのよい音が聴かれる。さらに，左心房と左心室の間の狭窄した弁口を血液が通過するため，低いドロドロという拡張期ランブル音が聴かれる。また，心房収縮雑音や，肺高血圧症の重症化に伴うⅡ音の肺動脈成分の亢進（ⅡPの亢進），Graham Steell雑音，全収縮期雑音が聴かれる[図3]。

2）胸部X線検査

左心房の拡大による左3号の突出，右2号での二重陰影が見られる。左心室の拡大は見られない[図4]。

病態が進行すると，肺うっ血所見や胸水貯留を認める。

[表1] 弁口面積と症状

弁口面積（cm²） 正常面積：4～6 cm²	症状
2 cm²まで	・左（心）房の収縮力が増大して，心拍出量が保たれているため，無症状 ・弁狭窄が軽度のものや30歳以下では無症状
1.5 cm²以下	・左房圧が上昇し，息切れ，動悸などの自覚症状が出現する
1 cm²以下	・肺うっ血が進行し，安静時呼吸困難，咳嗽，チアノーゼなどの症状が出現し，夜間呼吸困難や起座呼吸などの左心不全症状が出現する

（森下智文，福田信夫：病態評価　僧帽弁狭窄症．心エコー 11（4）：pp334-344，2011 より作成）

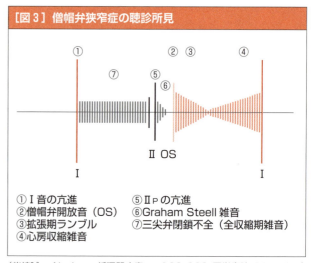

[図3] 僧帽弁狭窄症の聴診所見

① Ⅰ音の亢進
② 僧帽弁開放音（OS）
③ 拡張期ランブル
④ 心房収縮雑音
⑤ ⅡPの亢進
⑥ Graham Steell雑音
⑦ 三尖弁閉鎖不全（全収縮期雑音）

（柴崎誠一：Navigate循環器疾患．pp199-208，医学書院，2014より）

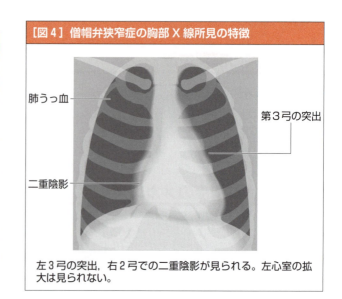

[図4] 僧帽弁狭窄症の胸部X線所見の特徴

左3号の突出，右2号での二重陰影が見られる。左心室の拡大は見られない。

3）心電図検査

左房負荷を示す所見［図5］として，2峰性P波やV₁誘導で2相性P波が認められる。その他，心房性期外収縮（PAC），心房細動が見られる。

4）心臓エコー検査

断層像で弁の開放制限が見られることで判断される。その中でもリウマチ性の僧帽弁狭窄症の場合は交連部の癒着，弁の肥厚，弁下組織の変性が見られる。

前尖の動きは保たれているが，心臓の拡張期に左室側にドーム状に膨らむようになる。反対に，後尖は動きが早期より制限され，左室壁に直立したような形状になる。

病気の進行に伴い，石灰の沈着が腱索から乳頭筋にまで及んでいく。

重症度の判定は，断層法などによる弁口面積や平均圧較差から判定される［表2］。

労作時呼吸困難の症状を有する軽度僧帽弁狭窄症（弁口面積1.5cm²以上）では，運動負荷心エコーやドブタミン負荷心エコーを行う。負荷検査により肺高血圧の出現や弁の圧較差が15mmHg以上になると手術を検討する指標にもなる。

[表2] 僧帽弁狭窄症の重症度

重症度	弁口面積 (cm²)	平均圧較差 (mmHg)	PHT (msec)
正常	4～6		40～70
軽度	1.5～2.0	<5	90～150
中等度	1.0～1.5	6～10	150～219
重症	～1.0	>10	>220

PHT（pressure half time：圧半減時間）
（芳谷英俊，尾辻豊：僧帽弁狭窄症（PTMCの現状を含む）．堀正二・他編，循環器疾患最新の治療 2014-2015，p140，南江堂，2014より許諾を得て転載）

5）心臓カテーテル検査

肺動脈圧を中心とした血行動態の変化，僧帽弁口面積の算出，冠動脈，左室機能などの情報を得るために用いる。最近では心エコーによってこれらの情報が推定できるため，あまり用いられていない。

6．僧帽弁狭窄症の治療

内科的治療として，薬物療法と心房細動の合併症対策が行われる。薬物治療は心不全治療が主眼であり，利尿薬の投与が行われる。また心房細動には抗凝固療法を基本として，心拍数のコントロールのためジゴキシン，β遮断薬が使用される。

薬物治療などの治療を行うが，効果が期待できない場合には外科的治療などの非薬物療法が適応となる［表3］。

外科的療法は，NYHA Ⅱ度以上の臨床症状があり，弁口面積が1.5cm²以下である症例が適応となる。しかし，手術より低侵襲であることから経皮的僧房弁交連切開術（percutaneous transvenous mitral commissurotomy：PTMC）が行われる場合もある。

経皮的僧帽弁交連切開術の適応外の症例に対しては，外科的治療として直視下交連部切開術（open mitral commissurotomy：OMC），僧房弁置換術（mitral valve replacement：MVR）が行われている。

7．僧帽弁狭窄症（MS）の合併症

合併症として，左心不全，右心不全，低心拍出量症候群，不整脈（心房細動，心室性不整脈），感染性心内膜炎が考えられる。

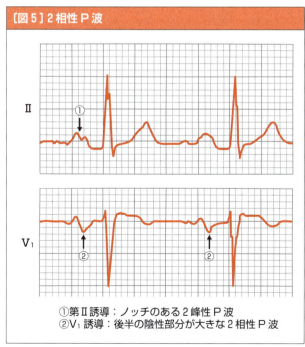

[図5] 2相性P波

①第Ⅱ誘導：ノッチのある2峰性P波
②V₁誘導：後半の陰性部分が大きな2相性P波

（石橋賢　：Navigate 循環器疾患，p201，医学書院，2014より）

[表3] 非薬物療法

経皮的僧帽弁交連切開術（PTMC）	直視下交連部切開術（OMC）	僧帽弁置換術（MVR）
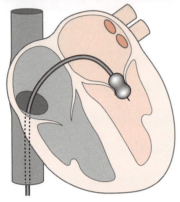	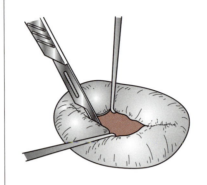	
静脈よりカテーテルを挿入し，心房中隔を穿刺して僧帽弁口をバルーンで拡張させる手術である。弁の病変と肥厚や石灰化の程度が軽度で，可動性が保たれている場合に対象となる。しかし，左房内に血栓があれば適応されない。	対外循環下，心停止下で僧帽弁の交連部を切開する。弁の変化が比較的軽度な例が対象となる。	対外循環下，心停止下に僧帽弁を切除して人工弁（生体弁，機械弁）を植込む。機械弁は生涯にわたるワルファリン内服と，感染性心内膜炎などの予防が必要となる。

（文献1，2より一部改変）

II 僧帽弁狭窄症の看護ケアとその根拠

「II 僧帽弁疾患の看護ケアとその根拠」p214参照。

B 僧帽弁閉鎖不全症（MR）

I 僧帽弁閉鎖不全症が生じる病態生理

1. 僧帽弁閉鎖不全症の定義

僧帽弁閉鎖不全症（mitral regurgitation：MR）とは，さまざまな原因によって僧帽弁が収縮期に完全に閉じなくなり，血流が左心房に逆流する病態である。急性僧帽弁閉鎖不全症と慢性僧帽弁閉鎖不全症に分けられている。

2. 僧帽弁閉鎖不全症の解剖生理

収縮期の僧帽弁閉鎖に影響を与える弁輪，弁尖，腱索，乳頭筋，左心房，左室機能など種々の因子が異常をきたすと，僧帽弁閉鎖不全症となる。

原因としては，弁尖，腱索の逸脱や断裂，リウマチ性などの一次性病変，心筋梗塞や心筋症による左室拡大，弁輪拡大，乳頭筋不全などによる二次性病変がある。

3. 僧帽弁閉鎖不全症のメカニズム

急性僧帽弁閉鎖不全症と慢性僧帽弁閉鎖不全症の発症メカニズムは異なる。

急性僧帽弁閉鎖不全症は，左心室に急激な容量負荷がかかり，左心房と左心室はその負荷を受け止める余裕がないため，肺うっ血と心拍出量の低下をきたし，心原性ショックを起こすことがある。

　慢性僧帽弁閉鎖不全症は，負荷に対して徐々に左心室，左心房が拡大することによってその容量負荷を代償するため，症状がすぐには出現しない。しかし，長年の経過を経て代償機能が破綻すると，左心室の拡大を起こし，左室駆出率も低下することで症状が発症する。

4．僧帽弁閉鎖不全症の分類と症状

　急性僧帽弁閉鎖不全症と慢性僧帽弁閉鎖不全症の症状について［表4］に示す。

5．僧帽弁閉鎖不全症の診断・検査

1）聴診

　聴診では，Ⅰ音の減弱，全収縮期雑音，Ⅱ音分裂，Ⅲ音の聴取が行われる［図6］。

　僧帽弁の不完全な閉鎖によるⅠ音の減弱，左心房への逆流による全収縮期雑音，Ⅱ音の分裂が聴かれる。さらに，左心房に逆流した血液と肺からの血液が一気に左心室に入ることによる容量負荷のためⅢ音が聴かれる。

2）胸部X線写真

　左心房・左心室の拡大に伴う，心陰影（左4号，3号）の拡大を認める。また重症化すると，肺うっ血を認める［図7］。

3）心電図検査

　特異的変化はない。一般的に左房負荷，左室肥大の所見のV_5，V_6でのR波の高電位と，ST，陰性T波が見られることがある。また心房細動が認められる場合もある［図8］。

4）心臓エコー検査

　逆流の発生箇所や逆流のメカニズムについて確認する。重症度分類ではカラードプラ法による定性的評価法と，ドプラ法を併用した定量的評価法によって行われている［表5］。

　また左室機能を見る左室内径短縮率（%FS），左室拡張末期径と収縮期径を測定する。左房内血栓の評価のために，経食道心エコーを行うこともある。

5）心臓カテーテル検査

　術前の冠動脈狭窄の有無と僧帽弁閉鎖不全症の重症度判定を行う。肺動脈圧測定や左室造影を行うことで，血行動態評価，冠動脈，左室機能の評価を行い，重症度の判定に用いる。しかし，最近は心エコー検査の方が情報量が多いため，心臓カテーテル検査はあまり行われていない。

6．僧帽弁閉鎖不全症の治療

　急性僧帽弁閉鎖不全症では末梢血管拡張薬，カテコールアミンの投与が行われる。それでも循環動態の改善がみられなければ，緊急手術の適応となる。

　慢性僧帽弁閉鎖不全症では利尿薬，アンギオテンシン変換酵素阻害薬（ACE），アンギオテンシンⅡ受容体拮抗薬（ARB）の使用が基本である。また心房細動が合併していれば，抗凝固療法を行う（⑫「心房細動」p160参照）。手術適応については臨床症状の把握と心エコー検査などによって，経時的に評価しながら考慮される。

　僧帽弁閉鎖不全症に対する外科的治療として，僧帽弁

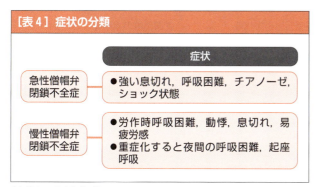

［表4］症状の分類

（文献1・3より作成）

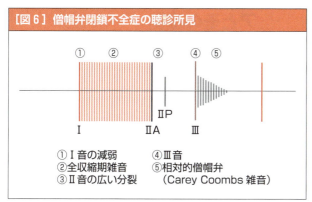

［図6］僧帽弁閉鎖不全症の聴診所見

①Ⅰ音の減弱　④Ⅲ音
②全収縮期雑音　⑤相対的僧帽弁
③Ⅱ音の広い分裂　　（Carey Coombs雑音）

（石橋賢：Navigate 循環器疾患. p201, 医学書院, 2014より）

[図7] 胸部X線写真

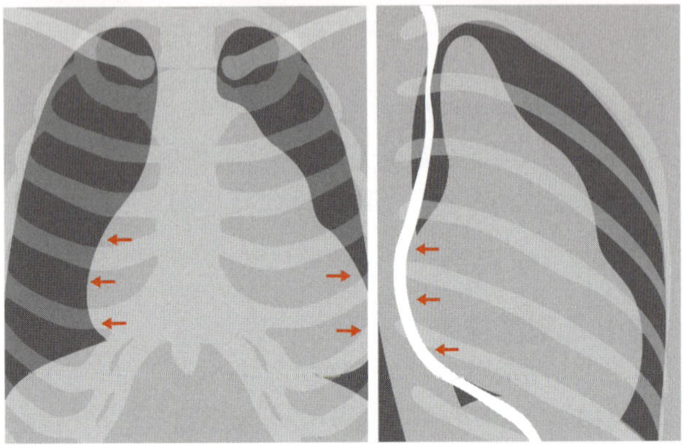

正面　　　右前斜位

左3，4弓の突出があり，肺うっ血所見が認められる。

（国立循環器病センター看護部編：循環器看護ケアマニュアル．p48，中山書店，2009をもとに作成）

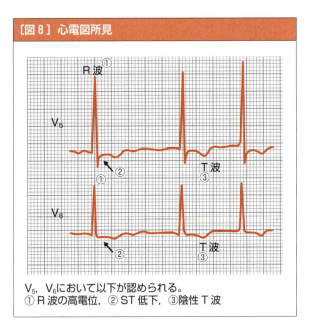

[図8] 心電図所見

V_5，V_6において以下が認められる。
① R波の高電位，② ST低下，③ 陰性T波

[表5] 僧帽弁閉鎖不全症の重症度評価

		軽度	中等度	重度（高度）
定性的評価法	左室造影	1+	2+	3～4+
	カラージェット面積	<4.0 cm² または左房面積の20%未満		左房面積の40%以上
	vena contracta 幅	<0.3cm	0.3～0.69cm	≧0.7 cm
定量的評価法	逆流量（/拍）	<30 mL	30～59 mL	≧60 mL
	逆流率	<30%	30～49%	≧50%
	有効逆流弁口面積	<0.2 cm²	0.2～0.39 cm²	≧0.4 cm²

（大倉宏之：僧帽弁閉鎖不全症．堀正二監編，循環器疾患最新の治療 2016-2017，p167，南江堂，2016より許諾を得て改変し転載）

形成術，僧帽弁置換術（MVR）がある。

7．僧帽弁閉鎖不全症の合併症

合併症として，左心不全，右心不全，低心拍出量症候群，不整脈（心房細動，心室性不整脈），感染性心内膜炎が考えられる。

II　僧帽弁閉鎖不全症の看護ケアとその根拠

「II 僧帽弁疾患の看護ケアとその根拠」p214を参照。

（冨吉めぐみ）

《引用文献》
1）落合慈之監：循環器疾患ビジュアルブック，pp109-121，学研メディカル秀潤社，2010．
2）石橋賢一：Navigate 循環器疾患，pp199-208，医学書院，2014．
3）日本循環器学会・他：循環器病診断と治療に関するガイドライン（2011年度合同研究班報告）．弁膜疾患の非薬物療法治療に関するガイドライン　2012年改訂版．
http://www.j-circ.or.jp/guideline/pdf/JCS2012_ookita_h.pdf（2014年8月24日閲覧）

《参考文献》
1）日本循環器学会：循環器病診断と治療に関するガイドライン（2011年度合同研究班報告）．弁膜疾患の非薬物療法治療に関するガイドライン　2012年改訂版．
http://www.j-circ.or.jp/guideline/pdf/JCS2010yoshida.h.pdf
2）森下智文，福田信夫：病態評価　僧帽弁狭窄症．心エコー 11(4)：pp334-344，2011．
3）芳谷英俊・尾辻豊：僧帽弁狭窄症（PTMCの現状を含む）．堀正二・他編，循環器疾患最新の治療 2014-2015，p140，南江堂，2014．
4）加来京子，芳谷英俊，尾辻　豊：病態評価　僧帽弁閉鎖不全症．心エコー 11（4）：322-333.2011
5）日本超音波検査学会：心臓超音波テキスト，pp101-127，医歯薬出版，2007．
6）吉川純一監：今日の心臓手術の適応と至適時期．pp119-147，文光堂，2011．

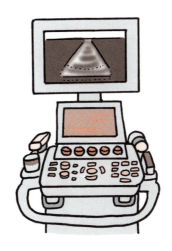

第Ⅱ部 疾患別看護ケア関連図　E　心膜疾患

17 感染性心内膜炎（IE）

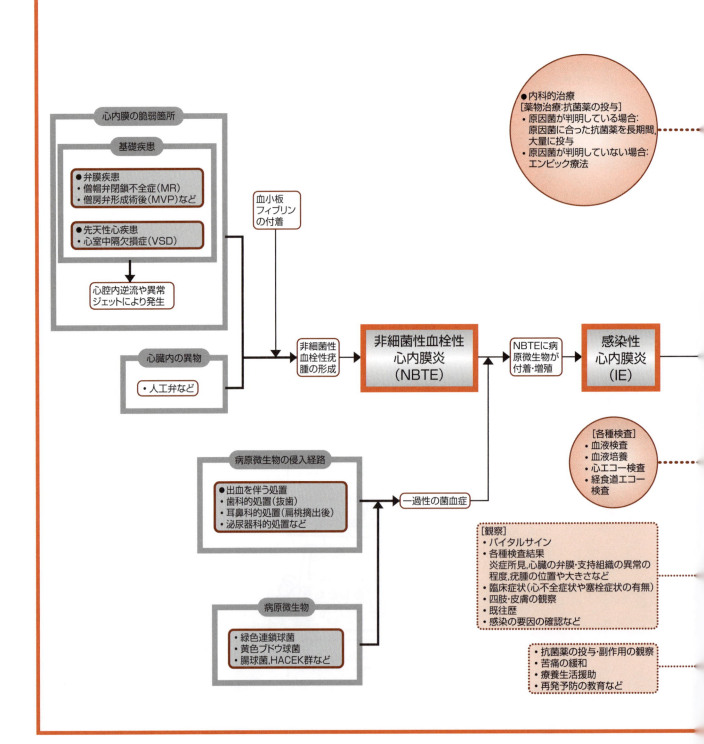

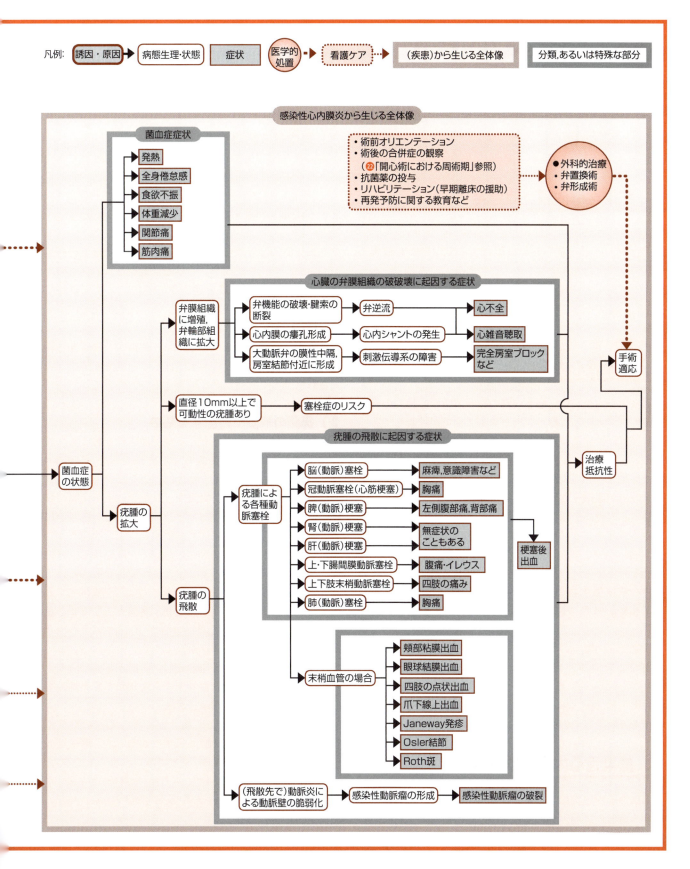

17 感染性心内膜炎（IE）

I 感染性心内膜炎が生じる病態生理

1. 感染性心内膜炎の定義

感染性心内膜炎（infective endocarditis：IE，細菌性心内膜炎ともいう）とは，何らかの原因によって体外から侵入した病原微生物が，弁膜やその支持組織，心内膜，大血管内膜に付着，増殖し，菌塊である疣腫（vegetation）を形成し，多彩な臨床症状を呈する全身性敗血症性疾患である[1,2]）。

2. 感染性心内膜炎発生のメカニズム

感染性心内膜炎は，❶心内膜の脆弱箇所や心臓内の異物（人工弁など）に，❷血小板やフィブリンが付着して非細菌性血栓性疣腫が形成され，非細菌性血栓性心内膜炎（NBTE）が発症する，そこに，❸侵襲的処置を介して病原微生物が血液中に侵入し（一過性の菌血症），❹NBTEの部分に病原微生物が付着し，増殖して発症する。

❶の心内膜の脆弱箇所は，弁膜疾患や先天性心疾患などの基礎疾患による心腔内の逆流や異常ジェット（弁膜や心内膜の狭窄や穿孔などにより，急速な血流が生じる噴出部）により発生する。

❸の病原微生物の侵入経路には，歯科的処置（抜歯）や耳鼻科的処置（扁桃摘出後），泌尿器科的処置などがある。

感染性心内膜炎の臨床経過は病原微生物の種類によって異なる。病原が毒性の強い微生物（黄色ブドウ球菌：staphylococcus aureus など）の場合は急激に発症し，毒性が弱い微生物（緑色連鎖球菌：Streptococcus viridans など）の場合は1カ月半以上の期間をかけて悪急性に進行する。

3. 感染性心内膜炎の症状

感染性心内膜炎によくみられる臨床症状は，主に❶持続する菌血症に起因するもの，❷心臓の弁膜・弁周囲組織の破壊に起因するもの，❸疣腫の飛散に起因するもの，に大別され，時間経過とともに変化していく。

1）菌血症に起因するもの

菌血症によるものには，発熱，全身倦怠感などの他に，食欲不振，体重減少，関節痛や筋肉痛などがある。

2）心臓の弁膜・弁周囲組織の破壊に起因するもの

弁膜組織に付着した疣腫が増殖することで腱索の断裂や心内膜に瘻孔を形成し，弁機能が破壊される。このことにより心臓内の血液の逆流や心膜内シャントが発生し，心不全症状が出現する。感染性心内膜炎患者の多くで心雑音が聴取される。

感染が弁輪部周囲組織に拡大し，膿瘍が大動脈弁の膜性中隔や房室結節付近に形成されると，刺激伝導系が障害され完全房室ブロックを続発することがある。

3）疣腫の飛散に起因するもの

疣腫の一部が離散すると，各種動脈塞栓を起こし，臓器や末梢血管に塞栓症を起こす。疣腫が左心系（僧房弁や大動脈弁など）に存在する場合は，脳などの中枢神経系のほかに冠動脈，脾臓，腎動脈，肝動脈，上・下腸間膜動脈，上下肢末梢動脈などで塞栓症が起こる。脳塞栓による麻痺や意識障害，腸間膜動脈塞栓による腹痛やイレウスなど（腎塞栓では無症状の場合もある）の症状で，感染性心内膜炎が発症していることに気づく場合もある。

また，右心系（三尖弁や右房内など）に疣腫が存在する場合は，肺動脈で塞栓症が起こり，胸痛が生じることがある。疣腫が可動性または大きさが10mm以上の場合は，塞栓症を起こすリスクが高くなる。

疣腫が飛散先で感染巣を形成し，膿瘍が組織に浸潤すると，動脈炎を起こし，血管壁の脆弱化から感染性動脈瘤の形成・破裂（梗塞後出血）が生じる。

出血は末梢血管で起こる場合があり，頬部の粘膜や眼球結膜，四肢（点状出血），爪下（線状出血），掌や足底（ジェーンウェー Janeway 発疹）などでみられる。その他に，オスラー（Osler）結節（指尖にみられる有痛性の小結節）やロス（Roth）斑（眼底にみられる中心が白色の出血斑）などの免疫学的現象もある。

4. 感染性心内膜炎の診断・検査

1）診断

感染性心内膜炎の診断は，❶菌血症に伴う臨床症状，❷血液培養による病原微生物の検出，❸心エコーによる弁周囲の疣腫の存在や，心内膜構造の破壊を示唆する所見の確認により，総合的に行われる［表1］。

確定診断は血液培養と心エコー所見で行う。感染性心内膜炎の診断基準に，広く用いられている改訂デューク（Duke）診断基準を示す［表1］。Duke の診断基準では，感染性心内膜炎に典型的な病原微生物が2回以上あるいは持続性に認められた場合を診断基準としている[3]。感染性心内膜炎に典型的な起因菌として，緑色連鎖球菌，黄色ブドウ球菌の他に，HACEK 群（*Haemophilus*, *Actinobacillus*, *Cardiobacterium*, *Eikenella*, *Kingella* の5属グラム陰性桿菌の総称）などがある。

2）検査

① 血液検査

一般の血液検査で白血球の増加，赤沈の亢進，CRP の上昇，γグロブリンの増加，フィブリンの増加など炎症反応の上昇がみられる。

② 血液培養

血液培養による病原微生物の検出・確認は重要であり，診断・治療は血液培養で検出された病原微生物に対応して行われる。血液培養の方法として，24時間以上かけて8時間ごとに連続3回以上行う[1]。

原因不明の発熱や歯科処置，扁桃炎などで，すでに抗菌薬を内服している患者では，血液培養の結果が陰性となることがある。本症が疑われているものの状態が安定している場合は，抗菌薬を48時間以上中止して血液培養を行う[1]。

重症の心不全症状（NYHA Ⅲ～Ⅳ度）や繰り返す塞栓症状が出現している場合や，心エコーで感染性心内膜炎に合致する所見がある場合などの感染性心内膜炎が強く疑われる場合は，抗菌薬の投与を継続しながら行う。

③ 心臓エコー検査

心エコー検査では，心内膜の構造が破壊されている所見の有無を確認する。

④ 経食道エコー検査

臨床的に感染性心内膜炎が疑われるが，心エコーでは陰性の場合，心エコーで十分な画像が得られない場合，人工弁置換術後感染性心内膜炎が疑われる場合，薬剤抵抗性（適切な抗菌薬の投与にもかかわらず感染徴候の改善がみられず，心内膜構造の異常がみられる）の感染性心内膜炎が疑われる場合は，経食道エコーも併せて行う。

5. 感染性心内膜炎の治療

1）内科的治療

感染性心内膜炎の治療の目的は，病原微生物を死滅させ完全に排除することである。

原因菌が判明している場合は，必ず抗菌薬の感受性試験を行い，原因菌に対応した抗菌薬（ペニシリンGやセファゾリン，バンコマイシンなど）を投与する。最小発育阻止濃度を測定し，有効血中濃度が維持できる十分な量を長期間にわたって投与する[1]。

たとえば，副作用に注意が必要な薬剤（バンコマイシンやテイコプラニンなど）については，血中濃度のモニタリングをしながら投与計画を立案する[1]。投与量は患者の年齢や体重，腎機能や肝機能などを考慮して決定する。

原因菌が判明していない場合は，エンピック療法（血液培養が陰性の場合に，最も可能性の高い原因菌を推定し，2剤以上の抗菌薬を併用してカバーする）を行う。

効果の判定時期は原則治療開始後72時間（病態が重篤な場合は48時間後），さらに1週間を目安に行う[1]。

［表1］感染性心内膜炎に関する Duke の診断基準

臨床的基準

大基準を2つ，または大基準1つと小基準3つ，または小基準5つ

大基準

- 血液培養陽性（*Streptococcus viridans*，HACEK 群，*Staphylococcus aureus* など）
- 心エコーによる心内膜の異常所見（振動性の心臓内腫瘤や膿瘍の存在，人工弁の新規異常，新規の弁閉鎖不全）

小基準

①素因：素因となる心疾患など
②発熱：38℃以上
③血管現象：主要血管塞栓，敗血症性梗塞，感染性動脈瘤，頭蓋内出血，眼球結膜出血，Janeway 発疹
④免疫学的現象：糸球体腎炎，Osler 結節，Roth 斑
⑤微生物学的所見：血液培養陽性で大基準を満たさない場合，または感染性心内膜炎として矛盾のない活動性炎症の血清学的証拠

(Baddour LM, Wilson WR, Bayer AS, et al：Infective endocarditis：diagnosis, antimicrobial therapy, and management of complications. Circulation 111：394-434, 2005 より改変)

治療効果の判定は血液培養の陰性結果の他に，自覚症状や解熱などの身体所見，検査データによる炎症所見の改善など総合的に行う。治療により改善がみられた後も，疣腫内に潜んだ菌を確実に死滅させるために，抗菌薬を継続して投与する。

2）外科的治療

感染性心内膜炎の手術適応は，弁機能障害による心不全の発現，真菌や高度耐性菌による感染，弁輪膿瘍，房室伝達傷害の出現，適切な抗菌薬投与後も持続ないし再発する感染症状，可動性のある 10mm 以上の疣腫を認める場合，急速に進行する人工弁周囲逆流の出現，弁置換後の早期人工弁感染（2か月以内）などがある[1]。

手術は感染が弁膜に限られる場合は弁置換術が行われるが，病変が弁膜や腱索の一部に限局し，弁機能を損うことなく感染巣を取り除くことができる場合は，弁形成術が行われる。人工弁の感染や弁輪に膿瘍を形成している場合は，感染巣を完全に取り除いた後に，直接縫合やパッチを用いた弁輪周囲組織の再建を行い，人工物を含まない代用弁（大動脈弁 homograft や自己の肺動脈弁）の移植が行われる。

術前に脳合併症（脳塞栓症，脳出血）を起こしている場合は，手術時期の検討が必要となる。

II　感染性心内膜炎の看護ケアとその根拠

1．内科的治療管理

1）アセスメントに必要な情報と観察ポイント

感染性心内膜炎患者の症状は多岐にわたるため，他疾患との判別が難しい。診断がつくまでに時間を要することも少なくなく，さらに，対応が遅れるとその間に病状は進行し，重篤な状態になりかねない。バイタルサイン，各種検査結果（炎症所見，心臓の弁膜・支持組織の異常の程度，疣腫の位置や大きさなど）や臨床症状から病像を確認し，起こりうる合併症を予測しながら全身の経時的変化を観察する。特に，弁膜破壊から起こりうる心不全症状や疣腫の飛散による塞栓症状に注意する。頭部から四肢末梢の皮膚の状態まで，感染性心内膜炎に特異的な異常所見の有無についても観察する。

その他に，既往歴，感染の要因（侵襲的処置）の有無について確認する。

2）看護目標

❶臨床症状の増悪や合併症を起こすことなく，経過する（手術適応患者は手術に臨む）ことができる
❷病状と治療の必要性を理解することができる
❸感染徴候が陰転化し，回復過程をたどることができる
❹再発予防の必要性を理解することができる

3）確実な抗菌薬の投与および副作用の観察

原因菌の特定後は，その菌の感受性に合った抗菌薬の投与が開始される。抗菌薬の有効血中濃度を維持し，治療効果を高めるために，投与量，投与時間を確実に守る。抗菌薬開始後は自覚症状の変化や検査結果（疣腫サイズの変化の有無など）に注意し，抗菌薬の効果を確認する。

抗菌薬は大量にかつ長期にわたっての投与が必要となるため，副作用や腎機能障害を起こすリスクがある。血液検査の結果（クレアチニン値など）や尿量に注意して観察を行う。

4）苦痛の緩和・療養生活援助

患者は病気による症状，安静（塞栓症のリスクが高い場合など），長期にわたる入院生活に伴うストレスの他に，家族や仕事に関する社会的苦痛など，さまざまな苦痛を有する。

持続する発熱による体力の消耗や抗菌薬の長期使用による食欲低下をきたしている場合は，食べられるものを考慮するなど，患者の症状や安静度に合わせた療養生活の援助（食事，排泄，移動，清潔保持への介助，抗菌薬投与中の環境への配慮など）を行う。

患者や家族が病状や治療状況を理解し，主体的に治療に臨めるように，状況や情報を的確にとらえたわかりやすい説明を行い，不安の軽減に努める。

5）再発予防に関する教育

感染性心内膜炎の既往がある患者は，非細菌性血栓性心内膜炎を形成しやすい心臓内環境であるため，再発のリスクが高く，予防が重要となる。歯科治療や出血を伴う処置や検査（生検など）が必要となる場合は，担当医にその旨を伝え，抗菌薬投与などの予防的措置がとられるよう患者に教育する。また，口腔衛生環境の大切さや適切なブラッシングについても情報提供を行い，歯周病やう歯がある場合は，歯科受診をすすめる。

6）外科的治療の適応となった場合

　手術適応となる場合は，治療抵抗性である場合が多く，患者の全身状態は悪化し，合併症のリスクは高まることが予測される。

　患者の全身状態の観察，確実な抗菌薬の投与，日常生活援助を行い，手術に向けて準備を行う。可能な限りよい状態で手術に臨めるよう支援する。

2．外科的治療管理（手術後）

1）アセスメントに必要な情報と観察

　感染性心内膜炎による弁置換術後や弁形成術後の患者は，一般的な開胸術（㉒「開心術療法における周手術期」p312参照）に伴う術後合併症のリスクのみならず，感染の遷延に伴う合併症のリスクも念頭において，全身の観察を行う必要がある。

　特に，周術期脳合併症の悪化や新たな発生のリスクがある他に，弁周囲逆流も起こしやすい。また，術前に塞栓症を起こしている場合は，手術に伴う血圧低下により重要臓器の血流障害や，大量ヘパリンによる出血のリスクがある。

2）看護目標

❶術後合併症（新たな塞栓症や出血など）を起こさない
❷感染徴候が陰転化し，順調な回復過程をたどることができる
❸再発予防に関する知識を身につけ，予防行動をとることができる

3）抗菌薬の投与

　手術後も感染所見が完全に消失するまでの約1〜2カ月間は，抗菌薬の継続投与が必要となる。患者に必要性を説明し，確実に投与する。

4）手術後のリハビリテーション

　手術後は，良好な回復過程をたどることができるよう，早期離床，心臓リハビリテーションが重要となる（「㉓心臓リハビリテーション」p332参照）。

5）再発予防に関する教育

　弁膜症手術の既往がある患者は，再発のリスクが高くなる。再発予防について教育する（「Ⅱ-1．内科的治療管理　5）」参照）。

（中麻規子）

《引用文献》
1）日本循環器学会・他：循環器の診断と治療に関するガイドライン（2007年度合同研究班報告）．感染性心内膜炎の予防と治療に関するガイドライン（2008年改訂版）．pp 1-46, 2008. http://www.j-circ.or.jp/guideline/pdf/JCS2008_miyatake_f.pdf（2016年5月22日閲覧）
2）中谷敏：感染性心内膜炎．山口徹編，今日の治療指針 2013年版（Vol 55），pp387-389，医学書院，2013.
3）Durack DT, Lukes AS, Bright DK : New criteria for diagnosis of infective endocarditis: Utilization of specific echocardio-graphic findings. Duke Endocarditis Service. Am J Med 96: 200-209, 1994.

《参考文献》
1）国立循環器病センター心臓血管部門編：新心臓血管外科管理ハンドブック，pp218-220，南江堂，2005.
2）赤石誠：感染性心内膜炎．医学情報科学研究所編，病気が見える②循環器，第3版，pp245-249，メディックメディア，2010.
3）梶波康二：第3章 心臓の病気 後天性弁膜疾患② 細菌性心内膜炎．図説 カラダ大辞典編集委員会，図説 カラダ大辞典④ 心臓と血管の病気，pp141-143，金沢医科大学出版局，2012.
4）玉田智子・吉田清：Ⅴ 弁膜疾患 6感染性心内膜炎．堀正二編，循環器疾患最新の治療 2014-2015，pp162-166，南江堂，2014.

コラム 心嚢液貯留（心タンポナーデ）

1）心嚢液貯留（心タンポナーデ）とは

心タンポナーデ（cardiac tamponade）とは，心嚢内に貯留した液体または空気により心臓の拡張運動が拘束され，心室への血液還流と心室からの拍出が妨げられるために生じる循環障害をきたすことをいう[図1・2]。

原因として，心胸部外傷（交通事故，刺創，銃創），A型大動脈解離，急性心筋梗塞による心破裂，心臓カテーテル治療（狭心症・心筋梗塞に対する経皮的冠動脈インターベンション〈PCI〉）や不整脈に対するカテーテルアブレーション中に起こりうる穿孔などに伴う心嚢内への血液貯留と心膜炎（ウイルス性，細菌性，結核性），食道がんや肺がんなど悪性腫瘍の進行（心膜転移）などに伴う心嚢液貯留がある。

2）臨床所見

心タンポナーデの患者の症状は心嚢液が蓄積する時間の長さおよび臨床的状況によって区別される。

① 急性心タンポナーデ

外傷，心臓や大動脈の破裂，侵襲的な診断や治療・処置の合併症として数分以内に起こる。外傷では60〜100 mL程度までの少量の血液や凝血塊の貯留で起こる。

症状は，ベック（Beck）3徴（低血圧，頸静脈怒張，心音減弱），奇脈（自発吸気時の収縮期血圧が10 mmHg以上低下する場合），クルマウル（Kussmaul）サイン（自発呼吸下の吸気時の中心静脈圧上昇），30 mmHg以下の脈圧減少，頻脈，末梢冷感，末梢チアノーゼ，尿量減少などのショック症状が認められる。

② 亜急性から慢性心タンポナーデ

数日から数週間にわたって悪性腫瘍の心膜転移，尿毒症，特発性心膜炎に関連して起こる。初期は無

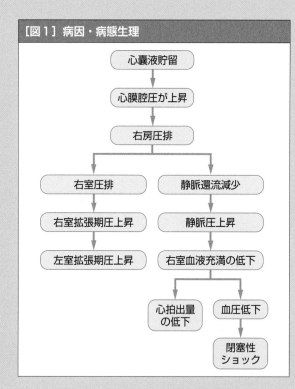

[図1] 病因・病態生理

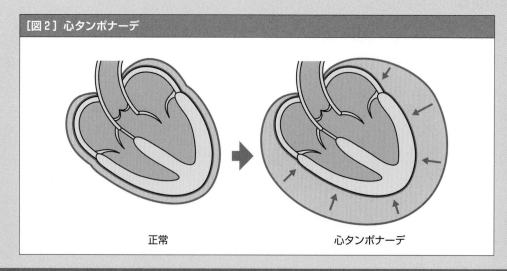

[図2] 心タンポナーデ

正常　　　心タンポナーデ

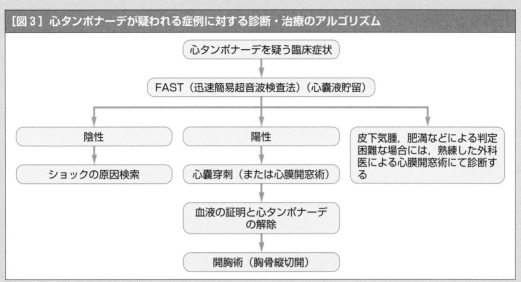

[図3] 心タンポナーデが疑われる症例に対する診断・治療のアルゴリズム

（日本外傷学会・日本救急医学会監：外傷初期診療ガイドライン JATEC, 第3版, p80, へるす出版, 2008 より一部改変）

症状であるが，心内膜の圧力が上昇すると呼吸困難，胸部不快感・膨満感，下肢の浮腫，易疲労感などを伴うショック症状が認められる。

3）診断

心タンポナーデの診断は，病歴と身体診察の所見に加えて，心電図，胸部 X 線撮影，および心エコー検査で評価される。
- 心電図：洞性頻脈を示す
- 胸部 X 線：慢性心タンポナーデでは心嚢液が約 200 mL 貯留した場合に，拡大心陰影が認められる
- 心エコー：echo-free space, 心膜腔の内圧上昇所見を認める。心エコーの有用性は 2003 年タスクフォース米国心臓病学会（ACC），米国心臓協会（AHA）および米国心エコー図学会（ASE）に推奨されている

4）治療

心タンポナーデの決定的な治療は，速やかに心嚢液の排除を行い，拘束を解除することである。心嚢液を除去するために心嚢穿刺か，熟練した外科医による剣状突起下心膜開窓術，あるいは緊急開胸術による心膜切開を行う。

心嚢穿刺で 15 ～ 20 mL の血液が吸引できれば一時的に症状は改善されるが根本的治療ではない。穿刺陽性の場合には，心損傷が原因のため，直ちに手術療法が必要となることが多い [図3]。

5）処置後の観察と心嚢液除去の合併症

心タンポナーデを有する患者の貯留した心嚢液を経皮的または外科的に排液した場合，少なくとも 24 ～ 48 時間の連続遠隔測定，頻繁なバイタルサイン監視をするべきである。また，ドレーン部から排液がスムーズに行えるようにドレーンの閉塞，抜去，接続の緩み，挿入部の清潔に注意しミルキングを行う。

心嚢液除去法の主要な合併症の発生率は 1.2 ～ 1.6% であるといわれており[1]，まれに心タンポナーデを心膜穿刺で緩和することで，肺水腫を伴う複雑な急性左室不全になることがある。　　　（山田達也）

《引用文献》
1) UpToDate Marketing Professional : Cardiac tamponade 2014.
https://www.uptodate.com/login（2014年3月閲覧）

《参考文献》
1) 日本外傷学会・日本救急医学会監：外傷初期診療ガイドライン JATEC, 第3版. p79, へるす出版, 2011.
2) 道又元裕編：クリティカルケア看護技術の実践と根拠. p38, 中山書店, 2011.
3) 清水敬樹編：ICU 実践ハンドブック. p127, 128, 548, 羊土社, 2010.

18 心筋疾患

I 心筋症が生じる病態生理

1. 分類と定義

心筋症（cardiomyopathy：CM）は，過去には「原因不明な心筋の疾患」と定義されていたが，近年，かなり原因が解明されたことから，1995年WHO/ISFCは，定義から「原因不明」を削除し，「心機能障害を伴う心筋疾患」と広く定義した（World Health Organization（WHO）/International Society and Federation of Cardiology（ISFC），1995）[1]。

一方で，米国心臓病協会（AHA）は2006年に「通常不適切な心室の肥大や拡大を呈するような心筋の器質的あるいは電気的異常を有する多様な疾患群」と定義した[2]。そして，主な病変が心臓にあるものを一次性心筋症，全身疾患の心筋病変を二次性心筋症と大別している。さらに，一次性心筋症は遺伝性，後天性およびその混合型に分類される。

これに対して，欧州心臓病学会（ESC）は，二次性心筋症をその定義から除外し，「心筋に構造的，機械的異常をきたす心筋障害であり，この障害を説明できるような冠動脈疾患，高血圧，弁膜疾患，先天性心疾患を有さないもの」と定義している（ESC, 2008）[3]。

わが国ではAHAの定義に従うことが多く，AHAの定義では，心臓に原因がある**一次性心筋症**と，原因が明らかまたは全身疾患との関連が明らかな**二次性心筋症**の分類を用いている［図1］。なお，前者を**特発性心筋症**，後者を**特定心筋症**とも呼ぶ［表1］[4]。

特発性心筋症の中で，拡張型心筋症（DCM），肥大型心筋症（HCM），拘束型心筋症（RCM）が難病に指定されている。

2. 治療法

特発性心筋症において，原因に対する治療法がないことから，心不全の発症・進展予防および治療，さらに不整脈の予防・治療が病態に応じて行われる。中でも拡張型心筋症の治療戦略としては，一般的な方法として，New York Heart Association（NYHA）の身体機能分類にみられる労作時の自覚症状・運動耐容能に見合った治療法が選択される［図2］。

また，薬物・非薬物療法といった医学的介入だけでなく，患者および家族に対する教育も慢性心不全管理において重要な要因となる（⑲「心不全」p250参照）。

これに対して，特定心筋症では原疾患を有しているため，一般的な心不全管理に加えて，原疾患に対する治療が行われる。

II 心筋症の看護ケアとその根拠

1. 観察ポイント

- 治癒が望める疾患ではなく，疾患の病型，症状など患者の状態はさまざまであるため，継続した通院治療が必要であり，経時的な身体所見や検査所見の観察を行う
- 日常生活の自己管理が重要となるため，患者の生活について十分に情報収集をし，生活指導は患者の生活に合わせ，成功体験を積むことで自己効力感を高めるような内容で行う。年齢や理解度によってはパンフレットなどを用いてもよい
- 疾患の受け止め方，受容までの時間には個人差がある。担当する看護師は，患者に対して共感的態度で接し，患者が自身の感情を表出できるようにする。患者の疾患受容へ向けての精神的援助を行う

2. 看護の目標

❶循環運動が安定し，自覚症状が改善する
❷増悪を防止するための，日常生活行動を獲得するよう教育支援を行う
❸疾患を正しく理解し，今後の治療に対して自己決定ができる
❹本人・家族が納得できる最期を迎えられる

[図1] AHAによる心筋症の分類

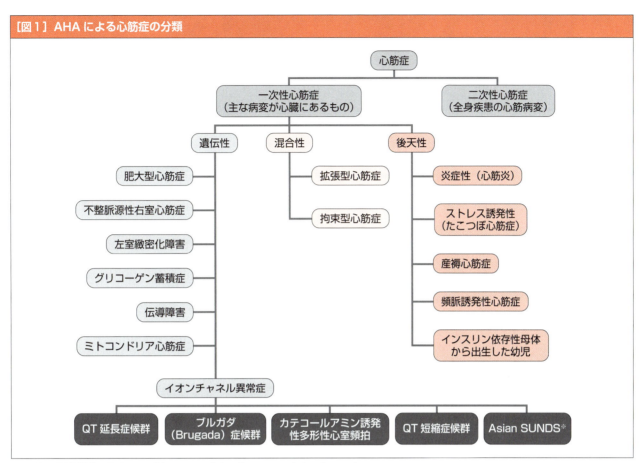

※ Asian SUNDS：Asian sudden unexplained nocturnal death syndrome
(Maron BJ, et al：Contemporary definitions and classification of the cardiomyopathies. Circulation 113：1807-1816, 2006より)

[表1] 心筋症の分類（厚性労働省特発性心筋症調査研究班, 2005）

特発性心筋症	特定心筋症	
・拡張型心筋症 ・肥大型心筋症 ・拘束型心筋症 ・不整脈源性右室心筋症 ・家族性突然死症候群 ・ミトコンドリア心筋症 ・心ファブリ（Fabry）病 ・たこつぼ心筋障害（たこつぼ心筋症）	・虚血性 ・弁膜性 ・高血圧性 ・炎症性 　・心筋炎，特発性，自己免疫性，感染性（ウイルス性，シャーガス（Chagas）病など） ・代謝性心筋症 　・内分泌性：甲状腺機能亢進不全，甲状腺機能低下症，副腎皮質機能不全，褐色細胞腫，末端肥大症，糖尿病 　・家族性重積症および浸潤疾患，レフサム（Refsum）症候群，ファブリ（Fabry）病など 　・欠乏症：低カリウム血症，マグネシウム欠乏症，クワシオルコル（kwashiorkor），貧血，脚気，セレン欠乏症 　・アミロイドーシス：原発性，持続性，家族性，遺伝性，家族性地中海熱，老人性	・全身性心筋症 　・結合組織病：SLE，結節性動脈周囲炎，関節リウマチ，強皮症，サルコイドーシス，白血病 ・筋ジストロフィー 　・デュシェンヌ（Duchenne）型，ベッカー（Becker）型，筋緊張性 ・神経筋異常 　・フリードライヒ（Friedreich）失調症，ヌーナン（Noonan）症候群，黒子症 ・過敏性・毒性 　・アルコール，カテコールアミン，アントラサイクリン，放射線照射 ・周産期心筋症

SLE：全身性エリマトーデス
（文献4, 5より筆者作成）

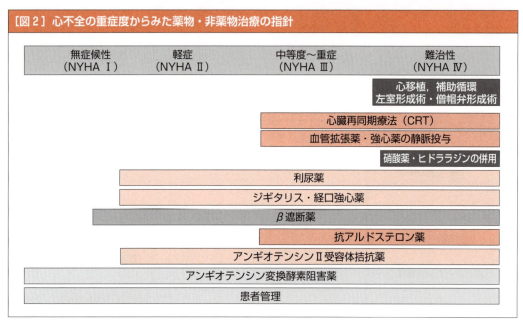

[図2] 心不全の重症度からみた薬物・非薬物治療の指針

(絹川真太郎・筒井裕之：拡張型心筋症の治療戦略．磯部光章・他編，新・心臓病診療プラクティス10　心筋症を識る・診る・治す，p205，文光堂，2007より)

3．心筋症の看護ケア

1）急性増悪時の苦痛の緩和

急性期は，循環動態，呼吸状態などの悪化により生命の危機状態であり，苦痛を伴う．そのために，Nohria/Stevenson分類やクリニカルシナリオ（CS）（コラム「急性心不全の診断と治療に用いられるクリニカルシナリオ」p266参照）などを使用して患者の状態を観察し，これから行われる治療を理解してもらう．また，治療効果や患者の症状の変化を注意深く観察することが必要である．

急性期の患者は，低心拍出量の低下に加え，強心薬などの点滴や酸素吸入など多くのラインが挿入されていることで，せん妄状態となりやすい．そのため，ライン類が抜去しないように観察するだけでなく，ベッドからの転落，転倒防止などの危険防止対策を行う．また，自覚症状や治療のための安静により，行動の制限が生じるため，症状の観察を行いながら日常生活の援助を行う（⑲「心不全」p250参照）．

2）増悪を防止するための日常生活行動を獲得するような教育支援

心不全増悪を防ぐために今までの生活の改善すべき点を見出し，行動を変容することが必要である．そのため，自宅での生活について詳しく聴取し，症状を増悪する原因を見つけ，それを改めるような方法を教える．

しかし，進行性の疾患であるため，徐々に日常生活に制限が出現する．生活に制限がある中で行動を変容することで，症状が出現しない日常生活行動を獲得できるような教育支援を行う（⑲「心不全」p250, ㉔「心不全の増悪を予防するための患者教育」p346参照）．

3）病状の説明と受け入れの支援

拡張型心筋症，肥大型心筋症は原因不明であること，なじみのない難病指定の疾患であること，治癒することのない進行性の疾患であることを説明されるため，「なぜ，こんな病気になったのか？」「自分が難病になるとは信じられない」など，受け入れが困難のことも多く，病気の受容ができるような支援が必要となる．

また，心筋症の発症は，高齢者だけでなく若年層での発症もあり，健常者と同じように生活できない，現在の仕事ができなくなるなど社会的な役割が果たせなくなり，本人・家族ともに精神的な不安が大きい．

本人だけでなく，家族へも病気の需要ができるようサポートを行い，家族の理解や協力が受けられるようにする．

4）日常生活の管理
①運動制限

症状，閉塞性病変の有無にかかわらず競技スポーツや激しい運動は禁止されている．一部の軽いスポーツは可

能である。

仕事については，原則肉体労働は禁止する。特に，不整脈や失神などが起きる可能性のある患者については，重機器の操作や危険な場所での従事を禁止する。

② 性生活

閉塞性肥大型心筋症では十分な内科的治療を受けて，安定した状態であれば可能である。

シルデナフィルクエン酸塩（バイアグラ®）の使用については，まとまったエビデンスはないが投与を避けるのが望ましいとされる。

③ 妊娠

低リスク女性患者のほとんどは安全な妊娠と出産が可能である。しかし，妊娠・出産による心収縮力の増強や循環血液量・心拍出量の増大は血行動態を変化させるため，常に潜在的なリスクがあることに注意する。

④ 飲酒・喫煙

アルコールは交感神経系を亢進させて心拍数の増加をきたすため，肥大型心筋症患者には好ましくない。特に閉塞性肥大型心筋症患者では，アルコールによる血管拡張から血圧低下，左室流出路圧較差を増大させるため控えさせる。

喫煙については，冠動脈スパズムの引き金となることが予想される。

5）意思決定の支援

拡張型心筋症は進行性の疾患であり，治療の限界に達することがある。その場合，薬物治療の他に，植込み型除細動器（ICD）（コラム「植込み型除細動器（ICD）」p182参照），心室再同期療法（CRT）（コラム「心室再同期療法（CRT）」p246参照），補助心臓などのデバイス治療や心臓移植の選択に加えて，終末期の迎え方について自己決定が必要となる。ICD，CRTを受けた患者は，突然死の予防効果や心機能の改善に期待するが，除細動に対する恐怖を感じたり，機械に生かされていると思う患者もいる。また終末期には，デバイスの停止をするかどうかの選択を本人と家族で決定しなければならないこともある。そのため，デバイスを植込む前に，患者が上記のことを理解した上でデバイス治療が受けられるように，意思決定を支援することが必要である。

補助心臓や心臓移植では日常生活に制限があり，移植待機日数が長いことや，移植数が少ないこと，心臓移植登録を行っても移植までたどり着けなかったりすることから，精神的なケアが必要となる。また，補助心臓や心臓移植を受けることを自らの意思で決定することを求められるため，本人や家族を含めた意思決定の支援が必要となる。

心不全の経過は予測が立たないことが多く，突然の死に直面することがある。そのため，本人の意向の確認がなされていないことがあり，家族にその決定が託されることが少なくない。そのため，終末期になる前から，人生の最期の過ごし方，どのような治療を受けるかを示しておく，アドバンス・ディレクティブ（事前指示）が勧められる。

6）緩和ケア

心不全の予後を予測することは難しく，終末期はデバイスの装着や意識レベルの低下から意思表示が困難なことが多い。そのため，残された家族が終末期の治療の決定を行うことになる。アドバンス・ディレクティブを手掛かりに，家族や医療者がどのような最期の過ごし方，どのような治療を望んでいるかを考える一助となる。

(㉕「循環器疾患の緩和ケア」p358 参照)。

（中山　奨，磨野浩子，井上隆治）

《文献》

1) Richardson P, et al: Report of the 1995 World Health Organization/ International Society and Federation of Cardiology Task Force on the definition and classification of cardiomyopathies. Circulation 93: 841-842, 1996.
2) Maron BJ, et al: Contemporary definitions and classification of the cardiomyopathies. Circulation 113: 1807-1816, 2006.
3) Elliot P, et al: Classification of the cardiomyopathies: a position from the european society of cardiology working group on myocardial and pericardial diseases. Eur Heart J 29: 270-276, 2008.
4) 北畠顕・友池仁暢編：厚生労働省難治性疾患克服事業特発性心筋症調査研究班　心筋症―診断の手引きとその解説. かりん舎, 2005.
5) 松森昭：心筋症の分類と診断基準. 磯部光章・他編, 新・心臓病診療プラクティス10 心筋症を識る・診る・治す, p17, 文光堂, 2007.

18-A 拡張型心筋症（DCM）

第Ⅱ部　疾患別看護ケア関連図　F　心筋疾患

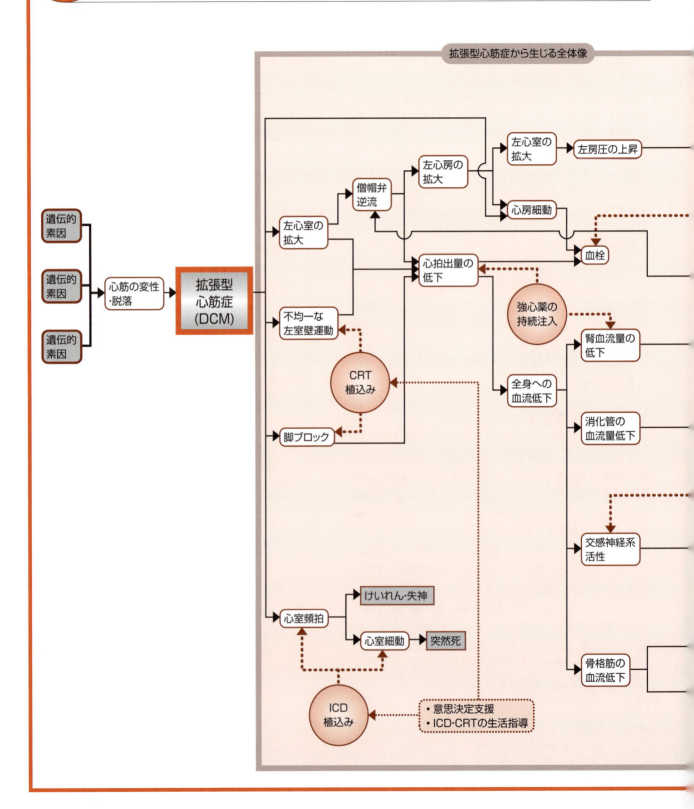

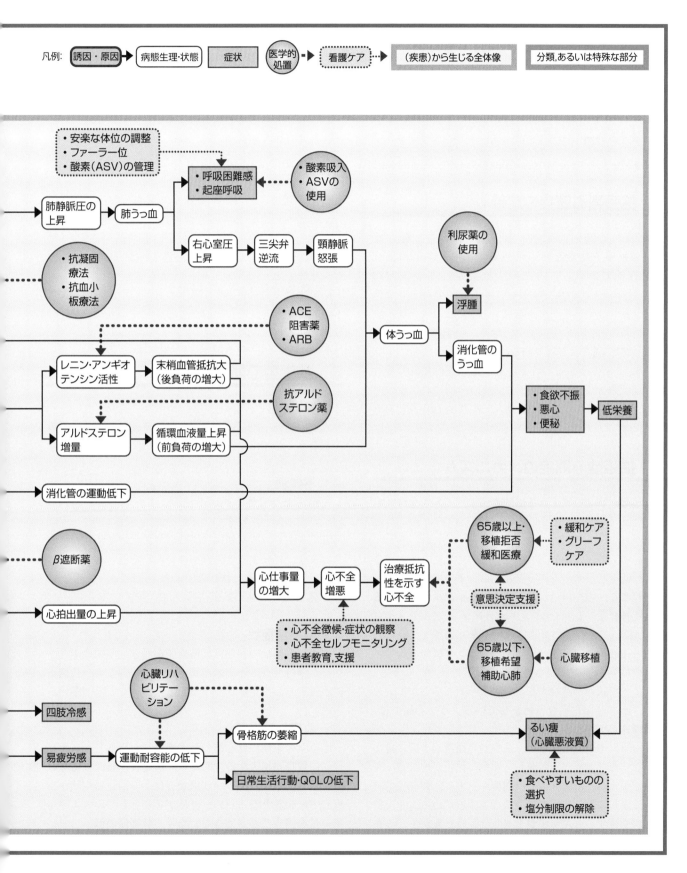

第Ⅱ部　疾患別看護ケア関連図　F　心筋疾患

18-A 拡張型心筋症 (DCM)

Ⅰ　拡張型心筋症が生じる病態生理

1．拡張型心筋症の定義

「特発性心筋症の中で，❶心筋収縮不全と❷左室内腔の拡張を特徴とする疾患群であり，多くの場合が進行性である。このため，拡張型心筋症（dilated cardiomyopathy：DCM）は慢性心不全症状を特徴とし急性増悪を繰り返す予後不良の疾患である。また致死的不整脈や動脈の血栓塞栓症による突然死，動脈塞栓症を生じることがある」[1)]とされている。

平成11年の厚生省の特発性心筋症調査研究班で施行した全国調査では，「拡張型心筋症の全国推計患者数は約17,700名であり，人口10万人当たりは14.0人であった」[2)]と報告されている。

2．拡張型心筋症のメカニズム

拡張型心筋症の原因は遺伝的素因・ウイルス感染・自己免疫異常が関連していることがわかってきたが，原因がわからないことも多い。

心筋の変性，脱落が起こると，左（心）室の拡大による収縮低下と不均一な左室壁運動による左室駆出率の低下が起こり，心拍出量が低下する。心拍出量が低下すると交感神経系やレニン-アンギオテンシン-アルドステロン系（RAA系）などの神経体液因子を亢進させ，心拍の増加・体液量を増大させて，心臓のポンプ機能を維持する代償機能が起こり，心拍出量が維持される。しかし，このような状態が持続することによって左心室が拡大したり，不均一な左室壁運動をしているような心臓では，代償機能が破綻し心不全を起こす。

左室駆出率が低下すると，左室から血液が十分に排出できなくなり血液がうっ滞し，左室の拡張が起こる。左室が拡張すると僧房弁の弁口周囲が拡大し，機能性僧房弁逆流が起こり，左房への血液の逆流を認める。左房に血液が逆流すると左房圧が上昇し，肺うっ血が生じる左心不全となる。さらに肺うっ血が悪化すると，肺動脈圧の上昇から右室の血液がうっ滞し，右室が拡張する。右室が拡張すると三尖弁の弁口周囲が拡大し三尖弁逆流が起こり，結果，静脈系がうっ滞し，肝うっ血，浮腫など体うっ血が出現し右心不全となる（❶「心不全」p253, 図5 参照）。

心筋の変性により，不整脈や伝導異常が出現しやすい。そのため，心筋の障害部位により心房細動や脚ブロック，心室頻拍などの不整脈が出現する。拡張型心筋症では，致死性不整脈である心室頻拍が起こりやすく，突然死の原因となる。

心房細動や左室駆出率が低下すると心拍出量の流速低下が起こり，心腔内に血栓が生じやすくなり，脳塞栓の原因となる。

3．拡張型心筋症の症状

1）交互脈
心筋の変性・脱落により，左室の壁運動が不均一な動きとなり，心拍出量が変化することで脈圧が変化する。

2）不整脈
左房圧上昇に伴う心房の拡大により，心房性期外収縮，心房細動が出現する。また心筋の変性により心室頻拍も出現する。心室頻拍は短時間であれば無症状の場合もあるが，持続すると失神やけいれんを引き起こすだけでなく，心室細動に移行し，心停止を起こすことがあり，突然死の原因となる。

3）心不全症状
拡張型心筋症の初期は代償機能が働き，心臓のポンプ機能が維持されるため無症状である。そのため，代償機能が破綻し心不全症状が出現して気がつくことが多い。

4）心臓性悪液質
心不全の末期には心筋の酸素需要量が増加し，エネルギー消費量が増大する。しかし，消化管浮腫による吸収障害，食欲不振，抑うつ状態などによる消化器症状が出現して低栄養となるため，身体が必要としているエネルギー量を補うことができなくなり，骨格筋の低下，るい痩が出現する。

4．拡張型心筋症の診断・検査

拡張型心筋症に類似した症状を呈する疾患は多く，確定診断をするためにはWHO/ISFCが定める特定心筋疾患を除外することが必要である。

① 聴診

心筋障害が進むと，心尖部でⅢ音（ギャロップリズム）が聴診される。さらに心室の拡張が進み僧房弁逆流，三尖弁逆流が起こると，収縮期雑音を聴取する。

② 胸部X線

心陰影（心胸郭比〈CTR〉）の拡大，肺血管陰影の増強，胸水の貯留が見られる。

③ 心電図

主に左室の拡張が著明なため，ST-T異常，異常Q波の出現，QRSの延長，脚ブロックなどの伝導障害による心電図変化が出現する。また，心筋の変性による心房細動や致死的不整脈である心室頻拍，心室細動が出現する。致死的不整脈の検出のためにはホルター心電図検査が必要である。ホルター心電図は，ICD，CRTの適応の判断にも役立つ。

④ 心エコー

拡張型心筋症の心エコーでは，びまん性壁運動低下，左室駆出率の低下，心腔の拡張，機能性僧房弁逆流が見られる。しかし，拡張型心筋症に類似した心エコーを示す疾患があるため，心エコー所見のみで確定することはできない。低心拍出量による左室内血栓や心房細動による心房内血栓が生じることがあるため，血栓の有無の確認を行う。

⑤ 心臓カテーテル検査

冠動脈造影により冠動脈疾患の除外と特定心筋疾患との鑑別のため，心筋生検を行う。

⑥ 血液生化学検査

拡張型心筋症は心不全を合併することが多いため，心不全の指標として脳性ナトリウム利尿ペプチド（BNP）もしくは，ヒト脳性ナトリウム利尿ペプチド前駆体N端フラグメント（NT-proBNP）を使用する。

5．拡張型心筋症の治療

1）薬物療法

アンギオテンシン変換酵素阻害薬（ACE阻害薬）またはアンギオテンシンⅡ受容体拮抗薬（ARB），抗アルドステロン薬，β遮断薬，利尿薬の内服を行い心不全のコントロールを行う（⑱「心筋疾患」p232，図2参照）。内服は心不全コントロールの中でも重要であるため，確実に内服する必要がある。

増悪時には強心薬を使用することがあるが，強心薬は心臓の収縮力を増強させ，心仕事量を増大させる。このことは，予後を悪化させることになるため，強心薬の使用は短期間にし，心不全が落ち着けば減量・中止する。

しかし，拡張型心筋症は進行性の疾患であり，徐々に薬物に抵抗を示すようになるため，強心薬に依存し持続静脈内注射を減量・中止できないこともある。

また，治療抵抗性を示す65歳以下の心不全の患者では，補助人工心臓・心臓移植などの治療も考慮する。

2）血栓・塞栓症対策

高度の収縮障害により左室に，心房細動により左房に血栓が生じることがあるため，抗凝固薬（ワルファリン）・抗血小板薬（アスピリン）の投与を行う。

3）植込み型除細動器（ICD）

コラム「植込み型除細動器（ICD）」p182参照。

4）心室再同期療法（CRT）

コラム「心室再同期療法（CRT）」p246参照。

5）心臓リハビリテーション

㉓「心臓リハビリテーション」p332参照。

Ⅱ　拡張型心筋症の看護ケアとその根拠

⑱-Ⅱ「心筋症の看護ケアとその根拠」参照。

（磨野浩子）

《引用文献》
1) 北畑顕・友池仁暢編：厚生労働省難治性疾患克服研究事業特発性心筋症調査研究班　心筋症―診断の手引きとその解説．p19，かりん舎，2005．
2) 難病情報センター：特発性拡張型（うっ血型）心筋症診断・治療指針2010．http://www.nanbyou.or.jp/entry/301（2014年8月閲覧）

《参考文献》
p244参照。

18-B 肥大型心筋症（HCM）

第Ⅱ部　疾患別看護ケア関連図　F　心筋疾患

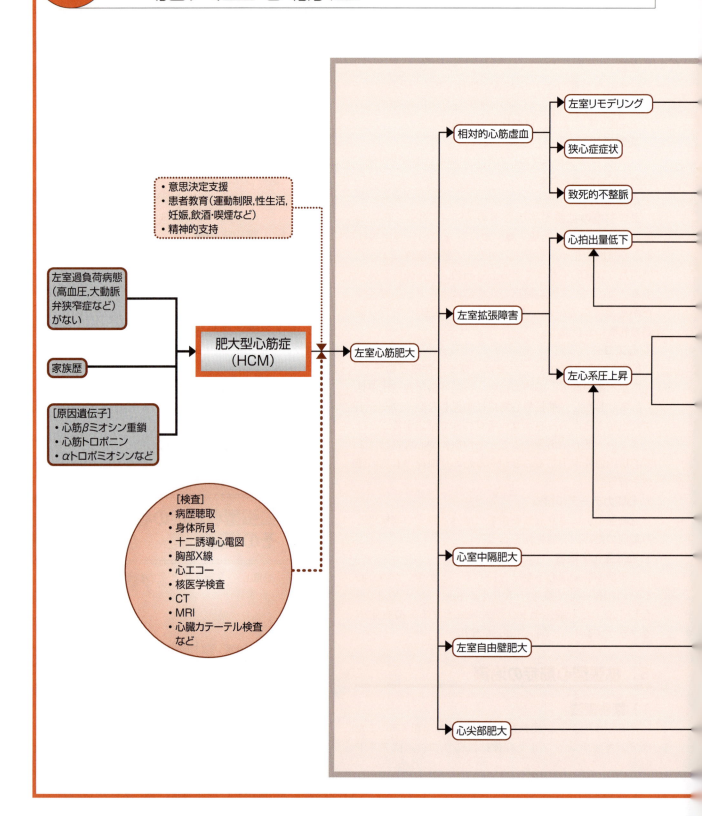

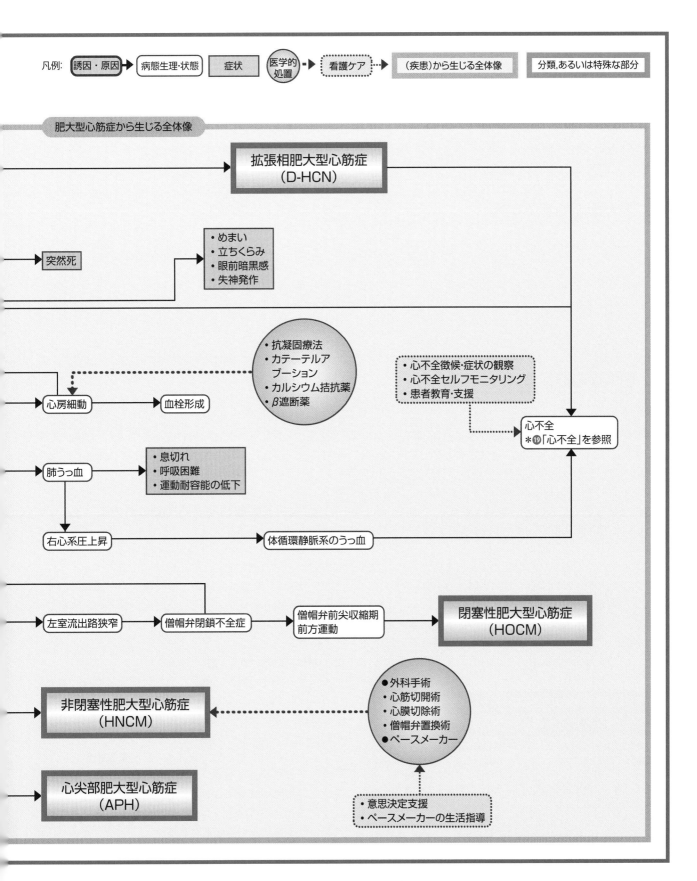

第Ⅱ部　疾患別看護ケア関連図　F　心筋疾患

18-Ⓑ 肥大型心筋症（HCM）

Ⅰ 肥大型心筋症が生じる病態生理

1. 肥大型心筋症の定義

肥大型心筋症（hypertrophic cardiomyopathy：HCM）は，心肥大をきたす原因となる高血圧，大動脈弁狭窄症のような負荷病態がなく心肥大をきたす疾患であり，不均一な心肥大を呈するのが特徴である。また通常，左室内腔の拡大はなく，左室収縮は正常か過大である。心肥大に基づく左室拡張能低下が本症の基本的な病態である。

2. 肥大型心筋症のメカニズム

肥大型心筋症患者は家族歴を認めることが多く，現在，原因遺伝子の解明が次々と行われている［表1］。

肥大型心筋症の心筋肥大は，圧負荷など壁応力の増加では説明のできない，非対称性・不均一の心筋肥大が特徴である。肥大心筋は錯綜配列（入り乱れた配列）と間質の線維化を認め，左室スティフネス（剛性）が高くなることによる左室拡張能の障害が基本病態である。心収縮力は比較的保たれることが多い。

左室拡張能が障害されることにより，左房から左室への血液の流入がされにくくなり，心臓から全身に送り出される血液量も減少する（心拍出量の減少）。また，左室スティフネスの増大は左室拡張期圧の上昇を招き，それに引き続いて左房圧と肺静脈圧，肺毛細血管圧を上昇させる。左室拡張期圧が上昇していることで心拍出量が増加しにくく，特に運動時に，患者は強い息苦しさを自覚するようになる（運動耐容能の低下）。

左房から左室への流入は心房の収縮によるところが大きいが，持続的な心房負荷は上室性不整脈や心房細動を生じやすくする。頻度が高いのは心房細動で，肥大型心筋症の発症から時間が経過するとともに増加する。

心房細動による心房収縮の減少・消失は，心拍出量の低下につながり，血行動態を破綻させることがある。特に，僧帽弁装置が隣接する肥厚した心室中隔に向かって動く**僧帽弁前尖収縮期前方運動**（systolic anterior motion of the mitral valve：SAM）をみせる閉塞性肥大型心筋症（HOCM）では，拡張障害に加えて左室流出路狭窄を伴うため，心房細動の合併で時に急速な循環不全を招く。また，持続する心房細動は血栓塞栓症のリスクともなる。

左室流出路狭窄のある患者では，左室コンプライアンスの低下と狭窄により，収縮期に左室と大動脈の間に圧較差を生じる（左室流出路圧較差）。また，僧帽弁前尖の前方運動を繰り返すことで接合が不良となり，収縮期に僧帽弁逆流（僧帽弁閉鎖不全症）を生じることもある。これは，さらなる左房圧や肺静脈圧の上昇を引き起こす。

1）僧帽弁前尖収縮期前方運動のメカニズム

僧帽弁前尖収縮期前方運動（SAM）は，❶左室流出路である心室中隔上部が肥厚して狭窄することで，大動脈弁を通過する血流が速くなり，❷速い血流により生じたベンチュリー（Venturi）効果で僧帽弁前尖を前方に引き出し，❸前尖が中隔に近づくことで大動脈への血流を障害するようになる（左室流出路狭窄）［図1］[1]。

2）狭心症症状のメカニズム

肥大型心筋症では，冠動脈に有意狭窄を認めなくとも狭心症症状を呈することがしばしばある。

これは，❶緩衝動脈の中膜・内膜肥厚および血管拡張予備能が減少すること，❷心筋内冠動脈血管，特に中隔枝を肥大心筋が圧迫狭窄すること，❸左室拡張障害により拡張期冠動脈血流が減少すること，❹心筋肥大による毛細血管密度が減少することや心内膜下心筋灌流が制限を受けることが機序となり，心筋酸素需要の増加と酸素供給の低下により引き起こされる。

また，心筋虚血により左室弛緩が障害され，さらに左

［表1］肥大型心筋症の原因遺伝子

肥大型心筋症の原因遺伝子	
・心筋βミオシン重鎖	・筋LIM蛋白
・心筋トロポニンT	・心室型ミオシン必須軽鎖
・αトロポミオシン	・心室型ミオシン調節軽鎖
・心筋ミオシン結合蛋白C	・ミオシン軽鎖キナーゼ
・心筋トロポニンI	・心筋αミオシン重鎖
・心筋αアクチン	・カベオリン3
・タイチン	・テレトニン
・心筋トロポニンC	

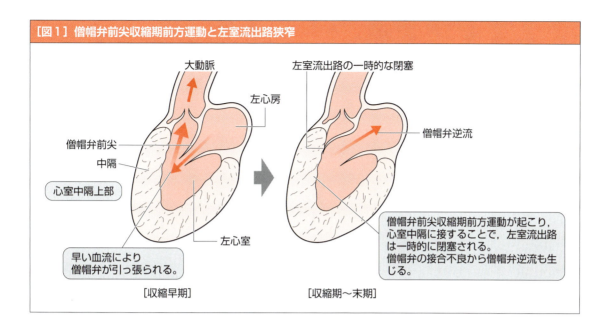

[図1] 僧帽弁前尖収縮期前方運動と左室流出路狭窄

室拡張期圧を上昇させることで，冠灌流を低下させ，心筋虚血を招くという悪循環を生じる[2]。

3）左室リモデリングによる壁厚菲薄化のメカニズム

肥大型心筋症の一部の症例では，収縮能が徐々に低下するものがある。これは，主に心筋虚血から引き起こされると考えられている。前述のような機序での心筋虚血により，ネクローシス（壊死）やアポトーシス（自死）による細胞死が惹起され，心筋の線維化の進行と瘢痕形成が起こる。その後，非代償期に左室リモデリングが起こり，びまん性に壁厚が菲薄化し左室内腔が拡大，収縮障害が起こることにより，左室駆出率は50%未満に低下する（拡張相肥大型心筋症）[3]。収縮能が低下した肥大型心筋症は難治状態で予後不良である。

1982年（昭和57年）の厚生省特定疾患特発性心筋症調査研究班により，肥大型心筋症患者の5年生存率91.5%，10年生存率81.8%と報告された。

肥大型心筋症関連死としては，❶突然死，❷心不全死，❸心房細動に伴う脳塞栓症が主なものである。若年者における突然死の最も多い原因は肥大型心筋症とされる。肥大型心筋症における突然死の危険因子として[表2]に示すような因子が挙げられている。

特に，左心室収縮能が低下した拡張相肥大型心筋症は肥大型心筋症の末期状態とされ，予後不良である（コラム「植込み型除細動器（ICD）」p 182参照）。

肥大型心筋症は若年者における突然死の最も多い原因

[表2] 突然死に関する危険因子

主要な因子
- 心停止（心室細動）
- 自然発症の持続性心室頻拍
- 突然死の家族歴
- 原因不明の失神
- 著しい左室肥大（左室壁厚≧30mm）
- ホルター心電図上でみられる非持続性心室頻拍の所見
- 運動に伴う血圧反応異常

可能性のある因子
- 拡張相肥大型心筋症
- 左室心尖部心室瘤
- 左室流出路狭窄
- MRIによる広範な遅延造影像
- 心房細動
- 危険度の高い遺伝子変異

修飾可能な因子
- 激しい身体運動（競技）
- 冠動脈疾患

疾患とされているが，その機序は，❶心室性不整脈（特に心室細動），❷肥大した心筋を走る冠動脈の挟圧による心筋虚血，❸拡張相肥大型心筋症でみられる持続性心室頻拍などと考えられている[3]。

3．肥大型心筋症の分類

肥大型心筋症は，左室内収縮期圧較差（≧30 mmHg）

[図2] 肥大型心筋症の肥大様式

正常像	心尖部肥大型心筋症（ADH）	心室中部肥大型心筋症	非対称性心室中隔肥大（HNCM）
	心尖部の肥厚が特に著しく，左室心尖部の内腔が狭くなる。内腔がスペード型を呈する。日本人に多い。	圧較差は通常心室中隔と僧帽弁の間の左室流出路で発生するが，心室中部の乳頭筋部で発生するもの。	左室流出路狭窄を生じることが多い。

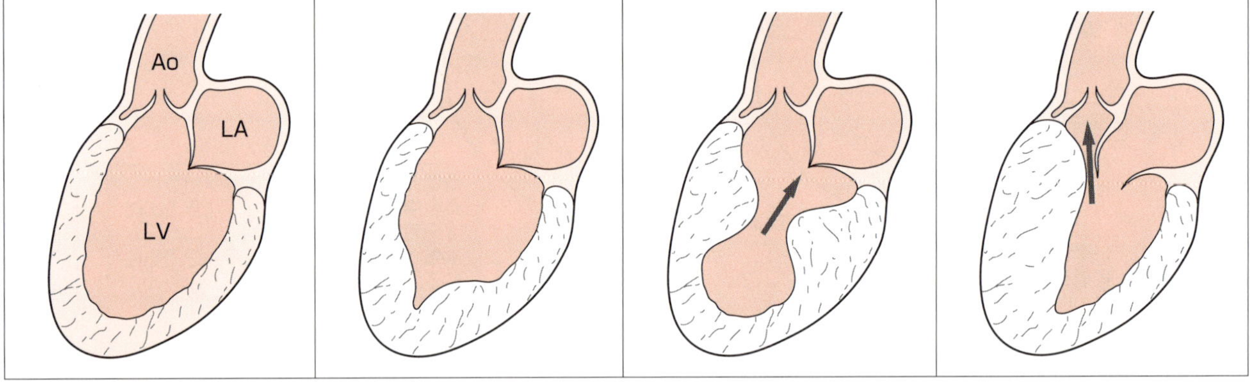

の有無や心筋肥大部位の形態によって，閉塞性肥大型心筋症，非閉塞性肥大型心筋症，心室中部肥大型心筋症，心尖部肥大型心筋症，拡張相肥大型心筋症などに分類される [図2]。

1）閉塞性肥大型心筋症

閉塞性肥大型心筋症（hypertrophic obstructive cardiomyopathy：HOCM）は，左室の流出路（出口）が収縮期に閉塞・狭窄を起こすタイプのもの。安静時の左室内圧較差を 30 mmHg 以上認めるもの。

2）非閉塞性肥大型心筋症

非閉塞性肥大型心筋症（hypertrophic nonobstructive cardiomyopathy：HNCM）は，左室内圧較差を認めないもの。

3）心室中部肥大型心筋症

心室中部肥大型心筋症（hypertrophic cardiomyopathy with mid-ventricular obstruction）は，心筋肥大に伴う心室中部の内腔狭窄があり，心室中部の乳頭筋部で圧較差が発生するもの。

4）心尖部肥大型心筋症

心尖部肥大型心筋症（apical hypertrophic cardiomyopathy：APH）は，心尖部の肥厚が特に著しいため，左室心尖部の内腔が狭くなり「スペード型」を呈するもの。日本人に多い。

5）拡張相肥大型心筋症

拡張相肥大型心筋症（dilated phase of hypertrophic cardiomyopathy：D-HCM）は，心筋への血流が不足することにより心筋の脱落や線維化が起こり，心室壁が菲薄化する。徐々に左室収縮能が低下し，終末期には拡張型心筋症様の病態に至るもの。予後不良である。

4．肥大型心筋症の臨床症状

病状が進行すると心不全症状を呈する。心不全症状については心不全の項へ譲り（⑲「心不全」p 250 参照），肥大型心筋症に特徴的な症状を胸部症状と脳症状に分けて述べる。

ほとんどの肥大型心筋症患者は無症状で，症状があっても軽微なことがほとんどである。そのため，学校や職場で行う検診時の心電図で偶然に発見されることが多い。心停止や突然死が初発症状となる患者もいる。

1）自覚症状
①胸部症状
● 狭心症症状（胸痛・胸部不快感）

心筋の肥大や心筋量の増加などにより心筋酸素需要が増加するにもかかわらず，心筋肥大による心筋内血管圧迫，毛細血管の異常密度などが心筋酸素供給を低下させることにより相対的心筋虚血となって生じることが多い。特に労作時や頻拍時に起こりやすい。肥大型心筋症患者の狭心症症状に対する亜硝酸薬は，心室内圧較差の

増強をもたらし，症状を悪化させるおそれがあるため禁忌である。

- **息切れ・呼吸困難**

左室拡張障害に伴う左室拡張末期圧の上昇による肺毛細血管圧の上昇，低心拍出量などが関連している。特に労作時には，それに見合うだけ心拍出量を増加させられないため，呼吸困難が出現する（運動耐容能の低下）。

- **動悸・心悸亢進**

不整脈，頻脈，または収縮力の亢進に起因していることが多い。上室性・心室性不整脈，発作性心房細動や持続性心房細動による動悸もある。

② 脳症状

- **めまい・立ちくらみ，眼前暗黒感，失神発作**

重症の不整脈（心室頻拍/細動，頻脈性心房細動）や左室内圧較差のある患者で発生頻度が高い。また，血管拡張薬などの使用時，急な起立，飲酒，寒いところから暖かいところへ移動するなど，末梢血管拡張などで静脈還流が減少するために心拍出量が減少し，脳灌流圧を低下させることで脳虚血症状が出現する。

2) 身体所見

① 視診・触診

左室の拡張能低下に伴う強い左房収縮と左室拍動を2つの心尖拍動（double apical impulse）として触診する。閉塞性肥大型心筋症では頸動脈が2峰性に触知する。

② 聴診

左室拡張能低下に伴う強い左房収縮によりⅣ音を聴取する。左室流出路狭窄を伴う閉塞例では，左室収縮期の駆出速度が速いため，収縮期駆出性雑音を聴取する。

閉塞性肥大型心筋症の収縮期雑音の特徴は，前負荷の増大（蹲踞など）により狭窄部の圧較差が減少し，雑音は減弱する。また，前負荷の軽減（バルサルバ法など）により圧較差が増大し，雑音が増強することである。

5．肥大型心筋症の診断・検査

自覚症状や病歴聴取，身体所見などから肥大型心筋症が疑われる場合は，以下の検査を行い診断に進めいていく。

① 胸部X線

心陰影は正常から心拡大までさまざまである。病期の進行に伴い，心拡大，肺うっ血所見を認める。

② 12誘導心電図

感度の高いスクリーニング検査であり，無症状例の多くは職場や学校の検診で行う12誘導心電図が診断のきっかけとなる。[表3]に示すような心電図の特徴を認める。

③ 心エコー

肥大様式の形態評価，左室流出路狭窄などの閉塞の評価，左室収縮能・左室拡張能，僧帽弁閉鎖不全症などの合併症の評価を行う。肥大型心筋症の診断や治療効果判定に有用な情報が得られ，最も信頼性の高い検査である。

④ ホルター心電図

肥大型心筋症に伴う不整脈は，失神発作や突然死，血栓塞栓症の原因となるが，多くは無症状のことが多い。そのため，無症状例でもホルター心電図の適応である。

⑤ 核医学検査（心筋血流イメージング，心筋脂肪酸代謝イメージングなど）

心筋血流や心筋代謝，心筋交感神経機能の評価が可能である。近年，心エコーなどの進歩により診断における核医学検査の有用性は低下したが，予後評価には有用である。

⑥ MRI

X線被曝をせず，造影剤を用いずに心筋と心腔を分離できる。心エコーに比べて心尖部肥大型心筋症や側壁に肥大が限局した心筋症の正確な評価に優れている。

⑦ 心臓カテーテル検査

拡張能の低下と左室流出路圧較差を直接的に心内圧の測定をすることで評価することができる。また，冠動脈造影により冠動脈疾患の除外と，心内膜生検によって特定心筋疾患との鑑別ができる。

⑧ 遺伝子診断

肥大型心筋症の多くで原因遺伝子の特定が可能ではあ

[表3] 肥大型心筋症の心電図の特徴

- ST-T変化を伴うQRS波の高電位
- 下壁誘導（Ⅱ，Ⅲ，aV$_F$）および側壁（Ⅰ，aV$_L$，V$_{4-6}$）における異常Q波
- 左心房または両心房拡大を反映したP波の異常
- 左軸偏位
- 心尖部肥大型心筋症の患者では，V$_{2-4}$で巨大陰性T波

るが，遺伝子解析は研究段階の部分が多く倫理的問題もあり，日常的には行われていない。

6．肥大型心筋症の治療

肥大型心筋症は患者ごとに病型が多様で，無症状で天寿を全うする患者から心不全症状を有するもの，心停止や突然死をする患者までさまざまある。そのため肥大型心筋症の治療は画一的に行われるのではなく，患者ごとにその状態に合わせて治療がすすめられる。

心不全に関する治療は（⑲「心不全」p258 参照）に譲るが，肥大型心筋症に特徴的なものを薬物治療，非薬物治療に分け列挙する。

1）薬物治療

自覚症状の有無，また，閉塞性・非閉塞性に分類し，β遮断薬，カルシウム拮抗薬，アンジオテンシン阻害薬（ACE 阻害薬），アンジオテンシンⅡ受容体拮抗薬（ARB）などを投与する。

また不整脈の有無を確認し，突然死のリスクが高い症例には抗不整脈薬の投与を行う。

2）非薬物治療

肥大型心筋症への非薬物治療としては，外科治療，ペースメーカー，経皮的中隔心筋焼灼術がある。

① 外科治療

左室流出路圧較差の改善を目的に，心筋切開術，心筋切除術および僧帽弁置換術が行われる。

② ペースメーカー

薬物抵抗性の閉塞性肥大型心筋症への治療法の 1 つとして心房同期心室（DDD）ペースメーカー療法が行われる。また，心肺停止からの蘇生患者は，二次予防として植込み型除細動器（ICD）の適応となる。

拡張相肥大型心筋症などで中等症以上の慢性心不全患者においては，両室ペーシングによる心臓同期療法（CRT）の適応となる。

状況により，両室ペーシング機能つき植込み型除細動器（CRT-D）が用いられる（コラム「植込み型除細動器（ICD）」p 182 を参照）。

③ 経皮的中隔心筋焼灼術（PTSMA）

経皮的冠動脈インターベンション（PCI）の技術と器具を応用した治療である。左室流出路狭窄の解除を目的に，肥大した中隔心筋を還流する冠動脈に高濃度エタノールを緩徐に注入して局所的に壊死させる。

Ⅱ 肥大型心筋症の看護ケアとその根拠

⑱-Ⅱ「心筋症の看護ケアとその根拠」参照。

（井上隆治）

《引用文献》
1）レナルド S. リリー著，川名正敏訳：ハーバード大学テキスト 心臓病の病態生理．第2版．p241, メディカル・サイエンス・インターナショナル，2004.
2）日本循環器学会・他：循環器病の診断と治療に関するガイドライン（2011 年度合同研究班報告），肥大型心筋症の診療に関するガイドライン（2012 年改訂版）．http://www.j-circ.or.jp/guideline/pdf/JCS2012_doi_h.pdf（2016 年5 月閲覧）
3）古賀義則・他編：肥大型心筋症ハンドブック．日本医事新報社，2007.

《参考文献》
1）増山理編：ガイドラインに学ぶ循環器診療エッセンス．文光堂，2009.
2）水野杏一・他編：医学スーパーラーニングシリーズ 循環器内科．シュプリンガー・ジャパン，2010.
3）松森昭編：新目でみる循環器病シリーズ 15 心筋症．メジカルビュー社，2007.

《⑱-Ⓐの参考文献》
1）日本循環器学会・他：循環器病の診断と治療に関するガイドライン（2009 – 2010 年度合同研究班報告），拡張型心筋症ならびに関連する二次性心筋症の診療に関するガイドライン．2011. http://www.j-circ.or.jp/guideline/pdf/JCS2011_tomoike_h.pdf（2014 年1 月閲覧）
2）北畑顕・友池仁暢編：厚生労働省難治性疾患克服研究事業特発性心筋症調査研究班 心筋症─診断の手引きとその解説．かりん舎，2005.
3）真茅みゆき・他編：心不全ケア教本．メディカル・サイエンス・インターナショナル，2012.
4）落合慈之監：循環器疾患ビジュアルブック．学研メディカル秀潤社，2010.
5）阿部紀一郎・他：関連図で理解する循環機能学と循環器疾患のしくみ，第3版．日総研出版，2011.
6）淵本雅昭監：循環器疾患看護─2 つの関連図で観察・ケア・根拠．日総研出版，2014.
7）大石醒悟・他編：心不全の緩和ケア─心不全患者の人生に寄り添う医療．南山堂，2014.
8）和泉徹・他監：心不全を予防する発症させない再発させないための診療ストラテジー．中山書店，2006.

NOTE

コラム 心室再同期療法（CRT）

1）CRT とは

心臓再同期療法（cardiac resynchronization therapy：CRT）とは，低心機能の心不全の治療法の1つである。左室内の伝導障害と，それに伴う左心室の収縮部位の時間的なずれ（dyssynclony）があるような心機能障害を補正する治療法である。左心室にもペーシングリードを留置し，左心室と右心室の2つのリードを用いて，2点で左心室をペーシングすることにより，左心室の収縮のずれを補正する[1][図]。

なお，除細動機能を有するものをCRTDとよび，ペーシング機能のみのものはCRTPとよぶ。

左室リードは，開胸手術などで左室表面に心外膜リードを留置することもあるが，ほとんどは経静脈的に冠状脈洞から冠静脈内に左室リードを留置する。

2）CRT の効果

CRTによって心臓の収縮力が改善することが期待される。さらに，QOLやADLだけでなく心不全入院の回避や，生命予後の改善も示されており，重症心不全患者に対する重要な治療法の1つである。

また，近年の機種では，不整脈やデバイスのトラブルだけでなく，さまざまな生体情報を把握する機能も含まれており，心拍変動や身体活動量，胸郭インピーダンスの測定データなどを用いて，心不全のモニタリングや評価が可能であり，心不全の管理，治療に役立てることができる。さらに，遠隔モニタリング機能と併用すれば，外来受診を増やすことなく細かい心不全の把握や管理もでき，必要に応じて患者に電話連絡などで早期に対応することも可能で

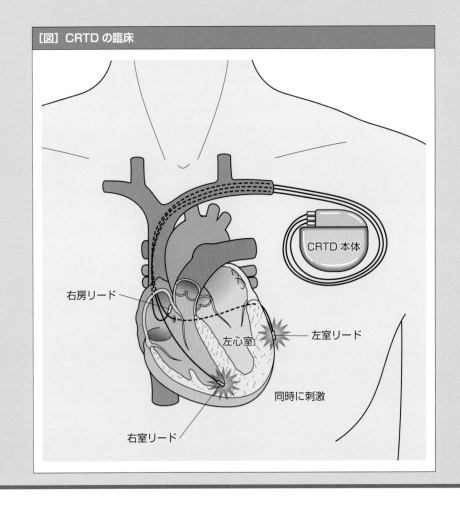

[図] CRTD の臨床

あり，特に遠方の患者に有用である（コラム「デバイスモニタリング」p184 参照）。

3）CRT の適応

わが国のガイドラインでは，駆出分画（LVEF）35％以下で QRS の幅が 120 msec 以上またはペーシングに依存する症例が適応と規定されている。

CRTP と CRTD のどちらを植込むかは，植込み型除細動器（ICD）のガイドラインに準ずる。

軽症の心不全に対しての CRT の有用性はまだ十分には確立していないが，心不全や病態の進行を抑制する効果が十分に期待できる。LVEF40％程度の中等度の心機能低下症例でも，予後の改善効果が示唆されているため[2,3]，今後はわが国でも適応が拡大されていくことが予想される。

4）CRT の合併症と観察のポイント

ペースメーカー（pacemaker：PM）の合併症に準ずるが，CRT に特異的な合併症として以下のものがある。

① リード（特に左室リード）の脱落

左室リードは，一般的なリードのように先端を固定する機能に乏しいものがほとんであり，術後にリードの位置がずれやすい。左室リードがずれた時には，モニター上 QRS の波形が変わったり，有効なペーシングが行われなくなる場合もある。左室リードのペーシング異常では，QRS 波形が変化することが多い。そのため，術後の心電図モニター監視では，QRS 波形の変化にも留意すべきである。

② 横隔膜神経刺激症状

左室リード留置部付近には，横隔膜神経が走行していることが多いため，ペーシング刺激によって横隔膜神経刺激症状が生じることがある。普段は生じなくても体位によって生じることもあるので，吃逆のような症状や，側腹部の痛みなどにも注意する。多くは設定を変更することで回避できるが，設定変更のみで改善しない場合には，再手術で左室リードの位置を変更することもある。

5）CRT 植込み後の看護

CRT 植込み後の患者の身体活動制限は，慢性心不全治療ガイドラインに準じた身体活動の制限が必要となる[4]。ただし，CRT では自己心拍数が上昇すると，有効なペーシングが行えないことがある。したがって，活動時の最大心拍数にも留意した活動量制限の指導も必要である。

CRTD については ICD 機能を有するので，ICD に準じた制限が必要になる[5]（コラム「植込み型除細動器（ICD）」p182 参照）。

CRT によっても心機能が正常化するわけではないので，心不全に対する指導が重要である。高齢の心不全患者の場合は，理解力に問題があることもある。デバイス自体の指導も必要なため，家族とともに指導することも効果的である。

（遠部千尋）

《文献》
1) 北風政史編：ICD と CRTD の臨床―心不全・致死性不整脈への対応．中山書店，2009．
2) Linde C, et al：Randomized trial of cardiac resynchronization in mildly symptomatic heart failure patients and in asymptomatic patients with left ventricular dysfunction and previous heart failure symptoms. J Am Coll Cardiol, 52（23）：1834-1843, 2008.
3) Tang AS, et al：Cardiac-resynchronization therapy for mild-to-moderate heart failure. N Engl J Med, 363（25）：2385-2395, 2010.
4) 日本循環器学会・他：循環器病の診断と治療に関するガイドライン（2009 年度合同研究班報告），慢性心不全治療ガイドライン（2010 年改訂版）．
http://www.j-circ.or.jp/guideline/pdf/JCS2010_matsuzaki_h.pdf （2014 年 12 月閲覧）
5) 日本循環器学会・他：循環器病の診断と治療に関するガイドライン（2010 年度合同研究班報告），不整脈の非薬物治療のガイドライン（2011 年改訂版）．
http://www.j-circ.or.jp/guideline/pdf/JCS2011_okumura_h.pdf （2014 年 12 月閲覧）

19 心不全

第Ⅱ部　疾患別看護ケア関連図　G　心不全

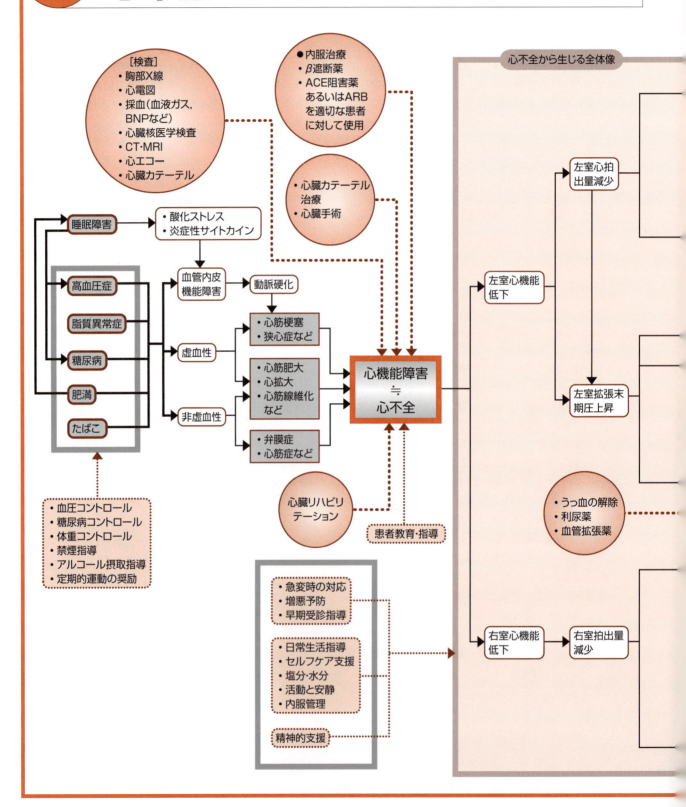

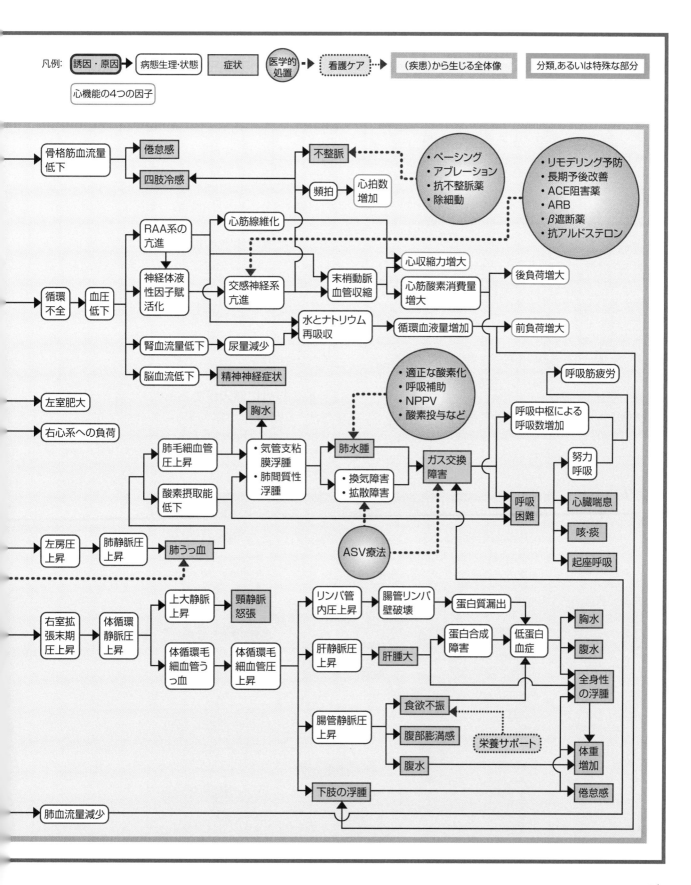

19 心不全

I 心不全が生じる病態生理

1．心不全の定義

1）心不全とは

心臓は，栄養分や酸素を含んだ血液を全身に送り出すポンプの働きをしている。このポンプ機能が低下して，全身が必要とする血液を十分に送り出すことができなくなった状態を心不全（heart failure）という。**慢性心不全**（chronic heart failure：CHF）は，すべての心疾患の終末的な病態である。労作時呼吸困難，息切れ，四肢の浮腫などの症状が出現すると，日常生活を著しく障害する。

慢性心不全は，血管系，内分泌系，免疫系など多くの調節機構の異常を伴い，致死的不整脈の出現も高頻度にみられるため，突然死も起こりうる病態である。

2．心不全の原因と基礎疾患

心不全の原因は，虚血性心疾患が最も多く，高血圧，弁膜症，心筋症，不整脈などがその他を占める。また，心臓以外の病気が原因で心不全を引き起こすこともあり，原因は多岐にわたる［図1］。

1）心臓に原因があるもの

- 心筋の障害で心筋組織が直接的に障害を受けている：心筋梗塞，心筋症，心筋炎など
- 心臓への過負荷により機能障害となっている：弁膜症や高血圧，先天性心疾患など
- 不整脈により血行動態の悪化を招いている：頻拍や徐脈，心房細動など

2）心臓以外に原因があるもの

- 全身性の内分泌・代謝疾患による：甲状腺疾患，アミロイドーシス，Fabry症など
- 慢性的な低酸素による：肺疾患，睡眠時無呼吸症候

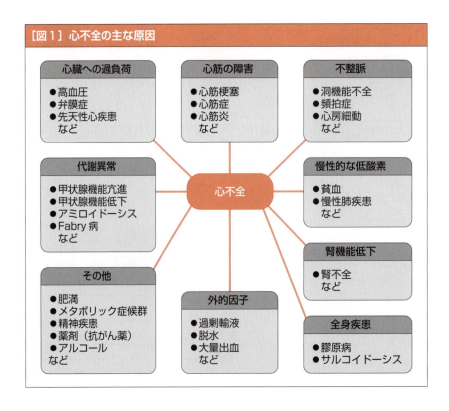

［図1］心不全の主な原因

群，貧血など
- 体内の水分を排泄できないことによる：腎機能低下，腎不全など
- 外的因子による：過剰輸液，脱水，大量出血など
- その他：肥満，メタボリック症候群，精神疾患，薬剤（抗がん薬），アルコールなど
  ▶ 肥満やメタボリック症候群：肥満に関連した健康障害を合併する。生活習慣の乱れが関連していることが多く，インスリン抵抗性，動脈硬化，高血圧などを引き起こす。睡眠時無呼吸症候群（SAS）や心房細動の原因ともなり，いずれ心不全となることが予測され，治療には特に内臓脂肪肥満を減らすことが重要となる。
- 全身疾患を伴うもの：膠原病，サルコイドーシス

3．心不全のメカニズム：心臓の機能を決定する因子と代償機構

1）心拍出量を決定する因子

心拍出量を決定する因子には，❶前負荷，❷後負荷，❸心筋の収縮力，❹心拍数があり，心拍出量は，「1分間の心拍出量（CO）＝1回の拍出量（SV）×1分間の心拍数（HR）」で表される［図2］。

1回の拍出量（SV）は，心臓に戻ってくる循環血液量（前負荷）と心臓から血液を出す時の抵抗（後負荷），心臓の収縮力が関係し，心拍出量を一定に維持しようと調節されている。

① 前負荷（容量負荷：心臓に戻ってくる血液量）

心室に流入する血液が多いほど，前負荷は大きくなり，逆に脱水や出血などによって循環血液量が減少すると，流入する血液量も少なくなり前負荷は小さくなる。

したがって前負荷は「量負荷」ともいわれ，循環血液量，静脈還流量などの，血管内の容量などで決まる。

② 後負荷（圧負荷：心臓から血液を出す時の抵抗）

後負荷は，心臓が収縮して血液を全身に拍出しようとする時に受ける抵抗（末梢血管抵抗）である。出口である弁の狭窄や血管の動脈硬化，末梢血管収縮によって末梢血管抵抗が増大している場合などに後負荷は増大する。したがって，後負荷は「圧負荷」ともいわれ，末梢血管抵抗，血圧，大動脈弁狭窄症などで決まる。

後負荷が大きければ大きいほど心臓は強く収縮しようとして仕事量は増大するが，1回の拍出量は減少する。そして，1分間の心拍出量の維持のため心拍数が増加する。

③ 心収縮力（ポンプを押す力）

収縮機能は，心筋障害，心臓への負荷，不整脈，貧血，代謝異常などさまざまな原因で低下する。収縮能が低下すると，それを代償する機構が働き，前負荷を上昇させて心拍出量を維持しようとしたり，後負荷を上昇させて血圧を維持しようとする。

④ 心拍数（1分間の心拍数）

心臓の拍動は，成人では1分間に60〜90回程である。交感神経刺激で心拍数は上がり，副交感神経刺激で心拍数は下がる。心拍出量を一定に保つために心拍数が増減し調節される。

2）代償機構

慢性の心筋障害など何らかの原因により，心臓のポンプ機能が低下し心拍出量が減少すると，重要臓器への血流が不足する。血流が不足すると，心拍出量を一定に維持しようと以下のように「代償機構」が働く。

① フランク-スターリング（Frank-Starling）機序

前負荷を増やすことで心機能を維持する。

心室内に流入する血液量（前負荷）が増加し，心室が伸ばされて心筋の長さが増すと，心筋の収縮力が強くなり，心室の1回拍出量が増加する。
  ▶ 心臓は血液が流入して心筋壁が引き伸ばされればされるほど，強く収縮しようとする。

② 交感神経系，レニン-アンギオテンシン-アルドステロン系

交感神経系が亢進して，末梢血管を収縮させ，静脈血流量を増加させる。またレニン-アンギオテンシン-アルドステロン（RAA）系も活性化され，腎臓での水分，ナトリウムの再吸収が増加して循環血液量を増加させ，主要臓器への血液循環が維持される。

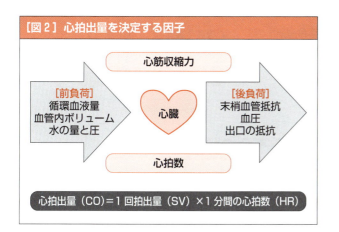

［図2］心拍出量を決定する因子

心拍出量（CO）＝1回拍出量（SV）×1分間の心拍数（HR）

[図3] 左室リモデリング

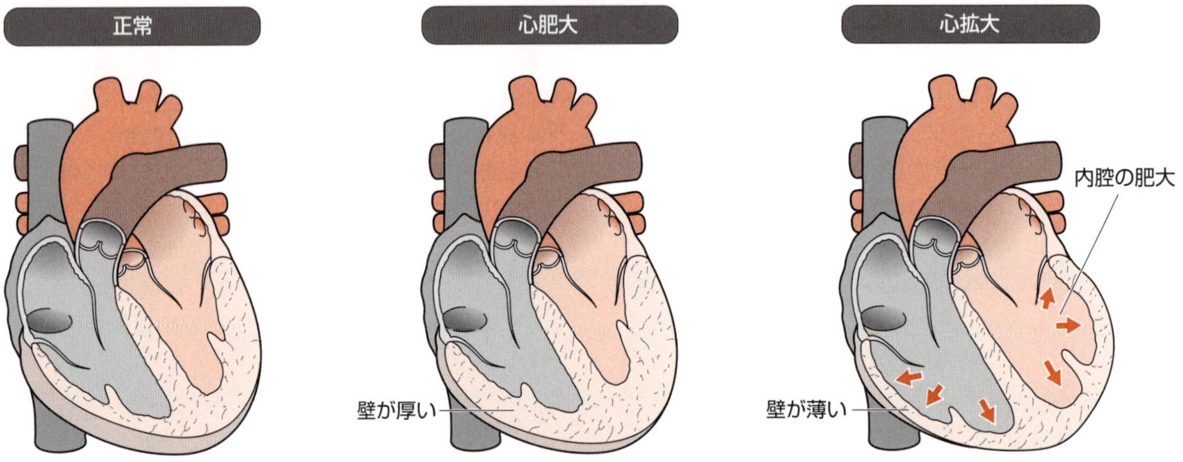

正常

心肥大
壁が厚い
心肥大：高血圧などで長期的な圧負荷がかかると左心室の壁が厚くなり、収縮力を増強するために求心性に肥大する。

心拡大
内腔の肥大
壁が薄い
心拡大：圧負荷が加わり続けると過剰な線維化をきたし、左室ポンプ機能が低下する。その代償として、容量を増やして心拍出量を維持しようとする。容量負荷による拡張期壁ストレス増大（心臓が薄く大きくなる）を代償するために心内腔が拡大し、遠心性に肥大する。

③ 左室リモデリング

心機能を維持するために左心室が形態変化［図3］する。

心臓に負荷がかかると、心筋細胞は個々の細胞を肥大させて、心機能を保持するために適応する。

3）代償機構の破綻と心不全症状の出現

代償機構により、一定期間は心機能を保持している。しかし心臓の負荷が長期になり、左室リモデリングが進行すると、慢性的な前負荷（容量負荷）の増大に対しては遠心性肥大（心拡大）が、後負荷（圧負荷）の増大に対しては求心性肥大（心肥大）が起こり、心筋は線維化などの構築や機能的な変化を起こす。このようにして代償機構が破綻し、心拍出量の維持ができなくなる（代償不全）と、心拍出量の低下が起こり、心不全症状が出現する[1,2]［図3、4］。

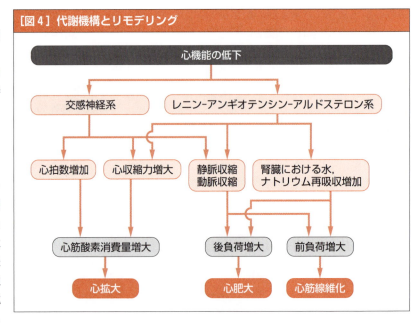

[図4] 代謝機構とリモデリング

4. 心不全の分類

心不全は進行の程度や、病態、病状によりさまざまな分類がある。

1）左心不全と右心不全

心不全には，左心室のポンプ機能が悪化した左心不全と，右心室のポンプ機能が悪化した右心不全がある。

① 左心不全（心拍出量低下と肺うっ血）

左心系（肺静脈，左心房，左心室，僧帽弁・大動脈弁，大動脈）の機能不全に伴う一連の病態である。左心機能が低下すると，全身へ送り出す血液量（心拍出量）が低下し，血圧低下や，各種臓器の低灌流による臓器障害が出現する。たとえば，脳：意識障害や不穏，腎臓：尿量減少，骨格筋：易疲労感と倦怠感，皮膚：冷感やチアノーゼ，消化器：肝機能障害や腸管蠕動低下などである。

また，左房圧上昇により肺静脈圧上昇をきたし，血液がうっ滞し，肺毛細血管の内圧が上昇して血管外へ水分が漏出（肺うっ血）する。毛細血管透過性の亢進から気管枝粘膜の浮腫や肺胞の浮腫をきたし，換気障害や拡散障害から呼吸困難や起座呼吸を呈する。さらに進行すると間質を越えて肺胞内へ水分が漏出し，肺水腫が生じる［図5 左］。

② 右心不全（体静脈系のうっ血）

右心系（体静脈，右心室，右心房，三尖弁・肺動脈弁，肺動脈）の機能不全に伴う一連の病態である。右心系のポンプ機能の低下によって全身から右心房への血液の戻りが妨げられ，全身に血液や水分がうっ滞する「静脈系のうっ血」が主体となり［図5右］，下肢の浮腫，腹水，肝腫大，頸静脈怒張［図6］などが起こる。

通常，左心不全に続発して生じ，臨床では左心不全と

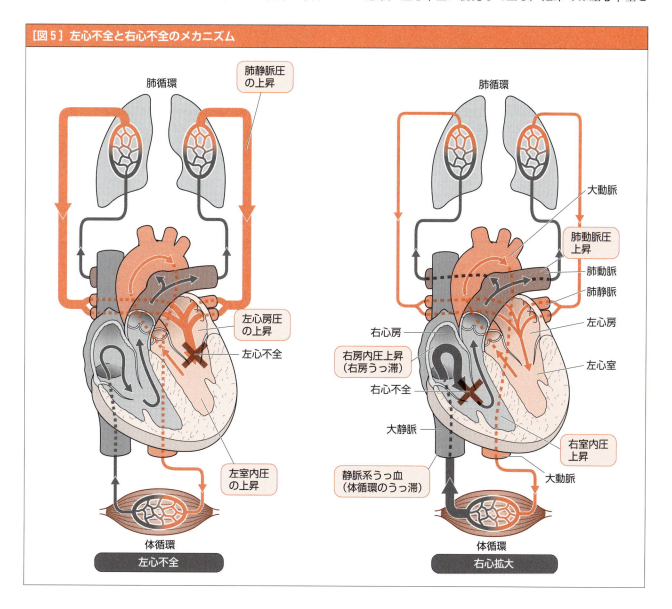

[図5] 左心不全と右心不全のメカニズム

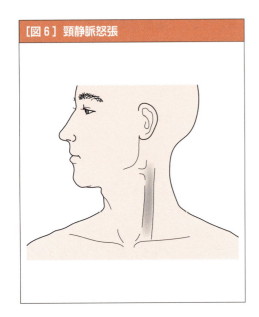

[図6] 頸静脈怒張

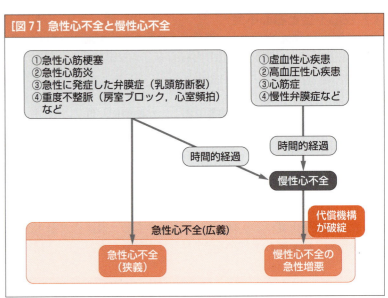

[図7] 急性心不全と慢性心不全

[表1] 急性心不全と慢性心不全の特徴

	急性心不全	慢性心不全
病態	・急激な心ポンプ機能低下による血行動態の悪化が起きて，代償機能が破綻し，必要な心拍出量が維持できない状態 ・緊急治療を要する原因疾患の存在や，慢性心不全の急性増悪	・慢性の心筋障害により心臓のポンプ機能が低下し，血行動態を長期間維持していた代償機構が破綻して，血行動態の悪化が徐々に進行する状態 ・肺，体静脈系または両系にうっ血をきたし日常生活に障害を生じた病態
原因疾患	・急性心筋梗塞 ・急性心筋炎 ・急性発症した弁膜症 ・重度不整脈など	・虚血性心疾患 ・高血圧性心疾患 ・心筋症 ・慢性弁膜症など
症状	・呼吸困難　・起坐呼吸 ・心停止 ・心原性ショック	・倦怠感　・易疲労感　・皮膚冷感　・浮腫 ・呼吸困難の持続　・夜間尿量増加 ・運動耐用能の低下など　・腹部膨満感　・便秘　・下痢
治療方針	・早急な血行動態の正常化 ・原因疾患の検索と緊急治療，場合によって補助循環・人工呼吸器使用 　・急性心筋梗塞→再灌流療法 　・心タンポナーデ→心膜穿刺ドレナージ 　・徐脈性不整脈→一時ペーシング 　・頻脈性不整脈→心拍コントロール，除細動 　・急性大動脈解離→外科的治療	・心不全の増悪予防（塩分・水分制限，適度な運動，服薬コンプライアンス改善，セルフモニタリングなど） ・血行動態の改善によるQOLの向上（自覚症状の軽減） ・原因疾患や合併症の治療

右心不全症状が混在した状態であることが大半である。右心の問題が発端である右心不全には，右心室の心筋梗塞の他に，肺動脈狭窄や肺高血圧症などの圧負荷が原因となる場合や，心タンポナーデなどによる拡張不全による右心不全などがある。

2）急性心不全と慢性心不全

心不全発症の時間的経過（進行速度）と代償機構の効果や治療緊急度により分類する［表1，図7］。
- **急性心不全**：血行動態の悪化を急激にきたす状態
- **慢性心不全**：代償機構が長期間働き，血行動態の悪化が徐々に起こる状態

急性・慢性心不全の特徴について，［表1］に示す。

3）収縮不全と拡張不全

心臓は収縮とすばやい拡張を繰り返してポンプ機能を果たしている。この心室の収縮能力の低下（収縮障害）が主体となる収縮不全と、拡張能力の低下（拡張障害）が主体となる拡張不全がある。

① 収縮不全（血液を送り出す機能の低下）

心臓の収縮力が低くなると、流入血液量が正常でも拍出量は減少する。心筋の壊死や線維化などで心筋の収縮機能が低下し、心筋が血液を十分に送れず、心拍出量が減少する。

② 拡張不全（次に送る血液を吸い込む機能の低下）

加齢や高血圧による心筋肥大、線維化などで拡張能力が低下すると、心室が十分に拡がらない（伸展しにくい、弛緩しにくい、心筋が硬い）ため、流入血液量が減少し、拍出量も減少する。頻拍や心タンポナーデ、心膜炎などでも心臓が十分拡張できず拡張不全となる場合がある。

収縮不全では駆出率（LVEF）の低下がみられるが、拡張不全では正常であり、収縮不全を「左心室の収縮性が低下した心不全」、拡張不全を「左心室の収縮性が保持された心不全」とよぶこともある。収縮不全と拡張不全、両方を伴っていることも多い。

4）心不全のステージ分類

心不全の進行の程度を示すのに、AHA/ACC 心不全ステージが用いられる [図8]。AHA/ACC 心不全ステージでは、心不全のハイリスクをステージ A、心疾患があるが心不全の徴候・症状がないものをステージ B、心疾患とともに心不全の既往または現在症状があるものを

[図8] AHA/ACC 心不全ステージ分類

	心不全のリスクがある		心不全	
ステージ	ステージ A	ステージ B	ステージ C	ステージ D
	心不全のハイリスク、構造的心疾患なし	構造的心疾患があるが、心不全の徴候・症状がない	構造的心疾患とともに心不全症状の既往または現病がある	特殊な介入（医療行為）を要する難治性心不全
患者	・高血圧 ・動脈硬化性疾患 ・糖尿病 ・メタボリックシンドローム ・心毒性のある薬剤使用歴 ・心筋症、家族歴	構造的心疾患 → ・心筋梗塞既往歴 ・左室肥大および駆出率低下を含むリモデリング ・無症候性弁膜症	心不全症状の発現 → ・構造的心疾患の診断が確定している、および息切れと疲労、運動耐容能の低下がある	安静時における治療抵抗性心不全 → ・最大限の薬物治療にもかかわらず安静時に著明な症状がある（繰り返し入院している患者あるいは特殊なインターベンションなしでは安全に退院できない患者など）
治療・ケア指針	●高血圧治療 ●禁煙 ●脂質障害治療 ●定期的運動の奨励 ●アルコールの摂取や非合法薬物の使用を認めない ●メタボリック症候群のコントロール ●ACE阻害薬あるいはARBを、血管疾患または糖尿病を有する適切な患者に対して使用	●ステージA全ての指標 ●ACE阻害薬IあるいはARBを適切な患者に使用 ●β遮断薬を適切な患者に使用	・ステージAB全ての指標 ・塩分摂取の制限 ●ルーチンで使用する薬剤 ・体液貯留に対する薬剤 ・ACE阻害薬・β遮断薬 ●特定の患者に使用する薬剤 ・アルドステロン拮抗薬 ・ARB・ジギタリス ・硝酸薬 ●患者の状態に応じて用いる ・両室ペーシング ・埋込み型除細動器	・ステージABCの適切な治療 ・適切なケアレベルに関する決定 ●選択肢 ・思いやりのある終末期ケア/ホスピス ・特別な手段 　心臓移植 　強心薬の持続投与 　恒久的な機械的サポート 　実験的手術または薬剤

AHA：American Heart Association 米国心臓協会、ACC：American College of Cardiology 米国心臓病学会、ACE阻害薬：アンギオテンシン変換酵素阻害薬、ARB：アンギオテンシンII受容体拮抗薬

(Hunt SA：J Am Coll Cardiol 46：e1-e82, 2005 より改変)（ACC/AHA 2005 Guideline Update for the Diagnosis and Management of Chronic Heart Failure in the Adult より一部改変）

[表2] 左心不全と右心不全の症状と他覚所見

病態	機序	自覚症状	他覚所見
左心不全	左房圧上昇による肺うっ血	息切れ，呼吸困難，頻呼吸，起座呼吸，夜間発作性呼吸困難，咳嗽，喀痰。	断続性ラ音，喘鳴，ピンク色泡沫状痰，Ⅲ音・Ⅳ音の聴取，胸水の貯留，大脈・小脈，心尖拍動の偏位，房室弁逆流性雑音。
	低心拍出量	夜間多尿・乏尿，易疲労感，全身倦怠感，精神神経症状（意識障害，記銘力，集中力低下，不穏，睡眠障害など），動悸。	低血圧，頻脈，交互脈，遅脈・奇脈，末梢の冷感・冷汗，チアノーゼ，身の置き場がない様相，心臓性悪液質。
	その他	口渇。	チェーン-ストークス呼吸（周期性呼吸），睡眠時無呼吸，ばち状指。
右心不全	右房圧上昇による体静脈うっ血	食欲不振，心窩部不快感，悪心・嘔吐，下痢・便秘，右季肋部痛，腹部膨満感，体重増加，浮腫。	頸静脈の怒張，肝腫大，肝・頸静脈逆流，腹水の貯留，黄疸。

（小泉雅子：心不全の診断．眞茅みゆき・他編，心不全ケア教本，p67，メディカル・サイエンス・インターナショナル，2012より）

ステージC，特殊な介入を要する難治性心不全をステージDとしている。ステージごとの疾患の進行状況と治療やケア指針が網羅されている［図8］。

5）心不全の病態・重症度分類

① NYHA分類

New York Heart Association（ニューヨーク心臓協会）による心機能分類（❹「呼吸困難」p64表2参照）。患者自身の日常生活活動における自覚症状を基に分類しているもので，広く用いられている。

② フォレスター分類

Swan-Ganz（スワン-ガンツ）カテーテルを用いて，心係数と肺動脈契入圧で4群に分類したもの（❽「心筋梗塞」p116図4参照）。病態把握の他，治療方針の選択にも用いられる。

③ ノーリア・スティーブンソン分類

ノーリア・スティーブンソン分類（❽「心筋梗塞」p117図5参照）は，慢性心不全の重症度分類で使用される。うっ血の所見の有無（wet/dry），低灌流所見の有無（cold/warm）の組み合わせで判断する。Wetとはうっ血所見を示し，起座呼吸，頸静脈怒張，断続性ラ音（crackles），腹水，末梢性浮腫などの存在，coldは低灌流所見を示し，脈圧の狭小，症候性低血圧，四肢冷感などの存在をいい，侵襲的処置をすることなく，うっ血なのか低灌流なのかの状態が判断できる。

④ キリップ（killip）分類

急性心筋梗塞による心不全で使用し，理学所見に基づき評価する（❽「心筋梗塞」p117，表2参照）。

胸部理学所見，肺音による評価で，肺や心音を聴取する技術が必要である。

5．心不全の主要症状・身体所見

心不全には，肺静脈系のうっ血，ならびに低心拍出量減少に基づく左心不全と，体静脈系のうっ血に基づく右心不全があり，その病態により治療方針が異なるため，両者の鑑別を意識したフィジカルアセスメントが重要である。右心不全は左心不全に続発することが多いため，両心不全の症状を呈するが，右心不全が高度になると，左心不全の肺うっ血による所見は乏しくなる［表2］。

① 呼吸困難（❹「呼吸困難」p62参照）

心不全の中で最も多い症状で，早期に出現する。左心室の働きが低下し，左心室から血液を送り出す能力が低下すると，左心房や肺静脈に血液の停滞が起き，肺うっ血が起こる。軽症の場合は，階段や坂道を登るなどの労作時に息切れ，息苦しさが出現する。うっ血が進行してくると安静時にも呼吸困難を自覚するようになる。

② 発作性夜間呼吸困難と起座呼吸

就寝後，数時間すると突然呼吸困難が生じる。これは日中に下半身に溜まっていた血液が，夜間床についてから急に心臓に戻り肺うっ血を生じるためである。

上体を起こし起座位をとることで横隔膜も下がり，血液も下方に移動し，呼吸困難が軽減される。

③ 咳・痰

体動すると，うっ血している肺の肺毛細血管圧が上昇し，咳嗽を生じる。重症になると，肺胞内の血球など微小血管が破綻して痰に交じり，ピンク色の泡状の痰となる。

④ 心臓喘息

肺胞の分泌物の増加や気管支粘膜のうっ血により気管が閉塞する。そして，呼吸に伴って「ゼーゼー」「ヒュー

ヒュー」という気管喘息様の喘鳴を呈する。

⑤ **浮腫**（❸「浮腫」p52 参照）

　右心室の働きが低下し，全身から心臓へ戻る体静脈にうっ血が起こる。多くは下肢にむくみ（浮腫）がみられるが，重症になると全身にむくみが出現する。体重増加を伴っていることが多い。

⑥ **消化器症状**

　腸管のむくみや低拍出による腸管の虚血などにより食欲低下，便秘，下痢などを起こす。また，体液量の増加に伴って腹水が貯留し，腹部膨満となる。

⑦ **倦怠感**（❺「倦怠感」p78 参照）

　心拍出量が低下すると骨格筋への血流量が不足する。そのため，疲れやすさや体のだるさ（倦怠感）が出現する。さらに骨格筋で代謝障害が起こり乳酸が蓄積され，代謝性アシドーシスとなり倦怠感が認められることもある。

⑧ **夜間頻尿**

　日中は，活動により骨格筋などに血流が分布され腎血流量は減少している。一方，夜間安静臥床の状態では腎血流量も増加し，夜間の尿量が増加する。

⑨ **四肢冷感**

　末梢循環が低下し，皮膚血流量が減少して四肢が冷感となる。また，代償性の交感神経緊張が末梢血管を収縮させることによって，手足が冷える感じや皮膚の蒼白が現われる。

⑩ **精神・神経症状**

　低心拍出量に伴って，脳血流量の減少や肺うっ血による低酸素血症が起こる。そのため，意識障害，せん妄などがみられることがあるが，もともとの認知状況や環境の変化に伴って起こることもある。

⑪ **頻拍**

　1回拍出量が低下すると，それを補うため交感神経が亢進し，頻拍となる。動悸症状を伴うこともある。

6．心不全の検査・診断 [表3]

　心不全の症状や徴候は，心不全以外の疾患でも認められることがあるため，他の病気と区別する必要がある。特に高齢者では症状が特定しない場合が多いため，心疾患の既往歴がある場合は，心不全の増悪を念頭に入れる。

　急性心不全，また慢性心不全の急性増悪時は，救急搬送されることがあり，治療緊急度が高く，苦痛を伴う症状を呈していることが多い。まず全身所見（意識レベル，呼吸状態，循環動態）をチェックし，緊急介入（心臓カテーテル検査や再灌流療法（PCI），ペーシング治療，補助循環，人工呼吸器など）を要するものかをまず鑑別する。心不全の病態および重症度を把握（左心不全か，両心不全か，右心不全優位か）し，心不全の原因疾患を明らかにし，増悪因子が何かを探る[3,4]。心不全診断のために行う検査を [表3，図9] に示す。

　心不全の診断として，心室への負荷の程度に鋭敏に反応する生化学マーカーであるBNPが用いられ（コラム「心不全診療におけるBNP/NT-proBNPの役割」p268参照），血液検査でわかる。呼吸器系疾患などとの鑑別がしにくい場合の他に，心不全の重症度の診断としても活用されている。

[表3] 心不全の診断と検査

全身状態，自覚症状	・聴診：肺音・心音 ・視診：浮腫，頸静脈怒張 ・触診：末梢冷感，皮膚湿潤 ・自覚症状：息切れ，呼吸困難，倦怠感，胸痛など
胸部X線検査	CTR [図9参照] など心臓の大きさ，形，肺野の肺静脈拡張，肺門陰影増大，カーリー線，肺うっ血，肺水腫，胸水など
心電図検査	心拍数や不整脈の有無，心筋梗塞や狭心症，心肥大の有無，ST-Tの変化など
血液検査	動脈血ガス，電解質，アシドーシスの有無，生化学検査，BNP，甲状腺機能検査，腎機能など
心臓核医学検査	心臓の収縮機能，心筋の血液分布や虚血，冠動脈疾患梗塞，心臓交感神経機能の評価など
CT・MRI検査	・CT：冠状動脈や心臓の筋肉の形態など ・MRI：心臓のポンプ機能と局所心筋壁運動，心筋血流，心臓の形態や心筋の性質など
心エコー	・心機能評価：心臓の大きさ，LVEFや左心室の収縮能や拡張能，心臓壁の動きなど ・重症度の評価：左室拡張末期圧の評価，肺動脈圧の評価，下大静脈の拡張や呼吸性変動の確認，心囊水貯留の有無など ・原因の精査：虚血性心疾患，弁膜症，心筋症など心臓全体の動き，弁の動きや逆流の程度など
心臓カテーテル検査	冠動脈の狭窄や閉塞の有無，心臓の形や動き，心臓の中の圧力測定など

CRT：心胸郭比，BNP：脳性ナトリウム利尿ペプチド，LVEF：左室駆出率

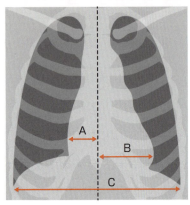

[図9] 心胸郭比（CTR）の求め方

心臓の大きさは心胸郭比で判断する。
心胸郭比は胸部に対して心臓が占める割合を示す。
50%以上あった場合心拡大といわれる。

$$CTR = \frac{A+B\ (心臓横径)}{C\ (胸郭横径)} \times 100\ (\%)$$

7．心不全の治療

1）急性心不全の治療

急性心不全の治療は，救命と苦痛症状の改善が最優先であり，早期に治療を開始することが重要である。最近では，救急搬送後の急性心不全の初期対応時の診断と治療に，クリニカルシナリオ（clinical scenario：CS）というアルゴリズムも用いられている（コラム「急性心不全の診断と治療に用いられるクリニカルシナリオ」p266 参照）。

急性心不全の治療の原則は，自覚症状の緩和，血行動態の安定化，基礎心疾患または心不全増悪因子に対する診断と治療である[5]。

- 急性期の処置の流れ

①起座位とし，意識レベルとバイタルサインをチェックする
②酸素投与：SpO_2 の著明な低下があれば，非侵襲的陽圧換気療法（NPPV）が用いられる。動脈血液ガスを採取する
③モニター心電図を装着して不整脈を監視し，12誘導心電図で急性の心筋虚血，心筋障害が疑われれば，緊急カテーテル検査を行う
④末梢静脈を確保し，検査後に薬剤投与を開始する［図10］

2）慢性心不全の治療

慢性心不全の治療は，基礎疾患を明らかにし，重症度や病気の評価，心機能評価を行い適切な治療方針を決定する［表4］。

心不全治療は，個々の病態に基づいて，目に見えて悪い状態からの脱却を目指す「目に見える治療」と，長期的に予後を改善するために行うエビデンスに基づく「目に見えない治療」がある[6]。

① 目に見える治療

- うっ血解除目的：利尿薬，血管拡張薬
- 低心拍出改善目的：強心薬，血管拡張薬
- 心駆動リズムの適正化：ペースメーカー，抗不整脈薬，除細動など

② 目に見えない治療：長期予後の改善

- ACE阻害薬/ARB：心筋に直接作用し，心肥大や線維化を抑制する。利尿，血管拡張作用もあり，前負荷，後負荷ともに軽減させ，総合的に心臓を保護する
- β遮断薬：少量から慎重投与することで，心拍数や血圧を下げ，心筋酸素需要を抑制し，心不全の予後を改善する
- 抗アルドステロン拮抗薬：全死亡率や心不全死亡率，突然死を減少させる

原則としては，「目に見える治療」を「目に見えない治療」に優先させ，心不全症状を改善して状態が安定してから，予後改善に効果が示されている薬物を適正量まで増加させることで余命を改善し，QOLの維持・向上を目指す[6]。

AHA/ACC 心不全ステージ分類では，各ステージで推奨される治療がある［図8 参照］。

II 心不全の看護ケアとその根拠

症状軽減への支援とともにその病態，病期に合わせた生活調整，セルフマネジメント支援を行う。最も重要なことは，心不全の発症前から早期介入し（ステージA），心不全の原因となる疾患にならないよう予防する（ステージB）ことであるが，いったん心不全になってしまったら，心不全の悪化の誘因を防ぐ（ステージC）ことが大切である。さらに進行した場合は，入退院を繰り返す心不全患者や末期心不全患者への緩和ケア，意思決定支援（ステージD）を行う［図8 参照］。高齢者に多いことから，介護保険の活用も視野に入れる。

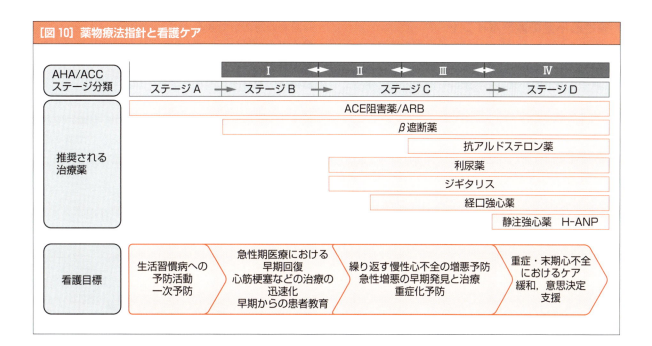

[図10] 薬物療法指針と看護ケア

[表4] 心不全の治療

		急性期		慢性期	
		薬物療法	非薬物療法	薬物療法	非薬物療法
症状の軽減	うっ血に対する治療	・利尿薬 ・血管拡張薬 ・硝酸薬	・酸素療法 ・呼吸補助療法（CPAP, NPPV, 機械的換気） ・安静	・利尿薬	・酸素療法 ・呼吸補助療法 ・適正な酸素化（CPAP, NPPV, ASV）
	低灌流に対する治療	・静注強心薬	・機械的補助 　・IABP 　・PCPS	・ジギタリス製剤 ・内服強心薬	・酸素療法
心筋や血管の保護	エビデンスに基づく治療	・ACE阻害薬 ・ARB	・早期からの患者教育・指導	・β遮断薬 ・ACE阻害薬, ARB ・抗アルドステロン	・運動療法 ・継続的，包括的患者教育・指導
原因の治療	原疾患の治療 その他	・抗血小板薬 ・抗凝固薬 ・抗不整脈薬	・ペーシング ・酸素療法 ・冠動脈の治療	・抗血小板薬 ・抗凝固薬 ・抗不整脈薬 ・スタチン	・心臓再同期療法 ・弁膜症の治療 ・アブレーション

ACE：アンジオテンシン変換酵素，ARB：アンジオテンシンⅡ受容体拮抗薬，CPAP：経鼻的持続陽圧療法（シーパップ），NPPV：非侵襲的陽圧換気，IABP：大動脈内バルーンパンピング，PCPS：経皮的心肺補助，ASV：適応補助換気
（文献3，4をもとに作成）

1. 急性期の看護

1）急性心不全の看護目標

❶全身状態および血行動態が安定し，身体的症状が改善する

❷不安が減少し，安心して過ごすことができる

❸急性心不全に関連する二次的合併症を防ぐ（肺炎・尿路感染・静脈血栓症など）

❹心不全症状を予防するための生活習慣を獲得する

2）急性心不全の観察ポイント
- 血行動態を中心に心不全の病態と重症度を把握する
- 急性心不全を引き起こした基礎疾患を検索する
- うっ血によるものか低心拍状態によるものか，症状と身体所見をみる

3）急性心不全患者への看護ケア
① 安静と症状緩和
鎮痛，鎮静，酸素投与，安楽な体位の工夫（起座位/ファーラー位）をし，心仕事量の軽減を図る。

② 全身管理
急性期は，救命が必要な状態（意識レベルの低下，呼吸状態の悪化，血圧低下，致死的不整脈など）や，緊急を要する処置〔心臓カテーテル検査，再灌流療法（PCI），ペースメーカー〕もあり，他の医療スタッフと協働し，速やかな救命処置を行い，必要時は ICU で全身管理を行う。呼吸[1]，循環動態，水分出納バランスなどの観察を密に行う。

③ 心理的援助
緊急時の処置や治療は不安をもたらし，呼吸困難は死の恐怖や不穏状態を強める。そのためわかりやすく説明し，不安や恐怖を受け止めていく。

④ 二次的合併症予防
肺うっ血は肺炎を起こしやすいため，口腔ケアや排痰への援助を行う。また安静臥床や利尿薬使用により静脈血栓症などを起こしやすい。ストッキングの使用や下肢足背運動などを取り入れ，血栓症を予防する。これらは廃用症候群の予防にもつながる。

また下肢うっ血による浮腫をきたしている場合は，皮膚が脆弱な状態になっているため，損傷や褥瘡の予防につとめる。

⑤ セルフマネジメント支援
心負荷を回避しながら ADL 援助を行う。休息と活動のバランス，安静の必要性などを説明していく。慢性心不全増悪の場合，回復状況に合わせ，生活や症状を一緒に振り返り，セルフマネジメントにつなげる。

2．慢性期の看護

1）慢性心不全の看護目標
❶ 心不全による身体症状が改善する
❷ 不確かな予後に対する不安が軽減し，精神的に安定する
❸ 自分の心臓予備能力を理解し，活動できる
❹ 自分の心不全増悪因子を知り，対処方法がわかり，緊急時の対応ができる
❺ 心不全の正しい病識をもち，心不全再増悪予防のためのセルフマネジメントが行える
❻ 効果的なソーシャルサポートを得て，QOL が高まる，または維持できる
❼ 終末期には，家族やケア提供者，医療者の支援を得て，終末期医療に対する意思決定をし，できる限り安楽に過ごすことができる

2）慢性心不全の観察ポイント
- 心不全の病因を把握し，自覚症状，身体所見をみる
- 心機能を評価しながら活動レベル，運動能力をみる
- 生活上の変化がなかったか，患者をとりまく環境の変化を知る

3）慢性心不全患者への看護ケア
① 患者指導・教育 (24)「心不全の増悪を予防するための患者教育」p346 参照）

- 自己管理能力の向上：慢性心不全は，増悪を繰り返し悪化していくため，急性増悪の回避は重要である。慢性心不全の急性増悪の「誘因」「増悪因子」としては，塩分や水分制限の不徹底，服薬の中断，過度の労働や運動（オーバーワーク）など，生活調整支援により防げるものもある【図11】ため，患者のセルフケアの応力を高め，患者の自己管理能力を向上させることが重要である。
- 緊急時の対応と連絡方法がわかるよう，本人と家族に指導する。

② 心臓リハビリテーション (23)「心臓リハビリテーション」p332 参照）

安定期にある慢性心不全では，運動療法により，自律神経機能や体液性因子の改善，骨格筋の血流や代謝の改善，さらには呼吸状態の改善をもたらすことで，運動耐容能や予後改善の効果がある。

運動に際しては，個人に合わせた最適運動量で行うことが望ましく，看護師は運動を避けた方がよい時などの判断について指導する。

③ 在宅療養支援
高齢者や独居者などは，心不全の自己管理に限界がある場合が多いため，訪問看護や訪問介護など必要な社会資源を取り入れて生活調整を図る。そのため院内外の多職種チームで情報を共有し，個々の生活に合った支援を行う。

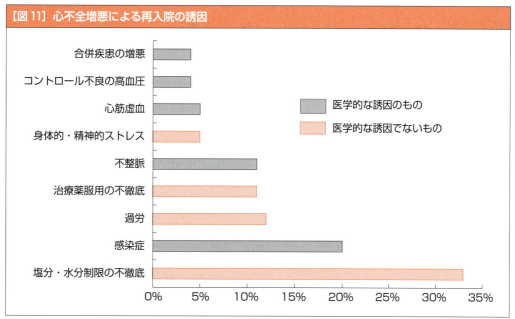

[図11] 心不全増悪による再入院の誘因

(Tsuchihashi M,et al:Jpn Circ J 2000;64 より改変)

④ 慢性心不全の緩和ケア ㉕「循環器疾患の緩和ケア」p358 参照

　慢性心不全は，増悪，軽快を繰り返しながら徐々に進行していく。がんとは異なり，具体的な予後を伝えることが困難であるがゆえに，終末期ケアを開始する時期やその方法は明確に示されていない。しかし，病気の経過や最期をどのように過ごしたいかについては，患者，家族と医療者が話し合い，症状緩和，意思決定の支援をし，患者や家族の望みを叶えるような在宅ケアを含めたターミナルケアが求められている。

（富山美由紀，宇野真理子，林亜希子）

《引用文献》
1) 医療情報科学研究所編：病気がみえる vol. 2 循環器，第3版．メディックメディア，2010．
2) 眞茅みゆき・他編：心不全ケア教本．メデイカル・サイエンス・インターナショナル，2012．
3) 日本循環器学会・他：循環器病の診断と治療に関するガイドライン（2010年度合同研究班報告）．急性心不全治療ガイドライン（2011年改訂版）．
http://www.j-circ.or.jp/guideline/pdf/JCS2011_izumi_h.pdf （2014年8月閲覧）
4) 日本循環器学会・他：循環器病の診断と治療に関するガイドライン（2009年度合同研究班報告）．慢性心不全治療ガイドライン（2010年改訂版）．
http://www.j-circ.or.jp/guideline/pdf/JCS2010_matsuzaki_h.pdf （2014年8月閲覧）
5) 民田浩一：急性増悪期の病態と治療．看護技術 54（12）：51-55，2008．
6) 猪又孝元：慢性心不全の病態および心不全の悪化と合併症を防ぐ治療．看護技術 54（12）：76-81，2008．

《参考文献》
1) 日本循環器学会・他：循環器病の診断と治療に関するガイドライン（2009年度合同研究班報告）．慢性心不全治療ガイドライン（2010改訂版）．
http://www.j-circ.or.jp/guideline/pdf/JCS2010_matsuzaki_h.pdf （2016年6月閲覧）

コラム　スワン-ガンツカテーテル

1）スワン-ガンツカテーテルとは

スワン-ガンツ（Swan-Ganz）カテーテルとはSwanとGanzによって発表されたバルーン付き肺動脈カテーテルである[図1]。カテーテル先端に風船（バルーン）が付いていることでX線透視を用いずにカテーテルを静脈血の流れに乗せて右（心）房，右（心）室，肺動脈へ挿入することができ，右心系の各部位の圧測定，心拍出量測定から心血行動態を評価し，循環動態の不安定な重症患者の診断・治療方針の決定に広く使用されている。

1回の検査でカテーテルを抜去することもあれば，カテーテルを留置し，持続的にモニタリングすることもある。

急性心不全においては，すべての患者にスワン-ガンツカテーテルガイドによる治療を行うべきではなく，患者ごとに適応を決める必要がある。

適応として，❶適切な輸液に速やかに反応しない心原性ショック，❷適切な治療手段に反応しない，または低血圧かショック/ニアショックを合併する肺水腫の患者，❸肺水腫が心原性か非心原性かが不確かな場合にそれを解決する診断法，として用いられる（クラスⅠ，レベルC）。

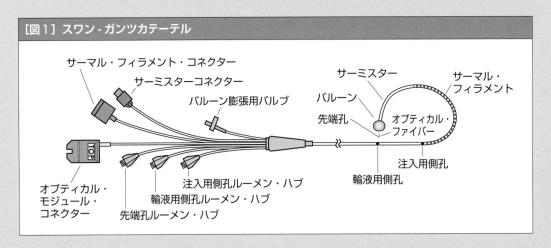

[図1] スワン-ガンツカテーテル

[表1] 適応基準クラス分類とエビデンスレベル

急性心不全治療ガイドライン（2011改訂版）の適応基準クラス分類	
クラスⅠ	手技，治療が有効，有用であるというエビデンスがあるか，あるいは見解が広く一致している
クラスⅡ	手技，治療の有効性，有用性に関するエビデンスあるいは見解が一致していない ・クラスⅡa：エビデンス，見解から有用，有効である可能性が高い ・クラスⅡb：エビデンス，見解から有用性，有効性がそれほど確立されていない
クラスⅢ	手技，治療が有効，有用でなく，時に有害であるとのエビデンスがあるか，あるいは見解が広く一致している
エビデンスレベル（以下3段階）	
レベルA	400例以上の症例を対象とした複数の多施設無作為介入臨床試験で実証された，あるいはメタ解析で実証されたもの
レベルB	400例以下の症例を対象とした複数の多施設無作為介入臨床試験，よくデザインされた比較検討試験，大規模コホート試験などで実証されたもの
レベルC	無作為介入臨床試験ではないが，専門家の意見が一致したもの

[表2] スワン‐ガンツカテーテル測定値の正常値

	測定項目	正常値
心内圧測定	右房圧	0～8 mmHg
	肺動脈圧	16～30/3～12 mmHg
	肺動脈楔入圧	6～12 mmHg
心拍出量測定	心拍出量	4～8 L/min
	心係数	2.6～4.6 L/min/m²
	混合静脈血酸素飽和度	60～80%

（文献1，2より作成）

また，❹急性心不全において新たに発生した収縮期雑音の原因，臨床的・血行動態的意義の評価目的，❺通常の治療に反応しない心不全患者に対して，血管内容量や心室充満圧，全体的な心機能を評価するために用いられる（クラスⅡ，レベルC）。

❻非代償性の慢性肺疾患の患者における全体的な心血行動態の評価または左心不全の除外のためにも用いられる（クラスⅡ，レベルC）。

2) スワン‐ガンツカテーテルによって測定可能な項目 [表2]

① 心内圧測定
- 右房圧：右房圧は右心系の前負荷の指標となる
- 肺動脈圧：肺動脈拡張期圧は，肺血管床の病変がない場合，肺動脈楔入圧にほぼ等しい
- 肺動脈楔入圧：左房圧と等しく，僧帽弁狭窄がなければ左室拡張末期圧と等しいため，左室前負荷（肺うっ血）の指標になる

② 心拍出量測定
- 心拍出量，心係数：右心系の圧計測と同時に，熱希釈法で心拍出量を計測することができる。計測された心拍出量を体表面積で除して，心係数を求めることができる
- 混合静脈血酸素飽和度（SVO$_2$）：混合静脈血酸素飽和度とは全身から戻ってきた血液の酸素飽和度のことである。これを測定することにより，組織の酸素需要－供給バランスを評価することができる

3) スワン‐ガンツカテーテルを用いた急性心不全の治療

スワン‐ガンツカテーテルによって測定された値は，フォレスター分類によって心機能評価と治療方針の決定が行われる。フォレスター分類は，肺うっ血を生じる肺動脈楔入圧として18 mmHgを，末梢循環不全を起こす心係数として2.2 L/分/m²をそれぞれ基準として，血行動態を4群に分類するもので，群ごとに各々治療方針を有している[図2]。

4) 合併症と対策[3]

- バルーンの破裂：バルーン膨張の際の抵抗や，脱気時にシリンジに空気の逆流がない時は，バルーンの損傷が考えられる。それ以上の空気の注入は禁忌であり，カテーテルを抜去する
- 不整脈：カテーテルの操作中に心室性期外収縮の頻発，心室頻拍，心房粗・細動，発作性上室性頻脈を起こすことがある。カテーテル留置後，何らかの理由でカテーテル先端が肺動脈から右心室まで抜けると，先端が右心室を刺激して不整脈を誘発することがある。肺動脈圧波形が右室圧波形になっていないか注意する
- 肺動脈の穿孔：肺動脈の細い分岐の中でバルーンを膨張させたり，長期間にわたるバルーンの楔入により肺動脈壁にびらんが生じ穿孔を起こすことがある。バルーンを膨張させる際にはゆっくりと膨張させること，抵抗がある場合は膨張を中止すること，不要な測定は避けることが重要である
- 感染：カテーテル挿入時や心拍出量測定の際には清潔操作を徹底する。感染の徴候が認められた時

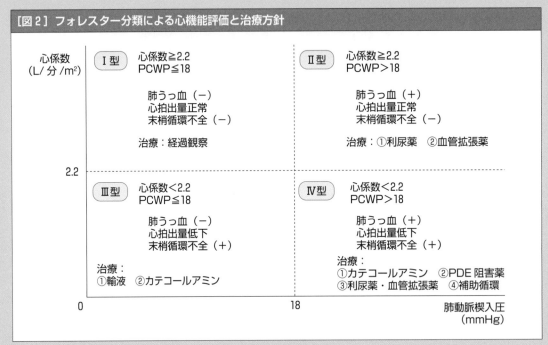

[図2] フォレスター分類による心機能評価と治療方針

PCWP：肺動脈楔入圧，PDE阻害薬：ホスホジエステラーゼ阻害薬
(田内潤：心臓カテーテル検査における血行動態的計測．堀正二監，図解心臓カテーテル法 診断法からインターベンションまで，改訂4版，p38，中外医学社，2008より一部改変)

(中山奨)

や，長期間の留置の際には随時カテーテルを入れ替える

《引用文献》
1) Barry MO, Kates AM：心血管疾患の集中治療．Cuculich PS, Kates AM編，池田宇一監訳，ワシントンマニュアル循環器内科アップグレード，第1版，p372，メディカル・サイエンス・インターナショナル，2010．
2) 半田俊之介，伊苅裕二監，循環器内科ゴールデンハンドブック，改訂第3版．p33，南江堂，2013．
3) 近藤清廉，落合正彦：Swan-Ganzカテーテル挿入法．臨床医24(増刊号)：159-164，1998．

《参考文献》
1) 谷口貢：スワンガンツカテーテルの使い方と評価法．宮崎俊一編，心臓カテーテル検査の基本，pp184-195，中山書店，2008．

NOTE

コラム 急性心不全の診断と治療に用いられるクリニカルシナリオ

急性心不全の診断と治療で用いられるクリニカルシナリオ（clinical scenario：CS）は，Mebazaaら（2008年）によって提唱された．急性心不全の初期対応時に，収縮期血圧（SBP）と臨床症状から心不全の病態を5つに分類し（CS1～CS5），超急性期の治療方針の大筋を決定するアルゴリズムである[表][1]．

急性心不全の治療では，救命と苦痛改善が最優先される．急性心不全の発症機序や病態に応じて，呼吸困難の改善，臓器うっ血，臓器低灌流の改善を目指し，早期に治療を開始することが重要となる．以下にCS1～CS5の特徴と必要な治療について簡単に述べる．

- **CS1**（SBP＞140 mmHg）：急激な発症が多く，主病態はびまん性肺水腫で，後負荷による体液量のシフト（central volume shift）が心不全発症の一因である．末梢浮腫はわずかで，左室収縮力は維持されている場合が多い．酸素化が不良な症例が多いため，初期治療として非侵襲的陽圧換気療法（NPPV）や硝酸薬（ニトログリセリン）を用いる．また，同時に水分貯留をきたしていれば，利尿も行う[2]．
- **CS2**（140≧SBP≧100 mmHg）：症状はゆっくり出現する．全身性の浮腫（体液貯留）が主体の心不全で，肺うっ血は軽度である．十分な利尿を行い，必要に応じて非侵襲的陽圧換気療法や硝酸薬を用いる[2]．
- **CS3**（SBP＜100 mmHg）：急激あるいは徐々に発症する．主な病態は低灌流（低心拍出量）で，全身性浮腫や肺うっ血は軽度である．強心薬（カテコールアミン）が併用されることが多い
- **CS4**：急性冠症候群による心不全
- **CS5**：右心不全（左心不全を伴わない）

先述したように，クリニカルシナリオは超急性期の治療方針を大筋で決定するアルゴリズムである．よって初期治療導入後は身体診察やバイタルチェックを繰り返して治療効果を判定しつつ，心不全増悪の原因精査を行っていく必要がある．

心不全の急性発症時には，病態に応じた早急な対応が求められる．医師のみならず，多職種がクリニカルシナリオを理解しておくことで，チーム医療連携がスムーズとなり，患者の苦痛症状が緩和され，重篤な状態に陥ることを防ぐことにもつながる．

（正木未来，宇野真理子）

《引用文献》
1) 日本循環器学会・他：循環器病の診断と治療に関するガイドライン（2010年度合同研究班報告），急性心不全治療ガイドライン（2011年改訂版）．p18.
http://www.j-circ.or.jp/guideline/pdf/JCS2011_izumi_h.pdf（2015年3月閲覧）
2) 安村良男：クリニカルシナリオの分類ごとの治療戦略と予後の関連性について教えてください．北風政史編，心不全診療Q&A―エキスパート106人からの回答，2012.

《参考文献》
1) Mebazaa A, et al：Practical recommendations for prehospital and early in-hospital management of patients presenting with acute heart failure syndromes. Crit Care Med 36（Suppl 1）：S129-S139, 2008.
2) 伊藤浩編：変貌する心不全診療．p161，南江堂，2013.

[表] 入院早期における急性心不全患者の管理アルゴリズム（クリニカルシナリオ）

入院時の管理	
・非侵襲的監視：SaO₂，血圧，体温 ・酸素 ・適応があれば非侵襲陽圧呼吸（NPPV） ・身体診察	・臨床検査 ・BNP または NT-pro BNP の測定：心不全の診断が不明の場合 ・心電図検査 ・胸部 X 線写真

CS 1	CS 2	CS 3	CS 4	CS 5
収縮期血圧（SBP）> 140 mmHg	SBP 100〜140 mmHg	SBP < 100 mmHg	急性冠症候群	右心不全
・急激に発症する ・主病態はびまん性肺水腫 ・全身性浮腫は軽度：体液量が正常または低下している場合もある ・急性の充満圧の上昇 ・左室駆出率は保持されていることが多い ・病態生理としては血管性	・徐々に発症し体重増加を伴う ・主病態は全身性浮腫 ・肺水腫は軽度 ・慢性の充満圧，静脈圧や肺動脈圧の上昇 ・その他の臓器障害：腎機能障害や肝機能障害，貧血，低アルブミン血症	・急激あるいは徐々に発症する ・主病態は低灌流 ・全身浮腫や肺水腫は軽度 ・充満圧の上昇 ・以下の2つの病態がある ①低灌流または心原性ショックを認める場合 ②低灌流または心原性ショックがない場合	・急性心不全の症状および徴候 ・急性冠症候群の診断 ・心臓トロポニンの単独の上昇だけでは CS 4 に分類しない	・急激または緩徐な発症 ・肺水腫はない ・右室機能不全 ・全身性の静脈うっ血所見

治療				
・NPPV および硝酸薬 ・容量過負荷がある場合を除いて，利尿薬の適応はほとんどない	・NPPV および硝酸薬 ・慢性の全身性体液貯留が認められる場合に利尿薬を使用	・体液貯留所見がなければ容量負荷を試みる ・強心薬 ・改善が認められなければ肺動脈カテーテル ・SBP < 100 mmHg および低灌流が持続している場合には血管収縮薬	・NPPV ・硝酸薬 ・心臓カテーテル検査 ・ガイドラインが推奨する ACS の管理：アスピリン，ヘパリン，再灌流療法 ・大動脈内バルーンパンピング	・容量負荷を避ける ・SBP > 90 mmHg および慢性の全身性体液貯留が認められる場合に利尿薬を使用 ・SBP < 90 mmHg の場合は強心薬 ・SBP > 100 mmHg に改善しない場合は血管収縮薬

治療目標		
・呼吸困難の軽減 ・状態の改善	・心拍数の減少 ・尿量>0.5 mL/kg/分	・収縮期血圧の維持と改善 ・適正な灌流に回復

BNP：脳性ナトリウム利尿ペプチド，NT-pro BNP：ヒト脳性ナトリウム利尿ペプチド前駆体 N 端フラグメント，ACS：急性冠症候群

（大北亜樹：心不全急性期ケア．佐藤幸人編著，最強！心不全チーム医療—スペシャリスト集団になる，p188，メディカ出版，2014 より）

コラム 心不全診療における BNP/NT-proBNP の役割

1）心不全の補助診断法の1つ

脳性ナトリウム利尿ペプチド（brain natriuretic peptide：BNP）は，心臓に負担がかかると心臓から分泌されるホルモンで，ナトリウム利尿作用，血管拡張作用，レニン-アンギオテンシン系や交感神経系の抑制作用といった生理活性をもっている。

主には心室壁の伸展刺激により分泌され，心室への負荷の程度を鋭敏に反映する生化学マーカーで，心筋障害の進行や，体液貯留傾向により左室拡張期末期圧が増悪することで高値を示す。BNP は，心不全の補助診断法として，❶心不全の存在，❷心不全の重症度，❸心不全の予後の診断に用いられる[1]。

① 心不全の存在診断

BNP100 pg/mL という値は治療対象となる心不全である可能性があり，臨床症状や胸部 X 線などのデータを総合して診断する[2]。呼吸困難がある症例で心不全を疑う場合に，BNP が 100 pg/mL 以下なら，高い確率で心不全の存在を否定できるといわれている[1]。

② 心不全の重症度診断

すでに心不全と診断されている場合，再増悪で入院した急性期や，外来管理中の安定期の患者に適用される。軽症から中等症の慢性心不全の BNP 管理目標値を BNP 200 pg/mL 以下とすると，心不全症状により日常生活が制限されることが少なく，心不全の再入院も予防できるといわれている。重症心不全では BNP 200 pg/mL 以下にすることが不可能なことが多いため，目標 BNP 値の設定は，自覚症状や心機能などを考慮して，個別に決定する[3]。

③ 心不全の予後診断

退院時の BNP 値が低いほど死亡や心不全の増悪による再入院が防げるといわれており，BNP 200〜250 pg/mL が望ましい指標とされている[1]。

2）BNP と NT-proBNP の相違

ヒト脳性ナトリウム利尿ペプチド前駆体 N 端フラグメント（NT-proBNP）は，BNP の前駆体である proBNP より BNP が生成される過程で N 端フラグメントとして血中に遊離されるペプチドであり，両者の血中濃度には強い相関関係が認められている（NT-proBNP 濃度は BNP 濃度の 3〜4倍程度）[1]。

NT-proBNP は BNP と同様に，心不全の診断や病態把握に用いられており，[表]に BNP と NT-proBNP 値の心不全診断のカットオフ値とその対応を示す。

[表] BNP，NT-proBNP 値の心不全診断のカットオフ値とその対応

BNP の値	NT-proBNP の値	心不全の可能性	検査・治療など
18.4 pg/mL 以下		極めて低い	
18.4〜40 pg/mL		直ちに治療が必要となる心不全の可能性は低い	・症状や症候を十分に観察する
40〜100 pg/mL	125pg/mL〜	軽度の心不全の可能性	・早期検査（胸部 X 線・心電図・心エコー検査など）による原因検索を行う ・BNP 上昇の原因が特定できれば経過観察することも可能
100〜200pg/mL	400〜900pg/mL	治療対象となる心不全	・心エコー検査を含む検査により原因を検索し，必要時は専門医へ紹介する
200pg/mL 以上	900pg/mL 以上	治療対象となる心不全	・原因を特定し，症状を疑う場合は心不全治療を開始し，必要時は専門医による治療を行う

［日本心不全学会：血中 BNP や NT-proBNP 値を用いた心不全診療の留意点について．http://www.asas.or.jp/jhfs/topics/bnp201300403.html（2014 年 8 月 6 日閲覧）をもとに作成］

両者の相違点として，NT-proBNPには生理活性がないこと，半減期が長いこと，腎機能の影響を受けやすいことなどの特徴があるため使い分けられる[1]。

3）患者教育

前述したように，BNP/NT-proBNPは，予後の診断をはじめ，退院時期の判断や外来通院時の自己管理の指標としても活用されている。心筋が一度障害されるとBNPの値が正常に戻るのは難しいため，患者個人のBNPの値の推移を見て，悪化していないかを判断していくことが重要である。

このBNP/NT-proBNPの値の変化の見方，値の意味を患者に伝え，患者が自覚症状や血圧・体重の値と合わせて，データの推移を見ながら自分の身体の変化を知り，早期受診の必要性や安定した療養生活が送れる秘訣（日常生活の活動量や水分・塩分制限など）を随時指導していく。

（冨吉めぐみ，宇野真理子）

《引用文献》
1) 日本循環器学会・他：循環器病の診断と治療に関するガイドライン（2009年度合同研究班報告），慢性心不全治療ガイドライン（2010年改訂版）．pp 9-12.
http://www.j-circ.or.jp/guideline/pdf/JCS2010_matsuzaki_h.pdf（2014年8月閲覧）
2) 日本心不全学会：血中BNPやNT-proBNP値を用いた心不全診療の留意点について．
http://www.asas.or.jp/jhfs/topics/bnp201300403.html（2014年8月閲覧）
3) 堀井学，斎藤能彦：心不全管理において，BNPはどこまで下げればよいですか？　北風政史編，心不全診療Q&A―エキスパート106人からの回答，pp154-155，中外医学社　2012.

《参考文献》
1) 佐藤幸人著：心不全の基礎知識100．文光堂，2011.

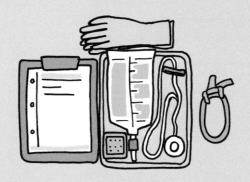

コラム 心不全の睡眠呼吸障害とNPPV・ASV療法

1）心不全の睡眠呼吸障害

心不全患者の中には睡眠呼吸障害を合併する患者が多いが，これを合併すると心不全がさらに悪化し，予後も不良であることが知られている。心不全患者における睡眠呼吸障害には，チェーン-ストークス呼吸を伴う中枢性睡眠時無呼吸（central sleep apnea：CSA）と閉塞性睡眠時無呼吸（obstructive sleep apnea syndrome：OSA）とがあるが，前者の割合が高い。それぞれに適応となる治療法は異なるが，在宅酸素療法（HOT）（コラム「酸素療法」p70参照）や非侵襲的陽圧呼吸療法（noninvasive positive pressure ventilation：NPPV）の有効性が報告されている[1]。

① NPPV

NPPVは，気管内挿管や気管切開を不要とする非侵襲的換気であり，マスクを使用して換気することができる人工呼吸療法である。慢性呼吸器不全や睡眠時無呼吸症候群など，在宅で活用されることが多い。

- **OSAの治療**

OSAに対しては，NPPV換気モードの1つである持続気道用圧（continuous positive airway pressure：CPAP）が有効である。

- **CSAの治療**

CSAに対しては，HOTとNPPV換気モードの1つである順応性自動制御換気（adaptive servo ventilation：ASV）[図1]が用いられる。心不全患者は，呼吸調節が不安定で，周期的な呼吸変動であるCSAのチェーン-ストークス呼吸がみられるが，これは肺うっ血による過換気，循環時間の延長や炭酸ガス感受性の変化などが原因と考えられ，夜間のみならず昼間でもみられる。

② ASVの機能と効果

ASVは胸腔内圧を上昇させ，静脈還流量減少を介して心臓の前負荷を軽減する。またASVモードは，患者の呼吸状態に合わせ，1呼吸ごとに適切なサポート圧を供給することによって換気を保ち，不安定な呼吸を安定化させる。呼吸が安定することによって交感神経活性が抑制され，後負荷も軽減される。

さらにASVは左室駆出率など血行動態の改善に期待しての使用も広まっており，心不全患者に対する非薬物療法として位置づけられる。短時間の使用でも効果があるといわれており，夜間睡眠中に限らず，日中でも使用可能な心不全の治療機器として承認されている。

2）NPPV・ASVの導入と継続にあたっての看護

心不全患者に対するASVの有効性は明らかになってきているが，患者にとっては，機器装着のわずらわしさ，マスクの窮屈さ，送気圧による苦しさ，不眠などから，ASVの導入と継続が困難なケースもある。したがって，導入時にASVの効果を十分に説明し，いかに継続して使ってもらうかがポイントとなる。

装着に伴う不快感を最小限にするためには，❶マスクフィッティングの調整，❷圧設定の調節，❸装着方法の習得支援を行う。

- **マスクフィッティングの調整**

マスクには主として鼻だけを覆うタイプと鼻と口を覆うタイプがあるため，患者の好みや呼吸状況に合った種類と大きさのマスクを選んでいく。その際には，リーク（空気の漏れ）を最小限とし，きつく締め付けすぎて皮膚に潰瘍などができないように注意する。発赤を防止する目的で，皮膚保護剤（デュオアクティブ®，アブソキュア®など）をマスクが接着する部位に貼付することも皮膚の損傷を予防する効果がある［図2］。

[図1] ASV

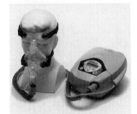
オートセットCS
（帝人ファーマ）

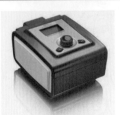
ASV
（フィリップスフィリップス・レスピロニクス）

[図2] 皮膚保護剤を貼る位置

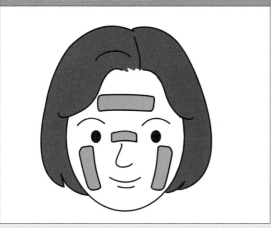

- **圧設定の調節**

設定圧は，低めから開始して徐々に慣れてもらう。

- **装着方法の習得支援**

装着は，はじめは看護師とともに行い，徐々に自分でできるようにサポートする。高齢患者は自分で装着することが難しいこともあり，患者に代わって家族が装着を行うこともあるため，家族や介護者にも装着方法を指導する。

また，睡眠を妨げないよう不要なアラームを解除する。さらに大切なことは，患者の訴えに耳を傾けることである。その上で「無呼吸を治療する機械」というだけではなく「呼吸をサポートし心臓の負担を軽くする機械」と説明し，必要性を理解してもらう。

日中，短時間から使用するなどASV使用への抵抗感を軽減し，退院後も継続して使用できるように長期的にサポートしていく。

（富山美由紀，宇野真理子）

《引用文献》
1) 百村伸一：在宅酸素療法や陽圧換気療法（CPAP，BiPAP，ASVなど）の適応と導入方法は？ また違いはありますか？ その他，陽圧換気に伴う血行動態の変化を教えてください．北風政史編，心不全診療Q&A—エキスパート106人からの回答，pp283-285，中外医学社，2012.

《参考文献》
1) 日本循環器学会・他：循環器病の診断と治療に関するガイドライン（2008 – 2009年度合同研究班報告），循環器領域における睡眠呼吸障害の診断・治療に関するガイドライン．http://www.j-circ.or.jp/guideline/pdf/JCS2010,momomura.h.pdf（2014年8月閲覧）
2) 百村伸一：Adaptive servo-ventilator（ASV）の心不全に対する治療オプションとしての可能性と今後の展望．Therapeutic Research 35(3)：261-275，2014.

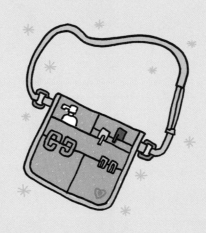

コラム 心室補助人工心臓（VAD）

1）補助人工心臓の概要と適応

補助人工心臓（ventricular assist device：VAD）は，最大限の薬物治療ないしは大動脈バルーンパンピング（intra-aortic balloon pumping：IABP）補助によっても低心拍出量を改善できず，末梢臓器への十分な酸素供給が不可能となった患者が適応となる補助循環である[1]。

初期の臨床適応は開心術後心不全（体外循環離脱困難および術後早期の心不全）であったが，次第に適応は拡大され，心臓移植待機患者が心機能低下をきたした際の心臓移植までの橋渡し治療（bridge to transplantation：BTT）として使用されるようになった。

VADには左心を補助する左心補助人工心臓（left ventricular assist device：LVAD），右心を補助する右心補助人工心臓（right ventricular assist device：RVAD），両心を補助する両心補助人工心臓（biventricular assist device：BVAD）がある。

VADは体外設置型[図1]と植込み型[図2]の2種類に大別される。体外設置型VADは虚血性心疾患や劇症型心筋炎などによる心原性ショック症例に対して用いられ，ほとんどの心疾患において適応となりうる。基本的には自己心機能の回復を目的としており，VAD離脱までは病院内での管理を原則とし，患者は退院することができない。

一方，植込み型LVADは心移植適応基準に準じた末期重症心不全患者に用いられる[表1]。小型化されたポンプが体内（胸腔内／腹腔内／腹壁下）に設置され，携帯式のコントローラーとバッテリーのみを持ち運ぶだけでよいため外出が可能であり，在宅療養環境や就労環境を調整することにより，体外設置型VADでは不可能であった自宅での移植待機や，就労・通学も可能となる。

植込み型LVADを含めて，VADの適応はINTERMACS[*1] profile 1～7に規定されており，患者の重症度とVAD治療の時期が示されている。日本ではINTERMACSをモデルに作成したJ-MACS[*2] profile 1～7のうち，レベル1～3に分類される症例が現時点での植込み型LVADの適応となる[表2]。

欧米では心臓移植の適応がないと判断された症例においても積極的な植込み型LVAD治療が適用されており，これを心移植代替治療（destination

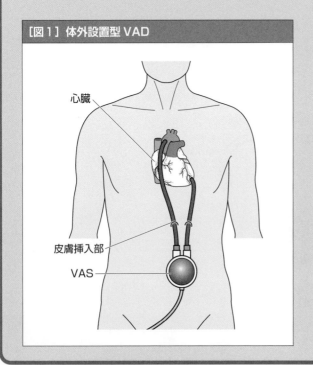

[図1] 体外設置型VAD

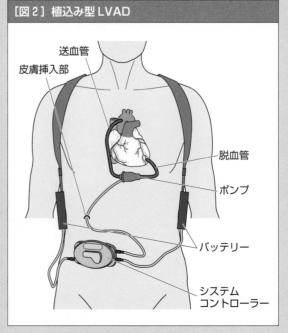

[図2] 植込み型LVAD

[表1] 植込み型左心補助人工心臓（LVAD）の適応基準と適応除外条件

対象	
疾患・病態	心臓移植適応基準に準じた末期的重症心不全で，対象となる基礎疾患は，拡張型および拡張相肥大型心筋症，虚血性心疾患，弁膜症，先天性心疾患，心筋炎後心筋症などが含まれる（疾患として持続する心筋の炎症がある場合や，全身性疾患がある場合は適応外となる）。

選択基準	
心機能	NYHA分類：クラスⅢ～Ⅳ（Ⅳの既往あり）。
ステージ	D（重症の構造的疾患があり，最大限の内科的治療にもかかわらず，安静でも明らかな心不全症状がある患者）。
薬物治療	ジギタリス，利尿薬，ACE阻害薬，ARB，硝酸塩，β遮断薬などの最大限の治療が試みられている。
強心薬，補助循環	ドブタミン，ドパミン，エピネフリン，ノルエピネフリン，PDE Ⅲ阻害薬などに依存，またはIABP，体外設置型補助人工心臓などに依存。
年齢	65歳以下が望ましい（身体能力によっては65歳以上も考慮する）。
BSA（体表面積）	システムにより個別に規定。
血行動態	ステージD，NYHA Ⅳの既往。
条件	他の治療では延命が望めず，また著しくQOLが障害された患者で，治療に参加することで高いQOLが得られ，長期在宅治療が行え，社会復帰が期待できる患者。
治療の理解	補助人工心臓の限界や併発症を理解し，家族の理解と支援が得られる。

除外基準	
感染症	重症感染症。
呼吸器疾患	・重度のCOPD ・高度の肺高血圧症 ・30日以内に発症した肺動脈塞栓症
循環器疾患	・開心術後早期（2週間程度） ・治療不可能な腹部動脈瘤や重度の末梢血管疾患 ・胸部腹部大動脈瘤，心室瘤，心室中隔破裂 ・中等度異常の大動脈弁閉鎖不全症，大動脈弁位機械弁 ・胸部大動脈に重篤な石灰化
	経験数の多い施設において，手術リスクを高めることなく同時手術により修復可能と判断されるものは除外とならない。
神経障害	・重度の中枢神経障害 ・薬物中毒またはアルコール依存の既往 ・プロトコールに従えない，あるいは理解不能と判断されるほどの精神神経障害
その他の臓器不全	・重度の肝臓疾患 ・重度の出血傾向，高度慢性腎不全，慢性腎不全による透析症例，がんなどの生命予後不良な悪性疾患，膠原病などの全身性疾患，インスリン依存性重症糖尿病
妊娠	妊娠中。
その他	著しい肥満，輸血拒否など施設内適応委員会が不適当と判断した症例。

NYHA：New York Heart Association ニューヨーク心臓協会，ACE阻害薬：アンギオテンシン変換酵素阻害薬，ARB：アンギオテンシンⅡ受容体拮抗薬，PDE Ⅲ阻害薬：ホスホジエステラーゼⅢ阻害薬，IABP：大動脈バルーンパンピング，COPD：慢性閉塞性肺疾患

[日本臨床補助人工心臓研究会：植込型補助人工心臓の使用に係る体制等の基準案について．http://www.jacvas.com/standard_i.html（2014年8月閲覧）より]

[表2] INTERMACS (J-MACS) Profiles

レベル	INTERMACS	J-MACS	特徴	VAD適応決定までの時間
1	Critical cardiogenic shock	心原性ショック	補助循環（PCPS・IABP）	その日のうちに
2	Progressive decline	進行する血行動態悪化	他臓器不全	数日のうちに
3	Stable but inotrope dependent	静注強心薬安定依存	静注薬離脱困難	数週間のうちに
4	Resting symptoms	安静時有症状	繰り返す入退院	
5	Exertion intolerant	軽労作も不能	自宅内安静	
6	Exertion limited	強い労作制限	近所までは歩ける	
7	Advanced NYHA III	重症のNYHA III		

PCPS：経皮的心肺補助，IABP：大動脈バルーンパンピング
（文献2，3より作成）

therapy：DT）というが，現在日本においてDT目的での植込み型LVADは認可されていない。

*1：INTERMACS (Interagency Registry for Mechanically Assisted Circulatory Support)：米国の植込み型LVADレジストリー

*2：J-MACS (Japanese registry for Mechanically Assisted Circulatory Support)：日本の植込み型LVADレジストリー

2）周手術期の管理

周手術期における合併症には，大量出血，感染症（菌血症，敗血症，縦隔炎），神経機能障害（脳梗塞・脳出血），右心不全などがある[4]。血栓塞栓症を防止するために抗血栓療法が行われるが，VADの補助流量低下や過度な増加，脱水によっても血液ポンプ内や左室内に血栓が生じ，脳梗塞・脳出血の原因となりうるため，VADの駆動状況や水分出納，血液凝固能を把握した上で神経学的異常の有無を観察していくことが重要である。

また，通常の開心術と比較して，術前の肝・腎機能障害や，高度浮腫，各種カテーテル挿入により術後感染症を起こすリスクは高い。除去できない人工物が存在する中での膿瘍形成は致命的合併症となりうるため，全身循環と栄養状態の改善を図るとともに，確実な抗菌薬の投与とドライブライン貫通部の消毒，固定を入念に行い感染防止に努めていくことが必要である。

3）在宅療養に向けた支援

急性期を脱し状態が安定していくと，植込み型LVAD患者が自宅復帰できるよう段階的に介入していくことが重要になる。LVAD植込み患者は術前の重症心不全により長期安静を強いられ脱調節（deconditioning，デコンディショニング：長期安静臥床の弊害として運動耐容能低下，心拍血圧調節異常，骨格筋廃用性萎縮，骨粗鬆症などの身体調節異常が生じること）が進行しているため，術後早期から心臓リハビリテーションを導入していくことが望ましい。

また，自宅復帰した際にはLVADの機器管理（充電やバッテリー交換）や異常時の対処方法，ドライブライン貫通部の処置，日常生活管理（自己管理日誌，薬物療法，食事療法，制限範囲内での運動療法，血液凝固分析装置の使用法など），合併症の早期発見など多岐にわたる項目を患者および介護者は担わなければならない。そのため，医師・看護師・臨床工学技士・人工心臓管理技術認定士，薬剤師，理学療法士など多職種で構成されるVADチームによる段階的な教育が行われることが望ましい。

自宅療養するに当たり，在宅療養環境の確認を行い[表3]，退院までにこれらを介護者に調整してもらう必要がある。

在宅療養環境を整備し，院内心臓リハビリテーション，多職種による教育，外出・外泊トレーニングと段階的に自宅復帰へのプログラムをクリアしていくことで，植込み型LVAD患者の自宅復帰が可

[表3] 在宅療養環境の確認事項

❶ 3Pコンセントの設置
❷ 浴室にシャワーが設置されていること
❸ トイレや寝室の構造と設備が患者の療養生活に支障をきたさないこと
❹ 緊急車両が自宅付近まで問題なく到着できること
❺ 患者を担架で運び出す際に支障のない居住構造であること
❻ いつでも連絡が取れること
❼ 自宅から植込み実施施設までの所要時間
❽ 他病院との協力体制
❾ 消防署など地域救急救命組織との連携

能となる。

4）在宅での管理

自宅復帰後，遠隔期における合併症には，脳合併症（梗塞・出血），ドライブライン・ポンプポケットの感染，消化管出血などがある[5]。脳合併症予防に対しては抗血栓療法の実施が最も重要であり，患者および介護者が体重や血液凝固分析結果，機器の駆動状況の推移を観察し，異常の早期発見に努めることが重要である。

同様に，慢性期のドライブライン感染予防においてもドライブライン貫通部の状態を観察し，消毒と固定を入念に行うといった自己管理が重要であり，異常が認められた時はVAD管理チームに連絡する。

慢性心不全患者では病状に対する不安から精神的問題が認められることがあるが，VAD装着による全身状態の改善に伴い，精神状態が安定することも多い。しかし，しばしば植込み型LVAD患者は装着後の機器管理や合併症への不安，VAD装着下での社会復帰への不安をもつ。患者の不安は社会的背景，生活状況などによって異なるため，医療従事者は患者の不安やその原因となる状況の理解に努め，患者がVADを装着している自己を受容できるよう支援する。

（中山奨）

《文献》

1) 山崎健二：LVAS 外科. 吉川純一監. 今日の心臓手術の適応と至適時期, p362, 文光堂, 2011.
2) 日本循環器学会・他：循環器病の診断と治療に関するガイドライン. 重症心不全に対する植込み型補助人工心臓治療ガイドライン, p154.
http://www.j-circ.or.jp/guideline/ （2014年8月閲覧）
3) 絹川弘一郎：5補助人工心臓の適応. 許俊鋭・他編, 実践！補助人工心臓チームマスターガイド, p68, メジカルビュー社, 2014.
4) 日本循環器学会・他：日本循環器学会／日本心臓血管外科学会合同ガイドライン（2011-2012年度合同研究班報告）, 重症心不全に対する植込型補助人工心臓治療ガイドライン. pp170-171.
http://www.j-circ.or.jp/guideline/pdf/JCS2013_kyo_h.pdf （2014年8月閲覧）
5) 日本循環器学会・他：日本循環器学会／日本心臓血管外科学会合同ガイドライン（2011-2012年度合同研究班報告）, 重症心不全に対する植込型補助人工心臓治療ガイドライン. pp174-175.
http://www.j-circ.or.jp/guideline/pdf/JCS2013_kyo_h.pdf （2014年8月閲覧）

コラム 25

コラム 心臓移植

1）心臓移植のあゆみ

1963（昭和38）年に日本で初めて心臓移植が行われたが，その一連の状況における倫理性が不明瞭であることなどから批判を浴び，このことがきっかけで日本での移植医療は足踏み状態となった。その後しばらくは他国に遅れをとった状態であったが1997（平成9）年10月に「臓器移植法」が施行され，日本でも脳死後の心臓，肺，肝臓，腎臓，膵臓，小腸などの臓器移植が可能となった。さらに2010（平成22）年7月に改正臓器移植法が全面施行され，本人の意思が不明であっても家族の承諾があれば臓器提供が可能となったことにより，脳死後の臓器提供者は飛躍的に増加した。

また，自分で意思を伝えられない子どもであっても家族の承諾があれば可能となったため，小児領域における臓器移植も体制が変化してきた。

2014（平成26）年8月現在，日本における心臓移植数は210例（心肺同時移植2例を含む）であり，今後も増加し続けることが予想される。

2）心臓移植の適応疾患

- 拡張型心筋症・拡張相の肥大型心筋症
- 虚血性心疾患
- その他，日本循環器学会および小児循環器学会の心臓移植適応検討会で承認する心臓疾患

3）心臓移植登録から移植までの流れ［図］

心臓移植を行うためには，まず臓器移植ネットワークへの登録が必要となる［図］。また，ネットワークへの登録は医学的に問題がないか医師の診察が必要となる。

臓器移植候補者（レシピエント）の選定は医学的緊急度を考慮し，コンピューターを使って公平に選択される。

選ばれたレシピエントは最終的に移植を受ける意志を確認し，確認できれば移植実施となる。

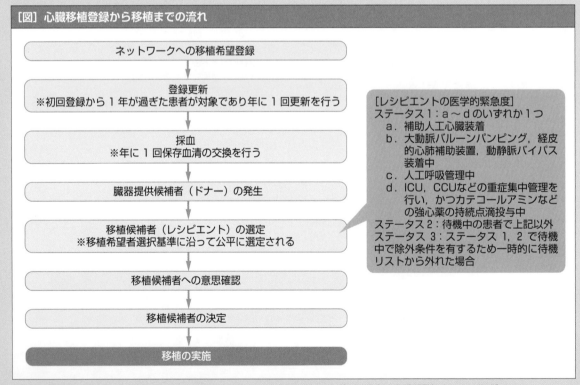

［図］心臓移植登録から移植までの流れ

ネットワークへの移植希望登録
↓
登録更新
※初回登録から1年が過ぎた患者が対象であり年に1回更新を行う
↓
採血
※年に1回保存血清の交換を行う
↓
臓器提供候補者（ドナー）の発生
↓
移植候補者（レシピエント）の選定
※移植希望者選択基準に沿って公平に選定される
↓
移植候補者への意思確認
↓
移植候補者の決定
↓
移植の実施

［レシピエントの医学的緊急度］
ステータス1：a～dのいずれか1つ
  a. 補助人工心臓装着
  b. 大動脈バルーンパンピング，経皮的心肺補助装置，動静脈バイパス装着中
  c. 人工呼吸管理中
  d. ICU，CCUなどの重症集中管理を行い，かつカテコールアミンなどの強心薬の持続点滴投与中
ステータス2：待機中の患者で上記以外
ステータス3：ステータス1，2で待機中で除外条件を有するため一時的に待機リストから外れた場合

［日本臓器移植ネットワーク，http://www.jotnw.or.jp/transplant/flow.html（2015年12月閲覧）をもとに作成］

4）心臓移植の看護

心臓移植手術患者は一般的な手術侵襲に加え，急性拒絶反応や感染など移植特有の問題を抱えることになるため，免疫抑制と感染予防の相反する治療を同時に行う。通常の心臓手術に比べて免疫抑制薬の投与や拒絶反応の出現などにより合併症発生率が高くなるため，予防的介入と発症時の早期対応により全身状態の重篤化を回避する必要がある。術直後は設備の整ったクリーンルームで治療が行われる。

また，定期的な心筋生検を行うことで，継時的な状態観察が重要である。

感染管理について医療者はもちろんのこと，患者やその家族も十分に知識を得なければならず，患者教育が必要となる。食べてはいけないものや外出時の注意点，日々の手洗いなどさまざまな視点での患者教育が行われる。

また，心臓移植術に当たり，ドナー情報は突然発生するため，患者やその家族は短い期間にさまざまなことを決心しなければならない。手術を行った後も自己の回復に喜ぶ一方で「自分の代わりにドナーとなった方が亡くなった」という思いをもつ患者も少なくない。このような特殊な心理状況に対する看護も重要となる。

（原田愛子）

《参考文献》
1) 臓器移植ネットワーク.
   http://www.jotnw.or.jp（2015年12月閲覧）
2) 中谷武嗣, 簗瀬正伸, 藤田知之：臓器移植法改正後の心臓移植. 心臓 45：255-258, 2013.
3) 毛利貴子, 光木幸子, 中川雅子：わが国の臓器移植医療における看護実践に関する研究の動向. 京都府立医科大学看護学科紀要 18：1-11, 2009.

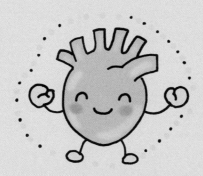

20 肺高血圧症 (PH)

第Ⅱ部 疾患別看護ケア関連図　H　肺高血圧症

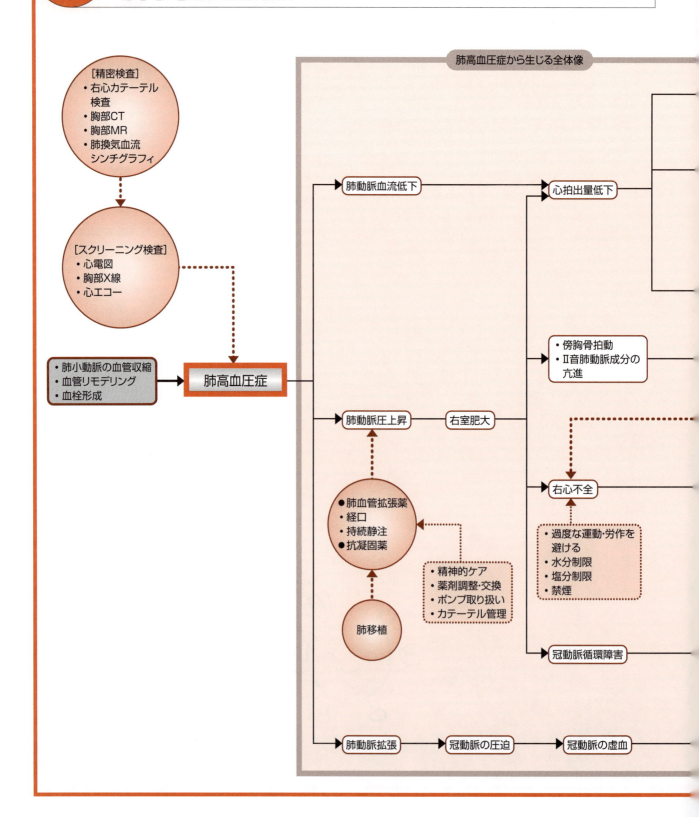

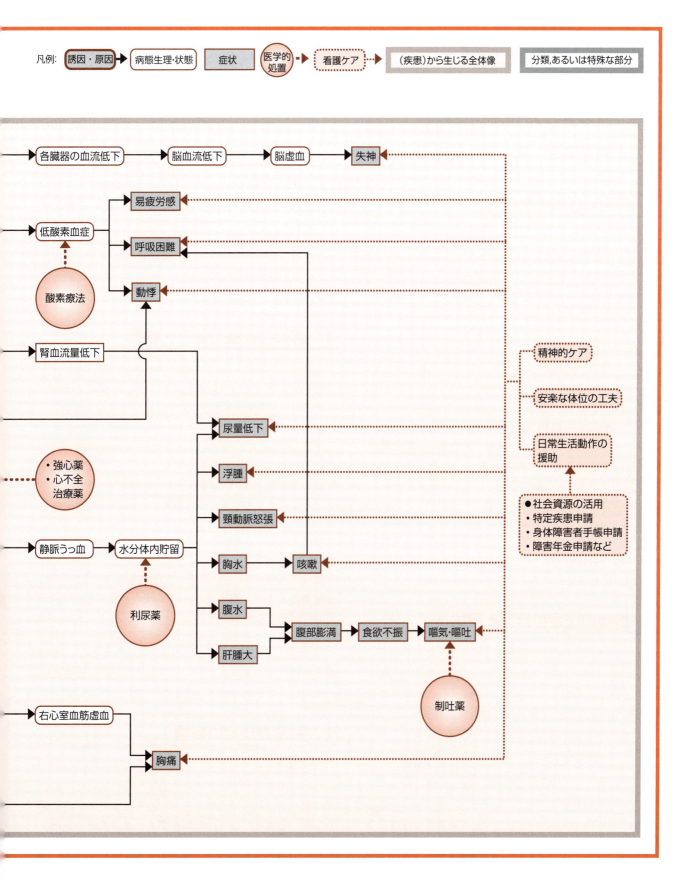

20 肺高血圧症（PH）

I 肺高血圧症が生じる病態生理

1．肺高血圧症の定義

　肺高血圧症（pulmonary hypertension：PH）は，何らかの原因で肺動脈圧が高まり，心拍出量の低下が生じ，右心不全をはじめ心機能や肺機能に障害をもたらす予後不良の進行性疾患である。安静時に右心カテーテル検査によって実測した肺動脈平均圧（mean PAP）が 25 mmHg 以上の場合を，肺高血圧症と定義している[1]。

　肺動脈性高血圧症（pulmonary arterial hypertension：PAH）は，最も典型的な肺高血圧症としての臨床像を呈する疾患群である。肺動脈性高血圧症はさらに**特発性肺動脈性高血圧症**（idiopathic pulmonary arterial hypertension：IPAH），**遺伝性肺動脈性高血圧症**（heritable pulmonary arterial hypertension：HPAH），**薬物・毒物関連肺動脈性高血圧症**，他疾患に伴う**肺動脈性高血圧症**と，第 1 群の亜型として**肺静脈閉塞性疾患**（pulmonary veno-occlusive disease：PVOD）／**肺毛細血管腫症**（pulmonary capillary hemangiomatosis：PCH）および**新生児遷延性肺高血圧症**とに細分類される。また他の疾患に伴う肺動脈性高血圧症には，結合組織病 HIV 感染，門脈肺高血圧症，先天性心疾患，住血吸虫症がある。

2．肺高血圧症の分類と症状

　肺高血圧症の分類は，血流障害を生ずる部位や原因疾患により，❶肺動脈性（直径 0.2 mm 以下の肺細動脈が病変の主座），❷左心系疾患によるもの，❸肺疾患あるいは低酸素血症によるもの，❹慢性肺血栓塞栓症によるもの，❺その他の 5 つに分類されている［図1］。

　肺高血圧症の自覚症状としては，労作時呼吸困難，息切れ，易疲労感，動悸，胸痛，失神，咳嗽，腹部膨満感などがみられる。いずれも軽度の肺高血圧症では出現しにくく，症状が出現した時にはすでに高度の肺高血圧症が認められることが多い。また，高度肺高血圧症には労作時の突然死の危険性がある。

　身体所見としては，頸静脈怒張，右室肥大に伴う傍胸骨拍動，Ⅱ音肺動脈成分の亢進*，肝腫大，下腿浮腫，腹水などがみられる[2]。

＊Ⅱ音肺動脈成分の亢進：Ⅱ音は，大動脈弁と肺動脈弁が閉鎖する時に発する音。大動脈弁が閉鎖することによって発生する音をⅡ音大動脈弁成分，肺動脈弁が閉鎖することによって発生する音をⅡ音肺動脈成分という[3]。通常，両成分の時間的ずれはほとんどわからないが，肺高血圧症の場合，肺動脈弁に衝突する血液の流速が早いため，肺動脈弁の閉鎖音が大きく聞こえる。

3．肺高血圧症の診断・検査

　診断は，まず症状と身体所見で肺高血圧症が疑われる場合，スクリーニング検査に進む。スクリーニング検査としては，心電図，胸部 X 線，心エコーなどがある。

　肺高血圧症の検査所見としては，心電図にて，右室肥大所見（右室ストレイン，V_1 の R 波増高，R/S 比＞1，右軸偏位など）や右房負荷に伴う肺性 P 波などを認める。胸部 X 線にて，肺動脈本幹部の拡大，末梢肺血管陰影の細小化を認める。心エコー検査にて，三尖弁収縮期圧較差 40 mmHg 以上で，推定肺動脈圧の著明な上昇を認め，右室肥大所見（右心室・右心房の拡張，心室中隔の左室側への偏位や右室壁肥厚）を認める。

　肺高血圧症の存在を確認すれば精密検査に進む。精密検査としては，右心カテーテル検査，胸部 CT，胸部 MRI，肺換気血流シンチグラフィなどがある。まず，肺高血圧症のうち最も高頻度にみられる左心疾患と肺疾患を特定し，次に肺換気血流シンチグラフィを用いて慢性血栓塞栓性肺高血圧症を診断し，最後に肺動脈性肺高血圧症について鑑別する[4,5]。

4．肺高血圧症の病態

　肺高血圧症は，何らかの原因で肺小動脈が細くなり，血流の減少が生じることで肺動脈圧力が高くなる。肺動脈に血液が流れにくくなると，右心室は血液の駆出に労力を要するようになり，心筋を肥大させて血液を駆出するように変化するが，この程度が強くなると心筋の収縮

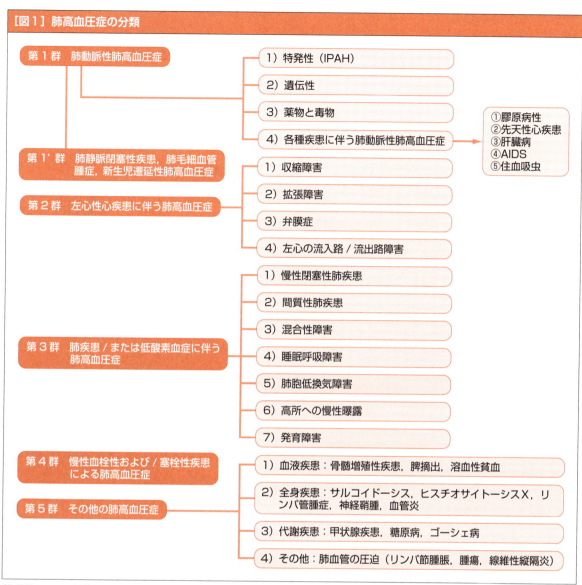

[図1] 肺高血圧症の分類

(佐藤徹:ニース会議にみる世界の肺高血圧診療の現況,月刊循環器3(10):6-13,2013より)

力は低下し，右心室は拡がったまま戻らなくなり右心不全に陥る。これが悪化すると生命が脅かされる[6][図2]。

　肺動脈性肺高血圧症の病態の主体は肺動脈内腔の狭窄で，主に3つの要因により生じる。❶血管拡張因子と血管収縮因子のアンバランスによる「血管収縮」，❷血管内皮細胞および平滑筋細胞などの過剰増殖とアポトーシス抵抗性による「血管リモデリング」，❸凝固系の異常による病変部「血栓形成」である。以上の結果，肺血管抵抗が上昇し，肺動脈圧の上昇や右心不全を引き起こす[8][図3]。

5. 肺高血圧症の治療

　肺動脈性肺高血圧症の治療法は，世界保健機関（WHO）肺高血圧機能分類[表1]で示される重症度によって選択される。

　肺動脈性肺高血圧症の重症度を示す指標の中でも，肺高血圧症治療ガイドラインにある自覚症状，6分間歩行距離，脳性ナトリウム利尿ペプチド（brain natriuretic peptide：BNP）値，心エコー，血行動態などの指標を参考に治療する。

[図2] 肺高血圧症の病態と進行

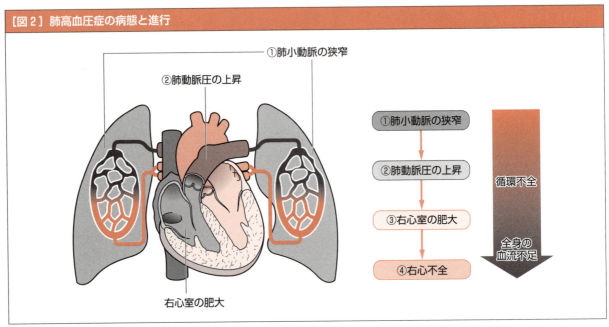

(文献9, 10より作成)

[図3] 肺高血圧症発症・進展の機序

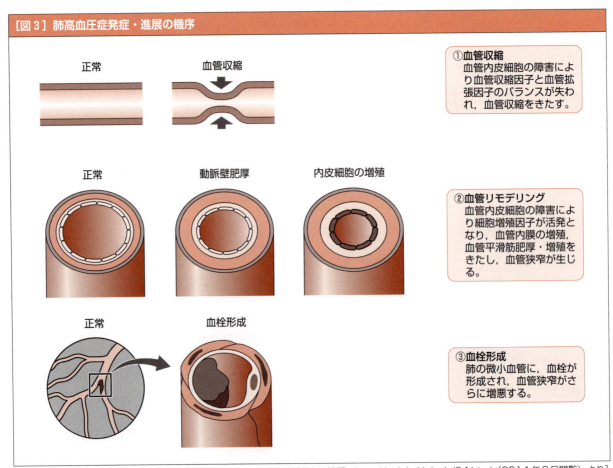

[グラクソ・スミスクライン：肺高血圧症情報サイト PAH.jp 医療関係者向け情報. http://pah.jp/dr/pah/04.html (2014年8月閲覧) より]

[表1] WHO肺高血圧機能分類

Ⅰ度	身体活動に制限のない肺高血圧患者	普通の身体活動では呼吸困難や疲労，胸痛や失神など生じない。
Ⅱ度	身体活動に軽度の制限がある肺高血圧患者	安静時には自覚症状がない。普通の身体活動で呼吸困難や疲労，胸痛や失神などが起こる。
Ⅲ度	身体活動に著しい制限のある肺高血圧患者	安静時に自覚症状がない。普通以下の軽度の身体活動では呼吸困難や疲労，胸痛や失神などが起こる。
Ⅳ度	どんな身体活動もすべて苦痛となる肺高血圧患者	これらの患者は右心不全の症状を表わしている。安静時にも呼吸困難および／または疲労がみられる。どんな身体活動でも自覚症状の増悪がある。

（田原宣広，藤井利江：肺動脈性肺高血圧症の治療と看護．HEART nursing 27（1）：105-115，2014より）

1）酸素療法

肺高血圧症では心拍出量が減少しており，全身へ酸素を運搬する能力が低下するため，低酸素血症になる。酸素は肺血管を拡張させる作用があるため，低酸素血症の症状を改善する。

2）薬物療法
① 右心不全治療

右心不全が認められる例では，水分制限，塩分制限とともに利尿薬が使用される[12]。

② 肺血管拡張療法

肺動脈内腔の狭窄を血管拡張薬にて拡張させることにより血液が流れやすくなり，肺動脈圧が低下する。これにより拡張した心臓や肺血管への負担が軽くなる。近年，肺動脈性肺高血圧症に用いられる血管拡張薬は，❶プロスタサイクリン経路，❷エンドセリン経路，❸一酸化窒素経路の3系統の薬剤が開発され，プロスタサイクリン製剤の持続静注（エポプロステノール）やプロスタサイクリン誘導体製剤，ホスホジエステラーゼ-5（PDE-5）阻害薬，エンドセリン拮抗薬などの経口肺血管拡張薬の使用が可能となった。単剤のみならず，多剤併用の効果も期待されている [図4]。

3）肺移植

あらゆる治療手段に反応せず，右心不全を繰り返す肺動脈性肺高血圧症例では，肺移植の検討が必要になる [表2]。

脳死両肺移植，生体肺移植でも肺循環動態の改善は著明で，肺動脈圧は正常化し，右心負荷が除かれるため心拡大も消失する。また，心拍出量が増加し，患者の運動耐容能は著明に改善し，エポプロステノール持続静注からも解放される。

しかし，肺移植を受けることにより免疫抑制薬の服用は生涯必要で，肺炎などの感染症の発症頻度が高いなどの問題点がある[13]。

Ⅱ 肺高血圧症の看護ケアとその根拠

1．肺高血圧症の観察ポイント

肺動脈性肺高血圧症は進行性で初期は無症状であるが，労作時呼吸困難など自覚症状を訴えるころには，比較的進行していることが多い。進行に伴い右心不全の出現や心拍出量が低下することで，軽度の労作でも失神発作を起こすことがある。このため，症状の早期発見と対処が重要である。

2．肺高血圧症の看護の目標

❶循環動態・呼吸状態が安定する
❷右心不全症状の増悪が早期に発見できる
❸薬剤・酸素が確実に投与される
❹心負荷が増大しないように日常生活動作を行うことができる

1）在宅酸素療法（HOT）を導入している場合
❶適切な酸素飽和度が維持され，チアノーゼや呼吸困難などの症状がない
❷酸素供給機器を正しく，安全に取り扱いできる
❸指示酸素流量・時間が守れる
❹携帯用酸素の使用ができる

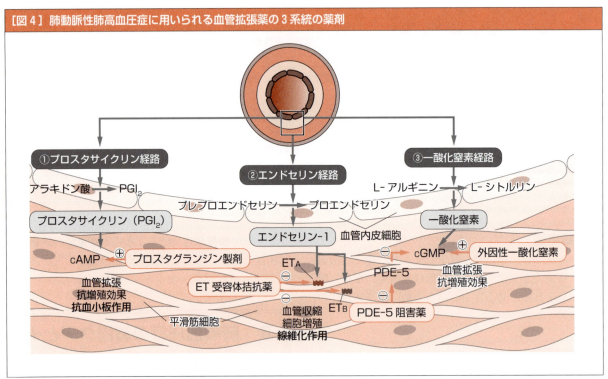

[図4] 肺動脈性肺高血圧症に用いられる血管拡張薬の3系統の薬剤

PGI₂：プロスタサイクリン，cAMP：環状アデノシン―リン酸，cGMP = cyclic guanosine monophosphate 環状グアノシンリン―リン酸，ET = endothelin エンドセリン，ETA = endothelin A receptor エンドセリン A 受容体，ETB = endothelin B receptor エンドセリン B 受容体，PDE-5 ＝ 5 型ホスホジエステラーゼ
（田原宣広，藤井利江：肺動脈性肺高血圧症の治療と看護．HEART nursing 27（1）：105-115，2014 をもとに作成）

[表2] 肺動脈性肺高血圧症例に対する肺移植ガイドライン

肺移植相談のガイドライン	・内科的治療にもかかわらず NYHA Ⅲ度以上 ・急速な病状の進行
肺移植適応のガイドライン	・可能な限りの内科的治療にもかかわらず NYHA Ⅲ度以上 ・6 分間歩行距離が 350 m 未満 ・エポプロステノール持続点滴に不適応 ・心係数＜2.0 L/分/m² ・中心静脈圧＞15 mmHg

NYHA：ニューヨーク心臓協会
（伊達洋至：肺高血圧症に対する肺移植．月刊循環器3（10）：31-37，2013 より）

❺パルスオキシメーターの測定ができる

2）エポプロステノール在宅持続静注療法を導入している場合

❶薬剤調合や在宅用輸液ポンプの管理ができる
❷トラブル発生時の対処法がわかる
❸緊急時の対処法が理解できる
❹長期留置用中心静脈カテーテルの自己管理ができる
❺長期留置用中心静脈カテーテル挿入部やその周囲の感染症状が観察でき，感染の徴候がない

3．安静度に合わせた日常生活援助

① 過度な運動

肺血管のリモデリングの進行，毛細血管領域での血栓形成促進，低酸素性肺血管攣縮などを惹起させ，肺血管抵抗が上昇し，病態を進行させる可能性がある[14]。安静度に応じて，清潔介助，排泄介助，移動介助を行う。

② 清潔

患者の症状に応じて，全身清拭，シャンプー，足浴，下半身浴，シャワー，入浴の介助の程度を変える。二重負荷や前かがみになる動作（バルサルバ効果*）は，心負荷がかかるため避ける。

③ 排泄

安静度に応じて，ベッドサイドでの排泄や車いすでの

トイレへの移動を行う。怒責による血圧上昇や心拍数の増加は，心負荷を増加させるため，緩下薬などで調整する。浣腸は胸腔内圧を高め心負荷となるため，できるだけ避ける。

④ 移動

安静度に応じ，車いすでの移動，付き添い歩行を考慮する[15]。最近では，肺高血圧患者に包括的リハビリテーションを行うことにより，運動耐容能の改善やQOLの向上が示されており，有効性が確立されつつある［表3］。

*バルサルバ効果：いきむ動作による副交感神経の緊張で筋緊張が起こり，普段より筋力が発揮できる生理的な現象。胸腹腔内圧が上昇することで大静脈が圧迫され，静脈血の心灌流量や心拍出量が減少し，血圧が低下する。

4．確実な治療

① 酸素投与

呼吸困難による呼吸仕事量の増加や交感神経の緊張を軽減させ，組織の低酸素血症を改善する。指示量を確実に投与する[15]。

② 確実な薬剤投与

利尿薬，血管拡張薬，強心薬などが投与される。内服薬，輸液の確実な投与が必要である[15]。

5．苦痛の軽減

呼吸困難時は臥位よりも起座位の方が安楽である。これは，仰臥位では腹部，下肢からの静脈還流が増加し，肺静脈圧がさらに上昇し，呼吸困難が悪化するからである。起座位は静脈還流を減少させて，肺の換気量を増やす。このため患者は自然に起座位をとるようになる。

ベッドをギャッチアップしたり枕を入れ込んだりして安楽な体位を工夫する。必要に応じて，薬剤投与を考慮する[15]。

6．精神的ケア

呼吸困難や右心不全の急激な悪化に伴い，死への恐怖や不安が増大する。的確な循環管理を行うとともに，患者が生じた変化を受け入れられ，安心して治療が受けられるようにかかわることが大切である[15]。

[表3] 岡山医療センターにおける肺高血圧症患者のリハビリテーション開始基準

- WHO機能分類クラスⅠ〜Ⅲ。
- 治療により循環動態，酸素化がほぼ安定。
- 昇圧薬は維持もしくは減量中（ドパミン・ドブタミン3γ以下が望ましい）。
- 人工呼吸器から離脱していることが望ましいが，状態が安定していれば，コンディショニング*，関節可動域訓練（ROMT）から開始。

＊：コンディショニング：息切れや低酸素血症を軽減し，運動療法を効率的に行う目的で行われる．リラクセーションとしての呼吸補助筋マッサージやストレッチ，呼吸介助，呼吸筋ストレッチ体操，呼吸訓練，排痰法などがある

（西崎真里：肺高血圧症患者に対するリハビリテーション．月刊循環器3（10）：22-29，2013より）

7．患者指導

肺高血圧症は，進行に伴い右心不全の出現や心拍出量が低下することで，軽度の労作でも失神発作を起こすことがあるため，症状の早期発見と対処が重要である。患者に労作時呼吸困難，倦怠感，胸痛，失神発作，食欲不振，悪心・嘔吐，顔面・下肢浮腫，尿量低下，体重増加などの症状の出現がないかセルフモニタリングをしてもらい，異常があれば看護師に報告するように指導する。

日常生活の注意点は，慢性心不全患者への指導内容に準じるが，過度な運動・労作は避け，禁煙や水分・塩分制限に注意するように促す。

水分過多は静脈還流量を増加させ前負荷を増加させるため，血圧が上昇し，心負荷がかかる。また，塩分は体内に取り込まれるとナトリウムとなって骨や細胞外液（血液や消化液）などに運搬されるが，ナトリウムの運び役のカリウムの摂取が不足していると，カリウムの代わりに体液（水分）を取り込み，塩分濃度を薄めようと働くため，水分の排出が妨げられる。このために，静脈還流量が増加して血圧が上昇したり，溜め込んだ水分が細胞からあふれると細胞周囲に溜まり，浮腫の原因になる。

妊娠・出産は心臓・肺に負担をかけるため，医師と相談する必要があることを患者に認識してもらう[12]。

8. 在宅酸素療法（HOT）

HOTの目的は，低酸素症の改善または予防，慢性の酸素欠乏によって引き起こされる合併症進行の防止，生存期間の延長，QOL向上への貢献（運動能力の改善，入院回数の減少など）である。

HOTの導入が決定したら，患者・家族にHOTの必要性を説明し，同意を得る。酸素処方，患者の活動耐性，外出頻度，室内環境，家屋立地環境，家族介護力などを情報収集し，酸素供給装置を決定する。医師が在宅酸素療法指示書を作成し，酸素業者へ連絡する。酸素供給装置を，正しく安全に取り扱いできるように指導する[16]。

患者が在宅においても安心して酸素療法が継続できるように支援する（コラム「酸素療法」p70参照）。

9. エポプロステノール在宅持続静注療法 [図5]

1）薬剤の特性・副作用

エポプロステノールは，血管内皮細胞や血管平滑筋から産生される強力な血管拡張物質であり，強力な血小板凝集抑制作用も有する。血中半減期が3～6分と極めて短いため，中心静脈カテーテルを留置し持続静脈内投与が必要となる[17]。エポプロステノールは，肺高血圧症治療薬の中でも，生命予後を有意に改善できる薬剤であり，WHO肺高血圧機能分類Ⅲ度およびⅣ度の重症肺動脈性肺高血圧症例に推奨されている[18]。

副作用には，頭痛，顎痛，潮紅，悪心，下痢，発疹，筋肉痛などがあげられ，対症療法にて対処する。

投与法に伴う合併症としては，機械トラブル，感染症，カテーテルトラブルがあげられ，細心の注意が必要である[12]。

エポプロステノール在宅持続静注療法には症状の改善，ADLの拡大などが期待されるが，カテーテルを留置することによるボディイメージの変容，入浴できないなどの生活制限が生じる。また，家族のサポートが必要不可欠なため，患者・家族ともにこの療法を継続していく強い意思が必要である[19]。

2）導入の流れ

エポプロステノール在宅持続静注療法導入の流れは，❶在宅持続静注療法導入の意思決定，❷カテーテル留置，エポプロステノール投与開始，❸薬液調製と交換の手技獲得，❹カテーテル管理の手技獲得，❺退院後の注意点の教育，❻外来での継続的な面談のステップで進めていく [図6]。

導入時の意思決定においては，疾患の理解度，療法に対する受け止めや不安の程度，家族関係とサポート状況，患者の性格傾向とストレス・コーピングパターンについて情報収集し，原則，肺移植による根治治療を施行しない限り，一生継続していかなければならない治療法であることを十分に説明し，意思決定を支援していく。家族は患者にとって重要な支援者であるが，情緒的サポートの提供が難しい場合もある。

同病者（ピア）は似たようなストレッサーに直面しているので，家族には理解できないことでも，ピア間では相互の状況理解が可能になる[21]といわれている。また，身体機能や社会生活機能が低下している，疾患に対する受容ができていない患者は，ピア・サポートを実践している傾向がある[22]ことから，患者のプライバシーの問題など考慮すべき点はあるが，ピアとのかかわり合いにより問題解決につながる可能性があるため，看護師は患者のニーズを把握し，ピア同士が出会うきっかけを作る。

薬剤調整や交換，ポンプの取り扱い，カテーテル管理などは患者自身で行う必要がある。動画など視聴覚教材を用い，薬液の溶解方法，ポンプの操作方法，カテーテルの管理方法，トラブル時の対応，感染予防，家族への技術指導など，患者・家族の理解度を評価しながら指導を進めていく。特に，不潔な手技は感染を起こし生命にかかわること，トラブル時に初期対応を患者自身で行わなければならないことを十分に指導する[12]。

導入後も不安の内容や程度を適宜アセスメントし，継続的にケアする内容を検討する必要がある。外来においては，自宅での療養の様子を聴取し，手技の確認や精神的ケアを行い，患者が在宅においても安心して持続静注療法が継続できるように支援する。

エポプロステノール在宅持続静注療法は，煩雑な管理を必要とする治療法であるが，導入することで，「毎日を普通に過ごせるということがどんなに幸せかに気づいた」「もっと元気になって旅行に行きたいという希望がもてるようになった」との声が聞かれる。このことから，この療法に携わる人々が一丸となって患者を支えていく必要性を強く感じている。

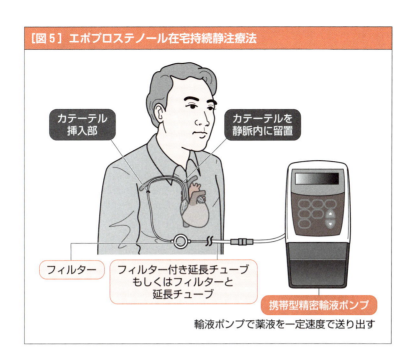

[図5] エポプロステノール在宅持続静注療法

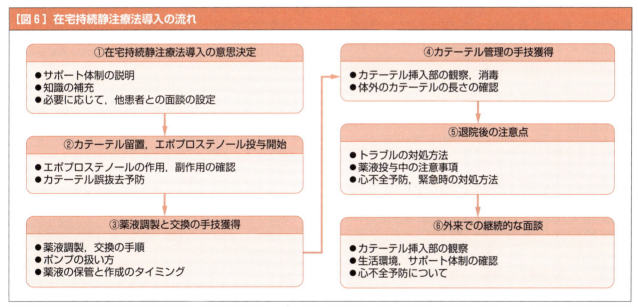

[図6] 在宅持続静注療法導入の流れ

[アクテリオン：肺高血圧症の医療関係者向け（肺高血圧症インフォ）．http://pah-info.jp/medical/epoprostenol/flow.html（2014年12月閲覧）より］

10. 社会資源の活用

　肺動脈性肺高血圧症や慢性血栓塞栓性肺高血圧症は特定疾患，いわゆる「難病」である．治療が極めて困難で，かつ医療費も高額の疾患であり，医療の確立，普及を図るとともに，患者の医療費負担軽減を図る目的で，都道府県を実施主体とした特定疾患治療研究事業の対象疾患である[23]．

　手続きは，申請者が必要書類（特定疾患医療受給者証交付申請書，臨床調査個人票など）を申請者の住所等を管轄する保健所に提出する．都道府県知事は内容を審査し，対象患者であると決定した時は「特定疾患医療受給者証」を管轄の保健所を経由して申請者に交付する[24] **[図7]**．

　また，日常生活が制限されるような重症例では「心臓

機能障害」または「呼吸器機能障害」の身体障害者の対象になることがある。身体障害者手帳の等級は1〜4級まであり，等級により医療費助成や各種手当，交通運賃，高速道路，税金などの割引が受けられる。

障害年金とは，国民年金法，厚生年金保険法などに基づき，傷病によって一定程度の障害の状態になった者に対して支給される公的年金の総称で，国民年金の障害基礎年金と厚生年金の障害厚生年金がある。障害基礎年金は，年齢や加入状態によって制限があるが，すべての国民を対象とした基礎となる年金で，会社などで働く人については，その上に障害厚生年金が加えられる仕組みである。年金加入時に発病した方や未成年時に発病した方が20歳になった時点で一定の要件を満たした場合，障害年金を受給することができる。前述の身体障害者手帳とは別制度であり，等級により年金額が異なる。

わが国では，肺動脈性肺高血圧症に対して，このように多くの手厚い医療制度があり，世界一の医療レベルを提供できるような仕組みになっている[12]。

[図7] 特定疾患助成の手続き

最寄りの保健所に，以下の書類を提出する

申請に必要な書類
- 特定疾患医療受給者証交付申請書（ご自身で記入）
- 臨床調査個人票（医師が記入）
- 住民票
- 生計中心者の所得に関する状況を確認できる書類

↓

受給者証が交付される

都道府県知事が申請内容を審査し，承認されれば「特定疾患医療受給者証」が交付される。交付は，申請者の住所等を管轄する保健所を経由して行われる。

↓

受給者証を医療機関の窓口に提示する

交付された受給者証を医療機関の窓口に提示することで公費負担を受けることができる。

[肺高血圧症のひろば：医療費助成制度. https://japanph.com/system/index.html (2014年12月閲覧) より]

（藤井利江）

《文献》

1) 日本循環器学会・他：循環器病の診断と診療に関するガイドライン（2011年度合同研究班報告）．肺高血圧症治療ガイドライン（2012年改訂版），p5.
http://www.j-circ.or.jp/guideline/pdf/JCS2012_nakanishi_h.pdf (2014年8月閲覧)
2) 前掲1，p7
3) 市田聡：ハート先生の心臓循環器看護のフィジカルアセスメント. p47，医学同人社，2013.
4) 前掲1，p19.
5) 江本憲昭：肺高血圧症の診断のポイントと注意点．伊藤浩，松原広己編，肺高血圧症診療マニュアル．p31，南江堂，2012.
6) 佐藤徹：肺高血圧とは何か．HEART nursing, 27 (1), 98-104, 2014.
7) 佐藤徹：ニース会議にみる世界の肺高血圧診療の現況，月刊循環器 3(10)：6-13, 2013.
8) 中村一文：肺高血圧症の病態生理．伊藤浩，松原広己編，肺高血圧症診療マニュアル，p9，南江堂，2012.
9) グラクソ・スミスクライン：肺高血圧症情報サイトPAH.jp.
http://pah.jp/index.html (2014年8月閲覧)
10) 国立循環器病研究センター：循環器病情報サービス 原発性肺高血圧症.
http://www.ncvc.go.jp/cvdinfo/disease/pph/index.html (2014年8月閲覧)
11) グラクソ・スミスクライン：肺高血圧症情報サイトPAH.jp 医療関係者向け情報．
http://pah.jp/dr/pah/04.html (2014年8月閲覧)
12) 田原宣広，藤井利江：肺動脈性肺高血圧症の治療と看護．HEART nursing 27(1)：105-115, 2014.
13) 伊達洋至：肺高血圧症に対する肺移植．月刊循環器3(10)：31-37, 2013.
14) 西崎真里：肺高血圧症患者に対するリハビリテーション．月刊循環器 3(10)：22-29, 2013.
15) 渡邉きりの：肺血栓塞栓症（PTE）．伊藤文代編，循環器看護ケアマニュアル，第2版，pp94-101，中山書店，2013.
16) 宮崎歌代子，鹿渡登史子編：在宅療養指導とナーシングケア—退院から在宅まで 1在宅酸素療法／在宅肺高血圧症患者．日歯薬出版，2004.
17) 杉村宏一郎：肺動脈性肺高血圧症へのプロスタサイクリンの在宅持続静注療法．HEART nursing 27 (1)：116-120, 2014.
18) 松原広己：薬物療法．伊藤浩，松原広己編，肺高血圧症診療マニュアル，pp78-84，南江堂，2012.
19) 渡邉きりの：フローラン®使用中の肺動脈性肺高血圧症（PAH）患者の看護．伊藤文代編，循環器看護ケアマニュアル，第2版，pp102-103，中山書店，2013.
20) アクテリオン：肺高血圧症の医療関係者向け（肺高血圧症インフォ）．
http://pah-info.jp/medical/epoprostenol/flow.html (2014年12月閲覧)
21) Cohen S, et al, 小杉正太郎・他監訳：ソーシャルサポートの測定と介入．p301，川島書店，2005.
22) 藤井利江・他：肺高血圧症患者の健康関連QOLとピア・サポートの関連性．日本慢性看護学会誌4(1)：A97, 2010.
23) 前掲1，p56.
24) 難病情報センター：特定疾患治療研究事業の概要．
http://www.nanbyou.or.jp/entry/512#03 (2014年12月閲覧)
25) 佐藤徹：肺高血圧症とは何か．HEART nursing 27 (1)：12, 98-104, 2014.

病期・治療別看護ケア関連図

第Ⅲ部

第Ⅲ部 病期・治療別看護ケア関連図

21 PCIにおける周術期

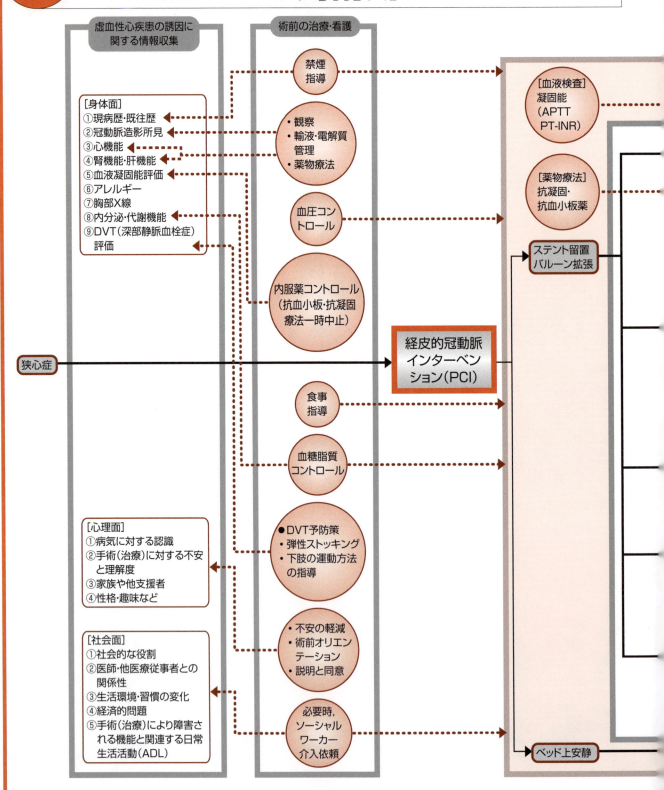

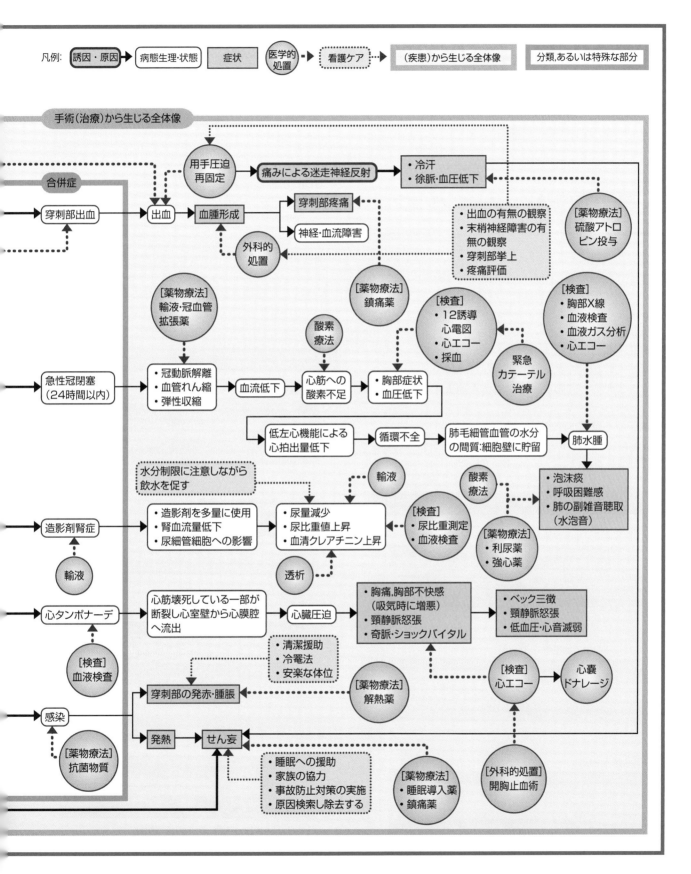

21 PCIにおける周術期

I 術式と手術適応

1. 経皮的冠動脈インターベンション（PCI）とは

経皮的冠動脈インターベンション（percutaneous coronary intervention：PCI）とは，虚血性心疾患の治療法の1つで，カテーテルを用いて冠動脈の狭窄病変を治療する方法である。経皮的冠動脈インターベンションによる治療方法として以下の6つがある。

① **バルーンによる拡張**［図1］
カテーテルの先端についたバルーンに気圧をかけて拡張することで，冠動脈の狭窄部位を開大する方法である。

② **ステント留置**［図2］
冠動脈にステントという小さな網目状の金属性の筒を置き，これを拡げることで，狭くなった血管を拡げた状態で保持する方法である。

③ **ロータブレーター**［図3］
冠動脈の狭窄した部位を回転するヤスリ（ロータブレーター）で削り，拡げる方法である。

④ **方向性冠動脈粥腫切除術**（directional coronary atherectomy：DCA）
冠動脈の狭窄した部位をカンナ状の刃物で削り取る方法である。

⑤ **血栓吸引**［図4］
カテーテルの先端から血栓を吸引する方法である。
▶急性心筋梗塞患者に対してPCIを行う際に血栓吸引療法を先行させることは，末梢へ飛散するプラー

［図1］バルーン拡張
①狭窄部にバルーン挿入
②バルーンにて拡張中
③拡がった状態

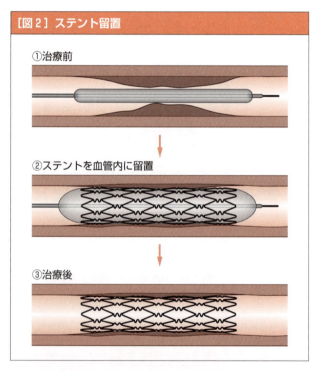

［図2］ステント留置
①治療前
②ステントを血管内に留置
③治療後

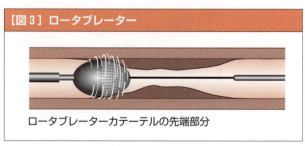

［図3］ロータブレーター
ロータブレーターカテーテルの先端部分

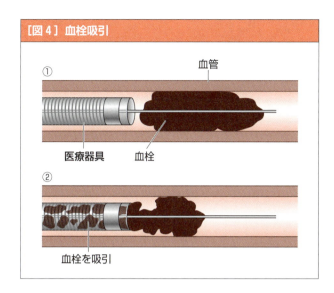
[図4] 血栓吸引

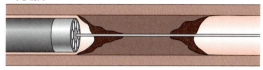
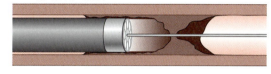
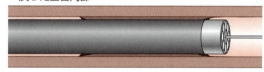
[図5] レーザー

ク破片や血栓の量を減らし，良好な再灌流と予後改善を得られることが示唆されている[1]。

⑥ レーザーによる冠動脈形成［図5］

ステント内再狭窄や血栓性閉塞病変をレーザー照射により焼灼，除去する方法である。

2．PCIの適応と禁忌

1）PCIの適応

① 狭窄に関する適応

冠動脈に狭窄があり，その灌流域に心筋虚血が証明されている場合に適応となる。血管造影上75％以上を有意狭窄と判断するのが一般的だが，75％以上の狭窄があっても心筋虚血のサインが認められないものは適応にならない。

② 病変枝数に関する適応

1枝病変はPCIの適応となる。2枝病変は，病変部位・病態形態によってはPCIが可能である。3枝病変と左主幹部（LMT）病変は原則的に冠動脈バイパス術（coronary artery bypass grafting：CABG）の適応とされる（コラム「冠動脈バイパス術（CABG）」p108参照）。病変形態〔びまん性病変・石灰化病変・慢性完全閉塞（CTO）〕においては，再狭窄率が高いというリスクがあり，CABGの適応が考慮される。安定型冠動脈疾患に対するCABGとPCIの適応について［表1］と［表2］に示す[2]。

2）PCIの禁忌[2]

- 保護されていない左冠動脈主幹部（LMT）病変：以下の2点が満たされていない場合をいう。
  - 右冠動脈（RCA）からの良好な側副血行路（collateral circulation）の発達によって左冠動脈（LCA）が造影され，左主幹部（LMT）病変部位の閉塞が大きな障害を伴わない場合
  - 左前下行枝（LAD）または左回旋枝（LCX）にバイパス手術が行われ，それが開存しているため，左主幹部の病変が1枝の病変と同等と考えられる場合
- 3枝病変で2枝の近位部閉塞
- 血液凝固異常（出血傾向）
- 静脈グラフトのびまん性病変
- 慢性閉塞病変で拡張成功率が極めて低いと予想される場合
- 側副血行路に血流を供給している冠動脈自体に狭窄がある場合

[表1] 安定冠動脈疾患に対するPCIとCABGの適応

病変	PCI	CABG
LAD近位部に病変をもたない1枝または2枝病変	ⅠC	ⅡbC
LAD近位部に病変をもつ1枝あるいは2枝病変	ⅡaB	ⅠA
SYNTAXスコア≦22の単純な3枝病変で，PCIで完全血行再建可能	ⅡaB	ⅠA
SYNTAXスコア＞22の複雑な3枝病変で，PCIで完全血行再建困難	ⅢA	ⅠA
LMT入口部あるいは体部病変（単独あるいは1枝病変）	ⅡaB	ⅠA
LMT分岐部単独病変または1枝病変	ⅡbB	ⅠA
LMT＋2枝または3枝病変（SYNTAXスコア≦32）	ⅡbB	ⅠA
LMT＋2枝または3枝病変（SYNTAXスコア≧33）	ⅢB	ⅠA

ガイドラインの推奨クラス分類

Class Ⅰ：
　手技・治療が有用・有効であることについて証明されているか，あるいは見解が広く一致している。

Class Ⅱ：
　手技・治療の有用性・有効性に関するデータまたは見解が一致していない場合がある。
　　Class Ⅱa：データ・見解から有用・有効である可能性が高い。
　　Class Ⅱb：データ・見解から有用性・有効性がそれほど確立されていない。

Class Ⅲ：
　手技・治療が有用でなく，時に有害となる可能性が証明されているか，あるいは有害との見解が広く一致している。

エビデンスレベル

エビデンスレベルA：
　複数の無作為化比較試験やメタ解析に基づく。

エビデンスレベルB：
　1つの無作為化比較試験または無作為化比較試験でない大規模な試験に基づく。

エビデンスレベルC：
　専門家の意見のコンセンサスが得られているか，あるいは小規模な試験，後向き解析，レジストリのデータに基づく。

PCI：経皮的冠動脈インターベンション，CABG：冠動脈バイパス術，LAD：左前下行枝，SYNTAX：シンタックス，LMT：左主幹部

(Task Force on Myocardial Revascularization of the European Society of Cardiology (ESC) and the European Association for Cardio-Thoracic Surgery(EACTS). Guidelines on myocardial revascularization. Eur J Cardiothorac Surg 38：S1-52, 2010より作成)（西川幸作・田端実：ACSの手術適応　外科医の立場から—PCI, CABG, OPCABの評価とその比較. INTENSIVIST 5(1)：127, 2013より)

[表2] SYNTAXスコアにおける冠動脈病変の評価項目

各項目のスコアを乗じるか加えて，合算し，合計のスコアを算出する。

- 左右冠動脈の優位性
- 病変枝数と部位
- 左主幹部病変
- 3枝病変
- 完全閉塞
- 高度な蛇行
- 分岐部病変
- 血栓
- 高度な石灰化

(Sianos G, et al：The SYNTAX Score：an angiographic tool grading the complexity of coronary artery disease. Eurointervention 1：219-227, 2005より作成)（西川幸作・田端実：ACSの手術適応　外科医の立場から—PCI, CABG, OPCABの評価とその比較. INTENSIVIST 5(1)：127, 2013より)

3. ステントの種類と利点と欠点

1) 金属ステント（bare metal stent：BMS）

① 利点

- 急性冠閉塞を防ぐ：血管内腔をしっかり支えるため病変拡張後の弾性収縮を防ぐ。また解離が発生した場合は，ステントで抑え込むことができる
- バルーンによる血管形成術と比較し，再狭窄率を減少させる

② 欠点

- 血栓性閉塞：異物を植込むので血栓が形成されやすい
- 金属ステント植込み後再狭窄：薬剤溶出ステントと比較すると，再狭窄のリスクは高い

2) 薬剤溶出ステント（drug eluting stent：DES）

① 利点

- 再狭窄の予防：金属ステントよりも小血管，びまん性病変，ステント内再狭窄病変において再狭窄予防を認める

② 欠点

- 価格が高い
- 慢性期ステント血栓症と長期間の抗血小板薬の内服：ステント表面に血管内細胞が被覆する時期が遅いため，遅発性血栓症のリスクがあり，長期間の抗血小板薬の内服が必要となる。そのため，肝機能障害や血小板減少性紫斑病などの副作用が出現する場合があり，注意が必要である

II 周術期の看護：術前の看護

1．看護目標

❶検査や手術の意味および必要性を理解し，治療を受けることができる
❷（意識障害を有する場合）患者の家族に検査および手術の意味および必要性を伝え，理解と同意を得る
❸術後合併症を予防するための対応ができる

2．情報収集

　緊急性が高いことが多く，情報収集を短時間でしなければならないこともある。特に貧血の有無や抗凝固薬内服の有無とともに，凝固系と腎機能データの把握が必要である。内服薬の種類や内服状況によっては，治療の延期や術前検査が必要な場合がある。
　情報収集内容は以下のとおり。

- 現病歴，既往歴（内服薬の有無）：糖尿病（インスリン治療）の有無，出血傾向の確認など
- 冠動脈造影所見：狭窄部位など
- 治療方法
- 検査所見：胸部X線でのうっ血の有無や心拡大の有無，心エコーで左室駆出率（LVEF）や壁運動の低下部位の把握
- 血液データ：炎症所見，心筋逸脱酵素（CK-MB），腎機能など
- アレルギーの有無：造影剤使用のため確認
- 生活背景：生活習慣の把握，協力者の存在
- コミュニケーション障害の有無：理解度の確認

3．術前オリエンテーション

　オリエンテーション内容は，パンフレットなどを活用し理解を深めるようにする。

1）説明と同意
① 医師から患者・家族に対しての説明内容
- 現在の病状と診断名
- 治療内容と治療実施日時，所要予定時間
- 術後の安静について
- 治療に伴う危険度や合併症について
- 治療を行わなかった場合に考えられる状態

② 看護師から患者・家族に対しての説明内容
- 治療（手術）同意書（サイン）の確認
- 治療日時，内容，所要時間

③ 手術当日の流れについて
- 絶飲食について
- 内服薬について（中止薬の確認）
- 術後の安静について
- 必要物品
- 家族の控え場所

2）身体面の援助
① 術前処置
- 予定穿刺部位の確認と穿刺部の除毛：穿刺部位［表3］は，大腿動脈，上腕動脈，橈骨動脈があり，状況によって変更となることを説明しておく
- 末梢動脈の触知確認とマーキング：触知の有無，左右差を確認し触知部分［表3］にマーキングする。触知ができない場合や左右差がある場合などは，医師に報告する
- 当日までには，必要書類の準備をする

② 当日術前処置［表4］
- 手術当日は検査着に着替え，緊急薬剤を投与する可能性があるため末梢静脈ルートを確保しておく
- ルートには造影剤投与のために，耐圧式の三方活栓をつけたものを使用する

[表3］穿刺部位と確認すべき末梢動脈

穿刺部位	末梢動脈触知部位
大腿動脈	足背動脈，後脛骨動脈
上腕動脈，橈骨動脈	橈骨動脈

[表4］手術当日の持参物品

持参物品	注意事項
治療の同意書	本人または代理人のサイン，日時の記入の確認をする
申し送り用紙	前投薬の投与時間，アレルギーの有無，酸素投与などの記載
ネームバンド装着	氏名の記載に間違いはないか本人に確認する

＊電子カルテの場合は，胸部X線所見や検査データなどは，カテーテル室でも確認できる

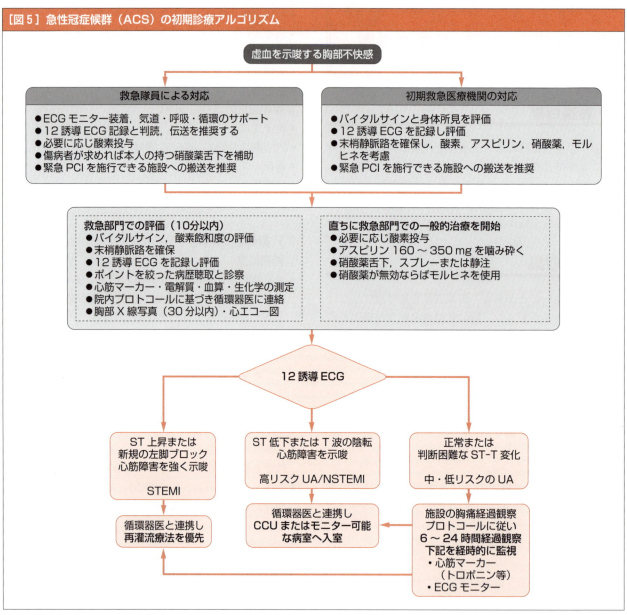

[図5] 急性冠症候群（ACS）の初期診療アルゴリズム

ECG：心電図，PCI：経皮的冠動脈インターベンション，STEMI：ST上昇型心筋梗塞，UA：不安定狭心症，NSTEMI：非ST上昇型心筋梗塞，CCU：冠疾患集中治療室
（日本蘇生協議会：急性冠症候群（ACS）．JRC蘇生ガイドライン2015．p294, 2016）

▶動脈穿刺は右上肢からのアプローチが多いため，末梢静脈ルートは左上肢に確保するとよい
- 血液透析のためのシャント形成がある場合や，乳がん手術後でリンパ隔清を行っている場合は主治医と相談し，他肢に末梢静脈ルートを確保する。また，絶飲食・内服薬の継続と中止薬について，および前投薬の投与について説明する。
- 緊急カテーテル検査は，[図5]の日本蘇生協議会によるACS初期診療アルゴリズムを指針とし，患者の自覚症状・心電図変化・心エコー検査結果・採血結果等を総合判断し実施される。緊急カテーテル室搬送までの流れは[表5]に示す

[表5] 緊急カテーテル検査の流れ

緊急！！急性心筋梗塞の処置　カテーテル室までの流れ

① 救急外来に到着
② バイタルサインチェック，モニター装着，酸素投与，末梢静脈ルート確保と同時に採血
③ 自覚症状の聴取（②と同時に行う）アレルギーの有無
　　例：胸部圧迫感・胸部絞扼感・左肩や左腕の鈍痛の有無・消化器症状の有無など．
　　例：「一番痛い時を10とすれば，現在はどの程度であるか」など．
④ 12誘導心電図，心臓エコー，胸部X線
⑤ 以下の抗血小板薬を噛み砕いて服用してもらう（アスピリンとチエノピリジン系）
　　・アスピリン（バイアスピリン®）
　　・クロピドグレル（プラビックス®）
　　・プラスグレル（エフィエント®）
⑥ ヘパリン投与（投与量は医師に確認する）
⑦ 鼠径部の除毛と前貼りの処置（状況によっては大動脈内バルーンパンピングを挿入することも視野に入れておく）
⑧ 膀胱留置カテーテル挿入
⑨ 同意書を持参し，カテーテル室へ搬送
　　＊感染症の結果が出ていないうちにカテーテル室へ搬入されることが多いため，申し送り時にその旨をカテーテル担当スタッフに伝える

III　周術期の看護：術後の看護

1. 看護目標

❶ 術後合併症 [表6・7] の早期発見・予防・対応ができる
❷ 術後安静を保持し，苦痛の緩和ができる

2. 術直後〜術翌日の観察・管理

1）情報収集

- 治療部位・残存狭窄の程度：術後合併症の発生予防につなげる
- 術中合併症の有無
- 術中の患者の状態：全身状態・胸部症状・治療のために使用した薬剤や造影剤の量
- 穿刺部位の状態：シース挿入中はサイズと挿入部位の状態（血腫と出血の有無）
- 止血方法・圧迫時間：止血用押圧器具（ラディストップ，とめたくん），枕子など．圧迫時間は医師に確認
- 安静度の確認

2）観察項目

- バイタルサイン
- 自覚症状（胸部症状・その他）
- 心電図変化
- 血液データ（心筋逸脱酵素・WBC・RBC・Hb・腎機能・凝固能）
- 水分出納（IN・OUT）バランス
- 合併症の有無 [表6]
- 穿刺部合併症の有無（血腫形成による神経圧迫や動脈灌流障害）[表7]
- 穿刺部の疼痛の有無（疼痛スケール：VAS　0〜100で評価），熱感の有無
- 末梢動脈触知（術前との変化・左右差）
- 精神状態：不穏行動は酸素消費が増し心負荷となる

3）術後合併症と看護ケア

① PCI術後に起こりうる合併症

[表6]に示す。PCIにより狭窄部位を開大することは，アテロームの圧縮，内膜の亀裂や内膜・中膜の解離，血管径の拡大が行われるため，合併症が発生しやすい状態である。ハイリスクな状態でPCIを施行する場合は，十分に合併症の予防と対策を考慮する必要がある。

② カテーテル穿刺部合併症

[表7]に示す。高齢者，ステント留置時，血栓溶解療法後，大量のヘパリン投与などが穿刺部合併症の危険因子とされている。またシース抜去後の圧迫が不十分であることも起因である。

4）看護援助

❶ 穿刺部の安静を保ち，穿刺部の出血や血腫を予防する
　・苦痛の緩和：体位変換・鎮静薬や睡眠薬の投与
❷ 輸液管理
❸ 造影剤の排泄のため，飲水を促す（飲水制限がある場合は飲水量に注意する）
❹ 安静度に応じて食事介助またはセッティング
❺ 食直後には，排泄などの心負荷となるような連続した行為は避けるように説明する。
❻ 発作時と似たような症状や発作が起こりそうな前駆症状が出現した時は，躊躇せず看護師を呼ぶように説明する。
❼ シース抜去介助：痛みによる迷走神経反射（ワゴト

ニー）に注意。徐脈に対してアトロピンを準備する
❽安静解除：安静解除後の初回歩行時は，肺動脈塞栓症のリスクがあるため注意する。呼吸困難感の有無や酸素飽和度の観察を行う

❾上肢での穿刺後は再出血予防のために穿刺側で重いものを持たないように指導する。安静時は上肢挙上しておく

[表6] PCI術後に起こりうる合併症

合併症	原因	観察	対処
①急性冠閉塞（acute occlusion） ・治療後24時間以内に閉塞	・冠動脈解離，血栓，攣縮（スパスム），弾性収縮，粥性収縮	・胸部症状の有無 ・モニター心電図の異常の有無 ・血圧低下	・症状の出現時にはすぐに医師に報告し，12誘導心電図を記録 ・血液検査 ・再度PCI施行し大動脈内バルーンパンピング（IABP）挿入の検討
②亜急性血栓性閉塞（subacute thrombosis：SAT） ・術後2週間以内，特に3〜4日後	・抗血小板薬（アスピリン，チクロピジン，シロスタゾールなど）の効果不十分による血栓形成 ・ステントの拡張不十分や不完全な圧着 ・ステント前後の解離 ・心機能低下 ・脱水，低血圧，血液凝固能異常	・激しい胸痛の有無 ・モニター心電図の異常の有無 ・抗血小板薬の重要性を理解し，確実な内服をしているか確認 ・輸液や飲水を行い脱水傾向になっていないか確認	・症状の出現時にはすぐに医師に報告し，12誘導心電図を記録 ・速やかなPCIの施行
③造影剤腎症 ・糖尿病，高齢者，抗がん薬，抗菌薬，解熱鎮痛薬使用者は注意 ・血清クレアチン値1.5 mg/dL以上はリスクが高い	・造影剤腎症の発現機序は，腎血流量の低下や腎尿細管細胞への直接的な障害が考えられているが未解明 ・造影剤腎症はガイドライン上，造影剤使用後72時間以内に血清クレアチン値が0.5 mg/dLまたは25％以上上昇と定義	・尿量減少の有無 ・水分出納バランスの観察 ・尿比重測定 ・血清クレアチン値が上昇していないか確認	・術前からの輸液 ・脱水傾向の予防 ・飲水制限がなければ飲水を促すなどで血圧の保持 ・必要時透析を実施
④遅発性心タンポナーデ ・発症24〜48時間後に起こることが多い ・リスクとして高齢者・女性・高血圧・（初発前壁AMI）	・壊死に陥った心筋の一部が張力を保てず断裂し，破れた心室壁より血液が心膜腔へ流出し心臓を圧迫	・胸痛，胸部不快感の有無 ・吸気とともに増強することが多く，体位によっても変化 ・急激な貯留によるショック症状の出現 ・バイタルサインの測定 ・ベック（Beck）三徴：頸静脈怒張・低血圧・心音減弱	・心エコーでの診断後速やかな心嚢ドレナージの実施 ・状況によっては心臓外科医による開胸止血術の施行
⑤血圧低下 迷走神経反射もしくは他の合併症に伴うかの判断	・患者の極度の緊張や穿刺部の疼痛に伴う迷走神経反射や絶食による脱水 ・急性冠閉塞などの合併症に追従して発生	・冷感，冷汗，悪心の有無 ・ショック症状の早期発見 ・バイタルサイン測定	・原因検索し原因に対する処置 ・血行動態が維持できなければ補助循環装置の使用（V-A, ECMO） ・迷走神経反射が原因の場合はノルアドレナリンとアトロピンを投与し，患者をリラックスさせるための声かけの施行 ・脱水の場合は輸液

PCI：経皮的冠動脈インターベンション，AMI：急性心筋梗塞，V-A：venoarterial，静脈脱血・動脈送血
ECMO：extracorporeal membrane oxygenation，体外模型人工肺

3．患者指導

コラム「動脈硬化性疾患の患者指導」p148 参照。

1）日常生活について
危険因子を減らすことで，再狭窄や虚血発作を予防する。

- **危険因子**：高血圧，脂質異常症（高脂血症），喫煙，遺伝，タイプA行動パターン（怒り，敵意），肥満・運動不足，高尿酸血症。

2）食事指導
脂質，カロリー，塩分制限を行う。栄養指導は家族を交えて行う（特に調理する人）。

[表7] カテーテル穿刺部合併症

穿刺部	合併症	原因・症状	観察・対処
大腿動脈穿刺	大腿動脈血腫（femoral hematoma）	・手技中の血管の損傷，ヘパリン静脈注射，抗凝固薬の内服，血圧上昇，不十分な圧迫固定のずれ ・症状：疼痛，腫脹がみられ，穿刺部の硬結が残存する	・痛みや腫脹の大きさを観察し，マーキングして大きさの観察を行う ・患者には安静の再説明や腹圧の制限について説明する
大腿動脈穿刺	仮性動脈瘤（pseudoaneurysm）	・穿刺部の動脈壁が完全に塞がれず動脈外に血腫が形成され，血腫と動脈の間に血流ができてしまう状態 ・不完全な止血や感染により発生しやすい ・症状：痛みや拍動性の腫瘤，連続性の血管雑音が聞かれる	・出血や痛み，瘤の大きさを観察する ・血圧の上昇に注意する ・状況によっては外科的な処置が行われる
大腿動脈穿刺	後腹膜出血（retroperitoneal bleeding）	・体外に出血せず後腹膜腔に出血する ・血圧低下してから気づくことが多い ・腸骨動脈の損傷 ・症状：胸痛や血圧低下，チアノーゼ，ショック症状	・安静を保ちただちに腹部CTやエコーで確認し，随時バイタルサインの測定を行う ・出血量が多い時は輸血を考慮する ・エコー下で用手圧迫止血する場合もある ・鼠径靱帯より中枢の位置で穿孔ができると圧迫しずらい
大腿動脈穿刺	感染	・陰部に近いため，穿刺部が不潔になりやすい ・症状：腫脹・熱感・疼痛	・膀胱留置カテーテルが挿入されている場合は，反対側に固定する ・穿刺部を触らないように説明する
上腕動脈穿刺	正中神経障害	・正中神経は上腕動脈に平行に走行しているため，長時間の圧迫や血腫形成による圧迫 ・穿刺針の損傷による神経障害 ・症状：第1～3指のしびれや運動障害が出現する	・手指のしびれや冷感の有無を観察する ・指の動きを観察する
上腕動脈穿刺	上腕動脈の閉塞	・症状：上腕動脈には側副血行路がないため，閉塞した場合は手指に虚血症状が出現する	・橈骨動脈の触知：手指のしびれ，冷感，違和感の有無，皮膚色，指先の動きを観察する
上腕動脈穿刺	血腫	・症状：数日間の疼痛，硬結が残存。反射性交感神経性ジストロフィーにより痛みが持続したり，関節拘縮を起こす可能性がある	・経時的に大きさを観察する ・増大傾向であれば，医師に報告する
上腕動脈穿刺	仮性動脈瘤	・上腕静脈でも血管径が3.0mm以上ある太い血管であれば，仮性動脈瘤が形成されることがある	・ヘパリン半減期以降も瘤の増大を認める場合：上腕動脈造影による動脈瘤形成の診断を行うこともある
橈骨動脈穿刺	橈骨動脈の閉塞	・橈骨動脈は解剖学的に皮下の浅い位置にあるため，血腫形成のスペースがなく大血腫になりにくい ・症状：橈骨動脈は，正中神経とも離れているため，血腫形成による神経圧迫の可能性は少ない	・末梢神経障害の有無の確認（橈骨動脈の触知，手指のしびれ，冷感，違和感の有無，皮膚色，指先の動き） ・ドプラで血流を確認する

3）運動指導

　主治医の指示のもとに，可能な範囲での運動を行う．狭心症や心筋梗塞の再発予防には心臓リハビリテーションが推奨されている（㉓「心臓リハビリテーション」p335参照）．

4）生活指導

- 内服は確実に行う．自己判断で中断しないようにする
- 発作時と似たような症状が出現した時は躊躇せずニトログリセリンを舌下し，救急車を呼ぶように指導する
- 再狭窄の可能性を説明し，定期的な外来受診や再検査の必要性を説明する
- 禁煙指導を行う（コラム「禁煙指導」p156参照）
- 便秘による怒責を避けるために，排便コントロールを行う
- 急激な温度変化を避ける（冬場のトイレや入浴）
- 運動負荷試験に基づき処方される運動（活動）量に応じて，至適範囲の活動を教育する．心機能に応じて，必要時は肉体労働を避け，デスクワークに変更する

（内山直子）

《引用文献》

1）日本循環器学会・他：循環器病の診断と治療に関するガイドライン（2012年度合同研究班報告），ST上昇型急性心筋梗塞の診療に関するガイドライン（2013年改訂版）．
http://www.j-circ.or.jp/guideline/pdf/JCS2013_kimura_h.pdf（2016年10月閲覧）

2）日本循環器学会・他：循環器病の診断と治療に関するガイドライン（2010年度合同研究班報告），安定冠動脈疾患における待機的PCIのガイドライン（2011年改訂版）．
http://www.j-circ.or.jp/guideline/pdf/JCS2011_fujiwara_h.pdf（2014年8月閲覧）

《参考文献》

1）西川幸作・田端実：ACSの手術適応外科医の立場から―PCI，CABG，OPCABの評価とその比較．INTENSIVIST 5（1）：126-128，2013．

2）日本蘇生協議会：急性冠症候群．JRC蘇生ガイドライン2015オンライン版，2015．
http://jrc.umin.ac.jp/pdf/20151016/ 5 _ACS.pdf（2014年8月閲覧）

3）青木二郎：ACSの心カテーテル治療（PCI）．INTENSIVIST 5（1）：115-124，2013．

4）日本循環器学会・他：循環器病の診断と治療に関するガイドライン（2010年度合同研究班報告），虚血性心疾患に対するバイパスグラフトと手術術式の選択ガイドライン（2011年改訂版）．
http://www.j-circ.or.jp/guideline/pdf/JCS2011_ochi_h.pdf（2016年10月閲覧）

5）日本循環器学会・他：循環器病の診断と治療に関するガイドライン（2006年度合同研究班報告），急性冠症候群の診療に関するガイドライン（2007年改訂版）．
http://www.j-circ.or.jp/guideline/pdf/JCS2007_yamaguchi_h.pdf（2016年10月閲覧）

6）濱嵜裕司編：今さら聞けない心臓カテーテル，第2版．pp18-369，メジカルビュー社，2013．

7）中川義久：研修医・看護師のための心臓カテーテル最新基礎知識，第3版．pp 6-220，三輪書店，2013．

8）中村康雄：心臓カテーテル検査の最近事情．救急看護＆トリアージ 2（6）：63-68，2013．

7）セント・ジュード・メディカル：Hand Book of Coronary Intervention，第17．版．pp 1-112，2013．

コラム 大動脈内バルーンパンピング（IABP）

1）IABPとは

大動脈内バルーンパンピング（intra-aortic balloon pumping：IABP）とは，主に大腿動脈から経皮的に大動脈内バルーン（intra-aortic balloon：IAB）を挿入し，胸部下行大動脈内（左鎖骨下動脈より2cm遠位）に留置し，心臓の拍動に同期させてIABを収縮・拡張することにより，心機能をサポートする圧補助循環装置である[1]。

IABを適切なタイミングで収縮・拡張させるには，心臓の収縮期と拡張期を検知する必要がある。その検知方法には，心電図トリガーと動脈圧トリガーがあり，IABP本体に接続された心電図ケーブルと動脈圧力ケーブルから直接的に，あるいは生体情報モニターから間接的に情報を得る[図1]。IABは心臓の収縮期（左室が収縮する直前）に収縮し，拡張期（大動脈弁閉鎖の直後）に拡張するよう調整する[1]。

2）IABPの効果

心臓の収縮期（左室が収縮する直前）にIABを収縮させることで，左室内圧および大動脈内圧が低下し，後負荷が軽減（左室収縮時の抵抗が低下）することで心臓は通常よりも低い圧で血液を拍出できる。結果として，心臓の仕事量や心筋酸素消費量が減少する。これをシストリック・アンローディング（systolic unloading）という。

また，心臓の拡張期（大動脈弁閉鎖の直後）にIABを拡張させることで，拡張期血圧が上昇，上行大動脈側に血液が逆流し，冠状動脈への血流量が増加する。結果として，心筋酸素供給量を増加させることができる。加えて，脳血流量や腎血流量の確保が期待できる。これをダイアストリック・オーグメンテーション（diastolic augmentation）という[1][図2]。

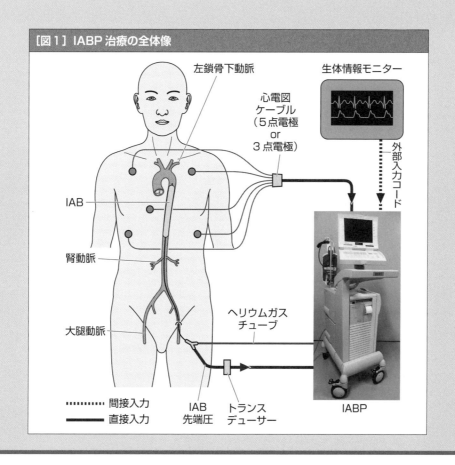

[図1] IABP治療の全体像

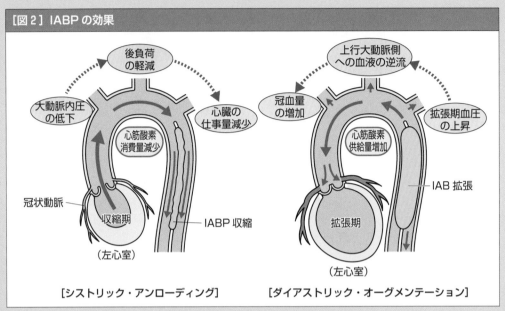

（新田郷：補助循環の理解とケア IABP 原理・効果，機器の操作，導入方法，初期設定．重症集中ケア 11（3）：5，2012 をもとに作成）

3）IABP の適応と禁忌

IABP は，内科的治療に抵抗する急性心不全や心原性ショック（急性心筋梗塞，急性心筋炎など）においてまず試みられる[2]。また，ハイリスク患者における冠動脈インターベンション（PCI）術や冠動脈バイパス術（CABG）での術前・術中・術後の補助，経皮的心肺補助装置（PCPS）離脱困難例や離脱後の低心拍出量症候群（low cardiac output syndrome：LOS）に対しても用いられている。その他，難治性不安定狭心症や難治性心室性不整脈，心室中隔欠損症，僧帽弁閉鎖不全，僧帽弁狭窄，大動脈弁狭窄，敗血症性ショックなどにも適応される[3]。

IABP の禁忌としては，中等度以上の大動脈弁閉鎖不全を合併する患者や，胸腹部大動脈瘤あるいは大動脈解離を有する患者がその対象である。また，下肢閉塞性動脈硬化症の患者に対しては，下肢血行障害をきたすリスクが高く，その適応に関しては慎重な判断を要する[2]。

4）IABP の合併症と観察ポイント
① 出血

IABP 施行中は，ヘパリン持続投与による抗凝固療法を行うため易出血の状態にある。また，IAB の収縮・拡張や抗凝固療法の副作用によって血小板減少が起こりやすくなり，出血のリスクがさらに高くなる。

IAB カテーテル挿入部やその他ルート類の刺入部の出血・皮下出血，口・鼻腔，消化管からの出血，血尿などの有無・程度を観察し，血液検査データ（plt・Hb・Ht・APTT など）の推移も併せて把握しておく。

② 血栓・塞栓

生体内に挿入した IAB カテーテルは，異物であり，血栓を形成しやすい状況になる。遊離した血栓が血管塞栓を引き起こす可能性があるため，循環動態，呼吸状態，意識レベルの評価を定期的に行う必要がある。また，四肢冷感・チアノーゼの有無など末梢循環障害の徴候がないか観察したり，血液検査データ（肝機能，腎機能，代謝など）から各臓器障害の有無を把握する。

血栓予防として抗凝固療法が行われるが，指示範囲での活性化全血凝固時間（activated coagulation time：ACT）のコントロールが必要となる。IABP が駆動しない状態が持続すると血栓が IAB に付着する可能性があるため，アラームによる自動停止時や IABP からの離脱期には注意を要する。

③下肢虚血

IABカテーテル挿入により血管内腔が狭まり，血栓形成の誘発や下肢への血流障害が生じやすい。重症の場合，下肢の壊死を起こし予後が悪化する。そのため，IABカテーテル挿入側の下肢動脈（足背・後脛骨・膝窩）にマーキングを行い，触知またはドップラーによる血流の確認を行う。

また，冷感や皮膚色の変化，左右差の有無・程度の観察や，鎮静下にない患者であれば自覚症状（疼痛・しびれなど）の確認を行い，虚血所見を認める場合は速やかに医師へ報告する。

④ IABの破裂

IABの破裂は，石灰化した大動脈血管壁への接触による摩耗やIABP長期駆動による疲労性変化，挿入時の操作による損傷によって生じる場合がある。IABカテーテル内への血液の逆流（砂状の血塊の場合もある）や，ヘリウムガスのリークアラーム，拡張期オーグメンテーション圧（IAB拡張時の圧）波形の変化によっても確認できる。

IABの破裂を放置すると，循環動態に影響を与えるだけでなく，リークしたヘリウムガスと血液が混ざり砂状または石状の凝血塊が形成されIAB抜去困難となり，外科的処置を必要とするなど患者への侵襲は大きくなるため注意する。

⑤感染

IABカテーテル挿入時あるいはIABP施行中の刺入部の清潔操作の不備により，逆行性に血流感染を起こすリスクがある。そのため，刺入部の発赤・腫脹・熱感・疼痛などの感染徴候の有無や発熱の有無，炎症データ（WBC・CRPなど）の上昇がないかの観察を行う。また，IABカテーテル刺入部（大腿動脈）は陰部に近く，排泄物などで汚染しやすいため，陰部の保清を含めた清潔管理が必要である。

5）IABP駆動中の看護

前述した合併症に対する観察や対応だけでなく，IABPの機器管理（アラーム対応を含む），生体情報モニターやSwan-Ganzカテーテルによる血行動態の把握，薬剤の確実投与やルート管理，水分出納の確認，各種検査（心エコーや胸部X線，血液検査など）結果の把握など多岐にわたる。

また，ベッド上で臥床生活を強いられる患者は，活動制限・安静保持による身体的苦痛や生命の危機に対する不安・恐怖感，IABP駆動による騒音や不快感，抑制帯使用（必要時）や睡眠不足によるストレスなどの精神的苦痛を感じることが多い[4]。体位調整やマッサージ，必要時に鎮痛薬の使用を検討するなど身体的苦痛の緩和に努め，不安の傾聴や気分転換を図れるようテレビ・ラジオなどを設置したり，面会時間の調整，必要時睡眠薬の使用の検討，室内の明るさ・室温調整，騒音への配慮などを行う。こうした環境調整・睡眠の確保・生活リズムの調整が精神的な安寧に寄与する。

看護師は，患者が苦痛を表現できるできないにかかわらず，常にその苦痛を予測し，共感を示しつつ対応することが重要である。さらに，食事や排泄への援助，清潔保持，体圧分散寝具やドレッシング剤の使用による褥瘡予防など，日常生活面での援助も必要である。

（山田裕紀）

《文献》

1) 新田郷：補助循環の理解とケアIABP 原理・効果，機器の操作，導入方法，初期設定．重症集中ケア 11（3）：4-33, 2012.
2) 日本循環器学会・他：循環器病の診断と治療に関するガイドライン（2010年度合同研究班報告），急性心不全治療ガイドライン（2011年改訂版）．pp42-43. http://www.j-circ.or.jp/guideline/pdf/JCS2011_izumi_h.pdf（2014年8月閲覧）
3) Debra J, et al 編，卯野木健監訳：AACN（米国クリティカルケア看護師協会）クリティカルケア看護マニュアル，原著第5版．pp342-360, エルゼビア・ジャパン，2007.
4) 山勢博彰編著：クリティカルケア看護のQ&A. pp35-36, 医学書院，2006.

コラム　経皮的心肺補助法（PCPS）

1）経皮的心肺補助法（PCPS）とは

経皮的心肺補助法（percutaneous cardiopulmonary support：PCPS）は経皮的に動脈と静脈にカテーテルを挿入し，静脈から脱血を行い，人工肺で酸素化を行った血液を遠心ポンプで動脈内へと送血する装置である［図1］。

膜型人工肺による酸素化と，遠心ポンプによる動脈への送血（流量補助）を行うため，心臓と肺のサポートを同時に行うことが可能である。V-A ECMO（静脈-動脈膜型人工肺）などとよばれることもある。

一般的には，大腿静脈からアクセスし先端を右心房（近傍）に留置し脱血を行い，大腿動脈からアクセスし腸骨動脈から逆行性に送血を行う。

2）PCPSの適応

ELSO（Extracorporeal Life Support Organization：北米の施設を中心とする症例登録団体）や日本循環器学会などがPCPS導入の基準を示しており，一般的には心原性ショック（心筋梗塞，心筋炎，難治性心室性不整脈など）や肺塞栓症などへの適応があげられている。しかし，国際的に確立された適応や導入基準がないのが現状である[1～3]。

3）PCPSの特徴

- 利点：ベッドサイドで迅速に導入することができ，強力な心肺補助（呼吸・循環の補助）が期待できる
- 欠点：抗凝固療法が必須となり，出血など合併症のリスクが高い［表1］。また，自己心の拍出力が強くなると，十分に酸素化された血液を冠動脈や脳へ供給できないことがあり，反対に多すぎる流量補助は心臓にとって後負荷増大となる

4）Mixing Zone

大腿動脈から逆行性に送血する場合，自己心から拍出された血液とPCPSから送血された血液が混合する場所が大動脈弓部となることが多い。血液

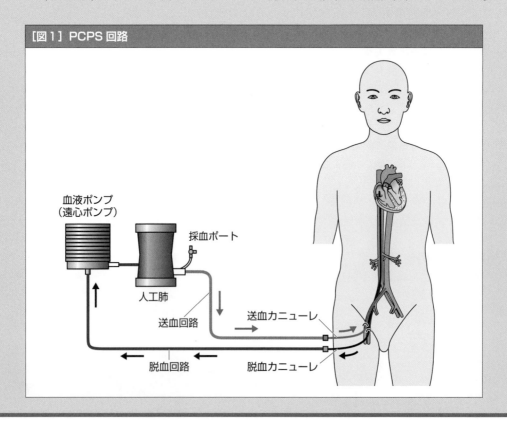

［図1］PCPS回路

[表1] PCPSの主な注意点とポイント

項目	観察	注意点とポイント
設定	・遠心ポンプ回転数 ・ガス FiO$_2$ ・ガス流量	・回転数を変更すると送血流量が変動する ・ガス FiO$_2$は通常1.0（純酸素）で固定することが多く，CO$_2$はガス流量で調節する
稼働状況	・送血流量（フロー） ・送血温度 ・熱交換器設定温度	・送血流量は回転数やカテーテルの屈曲，脱血量・循環血液量などにより変動する ・体外循環による熱喪失も大きいため，送血温と実体温のモニタリングを行う（熱交換器を使用している場合は，設定温度もモニタリングする）
送脱血管	・送血管の色調（脱血管との色調差） ・脱血管の振動 ・送脱血管の固定	・ガス交換異常があると，送血管と脱血管の色調差がなくなってくる ・脱血不良になると，脱血管が振動してくる ・送脱血管自体の重みで引っ張られるため，固定の工夫をする必要がある
人工肺	・色調 ・ウェットラング ・血漿リーク	・回路内や人工肺に黒や白の付着物があれば，血栓形成の可能性がある ・結露により人工肺のガス交換効率が低下する（ウェットラング）ため，数十秒間ガス流量を増量して水滴を飛ばす（ガスフラッシュ）。ガス流量や使用している人工肺，熱交換器の使用などによりガスフラッシュの頻度は異なる ・人工肺の使用が長期化してくると，血漿成分が漏出し（血漿リーク）ガス交換効率が低下するため，人工肺の交換の目安となる
遠心ポンプ	・異常音	・血栓により遠心ポンプから異常音が発生することがある
その他	・電源 ・酸素・空気配管への接続	・無停電コンセントへの接続，誤って抜いてしまわないように明示されているか確認する ・移動時などは酸素ボンベの残量に注意する

ガス FiO$_2$：吸入気酸素濃度
（文献1，4より作成）

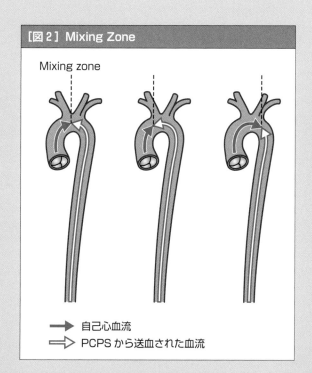

[図2] Mixing Zone

→ 自己心血流
⇒ PCPSから送血された血流

が混合する場所を「Mixing Zone」[図2]とよび，Mixing Zoneの位置により脳や冠動脈を灌流する血液の酸素化が変化する。そのため，右上肢に動脈ライン（Aライン）を挿入しMixing Zoneの位置（脳や冠動脈への酸素供給）を評価する。同様の理由でSpO$_2$のモニタリングは右上肢で行うことが多いが，左上肢での測定も行い，左右差を評価することもある。

5）患者の管理と機械の管理

PCPSが必要な患者は心機能が非常に悪く，厳重な循環管理が必要である。さらに，大きな機械（PCPS）があり，送脱血管も長く重いため，設定・稼働状況の確認や事故抜去，屈曲などを含めた機械の管理が必要である[表1]。また，体外循環を行うため，凝固線溶異常や体温低下などさまざまな合併症が発生する[表2]。機械と生体反応などの観察が必要となる。

[表2] 主な合併症と観察のポイント

合併症	観察	ポイント
出血	カテーテル刺入部，瞳孔径・対光反射，消化管出血（胃管排液・下血，腹部緊満），血痰，口腔・鼻腔分泌物，皮下出血，血液データ（ACT，APTT，Fib，plt など）	・物理的刺激を最小限にする（特に鼻腔吸引など） ・血圧や心拍数の変動に注意する ・体外に出てくるものだけでなく，体内に出血している可能性も常に考慮する ・虚血や塞栓症により血流障害が起こると，組織脆弱となり出血も起こりやすいため注意する
塞栓症	瞳孔径・対光反射，各臓器障害の所見・血液データ（D ダイマー，AT Ⅲ，Lac など）	
溶血	尿の色調，血清 K 値，ハプトグロビン	・PCPS の脱血不良などで過剰な陰圧がかかると溶血しやすい
末梢循環不全（下肢虚血）	末梢冷感，左右の温度差，チアノーゼ，足背動脈の触知・ドップラー血流計での血流確認	・動脈確認部のマーキングを行う ・送血管挿入肢の血流障害がある場合は，シースを挿入し順行性に灌流させることもある
体温管理	体温（中枢温・末梢温），末梢冷感，シバリング	・可能であれば熱交換装置を装着し，体温管理を行う
感染	刺入部の炎症所見，体温，血液データ（WBC・CRP など）	・適切なカテーテル管理を行う
その他	末梢神経障害（特に腓骨神経障害）や褥瘡	・循環動態が不安定で積極的な体位変換が困難な場合もあるため，可能な範囲での除圧やエアマットの使用を検討する

AT Ⅲ：アンチトロンビンⅢ，ACT：活性化全血凝固時間，APTT：活性化部分トロンボプラスチン時間，Fib：フィブリノゲン，plt：血小板，Lac：乳酸
（文献1，4より作成）

（越智康弘）

《引用文献》
1）武居哲洋，讃井將満編：INTENSIVIST 5（2）：259-278，293-313，367-390，2013．
2）許俊鋭編：改定2版　補助循環マスターポイント102，第2版．pp60-68，メジカルビュー社，2009．
3）阿部稔雄，上田裕一編：最新人工心肺―理論と実際，第3版．pp210-214，名古屋大学出版会，2007．
4）道又元裕・他編：クリティカルケア実践の根拠．pp106-108，照林社，2012．

《参考文献》
1）百瀬直樹・他：人工心肺ハンドブック改訂2版．中外医学社，pp194-237，285，2009．

コラム 深部静脈血栓症（DVT）

1）深部静脈血栓症（DVT）とは
深部静脈血栓症（deep vein thrombosis：DVT）とは，下肢や骨盤内などの深部静脈に何らかの要因で血栓が形成され閉塞することで還流障害をきたした状態をいう。

2）発生機序
血栓の発症には，❶血管壁の変化（静脈瘤や静脈炎など），❷血流変化（長期臥床や心不全），❸凝固系亢進（糖尿病やDICなど）の3要素が絡み合って成立する。この3要素をウィルヒョウの3要素という。

本来下肢から心臓に戻る血液は，重力に逆らってのぼる必要があるため，下肢の筋ポンプ作用が重要となる［図1］。また，血液は静脈弁の存在により逆流しにくくなっている。しかし，何らかの原因で下肢の筋ポンプ作用の低下が起こると，静脈弁周囲で血液のうっ滞が起こり，血栓ができやすくなる。特に循環器疾患患者は心ポンプ機能自体が低下しているため，血液がうっ滞しやすくなる。

3）症状
- 自覚症状：疼痛，下肢の重苦しさ，だるさ，就寝時のこむら返りなど
- 他覚症状：表在静脈の怒張，下肢の腫脹，下肢の色調不良，皮膚潰瘍など

4）DVTは生命をも脅かす存在
深部静脈にできた血栓が肺動脈に流入した場合は急性肺血栓塞栓症を起こし，急激な呼吸困難やチアノーゼをきたす。時には血圧低下や失神を招くこともある。また，冠動脈への血栓流入は急性心筋梗塞となり至急治療を行わなければ，死に至ることもある。

特に臥床安静後に安静度を拡大する際は，下肢エコーなどでDVTの有無を評価してから離床を進めていくことで，早期発見，早期対処につながる。

5）DVTの予防
① 理学的予防法
- 運動療法・マッサージ：下肢の積極的な運動により，下肢ポンプ機能を活性化させ静脈のうっ滞を減少させる
- 間歇的空気圧迫法（IPC）：下肢に巻いたカフに間歇的に空気を送り込むことで下肢をマッサージし，静脈うっ滞を減少させる［図2］。ただしすでにDVTがある場合は，血栓を飛ばすリスクがあるため使用は控える
- 弾性ストッキング，弾性包帯：下肢を圧迫することで静脈還流速度を増加させて，静脈のうっ滞を減少させる。比較的安価で導入しやすい。ただし弾性包帯を使用する場合，包帯の巻き方や巻く強

［図1］下肢のポンプ機能

［図2］間歇的空気圧迫法

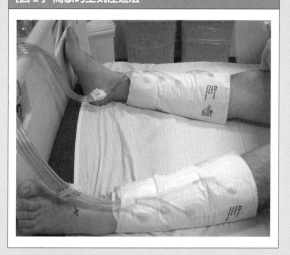

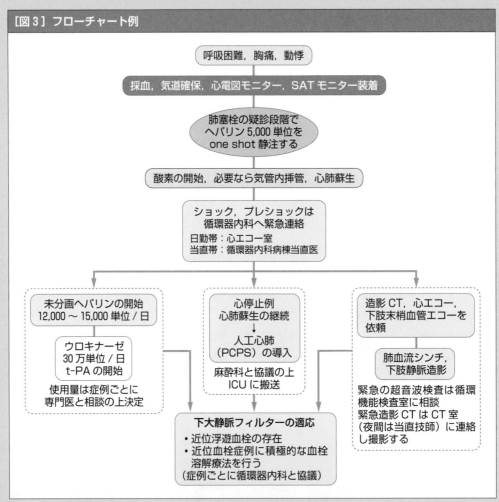

[図3] フローチャート例

SAT：血中酸素飽和度，t-PA：血栓溶解療法，PCPS：経皮的心肺補助法
（保田知生：近畿大学医学部附属病院における血栓対策の取り組み．江里健輔・他編，疑問に答える深部静脈血栓症予防ハンドブック．p164, 医歯薬出版，2004より）

さを一定に維持しなくてはならず，それには，技術と経験が必要になる

②**薬物的予防法**
- 抗凝固療法：血栓の形成予防に抗凝固療法を行うことがある．抗凝固の種類としては低用量未分化ヘパリン，容量調節未分化ヘパリン，容量調節ワルファリンなどがある

6）DVTに対する看護

長期の心不全治療や侵襲度の高い手術などを乗り切りやっと安静度が拡大されるという状態まできたにもかかわらず，DVTにより再び生命の危機に陥ることも少なくない．まずは予防することを前提に，積極的な介入を行うことが重要である．

①**予防のための介入**

まずはリスクファクターを理解し，循環動態が安定していても，常にDVT発生のリスクがあることを念頭に置いて観察を行う．また，ベッド上安静であっても下肢の運動を促す，もしくは他動的に動かすことで血流のうっ滞を予防する．

弾性ストッキングや間歇的空気圧迫法の機械の間違った使用により，皮膚損傷や着用による疼痛を招きかねないため，正しいサイズを確認し，適切に使用する．

患者自身がDVTについての知識，予防の方法を理解できるよう，早期からの患者教育を行う。

② **発症時の介入**

　長期臥床後離床を行うときには，呼吸状態などに注意し，急性肺血栓塞栓症の症状が疑われた際は，早急に酸素投与をしながらドクターコールし，抗凝固療法の開始などが円滑に行えるようにする。各施設で急性肺血栓塞栓症が疑われた際の対応を，フローチャート[1]**[図3]** などで明確にしておくのもよい。

（原田愛子）

《引用文献》
1) 江里健輔・平井正文・中野赳編：疑問に答える深部静脈血栓症予防ハンドブック. p164, 医歯薬出版, 2004.

《参考文献》
1) 平井正文・岩井武尚編：新弾性ストッキング・コンダクター―静脈疾患・リンパ浮腫における圧迫療法の基礎と臨床応用. へるす出版, 2010.
2) 冨士武史：整形外科周術期の予防と管理. 綜合臨牀 55 (7), 2006.
3) 榛沢和彦：肺塞栓, 深部静脈血栓症の予防. 月刊ナーシング 24 (12), 2008.

22 開心術における周術期

第Ⅲ部 病期・治療別看護ケア関連図

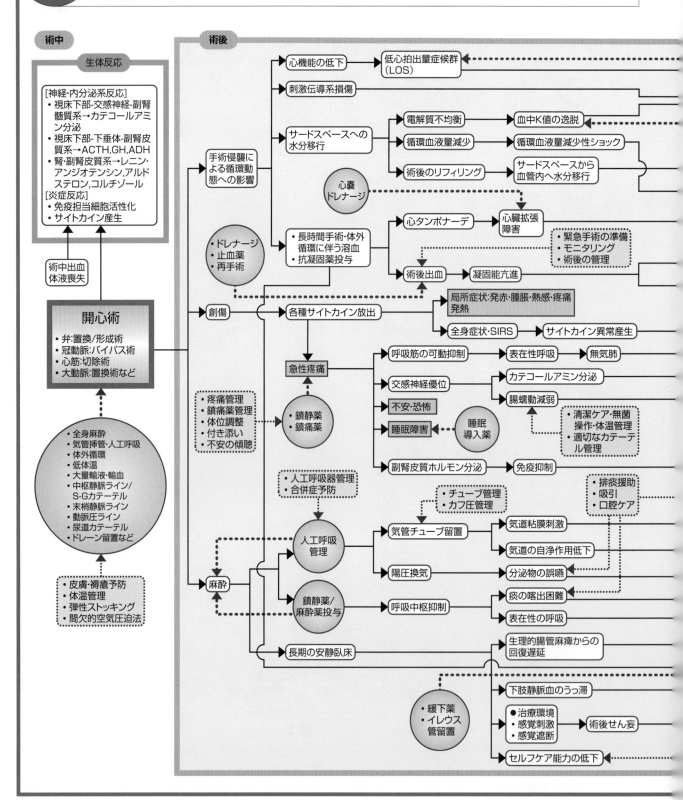

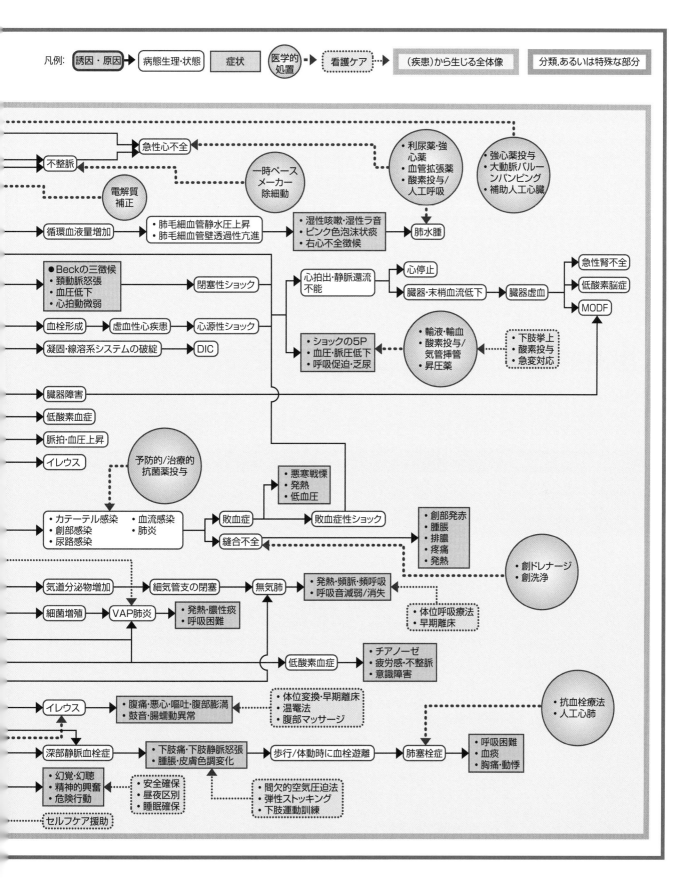

第Ⅲ部　病期・治療別看護ケア関連図

22　開心術における周術期

Ⅰ　術式と手術適応

1．開心術とは

開心術（open heart surgery）は，心臓に対する外科手術において，原則として人工心肺装置による体外循環を行いながら，患者の心臓を切開し心停止下に手術操作を行うものである。近年，人工心肺装置を使用せずに行う手術もある。

2．開心術の適応

開心術の術式は多岐にわたるが，人工心肺装置による体外循環が適応となる手術の代表的なものを[表1]に示す。

Ⅱ　周術期の看護：術前の看護

術前の看護は，患者が診断を受けて手術療法を選択・決定し手術室に入室するまでの過程において展開される。患者が十分に疾病や手術療法を理解した上で決断し，主体的に治療に臨むことができるよう，身体面・心理面・社会面への支援を行う。

1．看護目標

❶疾病と手術に関する理解ができる
❷手術前・中・後の経過をイメージし，精神的準備ができる

[表1] 開心術の術式と適応疾患

虚血性心疾患	冠動脈バイパス術（coronary artery bypass grafting：CABG）	・狭心症・心筋梗塞などの虚血性心疾患による冠動脈の狭窄・閉塞部位の先に，健康な血管（グラフト）をつなぐ ・人工心肺装置を使用しない心拍動下冠動脈バイパス術（off-pump coronary artery bypass：OPCAB）も普及している ・グラフト血管：内胸動脈，橈骨動脈，胃大網動脈，大伏在静脈など
	パッチ修復術	・心筋梗塞に伴う合併症などの心破裂に対し，損傷部位を修復する
	左室形成術	・心筋梗塞後の左室拡大をきたしたものに対して，左心室を縫縮し形成する
弁膜症	弁置換術・弁形成術	・弁の狭窄・閉鎖不全に対し，人工弁あるいは生体弁に置換する，または弁を形成する
大動脈疾患	人工血管置換術，大動脈基部置換術	・動脈瘤，大動脈解離に対して病変血管を切除して人工血管に置換する ・マルファン症候群（Marfan syndrome）に伴いやすい大動脈弁輪拡張症や上行・弓部大動脈の瘤・解離の置換術には人工心肺装置を用いる ・近年では経皮的にカテーテルを挿入し，病変血管の内側に人工血管を留置するステントグラフト内挿術も普及している
先天性心疾患	修復術	・心房中隔欠損症，心室中隔欠損症，ファロー四徴症などの短絡疾患や単心室症に対して修復を行う
心臓腫瘍	切除術	・心臓粘液腫などに対して腫瘍を切除する
不整脈	メイズ（maze）手術	・薬物療法，カテーテルアブレーション治療の効果が得られない難治性の心房細動に対し，心房上に存在する異常電気の発生部位や経路を切離・縫合，あるいは高周波刺激や冷凍凝固を行い切断する。通常は他の心疾患手術と同時に行う
その他	補助人工心臓植込み術 心臓移植	・重症心不全に対して心機能を代行するため，人工心臓の埋め込み，あるいは臓器提供者からの心臓を移植する

312

❸基礎疾患や併存疾患の管理が行えており，身体が最善の状態で手術に望むことができる

2．情報収集とアセスメント

開心術は，手術が誘因となり術前の併存疾患が悪化しやすく，合併症発生のリスクが高い。そのため，患者の既往歴，生活習慣，検査結果，フィジカルアセスメントなどの情報を統合し，術後リスクファクターの把握を行い，周術期全体の看護に活用する［表2］。

3．精神面への支援

患者は診断を受けるまでに複数の検査を受けている。自覚症状による受診，健康診断による精査目的の受診，急性発症による受診などきっかけはさまざまであるが，診断までの過程で患者と家族は時間と労力を使い，疲労と不安を感じていることが推測される。

開心術は生命を司る心臓の手術であり，そのほとんどが心停止下で行われ，患者や家族は「死の恐怖」などのより強い不安を抱くことが予測される。そのため，患者家族が気もちを表出しやすい態度で接し，精神的支援を行う。

4．術前のオリエンテーション

オリエンテーションは患者家族への情報提供のみならず，情報収集や信頼関係構築のための機会となる。術前から術後までの一連のスケジュール（クリニカルパス）だけでなく，術後の回復過程に関する説明を行い，患者・家族が周術期の経過を具体的にイメージし手術に臨むことができるよう努める。

また，医師からの手術説明を受ける患者家族の表情や言動を観察し，手術について現実的に理解することができるよう必要時には情報の整理・補足・補強を行う。

5．身体面の支援

1）術前検査

開心術を受ける患者は手術の数日前から前日に入院する。術前検査は入院前の外来受診時に実施されるものと，入院後に実施されるものがあるが，それぞれ目的や方法，留意点をわかりやすく説明して協力を得る。手術が予定されている場合の大まかな術前検査項目を［表3］に示す。

2）術前処置

術前処置は内容によって数日前から当日に行う［表4］。患者自身が実施あるいは遵守しなければならない内容は，説明するのみでなく，確実に実施されているか確認する必要がある。

6．術後合併症予防

① 禁煙指導

喫煙はニコチンによる交感神経機能の亢進，一酸化炭素ヘモグロビン生成による赤血球の酸素運搬能力の低下を引き起こし，呼吸機能だけでなく全身に悪影響を及ぼす。特に術後は肺合併症，創傷合併症，全身感染，神経学的合併症のリスクが高くなる。そのため，禁煙の必要性を説明し，禁煙できるよう支援する（コラム「禁煙指導」p156 参照）。

② 呼吸訓練

術中の人工呼吸，体外循環，手術侵襲による反応，長期安静臥床，疼痛による浅呼吸や喀痰困難などにより，術後は無気肺，肺炎のリスクが高い。そのため術前から深呼吸法，排痰訓練，体位変換法を練習し，術後に備える。必要性の説明とともに術後の状態を患者にイメージさせ，正確に実施できるよう支援する。

③ 深部静脈血栓症（DVT）予防

深部静脈血栓症（deep venous thrombosis：DVT）は，下肢の深部静脈に好発する。リスクファクターとしては，手術（手術侵襲による凝固系の亢進），長期臥床，中心静脈カテーテルなどの血管内留置があげられる。麻酔覚醒後から離床までの間，患者はDVT予防のために下肢の運動を実施する。そのため，術前にその必要性と方法について説明し，正確に実施できるよう支援する（コラム「深部静脈血栓症（DVT）」p307 参照）。

7．術後疼痛管理

術後疼痛は，手術操作により生じた組織損傷や末梢神経損傷が原因となって起こる。また，組織損傷によって遊離された発痛物質である炎症メディエーターのヒスタミンやセロトニン，プロスタグランジンなどが侵害受容器を活性化することも疼痛の原因となる。疼痛は呼吸機能や循環機能，消化機能，免疫機能を低下させ，不安や抑うつ，不眠を招き順調な回復を阻害する。

[表2] 開心術における術前の情報収集内容とアセスメント

		情報収集内容	アセスメント
身体面に関する情報	心機能の評価	・既往歴　・治療内容　・自覚症状 ・バイタルサイン・身体所見 ・フォレスター（Forrester）分類・NYHA 分類 ・血液検査　・心電図　・心エコー検査 ・胸部 X 線検査　・全身大血管 CT 検査 ・冠動脈造影（必要時） ・両心臓カテーテル検査（必要時） ・経食道エコー（必要時）　・MRI（必要時） ・脈波検査（必要時）	・心機能が低下していると，手術操作，全身麻酔を行うこと，人工心肺装置を使用することにより，術中・術後の循環動態には負荷がかかり，循環器合併症を発症するリスクが高い。心機能や病変の状態を十分に評価した術式の選択，輸液，電解質管理が重要となる ・心機能低下（主にうっ血）が術中，術後に多臓器（肝臓，腎臓など）へ悪影響を及ぼすリスクが高いため，評価が重要となる
	呼吸機能の評価	・既往歴　・治療内容　・自覚症状　・肥満 ・喫煙歴 ・身体所見（呼吸音・呼吸様式・呼吸困難感・努力様呼吸・咳嗽・喀痰の有無と性状） ・バイタルサイン ・スパイロメトリ（％肺活量・秒率％ $FEV_{1.0}$・換気障害分類） ・胸部 CT　・動脈血ガス分析　・Hb	・全身麻酔，手術操作，人工呼吸管理を行うこと，人工心肺装置を使用することによる侵襲が加わり，術中・術後は呼吸機能が低下し，気道狭窄，ガス交換障害，換気障害に陥りやすい。また，既往や生活習慣による呼吸機能への影響も大きいため，呼吸機能の評価に基づいた術中・術後の呼吸管理が重要である ・「閉塞性換気障害（COPD）」では気道の抵抗により呼気が障害されるため，排痰困難に伴う無気肺と肺炎のリスクが高い ・「拘束性換気障害」では肺実質や呼吸筋の機能低下により吸気が障害されるため，低酸素と低換気のリスクが高い
	腎機能の評価	・既往歴　・排尿障害　・浮腫 ・血液検査（BUN・Cr）　・尿検査 ・バイタルサイン	・腎機能低下は術中，術後の循環不全により急性腎不全の続発リスクを高め，電解質バランス異常を招く。また使用する薬剤により腎機能障害が起こるリスクが高い ・腎機能に応じて術中・術後の輸液管理を行うことが重要である ・腎機能低下が認められる場合は，術後に透析療法も検討される
	肝機能の評価	・既往歴　・自覚症状　・尿・便の色 ・身体所見（嘔吐・意識・皮膚色・黄疸・掻痒・出血傾向）　・バイタルサイン ・血液検査（AST・ALT・LDH・T-Bil 凝固系） ・腹部 CT　・生活習慣（食生活，アルコールなど）	・肝機能の低下は肝合成機能，排泄機能，解毒機能が低下するために易出血，易感染，創傷治癒遅延，腎不全，呼吸不全，肝不全を招くリスクが高い。また術中・術後の循環不全は，肝血流を低下させ肝機能低下を招く
	脳神経系の評価	・既往歴 ・治療経過 ・身体所見（麻痺・言語・運動・視野・瞳孔・認知・記憶） ・頭部 CT ・頸動脈エコー ・年齢 ・動脈硬化病変の有無	・認知機能の低下は治療協力ができない場合があり，術後の安静度制限の保持困難や離床に向けたリハビリテーションの遅延を招く ・術中の長時間にわたる体外循環や，術後の循環不全による脳血流の低下は脳虚血を招く。また術後心房細動による血栓や組織片による脳梗塞，抗凝固薬使用による脳出血などのリスクがある ・これらは，入院期間の延長につながるため，術前・術後の評価を行うことが重要である
	内分泌・代謝機能の評価	・既往歴 ・血液検査（グルコース・HbA1c・甲状腺機能など） ・尿検査（尿糖・尿ケトン体）	・術前の内分泌，代謝疾患の状態が心機能，不整脈の出現などに影響することがある ・術中，術後は侵襲に伴う生体反応として高血糖状態となる ・持続的な高血糖は，免疫能低下による易感染，浸透圧利尿の亢進による循環血液量減少，高浸透圧性の昏睡，虚血時の脳障害のリスクが高まるため，術前からの血糖コントロールが重要である
	血液凝固・線溶系機能の評価	・既往歴 ・血液検査（WBC・RBC・Hb・Ht・PLT・PT・PT-INR・PT％・D-ダイマー・AT Ⅲ・FDP） ・バイタルサイン ・モニタリング	・抗凝固薬・抗血小板薬内服中，血液透析導入中，血液疾患のある患者は出血のリスクが高くなる。術前に内服薬を中止することによる既往症状，合併症の出現に注意した観察が重要である ・大量出血は DIC 発症のリスクを高める。また貧血は低酸素血症を招く ・内服薬の中止の遵守，術前・術中の輸血により出血をコントロールすることが重要である

[表2]（つづき）

		情報収集内容	アセスメント
身体面に関する情報（つづき）	電解質の評価	・既往歴 ・悪心・嘔吐 ・下痢 ・意識 ・水分出納バランス ・血液検査（Na・K・Cl・Ca・P・Mg・BUN・Cr） ・体重 ・生活習慣（食生活など）	・電解質異常は意識障害，運動機能障害，心筋電気活動に影響を及ぼす 　・術後は侵襲に伴う生体反応により，ナトリウムの細胞内移動が起こり低ナトリウム血症となり，主に中枢神経系の機能不全症状を引き起こす 　・細胞内のカリウムは細胞損傷に伴い細胞から遊出し組織間や血管内に移行し，高カリウム血症となり，重症例では致死的不整脈を誘発するため，厳重に管理する必要がある 　・利尿薬の使用による低カリウム血症も不整脈を誘発するため，評価と観察が重要となる
	栄養状態の評価	・身長・体重 ・BMI ・血液検査（TP・Alb・Pre-Alb） ・摂食量・摂食状態・摂食状況	・低栄養は創治癒遅延のみならず術後回復遅延を招く 　・肥満は術中，全身麻酔，人工呼吸管理に大きな障害となり，低酸素などの肺合併症のリスクを増加させる。可能であれば低栄養状態や肥満を改善してから手術を行うこともある 　・低アルブミン血症は血管内の膠質浸透圧を下げ，間質から血管内への水分の浸透を妨げ，循環血液量の維持の弊害となる
	感染リスクの評価	・既往歴　・感染徴候　・体温　・高齢 ・低栄養　・高血糖　・肥満　・喫煙 ・術前入院期間 ・他部位の感染 ・血液検査（WBC・CRP）	・易感染状態あるいは感染状態で手術を実施すると，感染症の発症，増悪を招き，敗血症を続発するリスクが高くなる 　・術前に感染のハイリスク要因を可能な限り除去することが重要である 　・術中より予防的に抗菌薬が使用されるが，術中・術後の感染管理を徹底する ・術式によっては，人工血管，人工弁，ペースメーカーなど人工物を使用することがあり，人工物の挿入自体に感染のリスクがある
	深部静脈血栓症（DVT）の評価	・D-ダイマー ・肥満 ・既往歴	・DVTは血流の停滞，静脈内皮障害，血液凝固能の亢進，手術や安静臥床，肥満などが要因となる 　・術前よりリスクを評価し，患者教育，術中・術後の管理を行うことが重要である
	アレルギーの評価	・問診 ・既往歴	・薬剤や手術操作器具などによりアレルゲンが体内に取り込まれ，アナフィラキシーを引き起こすリスクがあるため，過去の情報を収集し，医療者全員で共有する必要がある。手術直前に行うタイムアウト時の重要な情報共有の1つである 　・輸血および過去にアレルギー反応が出なかった物質や初めて使用する薬剤でも，アレルギー反応が出現するリスクがあるため注意を要する
心理面に関する情報		・病気に対する認識：説明内容と予後についての理解 ・手術に対する不安と理解の程度 ・家族や重要支援者のサポート体制 ・本人の性格	・不安は，術後の回復に影響を及ぼす。患者の安全，安楽を保証するだけでなく，主体的に手術を受ける意思決定ができるよう支援することが重要である 　・患者の表情，言動，性格，社会的役割，サポート体制などを患者家族から情報収集し，総合的にとらえて術前の指導や不安軽減への支援を行う必要がある
社会面に関する情報		・社会的な役割 ・経済的状態 ・医療者と患者の相互関係 ・生活環境 ・生活習慣の変化 ・疾患 ・手術により障害される機能と関連するADL	・入院，手術に伴う患者の社会的背景の変化は，手術療法を受けることおよび回復への意欲に影響する。それらを理解し，主体的に治療・処置を受け，社会復帰に向かうように支援する必要がある ・近年の社会情勢の変化や入院期間短縮への流れから，入院時より退院を見すえた多職種の介入が必要となる ・多職種連携し，受けられる社会保障（身体障害者申請など）や，必要な社会支援（介護保険など）などを提示する

[表3] 術前検査

- 血液・尿検査
- 心電図検査
- 心臓エコー検査
- 胸部X線検査
- 呼吸機能検査
- 頭部胸腹部CT検査
- 心臓カテーテル検査（必要時）
- 経食道エコー検査（必要時）
- 頸動脈エコー検査（必要時）
- MRI（必要時）
- 脈波検査（必要時）

[表4] 術前処置

内服薬	抗凝固薬，抗血小板薬は止血困難を招く恐れがあるため，医師の指示により数日前より一時中止する。その他の内服薬は医師に確認する。
排便	術前日に緩下薬を服用し，手術当日朝に浣腸を行うことが多い。
飲食／飲水	麻酔中の嘔吐に伴う誤嚥防止のため，食事は前日夕食まで，飲水は当日朝までとなることが多い。
皮膚の清潔	術前日あるいは当日に洗浄剤を用いて全身を洗浄する。
体毛の処置	手術前日または直前に手術範囲を電気クリッパーで刈る。 ▶手術部位感染（surgical site infection：SSI）発症予防のため，剃毛，除毛クリームは原則として行わない
爪の処置	術中よりパルスオキシメーターを装着するため，爪や皮膚の損傷を防止するため，爪は短く切り，マニキュア・つけ爪は除去する。
深部静脈血栓症（DVT）予防	手術当日に弾性ストッキングを着用する。

したがって，術後疼痛に対しては鎮痛薬による積極的な疼痛コントロールが重要である。患者には痛みを我慢する必要のないこと，痛みを医療者に伝えることの重要性とペインスケールを用いた疼痛評価の必要性について術前より説明する。

8．入院生活への支援

術前・術後を通して飲水制限や食事制限（カロリー・塩分など）が行われる。水分出納や体重の変動に対する観察が必要であるとともに，さまざまな制約を余儀なくされている患者のストレスを考慮し，食事環境や好みに合う食事の提供に関して他職種と調整することも必要である。術後は嚥下機能の低下など摂取困難があれば，食事形態の変更を行う。また，安静や環境の変化による便秘や不眠に対する支援については，術後も継続して重要となる。

Ⅲ 周術期の看護：術中の看護

術中の看護は，患者が手術室に入室してから退室するまでの過程において展開される。術前の患者情報に基づいて個々の患者に応じた看護を提供し，術前・術中の情報を病棟，手術室看護師が共有し看護が継続できるよう努める。患者の安全・倫理を守り，手術に携わるチームのメンバーが役割を発揮し手術が円滑に遂行できるよう支援する必要がある。

1．看護目標

❶安全かつ円滑に手術を終えることができる
❷術中合併症を起こさない
❸手術に伴う身体損傷を起こさない

2．手術の流れ

一般的な開心術のおおまかな流れを以下に示す。

❶患者確認と看護師間の申し送り（患者情報，手術部位確認，同意書確認）：患者誤認を防ぐために氏名を名乗ってもらい，ネームバンド，診療録などで患者確認を確実に行う。また患者情報について看護師間で申し送るとともに，手術部位を確実に確認する。麻酔前投薬を使用した場合，患者の呼吸状態や意識状態を十分に観察する。各種同意書が揃っているかを確認する

❷手術直前にタイムアウトを実施する：手術全般に関する重要情報（患者名，術式，部位）について，手術チーム全員が一斉に手を止めて確認し合う

❸手術室内への移動，手術準備，麻酔導入，気管内挿管：手術室内のベッドに患者を移動する。その後，モニター装着，体位調整後に全身麻酔導入，気管内挿管となる。観血的動脈圧モニター，追加の末梢静脈ルート，中心静脈ルート，尿道カテーテルを留置する。麻酔導入までの患者は不安や緊張が最も強い時期であるため，落ち着いた態度で接し1つひとつ声かけを行うことで安心感を与えるよう支援する。

また医師の介助だけでなく，褥瘡予防，保温，モニタリングと観察による異常の早期発見と対応を行う
❹胸骨正中切開法，心膜切開により心臓を露出する
❺ヘパリン使用下に人工心肺装置の送血管・脱血管を挿入し，体外循環を確立する：現在使用されている回路の容積は成人用の人工心肺装置で600～700 mL，新生児の装置では200 mL程度である
❻大動脈を遮断し，血液を冷却して低体温開始。同時に遮断した動脈から冠動脈へ心筋保護液を注入して心停止を確認する
❼手術操作を行う
❽大動脈の遮断を解除し，復温を開始して心拍再開を確認する（心室細動の場合は電気的除細動施行）
❾十分な復温後に体外循環の離脱に向けて血流量を下げる
❿血圧の維持が可能であれば返血して体外循環を終了する
⓫プロタミン使用によりヘパリンを中和する
⓬人工心肺装置の送血管・脱血管を抜去する
⓭心外膜にペーシングリードを留置し，体表面にリード線を固定しておき，必要時は体外式一時ペーシングを行う
⓮止血操作，ドレーン挿入，心膜縫合をする
⓯ワイヤーなどによる胸骨閉鎖，皮膚の閉創を行う
⓰申し送りを行い，患者は麻酔未覚醒かつ人工呼吸を継続したまま退室する。近年，患者の状態や術式により，手術室で抜管して退室することもある

3．人工心肺装置 [図1]

　術中は，心臓を切開し無血視野，静止視野を得て正確な手術操作を行うため，原則として心臓を停止する必要がある。人工心肺装置は，心停止中に体外で血液を循環させることにより，心臓と肺の機能を一時的に代行し，体循環を維持して臓器を守ることを目的としている。また，術式に応じて体温の調整も行うことができる。体外循環そのものが非生理的な循環であるため，術中だけでなく術後の看護においても [表5] に示す合併症に対する知識をもち，注意深く観察を行う。

4．心筋保護

　心臓手術は必然的に心筋障害を伴うため，心筋の保護が必要となる。心筋障害のリスクを最小限にするための方法として，心筋保護液による心停止と，低体温療法がある。心筋障害の原因となる虚血による障害を回避するには，心筋の酸素消費を軽減すればよい。

1）心筋保護液による心停止

　心臓の電気的機械的活動を停止させる。心筋のエネルギー必要量を有意に低下させ，心筋の虚血を最小限に抑える。

2）低体温療法

　心筋保護液の冷却注入により心臓を低温とし，同時に人工心肺装置により体外循環中の血液を冷却して全身体温も下げることにより，細胞の代謝を下げる効果が得られる。

Ⅳ　周術期の看護：術後の看護

　術後の看護は，患者が手術室を退室してから家庭や社会へ復帰するまでの過程において展開される。心臓は手術直後より休むことなく再びポンプ機能の役割を果たさねばならない。術後管理の流れについて [表6] に示した。

1．看護目標

❶手術侵襲から早期回復できる
❷術後合併症を起こさない
❸疼痛コントロールができる
❹早期離床し，ADLを回復することができる
❺退院後の生活に向けた自己管理ができる

　開心術後は，麻酔や手術による侵襲に加えて体外循環による影響により，容易に循環動態が不安定となる。そのため，昇圧薬・血管拡張薬を使用しながら観血的動脈圧測定やスワンガンツ（S-G）カテーテルによる連続的な血行動態の管理を行い，場合によっては補助循環が行われる。また患者は，循環動態，呼吸状態が安定するまで鎮静され，人工呼吸器で管理される。したがって，術直後から数日は集中治療室（ICU）や外科系集中治療室（SICU）で管理されることが多い。

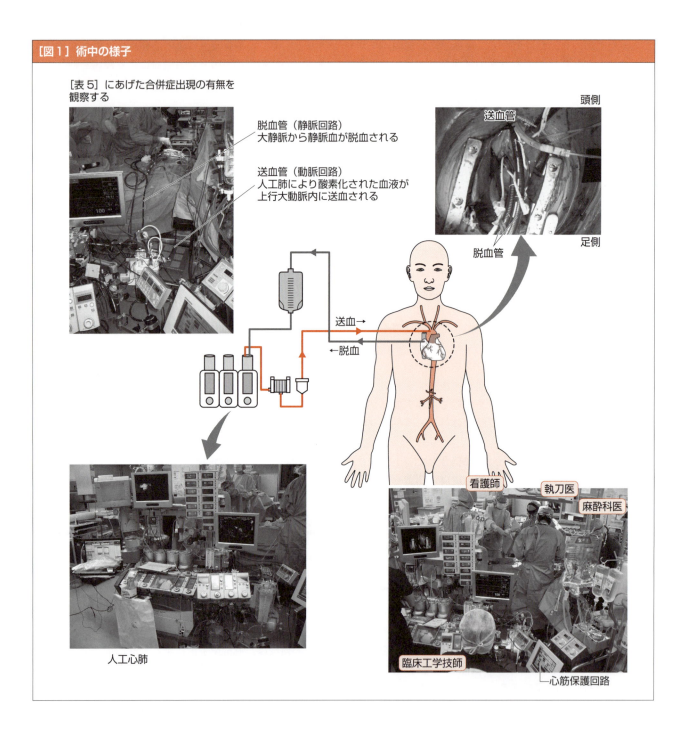

[図1] 術中の様子

2. 情報収集とアセスメント

患者の開心術後の全身的特徴を理解した上で、術前・術中の情報を包括的に収集し、現在の状態のアセスメントを行うことにより合併症予防を行い、早期回復への支援に努めることが重要である。主な術後の観察項目を[表7]に示す。

3. 鎮静・意識・せん妄

1) 鎮静・意識

鎮静、鎮痛の目的を[表8]に示す。術後、人工呼吸器から離脱するまで患者は鎮静状態にあり、意識状態の変化を継時的に観察しながら適切な鎮静状態を維持していく。

[表5] 人工心肺装置使用・体外循環による合併症

臓器	症状	病態
脳	低酸素脳症	・体外循環は非生理的な循環であるため，脳内の血圧が低くなることがある。それに伴い脳内が低酸素状態に陥るリスクがある
	脳浮腫	・中心静脈圧（CVP）が高い状態で長時間にわたって体外循環を行うと脳内血管にも圧がかかり，血管外への水分漏出が起こり発症するリスクがある
	脳塞栓	・血栓，空気，組織片，カルシウム，アテロームなどにより脳血管が狭窄，閉塞するリスクがある
肺	還流後症候群（post perfusion lung syndrome） ＊成人呼吸窮迫症候群（ARDS）類似の低酸素血症や換気不全	・体外循環中に肺から血液が返ってくる左心房の圧を，過剰に高い状態に維持することで，肺に水分が漏出したり，肺出血したりすることにより，十分な換気ができない状態に陥るリスクがある ・体外循環により酸素を運搬する赤血球は多少破壊される（溶血）が，それが長時間になると過度に溶血し，酸素を十分に運搬できなくなり低酸素血症に陥るリスクがある ・血中蛋白が変性することにより血管が塞がれ，肺胞に血液が流れない状態に陥るリスクがある ・肺動脈および気管支動脈の血行障害が起こるリスクがある
腎	腎不全	・人工心肺装置による腎血流の低下に伴い，腎機能の低下を招き，乏尿，無尿となり水分や電解質のバランス維持ができなくなるリスクがある ・過度の希釈（血液粘性の低下）による血圧低下が生じるリスクがある ・血管拡張薬などの使用による血圧低下が生じるリスクがある ・脱血不良などによる還流圧低下が生じるリスクがある ・腎血管を含む末梢血管の収縮が生じるリスクがある ・人工心肺装置による溶血に伴うヘモグロビン（Hb）などの尿細管への影響が生じるリスクがある ・腎不全を起こす可能性のある薬剤の大量使用が生じるリスクがある
血液	溶血	・吸引で血液を吸い取る際の擦り潰しが生じるリスクがある ・人工肺・回路内での乱流による血液同士の擦り潰しが生じるリスクがある ・ローラーポンプで血液が通過するチューブによる過度の圧迫が生じるリスクがある ・血管内での送血管によるジェット噴射での乱流による血液同士の擦り潰しが生じるリスクがある ・輸血による拒絶反応が生じるリスクがある
	出血	・体外循環により人工肺などに血小板が吸着され，血中の血小板が減少する ・体外循環中は抗凝固薬としてヘパリンを使用し，終了後にはヘパリンを中和させるプロタミンを使用するが，中和が不完全であると血液凝固能の低下が起きる ・輸血には抗凝固の役割を果たすクエン酸が混入している。クエン酸には血液凝固に必要なカルシウムを抑制する作用があるため，大量輸血を行うと凝固能が低下するリスクがある
酸塩基平衡	酸塩基平衡異常	・循環不良での組織不足からの乳酸の産生による代謝性アシドーシスが起きるリスクがある ・人工肺による過剰換気による呼吸性アルカローシスが起きるリスクがある
電解質	電解質異常	・利尿によるナトリウム，カリウム損失が起きるリスクがある ・心筋保護液によるカリウム上昇が起きるリスクがある ・血液希釈によるカルシウム・マグネシウムなどの減少が起きるリスクがある
大動脈	急性大動脈解離	・送血カニューレにより大動脈内膜を損傷するリスクがある

［和歌山県立医科大学附属病院：人工心肺について．http://www.wakayama-med.ac.jp/med/chuou-syujutu/ce/cepump.html（2016年10月閲覧）を改変］

● 看護

意識状態の評価には，ジャパン・コーマ・スケール（Japan coma scale：JCS）やグラスゴー・コーマ・スケール（Glasgow coma scale：GCS）を用い，リッチモンド・アジテーション・スケール（Richmond agitation-sedation scale：RASS）[表9]による鎮静興奮状態の評価を加えることで，より多角的にアセスメントする。

鎮静中の患者は，可動性や活動性の低下・知覚認知の低下により圧迫や接触に対する解除を自ら行うことができず，皮膚損傷や褥瘡を起こす。患者の年齢や体格を考慮し全身を観察するとともに患者の療養環境（湿潤状態やデバイスの有無）を評価し，皮膚損傷や褥瘡の発生要因をアセスメントする。エアマットを使用し体位変換を行い，清潔を保ち，モニター装着部位の定期的な変更を行

[表6] 開心術におけるクリティカルパス（例）

	入院当日〜手術前々日	手術前日	手術当日（術前）	（術中〜術後）
	循環器病棟 →			→ ICU
安静度 リハビリ テーション 合併症予防 防行動	安静制限なし ───── リハビリテーションの説明 排痰法・呼吸法・含嗽 ──→ 下肢運動・体位変換 ──→ 離床法 ──→			絶対安静 術後3時間後より安定していればセミファーラー位
食事	飲食可能	夕食以降は絶食	絶飲食 ─────	
注射 薬剤		内服薬中止（医師の指示による） • 緩下薬 • 睡眠薬（必要時）	• 輸液 ───── • 前投薬（医師の指示による） • 浣腸	• 抗菌薬 ───── • 循環作動薬 ───── • 鎮静薬 • 鎮痛薬
検査	• 心電図 • 胸部X線 • 心エコー • 経食道エコー • 呼吸機能検査 • 血液検査 • CT（必要に応じて）			• 心電図 ───── • 血液検査 • 胸部X線 • 血液ガス分析 • ACT
呼吸・循環・ 創傷管理 など	• バイタルサイン測定 ───── • フィジカルアセスメント ─────	• 臍処置 • 除毛（電気クリッパー）	• 末梢静脈ルート留置 • 弾性ストッキング装着	• 人工呼吸器管理 • ドレーン留置 • 動脈圧ライン留置 • S-Gカテーテル留置 • CVカテーテル留置 • バストバンド装着 • 間欠的空気圧迫法 • 体位変換 ─────
清潔	• 入浴可能	• シャワー浴（洗浄・洗髪） • 爪切り		
排泄	• トイレ排泄			• 膀胱留置カテーテル留置 ─────
説明指導	• 入院時オリエンテーション • 禁煙指導 • 術後合併症予防指導 • リストバンド装着 • 必要物準備	• 手術説明 • 麻酔説明 • 各種承諾書 • 手術オリエンテーション • ICUオリエンテーション		

ACT：活性化全血凝固時間，S-Gカテーテル：Swan-Ganzカテーテル，CVカテーテル：中心静脈カテーテル

	手術後1日	手術後2日目	手術後3～4日目	手術後5～6日目	7日目～退院
	→循環器病棟→				
	ベッド上安静（セミファーラー位，抜管後は座位） 抜管後 排痰法・呼吸法・含嗽 下肢運動・体位変換	離床 リハビリテーション		安静制限なし	
	• 飲水テスト後，飲水・食事開始（医師の指示による）	全粥食	治療食		
			• 体重測定 • 心電図 • 血液検査 • 胸部Ｘ線	• 体重測定	• 心電図 • 血液検査 • 胸部Ｘ線 • 心エコー • 心臓カテーテル検査
	• 気管チューブ抜管 • 酸素投与（リザーバーマスク→カニュラ） • 呼吸理学療法 • S-Gカテーテル抜去	• CVカテーテル抜去 • 動脈圧ライン抜去	• ドレーン抜去	• 末梢静脈ルート抜針	• ガーゼ交換 • 抜糸
	• 全身清拭 • 陰部洗浄 • 更衣 • 口腔ケア				• シャワー浴
	• オムツ排泄		• 膀胱留置カテーテル抜去 • トイレ排泄		
					退院指導

[表7] 術後の身体面の観察項目

鎮静, 意識レベル	・鎮静薬の種類と使用状況　・意識評価：JCS, GCS　・鎮静評価：RASS ・疼痛評価：BPS, VAS　・せん妄評価：CAM-ICU ・頭部CT・頸動脈エコー　・身体所見（麻痺・言語・運動・視野・瞳孔・認知・記憶）
循環動態, 出血	・生体監視モニター：心拍数, 血圧, 体温, 呼吸数, SpO_2, 心電図波形 ・S-Gカテーテルモニター：肺動脈圧, 心拍出量, 心係数, 中心静脈圧, 混合静脈血酸素飽和度 ・水分出納：輸液・輸血量（サードスペース移行量）, 尿量, 出血量, 排液量（不感蒸泄） ・ドレーン排液量, 色調 ・血液検査：RBC, Hb, Ht, PLT・PT・PT-INR・PT%・D-ダイマー・AT Ⅲ・FDP, 動脈血ガス分析データ, ACT ・胸部X線検査, 心臓エコー検査 ・身体所見：末梢冷感, 皮膚色, 冷汗, 意識, ショック徴候, 体重 ・自覚症状：疼痛, 胸部不快感
呼吸状態	・生体監視モニター：心拍数, 血圧, 体温, 呼吸数, SpO_2　・人工呼吸器設定, 実測値 ・胸部X線検査　・血液検査：Hb, WBC, CRP, 動脈血ガス分析データ, ・身体所見：胸郭の動き, 呼吸音, 呼吸様式, 努力様呼吸, 咳嗽, 喀痰の有無と性状, 末梢冷感, チアノーゼ, 皮膚色 ・自覚症状：呼吸困難感, 疼痛
腎機能	・浮腫　・体重　・血液検査（BUN・Cr）　・尿検査（尿量・尿比重・水分出納バランス・色調）
肝機能	・既往歴　・自覚症状　・尿, 便の色　・身体所見（嘔吐・意識・皮膚色・黄疸・浮腫・搔痒・出血傾向） ・血液検査（AST・ALT・LDH・T-Bil）　・CT
消化管機能	・腹部X線, 腹部エコー ・身体所見：腸蠕動音, 腹部膨満・緊満, 鼓音 ・自覚症状：腹痛, 悪心・嘔吐, 腹部膨満感
内分泌・代謝	・血液検査：HbA1c・グルコース（Glu）
電解質 酸塩基平衡	・血液検査, 動脈血ガス分析データ　・水分出納バランス, 輸液内容　・身体所見：意識
栄養状態	・血液検査（TP・Alb・Pre-Alb）　・食欲, 食事摂取量と内容, 水分摂取量　・体重
感染	・体温　・血液検査：(WBC・CRP) 感染徴候 ・身体所見：創部・ドレーン刺入部の発赤, 腫脹, 熱感, 疼痛, 滲出液の性状, 悪寒戦慄
疼痛	・鎮痛薬の種類と使用方法・量　・疼痛評価：BPS, VAS, 疼痛部位 ・身体所見：表情, 言動, 発汗, 活動状況　・自覚症状：疼痛, 不眠
深部静脈血栓症（DVT）， 肺血栓塞栓症（PE）	・抗凝固薬の使用状況, 弾性ストッキング・間欠的空気圧迫法の装着状況 ・血液検査：D-ダイマー ・身体所見：下肢腫脹, 緊満, 表在静脈怒張, 皮膚色, 頻呼吸, 頻脈, チアノーゼ, 意識消失 ・自覚症状：下肢痛, 不快感, 胸痛

JCB：Japan coma scale, GCS：Glasgow coma scale, RASS：Richmond agitation-sedation scale, BPS：behavioral pain scale, VAS：visual analogue scale, CAM-ICU：confusion assessment method for the ICU

い，各種ラインの皮膚接触に注意し，皮膚状態の観察を行う。

2）脳障害
① 病態
手術操作，人工心肺装置の使用，体外循環により，血栓や組織片が脳動脈に遊離して発症する脳梗塞や，術後に電解質バランスが崩れ心房細動を発症し，脳梗塞となるリスクもある。また，出血傾向に伴って発症する脳出血，術中・術後の脳血流低下に伴って発症する脳虚血のリスクがある。

② 看護
鎮静状態にあっても，意識状態・瞳孔・四肢の動きなど中枢神経系のアセスメントを行い，異常の早期発見と対応が必要である。

3）せん妄
術後せん妄は，手術を契機に発生し多くは回復ととも

[表8] 鎮静・鎮痛の目的

1. 患者の快適性・安全の確保
   a. 不安を和らげる
   b. 気管チューブ留置の不快感の減少
   c. 動揺・興奮を抑え安静を促進する
   d. 睡眠の促進
   e. 自己抜去の防止
   f. 気管内吸引の苦痛を緩和
   g. 処置・治療の際の意識消失（麻酔）
   h. 筋弛緩薬投与中の記憶消失
2. 酸素消費量・基礎代謝量の減少
3. 換気の改善と圧外傷の減少
   a. 人工呼吸器との同調性の改善
   b. 呼吸ドライブの抑制

（日本呼吸療法医学会・多施設共同研究委員会：ARDS に対する Clinical Practice Guideline，第2版．人工呼吸 21：44-61, 2004 より）

[表9] RASS とその利用法

ステップ1：30 秒間，患者を観察する．これ（視診のみ）によりスコア 0～＋4 を判定する．
ステップ2：1) 大声で名前を呼ぶか，開眼するように言う．
　　　　　　2) 10 秒以上アイ・コンタクトができなければ繰り返す．以上2項目（呼びかけ刺激）によりスコア－1～－3 を判定する．
　　　　　　3) 動きが見られなければ，肩を揺するか，胸骨を摩擦する．これ（身体刺激）によりスコア－4，－5 を判定する．

スコア	用語	説明	
＋4	好戦的な	明らかに好戦的な，暴力的な，スタッフに対する差し迫った危険	観察
＋3	非常に興奮した	チューブ類またはカテーテル類を自己抜去；攻撃的な	
＋2	興奮した	頻繁な非意図的な運動，人工呼吸器ファイティング	
＋1	落ち着きのない	不安で絶えずそわそわしている，しかし動きは攻撃的でも活発でもない	
0	意識清明な	落ち着いている	
－1	傾眠状態	完全に清明ではないが，呼びかけに 10 秒以上の開眼，およびアイコンタクトで応答する	呼びかけ刺激
－2	軽い鎮静状態	呼びかけに 10 秒未満のアイ・コンタクトで応答	
－3	中等度鎮静	状態呼びかけに動きまたは開眼で応答するがアイ・コンタクトなし	
－4	深い鎮静状態	呼びかけに無反応，しかし，身体刺激で動きまたは開眼	身体刺激
－5	昏睡	呼びかけにも身体刺激にも無反応	

[日本呼吸療法医学会：人工呼吸中の鎮静のためのガイドライン. 2007. http://square.umin.ac.jp/jrcm/contents/guide/page03.htm（2016年5月閲覧）を一部改変]

に消失する一過性の意識障害である．せん妄は，一度発生すると大量の薬物を使用しなければならず，患者への身体的影響が大きくなることが多い．また，不穏状態から転倒・転落，ルートトラブル等のリスクも増加する．その結果，順調な回復過程から逸脱し，入院期間の延長につながる要因となる．

人工呼吸器管理中のせん妄評価には，前述したRASS を併用した ICU のためのせん妄評価法（confusion assessment method for the ICU：CAM-ICU）[図3] がある．スケールを用いて評価することで，医療スタッフ全員が可視化された値による患者の状態把握ができ，統一したケアを行うことができる．安楽を確保し睡眠のリズムを整えることや，コミュニケーションを図り精神的不安をできる限り軽減するよう配慮することが重要である．そして，ルート類の自己抜去や転倒，転落等の事故が起きないよう安全を確保する必要がある．

4．循環動態

循環動態を詳細に評価するため，術中に S-G カテーテルや観血的動脈圧ラインが挿入され，術後も継続してモニタリングを行う．術後の循環器合併症としては以下があげられる．

1）心不全（低心拍出量症候群（low output syndrome：LOS）・ショック）

①病態

手術操作による心機能低下や手術侵襲などが影響し，心拍出量が低下する恐れがある．低心拍出量症候群が持続すると，ショック状態に陥り[表10]，臓器の低循環は虚血を引き起こして多臓器障害（multiple organ dysfunction syndrome：MODS）に進行する．開心術後は[表11]に示すように，すべてのショックに陥るリスクがある．

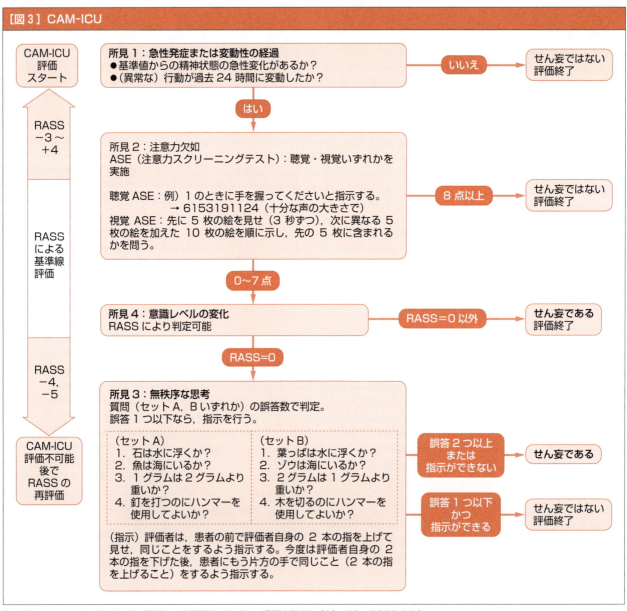

[図3] CAM-ICU

(古賀雄二：ICUにおけるせん妄の評価―日本語版CAM-ICU．看護技術 55（1）：32，2009より)

　術後の心不全の原因としては，輸液・輸血過剰使用，低酸素血症，電解質異常，酸塩基平衡異常，不整脈，心タンポナーデなどがあげられる。

　心機能を補助する強心薬，心拍出量を保つ輸液や血管作動薬が使用されるが，効果が得られない場合には大動脈内バルーンパンピング（コラム「大動脈バルーンパンピング（IABP）」p301参照）や経皮的心肺補助循環法（コラム「経皮的心肺補助法（PCPS）」p304参照）による補助循環が行われる。

② **看護**

　各種モニターから得られる測定値と全身観察からのアセスメントに加えて，水分出納の管理と薬剤の確実な使用・指示範囲内でのコントロールを行う。鎮静中の患者は，自覚症状を訴えることができないため，心不全の身体所見を含めてアセスメントし，心不全の早期発見に努める。

　いったんショックに陥ってしまうとショック離脱に時間を要するのみならず，臓器虚血に伴い回復遅延に至る。したがって，頻脈，顔面蒼白，冷汗などのショック症状

[表10] ショックの分類

ショックの種類	開心術後に起こりうる状態
循環血液量減少性ショック（hypovolemic shock）	出血，サードスペースへの水分移行に伴う循環血液量減少
血液分布異常性ショック（distributive shock）	薬剤性アナフィラキシー，敗血症
心原性ショック（cardiogenic shock）	心筋梗塞，重症不整脈，心筋症，心筋炎など
心外閉塞・拘束性ショック（obstructive shock）	心タンポナーデ，肺血栓塞栓症，緊張性気胸など

[日本救急医学会：ショック. 医学用語解説集. http://www.jaam.jp/hym/dictionary/word/0823.htm（2016年5月閲覧）より]

[表11] ショック症状

ショックの5P	その他の症状
・蒼白：pallor ・冷汗：perspiration ・虚脱：prostration ・呼吸不全：pulmonary deficiency ・脈拍触知不能：pulselessness	・血圧低下（収縮期血圧90 mmHg以下） ・脈圧低下 ・表在性静脈虚脱 ・呼吸促迫 ・尿量減少

[表11]を注意深く観察し，プレショック段階での対応が求められる。

補助循環時にはデバイス刺入部からの出血や安静の保持，末梢循環障害をアセスメントする必要がある。また，心機能が低下している術後は，体位の変更による循環平衡の崩れ，体動に伴う各組織の酸素消費量増加に対する順応が困難である。そのため，体位変換や清潔ケアなどの日常生活の支援を行う際は，循環動態の変動に注意が必要である。循環動態をアセスメントし，ケアを行うタイミングや心負荷をかけない方法を考慮し，ケア実施中も常にモニタリングを行う。

2）心タンポナーデ

コラム「心嚢液貯留（心タンポナーデ）」p228参照。

① 病態

手術操作，低体温による血小板機能低下，体外循環による凝固因子の消費，術中出血と輸血による血液の粘性低下により，術後24時間は特に出血が起こりやすい状態である。

術後出血により心嚢内に血液が貯留すると，心タンポナーデをきたす。心嚢内には，通常50 mL程度の心嚢液が貯留しているが，術後出血が起こった場合は，100 mL程度の血液貯留でも急性の心タンポナーデが発生する。そして心臓の拡張障害により心拍出量低下によるショックと冠血流低下による突然の心停止を引き起こす。

特徴的徴候としてベック（Beck）の3徴（頸静脈怒張，低血圧，心音減弱），奇脈，クルマウル（Kussmaul）徴候（吸気時の頸静脈拡張）があげられる。

胸骨正中切開による開心術では，原則として心嚢と前縦隔にドレーンが留置される。

② 看護

各ドレーンの排液量と色調，性状の観察を頻繁に行い，大量出血および持続的な出血を早期に発見する。また，ミルキングによるドレーンの閉塞予防に努め，血圧上昇や体動時，人工呼吸器装着中のファイティングやバッキング時など，排液やドレーン挿入部の確認を行う。

3）不整脈

① 病態

手術操作や侵襲，循環血液量の減少やリフィリング期の循環血液量の増加，心筋の伸長，電解質バランスの不均衡により，不整脈が出現するリスクがある。心房細動の頻度が最も多いが，致死的不整脈を起こすこともある。

② 看護

心電図モニターの波形や水分出納，電解質のバランスを評価し，致死的不整脈に移行する前徴を見逃さないよう観察する必要がある。また，緊急時に速やかに対応できる準備も必要である。

4）虚血性心疾患

① 病態

術中に冠動脈内に組織片や気泡が混入することにより，虚血性心疾患が発症するリスクがある。術後に，術前から冠動脈がある場合は血液粘性の上昇により，また不整脈が出現した場合は心内に血栓が形成されることで，冠動脈の狭窄，閉塞を引き起こすリスクがある。

② 看護

鎮静された患者は，虚血性心疾患に特徴的な胸痛を訴えることはできない。そのため，生体監視モニターによるST変化のモニタリングと身体所見の観察を注意深く行う。また，心筋虚血に伴って上昇する血液データ（CK，AST，LDH，トロポニンT等）の評価を行う。（詳細は❼「狭心症」p103，❽「急性心筋梗塞」p118参照）

5．呼吸状態

① 病態
　全身麻酔の影響や手術操作に加えて体外循環による侵襲は，術後の呼吸状態悪化へのリスクを高める。術中の同一体位や麻酔薬の使用，術後の安静臥床状態や疼痛による咳嗽反射の低下などが気道分泌物の貯留を招き，無気肺や肺炎を引き起こす。また，血胸，気胸・皮下気腫の出現リスクもある。
　さらに術後のリフィリング期（Memo参照）を見逃し，過剰に輸液量を投与することにより，肺水腫を引き起こすリスクがあるため注意する。

② 人工呼吸器
　呼気終末陽圧換気（positive end-expiratory pressure：PEEP）は，肺胞を広げガス交換効率を高めるとともに余剰な水分を間質へ移行させる効果がある。また，心臓に対する前負荷を減らすため，心臓への負担を軽減させる効果もある。しかし人工呼吸器による呼気終末陽圧換気の設定が高過ぎると，心拍出量の低下・尿量減少・脳圧上昇・肺への圧外傷のリスクが高まる。
　患者にとって，至適な人工呼吸器の設定が重要となるため，状態に応じて設定の変更が行われる。また状態が安定するに伴って，鎮静を中止し慎重に人工呼吸器からの離脱（ウィーニング，weaning）を行い，気管チューブの抜管となる。

③ 看護
　看護師は，患者の呼吸状態だけでなく，モニタリング，動脈血ガス分析や血液データ，胸部X線画像などを統合してアセスメントすることが重要である。そして人工呼吸器装着中は，人工呼吸器の設定や作動状況，実測値も確認する必要がある。
　この時期は特に，患者の自発呼吸の有無，気道狭窄の有無，呼吸音の聴取，胸郭の広がり，分泌物の性状，咳嗽反射の有無を注意深く観察する。
　その上で，吸引や体位呼吸療法を実施し，人工呼吸器を離脱し気管チューブ抜管後は呼吸療法や排痰援助支援などを実施していく。

6．腎機能

① 病態
　心拍出量の低下の影響を大きく受ける腎臓は，心拍出量の25％程度の血流を要す。心拍出量の低下による腎血流量の低下は，尿量減少を招き，急性腎不全となる。
　腎不全に伴う水分貯留，電解質異常，老廃物の蓄積は開心術後の患者にとって致命的となる。術中から術後の急性腎不全は，ほとんどの場合「腎前性」であり，循環血液量減少や血圧低下に伴う腎血流量低下が原因である。
　急性腎不全は可逆的であるため，腎血流を増加させるよう輸液量を増加させる，血圧コントロールを行う，血管内の膠質浸透圧を上昇させる目的でアルブミンを使用するなどして対応する。
　それでも乏尿，無尿が持続するようであれば血液透析（循環動態が不安定であるため持続濾過透析が選択される）を導入し，一時的に腎機能を代行する。心機能回復後も腎機能の回復は遅れる場合が多く，透析を行いながら腎機能の回復を待つことになる。

② 看護
　腎機能低下を防止する最低限の尿量は「0.5 mL × kg（体重）/h（時間）」である。手術侵襲への生体反応と尿量に影響を及ぼす生理学的知識，モニター値，検査結果，術中からの水分出納を包括的にアセスメントする必要がある。
　また，尿道カテーテルの閉塞がなく乏尿，無尿が2時間持続した場合は主治医に報告し，対応を検討する。

7．肝機能

① 病態
　体外循環，輸血，循環不全による肝血流低下，多量の薬剤使用による影響を受け，肝機能が低下するリスクがある。進行すると肝不全に陥る。肝機能低下は出血傾

MEMO　リフィリング現象

　手術や外傷等により生体に侵襲が加わると，血管の透過性が亢進し，間質に水分が移行する（サードスペース）。この水分は非機能的細胞外液となる。
　この傷害期は，輸液により循環血液量を維持することとなるが，術後1～3日の転換期に入るとサードスペースの水分は血管に再度戻ってくる。この現象をリフィリングという。
　リフィリング時は，膠質浸透圧と腎機能に問題がなければ，尿量の増加や血圧，中心静脈圧の上昇が認められる。

向，水分貯留，低栄養，倦怠感などを招き，術後回復遅延につながる。

② 看護

特に術前情報により肝機能障害がある場合は，肝機能データの推移と症状の出現に注意する。出血傾向にある場合は術後の出血量に注意するとともに，新たな出血の徴候がないか注意して観察を行う。

8. 消化管機能

① 病態

手術や麻酔の影響で，消化管の蠕動運動は一時的に減弱，消失する。この「生理的イレウス」の状態は術後48〜72時間で回復する。しかし，この状態が遷延した場合「術後イレウス」となる。また，手術や疼痛などのストレスにより，胃や十二指腸に潰瘍ができ，消化管出血を引き起こすリスクもある。

② 看護

鎮静中はイレウスの身体所見症状である鼓音や腹部膨満などを注意深く観察する。覚醒後は，上記に加えて食欲不振，腹部不快感，腹痛，嘔吐などの患者の自覚症状も確認して異常の早期発見，対応に努める。吐血，黒色便，貧血などの消化管出血症状を見逃さないよう観察する。

9. 感染

① 病態

術後感染とは，通常術後30日以内に発症するものを示す。術前・術中の術後感染リスク要因の存在だけでなく，手術侵襲や体外循環などの影響により，免疫機能が低下することで発生リスクが増す。創部感染・縦隔炎などに加え，血管内に留置しているカテーテル類による血流感染，気管挿管による人工呼吸関連性肺炎（ventilator-associated pneumonia：VAP），尿道カテーテル関連尿路感染のリスクなどがある。

② 看護

● 創部感染

創部感染の原因として，手術時の細菌混入，術後の創部不衛生がある。また，創部治癒遅延のリスクとして，易感染性，ステロイド内服歴，高齢者，低栄養，喫煙，糖尿病などがあげられる。術中より予防的に抗菌薬が投与されている。

開心術で創部感染が起こると，縦隔炎，感染性心膜炎などの重篤な感染や敗血症を引き起こし，長期の入院治療が必要となる。

そのため創部の感染徴候の観察，スタンダードプリコーションの確実な実施，創洗浄，無菌操作でのドレッシング，ガーゼ交換，創部を不潔にしないよう患者教育を行うことが重要である。

● 人工呼吸関連性肺炎（VAP）

VAPは気管挿管による人工呼吸開始48時間以降に発症する肺炎と定義されており，人工呼吸管理前に肺炎がないことが前提となる。

VAPの誘因として，口腔・鼻腔・咽頭，胃内で細菌が増殖し気管内へ逆流する，気管チューブの表面に細菌が付着しバイオフィルムが形成されて気道に剥がれ落ちる，人工呼吸器回路の汚染物質が気管に流入することなどがあげられる。

VAP予防バンドル[表12]が作成されており，集中治療室でも人工呼吸管理中の術後早期から，全身状態を注意深く観察しながら，理学療法士（PT）と協働して体

[表12] 人工呼吸関連肺炎予防バンドル（VAPバンドル）2010改訂版

I	手指衛生を確実に実施する	手洗い・手指衛生は，すべての院内感染から医療従事者および患者を護るための基本的な手段である。人の手を媒介した病原菌の水平伝播が，VAPをはじめとする病院内感染の一要素となりえる。
II	人工呼吸器回路を頻回に交換しない	人工呼吸器回路を開放すると，回路内腔を通じた下気道汚染の危険性が高まる。
III	適切な鎮静・鎮痛をはかる	特に過鎮静を避ける人工呼吸中には鎮静・鎮痛を適切に用いる。過鎮静は人工呼吸期間延長の原因となり，VAPの発生頻度を増す。
IV	人工呼吸器からの離脱ができるかどうか毎日評価する	気管挿管はVAPのリスク因子であるため，気管挿管期間を短縮するために以下を行う。 ①人工呼吸器からの離脱の手順（プロトコル）を定めて定期的に評価を行う ②自発呼吸トライアル（spontanenous breathing trial：SBT）を用いて1日1回離脱の可能性を検討する
V	人工呼吸中の患者を仰臥位で管理しない	仰臥位で患者を管理すると，胃内容物が口腔咽頭に逆流しVAPの発生率が増加する。禁忌でない限り，30度を1つの目安にベッド頭位を上げる体位をとる。

[日本集中治療医学会ICU機能評価委員会：人工呼吸関連肺炎予防バンドル2010改訂版．http://www.jsicm.org/pdf/2010VA.pdf（2016年5月閲覧）より]

位呼吸療法を実施することが望ましい。

- **血管内留置カテーテル関連血流感染**

カテーテルの血管内留置は，体内へ細菌を侵入させる経路となる。感染を起こすと容易に敗血症となり，全身状態の悪化へとつながる。

留置時にはマキシマム・バリアプリコーション（高度無菌遮断予防策）で施術し，留置中は刺入部の感染徴候の観察を行う。汚染時には無菌操作でのドレッシング材交換を行い，可能な限り早期にカテーテルを抜去することが重要である。

- **尿道カテーテル関連尿路感染**

尿道カテーテルは，術中からの水分出納や尿成分の評価，創部や鼠径部のカテーテル刺入部の汚染防止に有用である。しかし，留置期間が長期になればなるほど逆行性に細菌が侵入し尿路感染のリスクが高くなる。

陰部洗浄の実施，閉鎖式回路の維持，採尿バックの汚染防止に努めることで清潔を保持し，必要性を考慮し，早期に抜去することが重要である。

10. 疼痛

術後疼痛に対しては，持続的な鎮静薬とともに必要に応じて鎮痛薬の使用が行われる。術後麻酔から覚醒するにつれ，手術操作による創部痛・ドレーンや気管チューブ留置，同一体位による苦痛や違和感を生じる。

疼痛の評価は，意識状態の評価とともに患者の表情や体動からアセスメントする。加えて，表情・上肢の屈曲状態・人工呼吸器との同調性をスコア化した鎮痛スケールである BPS（behavioral pain scale）[表13] や視覚アナログ尺度（visual analogue scale：VAS）を用いて経時的にアセスメント・評価をする。

至適な鎮静薬・鎮痛薬の使用，体位の調整，チューブ・ドレーン類の固定の工夫，マッサージや温罨法，音楽や家族との面会などにより，疼痛緩和を目指す。

疼痛の持続は，不眠や不安につながり術後せん妄の原因ともなる。

11. 深部静脈血栓症（DVT），肺血栓塞栓症

① 病態

DVTは，下肢の深部静脈に血栓を生じた状態であり，危険因子の中に手術，長期安静臥床があげられる。この血栓が遊離し，肺動脈に詰まり（肺血栓塞栓症），肺梗塞を引き起こすと致死的状況となる。開心術の場合は術中もしくは術後にも，抗凝固薬であるヘパリンを持続的に使用することがあるため，比較的血栓形成は起こりにくいと考えられる。

② 看護

患者には術前から弾性ストッキングを装着してもらうとともに，術中から離床するまで間欠的空気圧迫装置も装着して血栓形成を予防する。

DVTは明らかな症状を呈さない場合もあるが，浮腫，皮膚色調，下肢周囲径の左右差，下肢の動脈蝕知，静脈拡張，皮膚色素沈着，湿疹，びらん，潰瘍，疼痛などの有無を注意深く観察する。

また，血栓存在下で特徴的に上昇するD-ダイマー値の変化も評価する（詳細はコラム「深部静脈血栓症（DVT）」p307 参照）。

12. リハビリテーション・離床

心臓手術をした患者には「心臓リハビリテーション」が行われる。第1期「急性期リハビリテーション」では，人工呼吸を離脱した後に，急性期の治療を行いながら，段階的に心負荷量を増やしていき，身の回りの動作ができるよう支援する。発症から2〜3カ月後は，第2

[表13] 鎮痛スケール（BPS）

項目	説明	スコア
表情	穏やかな	1
	一部硬い（たとえば，眉が下がっている）	2
	全く硬い（たとえば，まぶたを閉じている）	3
	しかめ面	4
上肢の動き	全く動かない	1
	一部曲げている	2
	指を曲げて完全に曲げている	3
	ずっと引っ込めている	4
人工呼吸器との同調性	同調している	1
	ときに咳嗽 大部分は呼吸器に同調している	2
	呼吸器とファイティング	3
	呼吸器との調節がきかない	4

[日本呼吸療法医学会：人工呼吸中の鎮静のためのガイドライン. 2007. http://square.umin.ac.jp/jrcm/contents/guide/page03.htm（2016年5月閲覧）より]

期「回復期リハビリテーション」，回復期〜生涯にわたる第3期「維持期リハビリテーション」として支援していく（詳細は㉓「心臓リハビリテーション」p 332参照）。

（原茉依子，渡邊多恵）

《参考文献》
1）和歌山県立医科大学付属病院：人工心肺について．
http://www.wakayama-med.ac.jp/med/chuou-syujutu/ce/cepump.html
2）日本呼吸療法医学会・多施設共同研究委員会：ARDSに対するClinical Practice Guideline，第2版．人工呼吸 21：44-61，2004.
3）日本呼吸療法医学会：人工呼吸中の鎮静のためのガイドライン．
http://square.umin.ac.jp/jrcm/contents/guide/page03.htm
（2016年5月閲覧）
4）古賀雄二：ICUにおけるせん妄の評価─日本語版CAM-ICU．看護技術 55（1）：32，2009.
5）日本集中治療医学会ICU機能評価委員会：人工呼吸関連肺炎予防バンドル2010改訂版．
http://www.jsicm.org/pdf/2010VApdf（2016年5月閲覧）
6）日本救急医学会：ショック．医学用語解説集．
http://www.jaam.jp/hym/dictionary/word/0823.htm（2016年5月閲覧）
7）今中秀光：周術期呼吸管理 人工呼吸器関連肺炎（VAP）の予防と対策．Anesthesia 21 Century 14（2-43）：45-49，2012.
8）厚生労働省：人工心肺装置の標準的接続方法およびそれに応じた安全教育等に関するガイドライン．pp 3-84.
http://www.mhlw.go.jp/topics/2007/04/dl/tp0427-10.pdf（2016年5月閲覧）
9）澤 芳樹監：研修医・コメディカルのためのプラクティカル補助循環ガイド．pp150-181，メディカ出版，2007.
10）末田泰二郎・他著：新病棟必携心臓血管外科ハンドブック．南江堂，2012.
11）末田泰二郎編著：オペ室必携心臓血管外科ハンドブック．南江堂，2013.
12）日本救急医学会監：標準救急医学，第5版．pp246-247，医学書院，2013.
13）日本手術医学会：手術医療の実践ガイドライン（2013改訂版）．日本手術医学会誌 34（Suppl）：S 1-S57，2013.
14）日本循環器学会・他：日本循環器学会／日本心臓血管外科学会合同ガイドライン（2011-2012年度合同研究班報告）．重症心不全に対する植込型補助人工心臓治療ガイドライン．pp163-174.
http://www.j-circ.or.jp/guideline/pdf/JCS2013_kyo_h.pdf
（2016年5月閲覧）
15）道又元裕監：ICUディジーズ─クリティカルケアにおける看護実践．pp16-26，学研メディカル秀潤社，2013.
16）道又元裕監：心臓血管外科の術後管理と補助循環─ICU看護の登竜門を突破できる！日総研出版，2012.
17）日本循環器医学会：重症集中ケア3 循環器病の診断と治療に関するガイドライン2013 虚血性心疾患に対するバイパスグラフトと手術術式の選択ガイドライン（2011年改訂版）．pp 3-56.
http://www.j-circ.or.jp/guideline/pdf/jcs2011_ochi_h.pdf
（2016年10月閲覧）
18）雄西智恵美，秋元典子編：成人看護学 周術期看護，第3版．pp14-226，ヌーベルヒロカワ，2013.

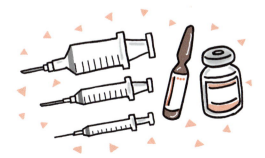

第Ⅲ部 病期・治療別看護ケア関連図

23 心臓リハビリテーション

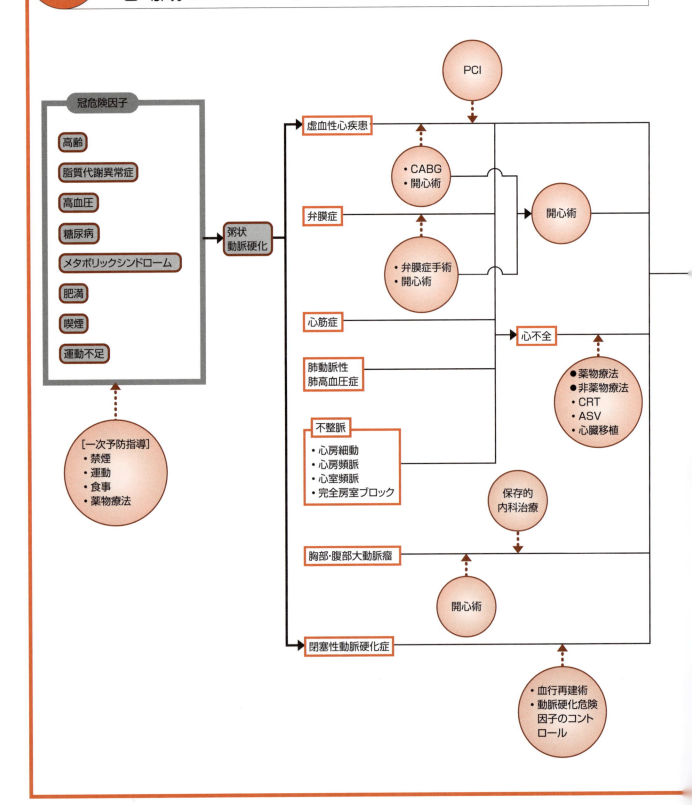

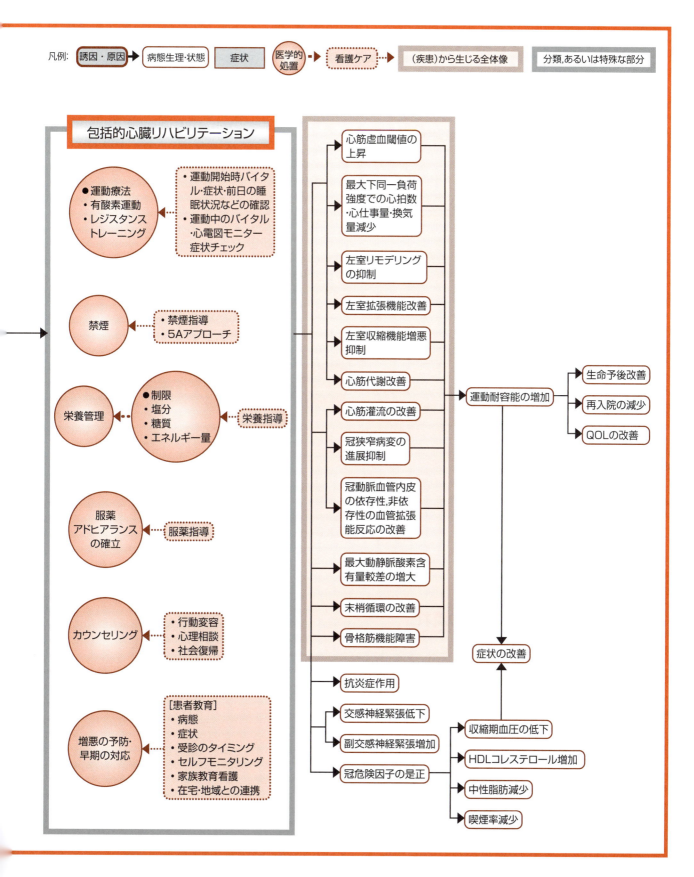

第Ⅲ部　病期・治療別看護ケア関連図

23　心臓リハビリテーション

Ⅰ　心臓リハビリテーションとは

1．心臓リハビリテーションの定義

　心臓リハビリテーション（cardiac rehabilitation）（以下，心リハ）とは，「医学的な評価，運動処方，冠危険因子の是正，教育およびカウンセリングからなる長期的で包括的なプログラム」[1]である。運動療法に加え，生活スタイルを是正し冠危険因子を除去するために，行動変容などの心理的・教育的介入を含むものを特に，包括的心臓リハビリテーション（包括的心リハ）と呼ぶ。

　心リハの目的は，❶身体的および精神的デコンディショニング（脱調整：運動能力低下，筋力低下，肺活量低下，心拍数や血圧調節の障害など）の是正と早期社会復帰，❷冠危険因子（年齢，脂質代謝異常，高血圧，糖尿病，メタボリックシンドローム，肥満，喫煙，運動不足）の是正と二次予防，❸QOL の向上である。

　心リハは，医師，看護師，理学療法士（PT）に加え，管理栄養士，臨床検査技師，臨床心理士，健康運動指導士などの多職種が，❶運動療法（運動プログラム，運動処方を含む），❷患者教育（冠危険因子の評価と是正，禁煙・栄養指導など），❸カウンセリング（社会復帰，心理相談など），を実施する［表1］。

2．心臓リハビリテーションの流れ

　急性心筋梗塞（AMI）後の心リハは第Ⅰ相（急性期），第Ⅱ相（回復期），第Ⅲ相（維持期）に分類される。入院から1週間の期間が急性期に当たり，血行再建術後から心リハが開始される。回復期は2期に分けられ，退院までを前期回復期，退院から3カ月頃までを後期回復期とし，有酸素運動と冠危険因子の是正のための生活習慣の獲得を支援する心リハを退院後も外来で継続する。その後は地域の運動施設などを利用しながら在宅での維持期に移行する［図1］。

1）第Ⅰ相（急性期）

　冠動脈病変部位に対し，経皮的冠動脈インターベンション（percutaneous coronary intervention：PCI）などの血行再建術が一般的に行われる。

　急性期は，心破裂や再梗塞，重症不整脈などの致死的合併症を予防し，身体労作や交感神経刺激による心拍数や心筋酸素消費の増加を抑制する目的で安静臥床とされるが，過剰な安静臥床による弊害を防止するため，繰り返す心筋虚血，遷延する心不全，重症不整脈などを合併する例を除いては，ベッド上安静時間は12〜24時間以内とされる。合併症がなく室内歩行程度の歩行負荷試験が達成できれば，一般病棟へ転出し，前期回復期心リハに移行する。

[表1]　包括的心臓リハビリテーションの内容

	プログラム内容	担当職種
運動療法	・患者評価：問診，身体所見，安静時心電図（ECG） ・運動処方 ・運動プログラム ・運動指導：運動量，内容，頻度など目標設定	医師 医師 医師／理学療法士 理学療法士
患者教育	・疾患について（心筋梗塞・狭心症・心不全など） ・心臓血管手術後の生活について ・合併症マネジメント（高血圧・糖尿病・脂質異常症など） ・冠危険因子の評価と是正 ・栄養指導：カロリー，脂質，塩分など食生活の評価と修正 ・喫煙マネジメント：喫煙歴聴取，禁煙カウンセリング ・服薬指導：薬効と副作用について ・日常生活の過ごし方について：生活習慣の評価，生活上の注意点，血圧・脈拍・体重測定，手帳の活用，目標設定 ・ストレスマネジメント：ストレス評価，グループ教育	医師 医師 医師／看護師 医師 管理栄養士 看護師 薬剤師 看護師 看護師／臨床心理士
カウンセリング	・行動変容 ・心理相談 ・社会復帰	看護師 看護師／臨床心理士 看護師／MSWなど

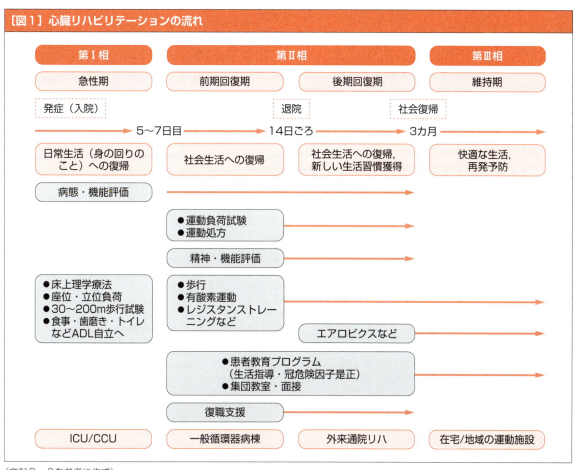

[図1] 心臓リハビリテーションの流れ

（文献2, 3を参考に作成）

　心筋梗塞後の急性期心リハはクリニカルパスにそって行われ［表2］，安静度を拡大する際には，各段階で負荷試験を行い，❶胸痛，呼吸困難，動悸などの自覚症状が出現しないこと，❷心拍数が120/分以上にならないこと，または40回/分以上増加しないこと，❸危険な不整脈が出現しないこと，❹心電図1mm以上の虚血性ST低下，または著明なST上昇がないこと，❺室内便器使用時までは20 mmHg以上の収縮期血圧上昇・低下がないこと（ただし2週間以上経過した場合は血圧に関する基準は設けない）の有無を観察する。該当項目がなければ安静度が拡大し，次の段階へ進む[2]。

2）第Ⅱ相（回復期）

　近年は，入院期間の短縮に伴い入院中に回復期心リハを実施することは困難であるため，入院中にエントリー（登録）し，退院後も外来通院型回復期心リハプログラムを継続することが望ましい。そこで，急性期終了時から退院までが前期回復期，退院後の外来通院期間である3カ月頃までが後期回復期と分類されている。

　心筋梗塞後の病態およびリスク（梗塞サイズ，左室機能や心不全の有無，心筋虚血の有無，低血圧の有無，不整脈，運動耐容能などに基づく重症度）を評価した上で，治療・心リハの方針が立てられる。

　臨床的に低リスクと考えられる症例では，4～7日目には運動処方のための運動負荷試験を行い，予後リスク評価を行い，運動処方に基づく運動療法が開始される。同時に，二次予防に向けた教育が開始される。退院後は週に1～3回程度の継続した通院によって，約5カ月間（150日間）実施される。

3）第Ⅲ相（維持期）

　維持期心リハは再発予防を目的とするものであり，生涯にわたって継続することを目指す。通院リハの卒業時には運動を継続できる地域のリハ施設や運動施設を紹介するか，自宅で行える運動を指導する。

[表2] 急性心筋梗塞クリニカルパス

心筋梗塞パス進行基準：	#合併症がないこと #IABPなど機械的補助がないこと #穿刺部位のトラブルがないこと							
心筋梗塞パス進行基準：	10日間パス	CKピーク；3000IU/L 未満かつ右冠動脈・左回旋枝病変，担当Dr希望の場合も適応。						
	14-20日間パス	CKピーク；3000IU/L 以上，または左前下行枝病変。また，腎機能低下（CKD, eGFR＜60 mL/min/ 1.73m^2），初回貫壁性梗塞，1枝病変，心不全を認める場合は担当Dr指示確認ある場合も適応とする。						
	適応除外：	循環動態が変動している症例や，エコー上 No reflow 現象が認められた症例，心室瘤，乳頭筋断裂などの所見が認められた症例は個別に相談。IABP留置の場合は適応外とする。						
日付	/	/	/	/～/	/～/	/～/	/～/	/～/	/～/
病日 10日間パス	パス適応1日目	2日目	3日目	4日目	5日目	6日目	7日目	8日目	9～10日目
14-20日間パス	パス適応1～2日目	3日目	4日目	5～6日目	7～8日目	9～10日目	11日目	12～14日	15～20日
達成目標	・急性心筋梗塞およびカテーテル治療に伴う合併症の早期発見 ・生活習慣について情報提供・収集を始める		・心筋虚血が起きない ・セルフモニタリング（心不全手帳へ血圧，体重の記入）が行える	・内服について理解ができる	・亜最大負荷で虚血が起きない		・服薬自己管理ができる	・心筋虚血が起きない ・退院後の日常生活の注意点について理解ができる	
負荷検査・リハビリ	立位・足踏み	室内トイレ・歩行	デイルーム歩行（最大で病棟半周）	100m歩行（病棟1周）	200 m歩行（病棟2周）	6分間歩行（亜最大負荷）	有酸素運動導入（6 MDのDouble-ProductおよびKarvonenにもとづく）	入院前ADLの評価（階段昇降等）	・有酸素運動の継続 ・退院後の運動習慣 ・外来リハの確認
安静度	ベッド上フリー	室内フリー				病棟フリー			院内フリー
食事	塩分制限食開始	部屋配膳	部屋配膳			デイルーム配膳			
排泄	・尿留置カテーテル ・排便ポータブル	歩行負荷検査後は室内トイレ（尿管抜去）	病棟トイレ使用可						
配薬	毎回配薬	理解度に合わせて1日配薬			自己管理含め患者に合わせた管理方法				
保清	ベッド上にて全介助清拭	自己清拭可，看護師見守り	清拭自立			シャワー可			入浴可
教育	多職種での情報収集開始。心不全手帳を渡し，パスの説明	心リハ説明（PT）	セルフモニタリングの説明	栄養指導（管理栄養士） 服薬指導（薬剤師）				退院前指導（Ns）	
Dr指示	・リハビリテーション依頼（10日間または20日間パス） ・急性心筋梗塞およびカテーテル治療に伴う合併症を防ぐ			栄養指導（1～2回）				CPX	

＊栄養指導：食事をつくる人にも受講してもらう
＊CPX: β遮断薬の増量。内服が安定した退院前に施行する。外来リハのない場合には，CPX時に運動処方をしてもらう。
＊運動負荷を上げる前後に12誘導心電図と血圧の評価を行い，主治医に心電図報告。異常があった場合には主治医よりパスの中止指示または延期指示を行う。

[表2]（つづき）
急性期リハ負荷試験の判定試験
1．胸痛・呼吸困難，動悸などの自覚症状が出現しないこと
2．心拍数が120bpm以上にならないこと，または40bpm以上増加しないこと
3．危険な不整脈が出現しないこと
4．心電図上1mm以上の虚血性ST低下，または著明なST上昇がないこと
5．室内トイレ使用時までは20mmHg以上の収縮期血圧上昇・低下がないこと（ただし，2週間以上経過した場合には血圧に関する基準は設けない）

IABP：大動脈内バルーンパンピング，CK：クレアチンキナーゼ，CKD：慢性腎臓病，eGFR：推算糸球体濾過値，Dr：医師，No reflow現象：再灌流を得ても心筋血流が得られない領域が出現していること，6MD：6分間歩行距離，Doube Product：収縮期血圧×心拍数，Karvonen：カルボーネン法（p336参照），PT：理学療法士，Ns：看護師，CPX：心肺運動負荷試験
（広島大学病院急性心筋梗塞クリニカルパス）

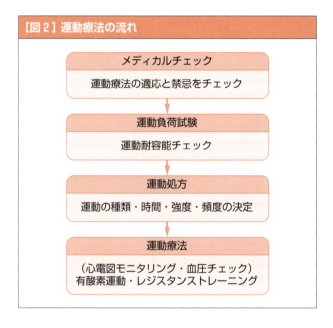

[図2] 運動療法の流れ

3．運動療法

運動療法の開始に当たっては，適応と禁忌を判定し，運動負荷試験を行い，患者の心肺能力をテストし，どのくらい運動耐容能があるかを評価した上で運動療法が処方される[図2]。

1）運動療法のためのメディカルチェック

運動中の事故（致死的不整脈の発現や死亡など）を防ぐため，運動療法開始時に基本的診療情報として，問診で自覚症状，既往歴，家族歴，生活習慣を聴取し，安静時検査で血圧・脈拍測定と心電図検査，血糖値，総コレステロールや中性脂肪値，肥満度，肝逸脱酵素などに注意し，適応と禁忌を判定する[表3]。

心筋虚血の可能性のある症状や徴候を1つ以上有する場合，あるいは心血管・肺・代謝性疾患がある場合には，高リスク患者として運動負荷試験の実施が奨励されている。

2）運動負荷試験

運動負荷試験とは，自転車エルゴメーターやトレッドミルの上を歩いて運動負荷をかけ，運動中および運動の前後で患者の血圧，脈拍，心電図波形や自覚症状から，運動によって不整脈が誘発されるか，心筋への血流や心臓から拍出される血液の流れが十分であるかなどを確認し，どのくらい運動能力があるかを調べる検査である。

近年は，上記の運動負荷試験に連続呼気ガス分析を併用した心肺運動負荷試験（cardiopulmonary exercise test：CPX）が行われるようになっており，運動中の呼気と吸気から酸素と二酸化炭素濃度，換気量を測定，分析することで，心肺機能と末梢（主に筋肉）のエネルギー代謝機能を非侵襲的に評価できるようになった。心肺運動負荷試験で得られる最大酸素摂取量や，嫌気性代謝閾値（anaerobic threshold：AT）が運動耐容能の指標として取り入れられ，運動処方や治療効果の判定などに用いられる（コラム「心肺運動負荷試験（CPX）」p342参照）。

3）運動処方

運動処方は，疾病の有無，疾患の種類，年齢，性別，身体的状態，社会的状況，運動に対する関心度などの個人の状態と，運動療法の目的によって個別に作成される。運動処方の構成要素は，❶運動の種類と時間，❷運動強度，❸運動の頻度，からなる。

①運動の種類と時間

運動療法の種類には，大きく分けて「有酸素運動」と

[表3] 運動療法の適応と禁忌

運動療法の適応	運動療法の禁忌
・心筋梗塞後で医学的に安定した状態にあるもの ・安定狭心症 ・冠動脈バイパス術後 ・経皮経管的冠動脈形成術または他のカテーテル治療後 ・代償性心不全 ・心筋症 ・心臓または他の臓器移植 ・弁膜症手術もしくはペースメーカー挿入術（implantable cardioverter defibrillator：ICDなど）を含む他の心臓手術 ・末梢動脈疾患 ・手術困難な高リスク心臓疾患 ・心臓突然死症候群 ・末期腎臓疾患 ・糖尿病，脂質異常症，高血圧などの冠動脈疾患危険因子を有する患者 ・体系化された運動療法プログラムや患者教育の適応のある他の患者（主治医の紹介と心臓リハビリテーションチームの同意が必要）	・不安定狭心症 ・安静時収縮期血圧が200 mmHgを超えるまたは安静時拡張期血圧が110 mmHgを超える場合。ただし，症例ごとに検討する ・起立性の血圧降下が20mmHg超で症状のあるもの ・重篤な大動脈弁狭窄（弁口面積が0.75 cm²未満で最大圧較差が50 mmHgを超える） ・急性の全身性疾患または発熱 ・コントロールされていない心房または心室性不整脈 ・コントロールされていない心房性頻脈（>120 bpm） ・非代償性心不全 ・第3度房室ブロック（ペースメーカー非挿入） ・活動性心膜炎または心筋炎 ・亜急性期の塞栓症 ・血栓性静脈炎 ・安静時ST低下が2 mmを超える ・コントロールされていない糖尿病（血糖値300 mg/dLを超える，または250 mg/dLを超えてケトーシスを伴う） ・運動を禁止されている重度な整形外科的疾患 ・急性甲状腺炎，低カリウム血症，高カリウム血症や脱水といった他の代謝性病態

（ACSM（American College of Sports Medicine）著，日本体力医学会体力科学編集委員会監訳：運動処方の指針 原書第8版―運動負荷試験と運動プログラム．p216，南江堂，2011を一部改変）

「レジスタンストレーニング（筋力トレーニング）」の2種類があり，これらを組み合わせたトレーニングが行われる [表4]。レジスタンストレーニングは，筋力や筋持久力の強化，体脂肪の減少，血清脂質や糖代謝，インスリン感受性の改善などの目的で行う。

② 運動強度

有酸素運動の強度はその人の最大酸素摂取量あるいは心拍数をもとに設定される。

運動処方には，①ATを用いる方法，②心拍数を用いる方法，③自覚的運動強度に基づいた方法などがある。

● 嫌気性代謝閾値（AT）を用いる方法

心血管疾患患者に推奨される運動療法は，一般的に有酸素運動である。したがって，CPXで得られたATを運動強度の上限として，運動処方が行われる（コラム「心肺運動負荷試験（CPX）」p342参照）。

AT以下の運動強度であれば，すべて有酸素運動であり，乳酸の蓄積を抑えることができるので，疲労感を感じることなく運動を継続することができる[4]。また，アシドーシスや血中カテコールアミンの著明な増加もないことから不整脈などの発症を予防し，安全に運動療法を行える。

CPXにより，エルゴメーターで何ワット，脈拍数をいくつ以下で行うという運動強度の処方が行える。

[運動処方例]
・CPX結果：AT 1分前の負荷量45ワット，AT：心拍数110回/分
・運動処方：エルゴメーターで45ワット，心拍数110回/分，収縮期血圧175 mmHg以上とならないことを目安に1回30分，1日1回行う

運動処方を作成する時，心拍数，血圧はAT時のデータを使用し運動強度（ワット数）は生体の反応遅れの時間を加味しATの1分前の強度を使用する。

● 心拍数を用いる方法

CPXが実施できない場合は，心拍数を用いた運動処方として，カルボーネン（Karvonen）の式を用いて処方する。β遮断薬を服用している場合は，予測最大心拍数ではなく，必ず最大心拍数を実測する[5]。

[Karvonenの式]
処方心拍数＝[最大心拍数（実測値あるいは220−年齢）−安静時心拍数]×k*＋安静時心拍数
*：k（定数）＝0.4〜0.6（心筋梗塞発症直後，開心術，心不全の重症度によって異なる）

● 自覚的運動強度に基づいた方法

運動負荷試験を受けられない，または心拍数を抑える

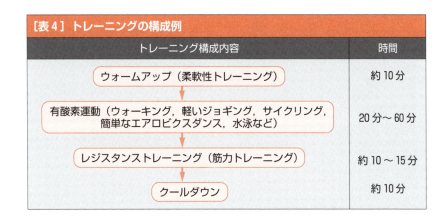

[表4] トレーニングの構成例

薬物を服用しており，前記の方法がとれない場合に用いられる．自覚症状による処方として，ボルグ（Borg）スケール（❹「呼吸困難」p66，表4 参照）で，11～13の歩いていてややつらいと感じるが話しかけると普通に返事のできる運動レベルで行う．ボルグスケール13がATレベルに相当するとされているが，運動時のボルグスケールと心拍反応の関係は，運動経験や睡眠不足などその日の体調により左右されるため，心疾患患者にボルグスケールで処方するのは一定期間の運動療法を行った後か，自己脈拍測定などと併用することが望ましい．

● METsを用いた方法

その他の運動強度の指標にMETsがあり，個々に適した運動療法や日常生活の活動範囲判定，スポーツ活動への参加の可否などの判断に用いられる．安静時における酸素摂取量3.5（mL/kg/分）を1METとし，実際に行われる運動の酸素消費量が，その何倍に相当するかによって運動強度の指標となる．METsはCPXにより算出される．各種のADLや運動などの強さの指標を患者に示し [表5]，個人の心肺機能にあったADLや運動ができるように指導する．

③ 運動の頻度

有酸素運動は週3～5回，レジスタンストレーニングは週2～3回補足的に行う．

4）運動療法中の注意点

運動療法開始時は，当日のバイタルサイン，前日の睡眠状態，疲労の有無，症状の有無，薬の変更の有無，精神的な落ち込みなどがないかなどを把握し，心リハスタッフ内で情報交換を行い，運動処方に基づいて運動を開始する．

運動中の中止基準には，狭心痛，呼吸困難，失神，めまい，チアノーゼ，冷汗，運動負荷前より10mmHg以上の血圧低下，明らかな虚血性ST-T変化やⅡ～Ⅲ度の房室ブロックなどがある[3]．心電図をモニタリングし，運動中の血圧・脈拍と，ボルグスケール，自覚症状を確認し，安全に運動療法を実施する [表6]．

運動トレーニング中の合併症の2/3以上はウォームアップかクールダウン中に起きており[6]，ウォームアップとクールダウン中の観察も怠ってはならない．

心リハスタッフは，運動中の心事故やその他の急変時に瞬時に対応できるようBLS（Basic Life Support，一次救命処置）やACLS（Advanced Cardiovascular Life Support，二次救命処置）技術を習得することが望ましい．さらには心リハチーム内で，急変時の対応マニュアルを作成し，年に1度以上のシミュレーション訓練を行うことも大切である．

4．心臓リハビリテーションの有用性とその機序

心リハは，生命予後の改善やさまざまな身体的効果の他に，QOLに及ぼす効果が証明されている[2]．

1）生命予後の改善と身体的効果

心リハの効果として，心筋梗塞後の心リハにより心筋梗塞の再発が減少し，心臓血管死および全死亡の減少[7,8]の他，虚血性心不全においては運動療法単独で，生命予後の改善と入院率の減少が報告されている[4]．代表的な身体面の効果を以下に示す．

① 心機能，心室リモデリングに対する効果と運動耐容能の増加

運動療法は血管拡張能や運動中の血圧反応を改善すると同時に末梢骨格筋ポンプ機能を改善する．慢性心不全において運動療法は左室リモデリング（心機能低下を代償

[表5] 活動・運動所要量（METs表）

METs	日常生活動作（ADL）および活動	レクリエーション，スポーツなど	職業
1～2 METs	・座位・立位 ・食事・洗面 ・ゆっくりの歩行（1～2 km/時） ・自動車運転	・読書・トランプ ・囲碁・将棋	・事務仕事 ・手先の仕事
2～3 METs	・ややゆっくりの歩行（3 km/時） ・自転車（8 km/時） ・調理	・楽器演奏（ピアノ） ・ボーリング／社交ダンス ・ゴルフ（カート有）	・守衛，管理人 ・医師・教師
3～4 METs	・普通の歩行（4 km/時） ・自転車（10 km/時） ・シャワー ・家事一般 ・軽い買い物	・魚釣り ・バドミントン（遊び） ・ラジオ体操 ・ゴルフ（カート・荷物無し） ・バレーボール（遊び）	・機械・溶接作業 ・トラック運転手 ・タクシー運転手
4～5 METs	・入浴・夫婦生活 ・やや速めの歩行（5 km/時） ・自転車（13 km/時） ・両手で荷物を持ち短距離歩行（10 kg 未満） ・軽い大工仕事・草むしり	・卓球・野球（守備） ・ダンス・柔軟体操 ・テニス（遊びのダブルス） ・園芸（持ち上げる作業無し）	・ペンキ工・石工 ・自動車修理
5～6 METs	・速めの歩行（6 km/h） ・自転車（16 km/h） ・階段昇降	・スケート	・大工 ・農業
6～7 METs	・速い歩行（8 km/h） ・ゆっくりしたジョギング（4.5 km/h） ・自転車（17.5 km/h）	・テニス（遊びシングルス） ・野球（ピッチング） ・空手・柔道 ・山登り（負荷無し）	
7～8 METs	・ジョギング（8 km/h） ・自転車（19 km/h）	・山登り（5 kg のリュック） ・サッカー（遊び） ・バドミントン（競技） ・水泳	
8～9 METs	・ジョギング（10 km/h） ・自転車（22 km/h）	・バスケットボール（競技） ・なわとび（ゆっくり）	
9～10 METs		・ボクシング	
10～11 METs		・サッカー（競技） ・なわとび（通常～速い）	

（国立健康・栄養研究所：改訂版 身体活動のメッツ（METs）表，2012年4月11日改訂，2012より作成）

[表6] 運動療法中の注意点

運動療法開始時	・血圧・脈拍・体重・心電図チェック ・前日の睡眠状態，疲労の有無，浮腫・息切れなどの症状の有無 ・表情・精神的な落ち込みの有無
運動中	・心電図モニター・血圧・脈拍チェック ・ボルグスケールによる自覚症状（息切れ・疲労感）チェック

するために左心室に進行性の過負荷が加えられ，左心室が肥大した病態のことで，心不全の発症や進展の要因となる）を起こすことなく，左室拡張末期容積を減少して運動耐容能を改善することなどが明らかにされている。また運動療法は心筋灌流を改善して心筋虚血閾値を高める。

② 換気機能の改善

運動療法は骨格筋からの求心性刺激の減少や呼吸筋機能の改善などの機序を介して過剰換気を是正し，呼吸困難感を軽減する。

③ 冠危険因子の是正

運動療法と包括的プログラムの実施により，血圧の低下，脂質代謝と耐糖能改善，喫煙率の減少などが認められており，生活習慣の改善が冠動脈病変の進展抑制・退縮に寄与する。

④ 自律神経機能の改善
　運動療法は交感神経緊張を低下し，副交感神経緊張を増加させる。
⑤ 末梢循環に及ぼす影響
　運動療法が血管内皮機能の改善を介して，比較的短期間に血管拡張能を改善する。
⑥ 炎症性指標の改善
　運動療法は抗炎症作用を有し，CRPや炎症性サイトカインを減少させる。
⑦ 骨格筋の適応現象
　運動療法は骨格筋毛細血管密度の増加，筋線維のⅡ型からⅠ型への再変換，ミトコンドリアおよびその酸化酵素活性を増加させ，骨格筋の内因性機能障害を改善させる。

2）QOLに及ぼす影響

　急性心筋梗塞（AMI）や冠動脈バイパス術（CABG）後など冠状動脈疾患（coronary artery disease：CAD）患者における心リハは，運動療法単独，また運動療法に，服薬・栄養・禁煙・節酒などの生活改善のための教育プログラムを合わせた包括的介入のいずれにおいても，QOLの改善効果が証明されている。
　さらに，収縮不全を基礎とした慢性心不全患者でもQOLの改善効果があったと報告されている。QOLの改善には，心リハの介入期間が16週以上必要であると言われている[9]。

Ⅱ 心臓リハビリテーション時の看護ケア

　心リハにおける看護師の役割は，患者の心機能に応じた運動療法が安全に実施されるようモニタリングを行い，再発予防に向けた冠危険因子是正のための生活指導（患者教育）やカウンセリングを実施して，日常生活および社会生活への復帰を支援することである。

1. 第Ⅰ相（急性期）

1）観察アセスメントのポイント

❶繰り返す心筋虚血，遷延する心不全，重症不整脈などの重篤な合併症は，発症後1週間以内に発生することが多いため十分に注意をする
❷患者の安静度の拡大時，負荷試験時にバイタルサインを測定し，心電図の変化，症状の出現の有無に注意し，再発や合併症の発症を予防する

2）看護目標

❶心事故や合併症を起こすことなく，安静度が拡大し，食事・排泄・入浴などの身の回りのことを安全に行うことができるようになる
❷これまでの生活を振り返り，再発予防のために生活を是正する必要があることを理解する

3）急性期心臓リハビリテーションにおける看護のポイント

- 障害された心機能に合わせ，心事故を防ぐためには，安全に安静度を拡大していく必要性があることを患者が理解できる言葉で説明し，活動制限は一時的であることを伝え，過度な不安を抱かせないようにして，患者が安静度を守り，急性期合併症の予防に努める
- 安静度に応じたADLの援助を行う
- 再発予防の教育開始のタイミングについては，早期が望ましいが，身体的に不安定な時期や精神的にショックから動揺をしているような時期には，教育の開始を遅らせるか教育内容を最小限とする

2. 第Ⅱ相（回復期）

1）観察アセスメントのポイント

❶外来心リハでは，運動療法前または後に，患者の自己管理獲得状況について，患者の記入した自己管理手帳から自宅での血圧や体重を確認する
❷心リハ通院時に，患者の症状の出現または悪化がみられた場合には早期受診を促す。病状が重症化する前に入院治療に結び付けることで，入院期間の短縮，疾患の重症化予防につながる

2）看護目標

❶日常生活において心機能に応じた身体活動を維持することができる
❷再発予防のための望ましい生活習慣を体得し，継続できる
❸身体的，精神的，社会的に自信をもって社会復帰できる

3）回復期心臓リハビリテーションにおける看護のポイント

- 入院期間は短いため，再発予防には生活習慣の改善が必要であることについて動機付けを行うことが重要と

なる。患者の理解できる言葉で，病態と障害された心臓の状態，改善の必要な点（食事，服薬，運動，禁煙，節酒など）について，患者が実践できる方法をともに考えて指導する（コラム「動脈硬化性疾患の患者教育」p148，❷「心不全の増悪を予防するための患者教育」p346参照）。

- 教育項目は多岐にわたり，教育時間を多く要するため，多職種が各専門分野を担当し効率よく行う。教育方法には，DVD視聴，集団教育，個別面接などがあり，患者の理解度に合わせて選択する
- 血圧や体重，症状の有無と外来受診時の採血や胸部X線，エコーの結果を合わせて心リハの効果を定期的に評価する機会をもち，患者の状況に合わせて目標を修正しながら行動変容が維持できるように声かけを持続し，習慣化できるよう支援する
- 社会復帰に向けての援助としては，リハによる心機能や身体機能の回復の程度によって，医師と連携をとり，復帰時期や，仕事内容の制限が必要かなどについて決定する。運動負荷やストレスが多い仕事であれば，仕事内容の変更を行うなどの支援も必要となる
- 壮年期の患者は，職場や家庭での役割が大きく，自分から役割変更を言い出せないことで心身のストレスをためやすいため，時には家族や職場への病状説明も必要である
- 退院後に元の生活が送れない，内部障害のため疾患について周囲の人たちの理解を得にくいなどの悩みを抱えることがあり，うつなどを併発していることも少なくない。必要時はうつのスクリーニングを行って心理カウンセリングや精神科への受診などにむすびつける（コラム「循環器疾患とうつ」p367参照）。

3．第Ⅲ相（維持期）

1）観察・アセスメントのポイント

通院リハの終了後は，担当医師が中心となり外来の定期受診時に自己管理手帳を見て自宅での生活状況をアセスメントするが，必要時には看護師や栄養士と連携をとり，生活指導を行う。

2）看護目標

❶運動療法を継続し，生活習慣を維持することにより，病態改善と症状改善を通したQOLが維持または向上する

3）維持期心臓リハビリテーションにおける看護のポイント

外来心リハ通院中は医療者の目があるため，血圧変動や体重増加，心電図モニター上の波形の変化など異常の早期発見ができるが，通院リハが終了すると，運動の機会が減るばかりでなく，身体の変化を自分自身で気づき，必要時は自ら受診行動を起こさなくてはならない。

自己管理手帳を見て承認や奨励を行ってくれていた医療者の目がなくなるとセルフモニタリングをやめてしまうことも多いため，通院リハ終了後も禁煙，運動，食事，セルフモニタリングの習慣が継続できるよう，目標維持血圧や体重を設定し，その値を超えないように生活を整えること，症状悪化時の早期受診のタイミングなどについて指導する。また，看護相談ができる電話対応窓口を案内しておく。

4．事例

- Aさん，62歳女性，夫と2人暮らし，息子2人は結婚しそれぞれ孫が2人いる
- **既往歴**：虫垂炎，A型肝炎
- **身長**：157 cm，体重：57 kg，BMI 23.1
- **現病歴**：2014年3月10日テニスをしている最中に胸痛を自覚。翌日もテニスをするたびに胸痛が出現したため，3月11日にB病院を受診。安静時心電図でV_1-V_3誘導に陰性T波を認め，負荷心電図でaV_R，V_1-V_3のST上昇と鏡面像と思われるⅡ・Ⅲ・aV_FのST低下を認めた。急性冠症候群が考えられ入院となった。
- **バイタルサイン**：BP：154/92 mmHg，P：82回/分（整），RR：18回/分，BT：37.1℃，SpO₂：98%，NYHA：Ⅱ
- **検査結果**：WBC：19.60×10 3/μL，Hb：14.0 g/dL，LDH：269（U/L），CK：97（U/L），BUN：17.1 mg/dL，CRE：0.47 mg/dL，コレステロール：309 mg/dL，LDL-C：224.0 mg/dL，TG：94 mg/dL，HbA1c：5.8，CRP：<0.02 mg/dL，NT-proBNP：185 pg/mL，CTR：54%，LVEF：67%
- **内服薬**：ノルバスク® 5 mg，アスピリン100 mg
- **冠危険因子**：高血圧（+），脂質異常症（+），糖尿病（−），喫煙歴（−），機会飲酒
- **入院中の経過**
  入院後，抗血小板薬のエフィエント® 20 mg，バ

イアスピリン®100 mg，クレストール®5 mg が開始され，ヘパリンナトリウム®，ニトロール®の持続静注を行い，CAG 施行により#6 99%の狭窄を認め，ステントを留置し狭窄を解除。クリニカルパスにそって心臓リハビリテーションを開始した。

3月18日のCPX の結果でAT1分前WR：40W，2.62METs，AT：HR87 に対し，運動処方として有酸素運動は，自転車エルゴメーター 10 W から開始し，40 W まで負荷を増強し 20 分施行，最大心拍数を 87 回/分までと設定された。加えてレジスタンストレーニングとして，チェストプレス 7 kg×30 回，レッグプレス 60 kg×30 回が導入された。

入院中に高血圧と脂質異常症に対する栄養指導，家庭血圧測定と手帳への記入が指導された。合併症を起こすことなく2週間後に退院となった。

● 外来心リハ通院経過

150 日間，週2回外来心リハに通院し，心リハに通わない日は 30 分のウォーキング（ゆっくり 2.5 km）を行った。テニスは過負荷になるため，再度 CPX 検査を行うまでは行わないように指導し，守れていた。

元来身体を動かすのが好きなためストレスがたまると言っていたが，料理好きでもあったため，塩分，高脂肪食を抑えて美味しく調理するレシピを自分で試作し，心リハ通院中の他患者にも紹介して過ごした。

自宅での血圧測定，手帳への記載を継続し，家庭血圧は130/80 mmHg 台でコントロールし，内服薬の飲み忘れもなくコレステロールは 190 mg/dL まで低下し，心事故を起こすことなく経過した。

外来心リハ卒業後は，市内のスポーツセンターに週2回通い，自転車こぎ，筋力トレーニングを行っている。

（宇野真理子，田代尚範）

《引用文献》
1) 日本心臓リハビリテーション学会編：指導師士資格認定試験準拠心臓リハビリテーション必携．p205，228，日本心臓リハビリテーション学会，2010．
2) 日本循環器学会・他：循環器病の診断と治療に関するガイドライン（2011 年度合同研究班報告）心血管疾患におけるリハビリテーションに関するガイドライン（2012 年改訂版）．pp4-8．http://www.j-circ.or.jp/guideline/pdf/JCS2012_nohara_h.pdf（2014 年 9 月閲覧）
3) 医療情報科学研究所編：病気がみえる vol. 2 循環器．p101，メディックメディア，2010．
4) 安達仁編著：眼でみる実践心臓リハビリテーション，改定2版．pp113-114，中外医学社，2009．
5) 前掲5，p125
6) Haskel WL: Cardiovascular complications during exercise training of cardiac patients. Circulation 57: 920-924, 1978.
7) Oldridge NB, Guyatt GH, Fischer ME, et al: Cardiac rehabilitation after myocardial infarction. Combined experience of randomized clinical trials. JAMA 260: 945-950, 1988.
8) O'Connor GT, Buring JE, Yusuf S, et al: An overview of randomized trials of rehabilitation with exercise after myocardial infarction. Circulation 80: 234-244, 1989.
9) Piepoli MF, Davos C, Francis DP, et al: Exercise training meta-analysis of trials in patients with chronic heart failure (ExTraMATCH). BNJ 328: 189, 2004.

《参考文献》
1) 国立健康・栄養研究所：改訂版身体活動のメッツ（METs）表，2012 年 4 月 11 日改訂，2012．
2) 前田知子：CPX の結果から作成する運動処方．長山雅俊編，心臓リハビリテーション実践マニュアル―評価・処方・患者指導，p173，中山書店，2010．

コラム 心肺運動負荷試験（CPX）

1）心肺運動負荷試験（CPX）とは

心肺運動負荷試験（cardiopulmonary exercise test：CPX）は，通常の運動負荷試験（自転車エルゴメーターやトレッドミルの上を歩いて運動負荷をかけ，血圧，脈拍，心電図や自覚症状から，心機能や運動能力を調べる検査）に呼気ガス分析を併用した検査である[1]。CPXは，運動にかかわる臓器（肺，心臓，骨格筋，血管）の相互作用を反映し，心肺動態に加え，代謝動態も評価できる［図1］。

2）CPXの目的とCPXからわかること

CPXは，運動耐容能（身体がどれくらいの強さの運動に耐えられるか）や心不全の重症度の評価，運動処方（どれくらいの強度の運動をどのくらいの時間実施するのか）の作成，心臓移植の適応判定などのために行われる［表］。

安全な運動強度（致死的な不整脈や心筋の虚血が起こらないなど）を判定することで，日常生活で安全に過ごせる運動量がわかり，患者の生活の強度を把握しながら，METs（メッツ）表などを用いて日常生活が安全に送れる目安を具体的に説明することができる。

呼気ガス分析では，呼気と吸気の酸素と二酸化炭素濃度，換気量を測定し，酸素摂取量（$\dot{V}O_2$），二酸化炭素排出量（$\dot{V}CO_2$），分時換気量（$\dot{V}E$）などが算出される。$\dot{V}O_2$は，心ポンプ機能やエネルギー代謝量，運動強度の指標にもなり，活動レベルはMETsで表される。

運動中，徐々に運動強度を増やしていった時に，急激に血中乳酸が増え始めたり（筋肉が酸素不足になった状態），呼気中の炭酸ガス濃度が増え始める（酸性〈代謝性アシドーシス〉になった血液を中和しようとする状態）運動強度を，**嫌気性代謝閾値（anaerobic threshold：AT）**という。AT以下の強度で行われる運動は，主に有酸素性機構によりエネルギーが供給され，運動に伴う危険度が低いため，心疾患患者に推奨されている。

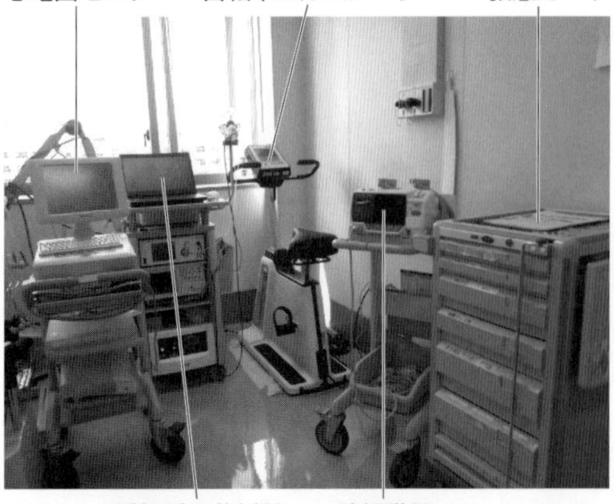

3）CPXによる運動処方

CPXの結果に基づいて，運動処方が行われる。ATは有酸素運動の上限であり，AT以上の運動強度では，心疾患患者は左室駆出率の低下，不整脈の発現が起こりやすくなるため，ATレベル以下を運動療法の基準とする[2]。ATとなった段階では，実際のAT以上の酸素を必要とする状態となるため，AT1分前の負荷量で，心拍数，血圧，運動強度を設定する。

通常，運動耐容能は，治療，運動療法などにより

[表] CPXの目的別測定項目

目的	測定項目
運動処方作成	・嫌気性代謝閾値（AT） ・虚血閾値 ・不整脈閾値
運動耐容能評価	・心不全重症度
心機能精査	・拡張機能障害 ・僧房弁逆流増悪 ・負荷による二次孔，卵円孔開存
息切れ精査	・換気モード（TV/RR＝1回換気量／呼吸回数スロープ） ・呼吸予備能 ・$\dot{V}E/\dot{V}CO_2$＝分時換気量／二酸化炭素排出量 など

（伊東春樹監：心臓リハビリテーション―知っておくべきTips. p146, 中山書店, 2008をもとに作成）

[図1] 心肺運動負荷試験設備（広島大学病院　心不全センター内）

心電図モニター　自転車エルゴメーター　救急カート

呼気ガス分析器　除細動器

改善するため，3カ月に1度程度CPXを行って評価し，運動処方を行うのが理想的である。CPXによる運動処方例とCPX結果，運動指導の実際について[図2]に示す。

4）CPX施行時の注意点

CPXの心事故発生率は0.02％である[3]が，心疾患者では一般的に10 Watts/分ずつ漸増負荷し，自覚症状が最高となる（PEAK）まで負荷をかけ続ける。負荷が大きくなるにつれて心事故が発生する可能性があり，除細動など緊急時の準備をしておくことが必要である[図1]。

運動負荷試験の実施は，2日以内の急性心筋梗塞，高度の大動脈狭窄症，急性大動脈解離などでは禁忌となる。

また，CPX時の体調によっても検査データが変化する。CPX前に患者の病態，健康状態を確認し，CPX中も患者の症状，バイタルサイン，心電図モニター波形を注意深く確認し，異常の早期発見に努める。狭心痛，明らかな虚血，ST-Tの変化，不整脈などが出現した場合はCPXを中止する。

（磨野浩子，宇野真理子）

《引用文献》

1) 牧田茂：運動負荷試験の種類と使い分け．長山雅俊編，心臓リハビリテーション実践マニュアル評価・処方・患者指導，pp129-141，中山書店，2010．
2) 長山医，小池朗：CPXの結果から作成する運動処方．長山雅俊編，心臓リハビリテーション実践マニュアル—評価・処方・患者指導，pp151-165，中山書店，2010．
3) 安達仁編著：眼でみる実践心臓リハビリテーション，改定2版．p120，中外医学社，2009．

[図2] CPXの結果と運動指導と心不全手帳

[運動処方の一例]

● 運動負荷試験結果

検査日時：2013年12月20日
負荷装置：エルゴメーター
負荷法：10 Watts Ramp

	安静時	AT 1分前	AT	PEAK
負荷量 (Watts)	0	30	40	45
$\dot{V}O_2$(mL/分/kg)	4.5	12.0	14.1	18.1
METs	1.28	3.43	4.04	5.17
心拍数 (bpm)	82	94	110	172
収縮期血圧 (mmHg)	120	132	142	166

ATレベルで血圧異常（-），心拍数異常（-），ST異常（-），調律異常（-）

● 運動処方
・エルゴメーターで 30 Watts，心拍数 110 bpm，収縮期血圧 142 mmHgを目安に1回 30 分，1日 1 回

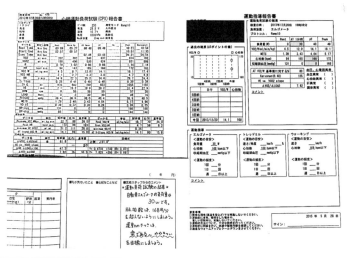

《参考文献》

1) 日本循環器学会・他：循環器病の診断と治療に関するガイドライン（2011年度合同研究班報告），心血管疾患におけるリハビリテーションに関するガイドライン（2012年改訂版）．2012．
http://www.j-circ.or.jp/guideline/pdf/JCS2012_nohara_h.pdf（2014年8月閲覧）

第Ⅲ部 病期・治療別看護ケア関連図

24 心不全の増悪を予防するための患者教育

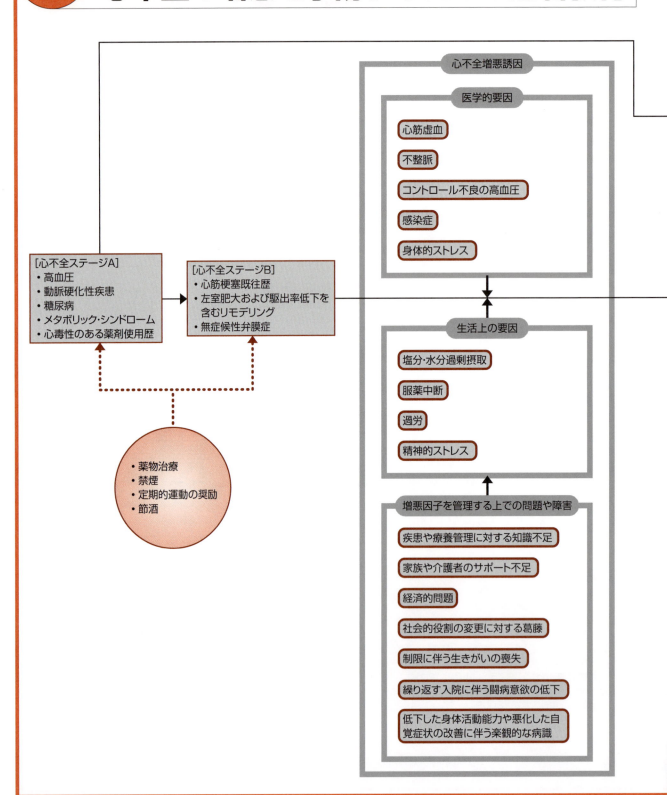

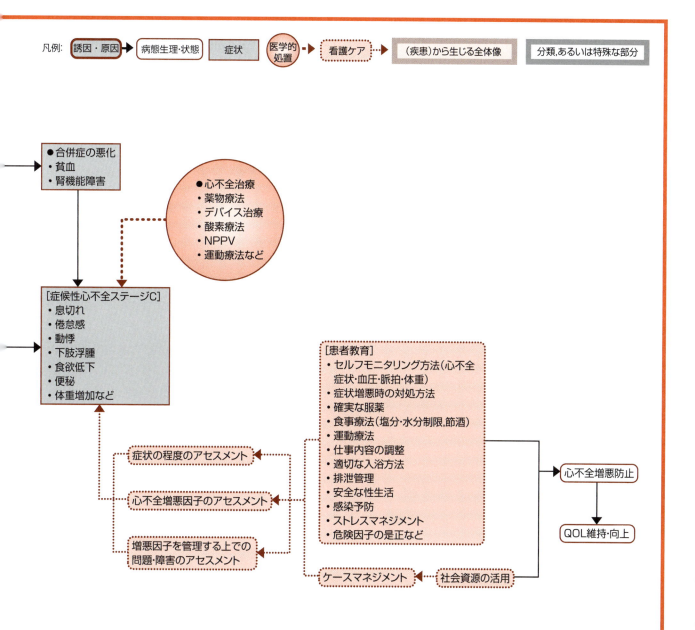

第Ⅲ部　病期・治療別看護ケア関連図

24　心不全の増悪を予防するための患者教育

心不全の増悪による再入院は，退院後6カ月以内で17％，1年後は26％と高率である[1]。患者は，再入院を繰り返すことで療養管理に自信をなくし，闘病意欲が低下する。一方，急性増悪により大きく低下した身体活動能力や悪化した心不全症状は，退院時にはある程度回復する。そのため，患者は「今回も良くなるだろう」と期待し，現実より病状は軽く，予後は長いと考えている[2]。患者教育において，患者が心不全をどのように捉え，理解しているのか把握することが重要である。

心不全の増悪による再入院の誘因では，[表1]に示すように塩分・水分の過剰摂取，服薬中断などの予防可能な因子が上位を占め，感染症，不整脈，心筋虚血などの医学的要因よりも多い[3]。

心不全の増悪予防には心不全患者の自己管理（セルフマネジメント）が重要であり，自己管理能力（セルフマネジメント能力）を向上させることで予後は改善する[4]。看護師は心不全の増悪因子を分析するとともに自己管理が適切に行われているかを評価し，患者や家族に対する教育や相談支援を行い，患者の自己管理能力の向上に努める。

Ⅰ　心不全患者に必要な療養管理とセルフマネジメント支援

心不全の増悪を予防するための患者教育の流れとして，次の順序で行う[図1]。

自己管理のために，患者は心不全について理解する必要がある。そのため，患者が心不全をどのように理解しているか把握し，不足している知識を補い，生涯にわたる治療やケアが必要な病気であることを理解できるように説明する。

心不全患者の平均年齢は71歳と高齢者が多く[1]，心不全の病態について十分理解するのは難しい。図やイラストを多く用いたパンフレットの活用や簡単な言葉でわかりやすく伝えるなど，高齢患者の認知力や理解度に応じた教育方法を工夫する。

また，全ての療養に関する管理方法を伝えるのではなく，教育内容を患者個々の増悪因子に限定し，優先順位を見きわめて伝える必要もある。さらに，高齢患者だけで療養生活を継続するのは難しいため，家族の協力や社会資源の利用を考慮する。

1．心不全徴候や症状のモニタリングと増悪時の対処

1）心不全症状のモニタリング

心不全の一般的な症状は，労作時の息切れ，下肢浮腫，体重増加，夜間の尿量増加，倦怠感，食欲低下などがあり，受診数日前から息切れや体重増加など，何らか

[表1] 心不全の増悪による再入院の誘因

心不全増悪による再入院の誘因	(n=93)
治療・指導に対するコンプライアンス低下	43
感染症	19
不整脈	10
身体的・精神的ストレス	5
心筋虚血	5
コントロール不良の高血圧	4
その他	7

(Tsuchihashi M, Tsutsui H, Kodama K, et al: Clinical characteristics and prognosis of hospitalized patients with congestive heart failure –a study in Fukuoka, Japan. Circ J 64: 935-939, 2000 より)

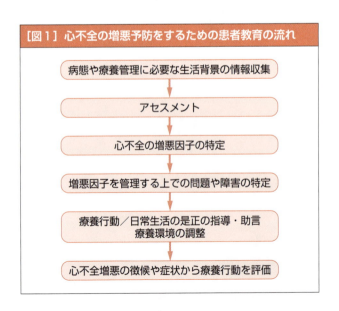

[図1] 心不全の増悪予防をするための患者教育の流れ

の症状を自覚している患者は少なくない。しかし，心不全は他の疾患と類似した症状が多く，息切れや倦怠感は「年のせい」，体重増加は「食べ過ぎた」と解釈し，受診が遅れる場合がある。

患者が心不全の病態を理解するのは容易ではないので，患者の病態から出現しやすい症状を具体的に説明し，心不全増悪徴候や症状を正しく解釈し，適切に対処できるように指導する。

また，「何となくおかしい」「胸が引っ張られる感じ」など，患者特有の症状もある。そのため患者と症状を振り返り，症状と心不全とを関連させて説明し，患者がモニタリングの必要性を理解できるようにかかわる。

モニタリングを習慣化できるように，入院中から心不全手帳などを活用し，患者と一緒に毎日モニタリングを行い，退院後も継続できるように支援する。

高齢者や糖尿病患者は，自覚症状に乏しく，受診が遅れる危険性がある。そのため自覚症状だけではなく，目で見てわかる浮腫や体重増加などの徴候のモニタリングの重要性を説明する。高齢患者自身では浮腫（❸「浮腫」p52参照）などの症状に気づきにくいため，家族がモニタリングできるように指導する［図2］。

2）血圧・脈拍のモニタリング

患者は治療により症状が改善すると苦しかった頃の症状を忘れ，病気に対する関心が薄れやすい。そのため心不全症状がある入院早期から，検温などを通して患者と一緒に血圧や脈拍を毎日確認し，測定値に対する看護師の解釈を伝える。

心不全増悪時の血圧や脈拍と比較しながら患者と振り返り，心不全増悪時には神経体液性因子が活性化し，血圧上昇や脈拍数が増加しやすく，不整脈が出現する可能性があることを患者が理解できるように説明する。

また，治療効果による血圧や脈拍の変化を患者と確認し，治療の必要性を患者が理解できるようにかかわる。血圧や脈拍の安定は患者の治療遵守の成果であると伝え，闘病意欲が維持できるように支援する。

心不全症状が改善すれば，活動量が徐々に増加する。そのため活動に伴う動悸などの症状だけではなく，血圧や脈拍の変化を患者とモニタリングし，患者が心機能に見合った活動を安全に行えるように指導する（❷「心臓リハビリテーション」p332参照）。

血圧や脈拍は，自律神経による比較的短期の変動，日内変動，季節変動などがある[5]。そのため［表2］に示す同一方法・条件[5]で正確に測定できるように指導［図

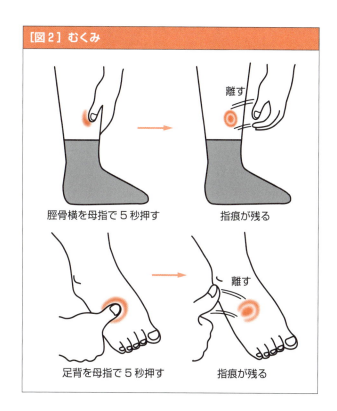

［図2］むくみ

脛骨横を母指で5秒押す　　離す　指痕が残る

足背を母指で5秒押す　　離す　指痕が残る

3］し，血圧や脈拍だけではなく，浮腫や体重などの心不全症状も合わせて心不全の増悪を判断するように説明する。

心不全患者は，血圧や脈拍に影響を受ける薬剤を服薬している。家庭における血圧や脈拍測定は，患者の治療継続率を改善する[5]とともに，降圧薬や抗不整脈薬などの治療を評価するのに役立つ。継続して血圧や脈拍測定を行い，受診時には測定値を記録した手帳を持参するように説明する。また測定値に基づき，勝手に内服薬を中止，増減しないように指導する。

3）体重のモニタリング

短期間での体重増加は体液貯留を示しており，数日または1週間で体重が2kg以上増加する場合は，心不全の急性増悪を示唆する[4]。患者が体重増加を心不全増悪による体液貯留と理解できるように説明し，毎日の体重測定（毎朝，排尿後）の習慣化を図る。

また，入院中から心不全手帳などに体重の記録を促し，結果を患者と確認し，変化を正しく解釈できるように説明する。「目標体重」と「受診の必要な体重」を伝え，体重増加時は速やかに医療機関を受診するように指導する。

高齢者は，活動能力の低下から体重測定が難しい場合

[表2] 家庭血圧測定の方法・条件

装置	上腕カフ・オシロメトリック法に基づく装置
測定環境	①静かで適当な室温の環境（特に冬季，暖房のない部屋での測定は血圧を上昇させるので，室温への注意を喚起する） ②原則として背もたれ付きの椅子に脚を組まずに座って1～2分の安静後 ③会話を交わさない環境 ④測定前に喫煙，飲酒，カフェインの摂取は行わない ⑤カフ位置を心臓の高さに維持できる環境
測定条件	①必須条件 　a．朝：起床後1時間以内 　　　排尿後 　　　朝の服薬前 　　　朝食前 　　　座位1～2分安静後 　b．晩（就寝前） 　　　座位1～2分安静後 ②追加条件 　a．指示により，夕食前，晩の服薬前，入浴前，飲酒前など
測定回数とその扱い	・1機会原則2回測定し，その平均をとる ・1機会に1回のみ測定した場合には，1回のみの血圧値をその機会の血圧値として用いる
記録	・すべての測定値を記録する

（日本高血圧学会高血圧治療ガイドライン作成委員会：高血圧治療ガイドライン2014．p18，ライフサイエンス出版，2014より一部改変）

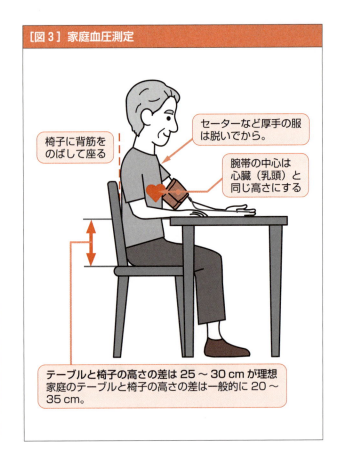

[図3] 家庭血圧測定

がある。家族の協力や訪問看護などの社会資源を利用し，体重測定と増悪症状のモニタリングを継続できるように環境を整える。

4）増悪時の対処方法を理解し，増悪時に備える

息切れや下肢の浮腫，食欲低下，体重増加などの心不全増悪が疑われた場合には，塩分摂取や身体活動を制限するとともに，医療機関への受診が遅れないように指導する。

また，心不全は夜間発作性呼吸困難など，急激に増悪する危険性があるため，緊急連絡先や緊急受診病院，受診手段などを患者や家族と話し合っておく。診察券やペースメーカー手帳，お薬手帳など，受診時に必要な物品をすぐ持ち出せるようにまとめておくように指導する。

受診した患者や家族は，「入院と言われたらどうしよう」「また病院にお世話になって恥ずかしい」などの不安や羞恥心，罪悪感を抱いている場合がある。患者や家族の心理を十分理解し，受診した時には療養管理の努力や苦労をねぎらう。不安や戸惑いを抱えた患者や家族にとって，医療者の温かい言葉は療養生活の励みになる。

2．薬物療法

服薬中断は，増悪因子の1つである。薬剤名，服薬量，服薬回数，副作用だけではなく，飲み忘れた時の対処方法などを薬剤師と連携し，服薬指導を行う。

β遮断薬の効果は導入直後ではなく，導入完了2～3カ月後に出現するため，患者はすぐに効果を実感できない。また，ACE阻害薬（アンギオテンシン変換酵素阻害薬）やARB（アンギオテンシンⅡ受容体遮断薬）を「高血圧に対する薬」と理解し，血圧の低い患者は服薬の必要性を理解できないことがある。看護師はβ遮断薬やACE阻害薬，ARBは「心保護の役割」と患者が理解できるように説明し，アドヒアランスの向上を図る。

利尿薬による排尿回数の増加は，仕事や睡眠に支障をきたし，服薬中断を招く可能性がある。一方で，食事が十分摂取できない時に利尿薬を服用すると，脱水に至る

ことがある。そのため患者が服薬に関して困っていないか確認し、医師や薬剤師と連携し、患者が安心して安全に服薬できるように支援する。

高齢者の場合、内服薬の飲み忘れだけでなく、薬包を破り薬をこぼさず口まで運ぶという服薬に関する一連の動作が難しくなる。そのため内服薬の一包化、薬を手ではなく器に入れて口まで運ぶなどの服薬方法の工夫、家族や訪問看護師などの協力を得たり、お薬カレンダーの利用などを検討したりして、確実に服薬できる方法を患者や家族と話し合う。

3. 食事療法

1）塩分制限

全細胞外液量は、体内ナトリウム量により規定されている。塩分の過剰摂取は前負荷を増大させるだけでなく、口渇を招き、過剰な水分摂取の誘因となるため、減塩によるナトリウム制限が重要になる。

軽症心不全では、1日およそ7g以下程度、重症心不全では1日3gの減塩食が推奨されている[4]。しかし、日本人の1日の平均食塩摂取量は10～15gであり、減塩を実行に移すのは容易ではない。

看護師は1日の食事内容を詳細に聞きとり、少しずつ変えられるところから実行に移せるような方法を患者や家族と一緒に考え、実現可能な目標を設定する。また、管理栄養士と連携し、具体的な助言の提供に努める[6,7]〔表3〕。

高齢者においては、過度のナトリウム制限が食欲を低下させ、栄養不良の要因となるため、味付けの調節が必要な場合がある。

2）水分制限

水分の過剰摂取は、心臓の前負荷を増大させ、心不全増悪の要因となる。軽症の心不全では水分制限は不要であるが、重症心不全で希釈性低ナトリウム血症をきたしている患者には水分制限が必要になる[4]。

牛乳やジュース、アルコールは水分に含まれないと思いこんでいる場合があるため、患者や家族に水分制限に含まれる飲料水について説明する。また、水分を多く含む果物や野菜による水分の過剰摂取にも注意するように指導する。

1日に摂取可能な水分量を透明の容器に入れて管理すると残量がわかりやすく、水分の過剰摂取を防ぐことができる。

[表3] 減塩指導のポイント

食生活を患者や家族と一緒に振り返る	・調理や食材を購入するのは誰なのか把握し、指導を行う対象を決める ・塩分を含む食品に関する知識の程度を知る ・病院の減塩食に対する感想をたずね、薄いと感じれば塩分の多い食生活の可能性が高い ・外食の頻度や嗜好品をたずね、患者や家族と1日の塩分摂取量を大まかにとらえる
塩分を減らすコツ	・醤油やソースは、小皿に一定量を計算しておき、つけながら食べる ・汁物は1日1回1人前の半分量に控える ・パンや麺などの加工食品は塩分含有量が多いため、無塩パンなどを利用する ・煮物類は薄味にし、砂糖やみりんなどの糖類の調味料の使い過ぎに注意する ・酢、レモン、柚子などの酸味を利用する ・味噌やミョウガ、三つ葉、ネギ、パセリなどの香味野菜を利用する ・減塩調味料や減塩食品を上手に使う ・揚げ物、焼き物など、香ばしさを活かした料理を活用する
患者の生活習慣に応じた環境を整える	・ナトリウムから食塩相当量を計算する方法*を伝え、外食や弁当の購入時の参考にする *食塩相当量の換算式＝[ナトリウム（mg）×2.54÷1,000] もしくは [ナトリウム400mg≒食塩1g] ・食事量増加による塩分過剰摂取に注意する ・高齢者に対しては、社会資源の活用を検討する（減塩食の宅配、ホームヘルパーによる減塩食の調理、減塩食品購入など）

(文献6、7より作成)

夏場の水分管理については、医師に相談するように説明し、熱中症や利尿薬服用に伴う脱水予防のために、制限内の水分量はすべて摂取するように促す。

3）節酒

アルコール性心筋症が疑われる場合、禁酒は不可欠であるが、他の患者においては、大量飲酒を避け、適切な飲酒習慣に努めるように指導する[4]。しかし、アルコールは血中の水分を蒸発させ口渇を誘発し、水分の過剰摂取につながり、酒の肴に含まれる塩分量は多く塩分の過剰摂取につながるため、節酒を心がけるように指導する（コラム「アルコールと循環器疾患」p153参照）。

4. 運動療法

㉓「心臓リハビリテーション」p335参照。

5. 社会的活動と仕事

　心不全に伴う倦怠感や運動耐容能低下は，仕事や生活に大きな影響を及ぼし，自尊心低下や抑うつ状態を招く。患者が社会や家庭において，どのような役割を担っているのかを把握し，社会的あるいは精神的に隔離されないような注意が必要である。患者と仕事や役割を安全に継続できる方法を話し合い，医療ソーシャルワーカー（MSW）や産業医，産業保健師などとも連携し，仕事の継続と経済的支援を受けられるように調整する。

6. 入浴

　入浴は心不全患者において禁忌ではなく，適切な入浴方法であれば負荷軽減効果により症状の改善をもたらす[4]。しかし，浴室で心肺停止状態に至る危険性は高く，安全な入浴方法を指導する [表4]。

　重症心不全患者の場合，入浴時の更衣動作，洗体や洗髪動作，浴槽の出入りは運動負荷になるため，患者や家族に入浴介助の必要性について説明し，家族の協力や入浴サービスなどの社会資源の利用を検討する。

[表4] 安全な入浴のポイント

	ポイント
入浴前	・心不全の増悪徴候や症状を確認する ・二重負荷とならないように食後や散歩などの活動直後の時間は避ける ・早朝は交感神経が活性化し始めるため，夕方や寝る前の時間を選ぶ ・飲酒後の入浴は控える ・脱衣所と浴室をあらかじめ暖めておき，温度差をなくす ・脱衣は椅子に座って行う
入浴中	・高温による交感神経緊張を防ぐため，湯の温度は40〜41度とする ・皮膚刺激を少なくするため足元からかかり湯を行い，ゆっくりと浴槽に入る ・静水圧による静脈還流量増加に伴う心内圧上昇を防ぐため，湯の深さは鎖骨下までの半座位浴とする ・湯に浸かる時間は10分以内にする ・湯船から立ち上がる時の静水圧解除や血管拡張に伴う起立性低血圧に注意し，手すりや浴室の壁につかまって，ゆっくり立ち上がり，浴槽の淵にいったん腰を下ろす ・洗体は立位ではなく，椅子に座って行う ・高齢者の場合は，滑り止めマットやインターホンの設置，安全確認の声かけや見守りを行い，転倒を防止する
入浴後	・椅子に座って着衣などを行う ・200 mL程度の水分補給を行う（ただし，水分制限範囲内で） ・30分〜1時間はゆったりと安静にして過ごす

7. 排泄

1）排尿

利尿薬を服薬している心不全患者は，利尿薬を誘因とした排尿失神を起こす危険性がある。排尿による迷走神経刺激が静脈還流量の減少（排尿時にいきみ，立位による）に加わって血圧低下や徐脈，心停止をきたす[8]。排尿を我慢せず，男性でも立位ではなく洋式トイレで排尿するように指導する。

2）排便

心不全患者は水分制限や活動制限により，便秘に傾きやすい。排便による怒責は後負荷を増大し，心不全増悪の危険性を高める。また，怒責による胸腔内圧上昇は静脈還流量を減少し，腸管の機械受容器を介した迷走神経反射が加わって，血圧低下や徐脈，心停止をきたす危険性がある[8]。

したがって水分制限内で水分摂取を促し，食物繊維の多く含まれる食事を積極的に摂取するように指導する。適宜，緩下薬を使用して便通を図り，排便の場合も和式ではなく洋式トイレで行うように指導する。

8. 性生活

性交渉時の運動強度は概ね 3〜4 METs に相当し，single Master 負荷試験で不整脈の誘発や負荷後の過度の息切れ，疲労感がなければ，性交渉は可能と考えられている[4]。

しかし，心拍数，血圧の反応は，年齢や重症度よりも個体差や性交渉時の状況によるところが大きく，また，心不全患者の 60〜70％ が性的機能不全（erectile dysfunction：ED）を有しており[4]，患者が性生活で悩んでいることはないのかを把握し，安全な性生活を送れるように支援する。

9. 感染予防と予防接種

感染に伴う代謝亢進は，心不全増悪因子となる。すべての心不全患者に対して，インフルエンザワクチンを受けるように推奨されており，流行前のワクチン接種でインフルエンザおよび肺炎球菌の重症合併症を防ぐ効果が期待できる[4]。

また，インフルエンザ流行期の外出は控え，外出する際はマスクを着用し，帰宅後は手洗い，うがいを徹底するように十分に指導する。さらに，同居している家族が感染源とならないように，家族にも感染予防について指導を行う。

糖尿病を合併している心不全患者や高齢患者は，免疫能が低下し易感染状態にある。肺炎や尿路感染などの感染予防とともに，糖尿病を合併している心不全患者に対しては糖尿病管理の必要性についても指導を行う。

10. ストレスマネジメントと心理的支援

抑うつや不安などの精神症状や不十分なソーシャルサポートが，心不全患者の予後に影響する[4]。症状によっては，精神科医あるいは心療内科医による診断や専門的治療，臨床心理士によるカウンセリングも考慮し，精神的支援を行う。また，リエゾン精神看護専門看護師に精神的ケアについて相談し，精神的苦痛の緩和に努める（コラム「循環器疾患とうつ」p367 参照）。

11. 危険因子の是正

高血圧，脂質異常症，糖尿病，肥満，喫煙は心血管イベントの危険因子であり，危険因子の管理目標値を目指した生活習慣修正が心不全増悪予防には重要である［表5・6］。

12. 社会資源の活用

自己管理能力の低下した高齢者や認知症患者などは，心不全増悪の危険性が高いことから，家族への教育，相談支援とともに訪問看護などの積極的活用が求められる[4]。しかし，心不全患者の多くは活動能力の障害が軽度で，介護保険に該当しないことが多い。訪問看護の利用は介護保険だけではなく，医療保険で利用することもできるため，患者や家族に訪問看護の利用手段について説明する。

一方で，日常生活に大きな支障がないため，患者や家族は社会資源の必要性を理解できないことがある。心不全のような内部障害は，障害の理解やケアの必要性に気づくのが難しく，訪問看護などの医療者による専門的な支援が必要である。そのため患者や家族が社会資源の必要性を理解し，納得して利用できるように話し合う。

心不全患者が退院し，自宅療養する過程でさまざまな問題にぶつかる場合がある。また，訪問看護師などの介入によって，療養生活上の問題が明らかとなる場合もある。

[表5] 危険因子の管理目標値

危険因子	管理目標値
脂質異常症	・LDLコレステロール120 mg/dL 未満（冠動脈疾患の既往があれば100 mg/dL 未満） ・HDLコレステロール 40 mg/dL 以上 ・中性脂肪 150 mg/dL 未満
糖尿病	・HbA1c 7.0%未満（NGSP値） ・空腹時血糖 130 mg/dL 未満，食後2時間血糖値 180 mg/dL 未満
高血圧	・診察室血圧

若年，中年，前期高齢者患者	140/90 mmHg 未満
後期高齢者患者	150/90 mmHg 未満
糖尿病患者	130/80 mmHg 未満
CKD患者（蛋白尿陽性）	130/80 mmHg 未満
脳血管障害患者，冠動脈疾患患者	140/90 mmHg 未満

＊家庭血圧は，診察室血圧よりも収縮期，拡張期とも5 mmHg ずつ低い値を目安にする

CKD：慢性腎臓病
（文献5，9，10より作成）

[表6] 危険因子是正のための生活習慣修正のポイント

内容	ポイント
減塩	6 g/日未満
野菜・果物	・野菜・果物の積極的摂取 ▶重篤な腎障害を伴う患者では高カリウム血症をきたす危険があるため，野菜・果物の積極的摂取は推奨しない。糖分の多い果物の過剰な摂取は，肥満者や糖尿病などのエネルギー制限が必要な患者では勧められない
脂質	・肉の脂身，乳製品，卵黄などのコレステロールや飽和脂肪酸の摂取を控える ・魚類，大豆製品の摂取を増やす
適正体重の維持	・BMI（体重kg）÷（身長m）^{2} が25未満 ▶過度な減量はリバウンドの原因となり，心身の負担を増加させるため，減量のペースは1カ月に平均2 kg 前後を目指す[6]
運動	・心血管疾患のない高血圧患者が対象で，有酸素運動を中心に定期的に（毎日30分以上を目標に）運動を行う
節酒	・エタノールで男性20〜30 mL/日以下，女性10〜20 mL/日以下
禁煙	・禁煙し，受動喫煙を回避する

（日本高血圧学会高血圧治療ガイドライン作成委員会：高血圧治療ガイドライン2014．p40，ライフサイエンス出版，2014より一部改変）

そのため心不全患者が自宅療養を継続するには，入院中だけではなく，退院後も家族や病院，地域の医療・福祉関係者と連携していくことが重要である。退院前には合同カンファレンスを行い，心不全地域連携パスや心不全手帳などを活用し，退院後も情報共有を図って患者の生活背景に応じた指導の統一や療養環境調整を行うことが，心不全増悪予防やQOLの維持につながる。

II 心不全患者教育を行う看護師としてのあり方

患者は心不全に関する知識を提供されただけでは，療養管理を適切に行えるわけではない。社会や家庭で果たさなければならない役割があり，療養管理の遂行と仕事や役割との間で葛藤している。また，心不全に伴う制限は，社会や家庭における患者の立場を変化させ，楽しみや生きがいの喪失につながり，アイデンティティに影響を及ぼす。

看護師は，患者が心不全と生活していく上での問題が，心不全による身体的な痛みや苦しみだけではないことを理解する必要がある。経済的負担や社会生活上の制約を抱えながらも生涯にわたる療養を続けなければならないことが患者の苦しみであり，看護師は患者が何に悩み，苦しんでいるのかに「気づく」ことが重要である。

看護師が素晴らしいかかわりを行ったとしても，患者–看護師間に信頼関係が構築されていなければ，患者

は看護師の言葉や働きかけに反応しない。患者との間に『信頼と安心』が存在する関係こそが，心不全患者教育の前提である。さまざまな問題を抱える患者が行動変容するには，大変な時間と努力を必要とすることを理解し，患者に根気強く向き合う必要がある。

（錦織慶子）

《引用文献》
1) Tsutsui H, Tsuchihashi-Makaya M, Kinugasa S, et al: Clinical characteristics and outcome of hospitalized patients with heart failure in Japan. Circ J 70: 1617-1623, 2006.
2) 日本循環器学会・他：循環器病の診断と治療に関するガイドライン（2008-2009年合同研究班報告），循環器疾患における末期医療に関する提言．
http://www.j-circ.or.jp/guideline/pdf/JCS2010_nonogi_h.pdf（2016年9月閲覧）
3) Tsuchihashi M, Tsutsui H, Kodama K, et al.: Clinical characteristics and prognosis of hospitalized patients with congestive heart failure –a study in Fukuoka, Japan. Circ J 64: 935-939, 2000.
4) 日本循環器学会・他：循環器病の診断と治療に関するガイドライン（2009年度合同研究班報告）．慢性心不全治療ガイドライン（2010年改訂版）．
http://www.j-circ.or.jp/guideline/pdf/JCS2010_matsuzaki_h.pdf（2016年9月閲覧）
5) 日本高血圧学会高血圧治療ガイドライン作成委員会：高血圧治療ガイドライン2014．ライフサイエンス出版，2014．
6) 府川則子：循環器疾患の栄養管理の実際．Heart 3(1)：42-56, 2013．
7) 加藤尚子：慢性心不全患者に対するセルフケア支援の基本．Heart 2(11)：36-41, 2012．
8) 日本循環器学会・他：循環器病の診断と治療に関するガイドライン（2009年度合同研究班報告）．失神の診断・治療ガイドライン（2012年改訂版）．
http://www.j-circ.or.jp/guideline/pdf/JCS2012_inoue_h.pdf（2016年9月閲覧）
9) 日本動脈硬化学会：動脈硬化性疾患予防のための脂質異常症治療のエッセンス．動脈硬化学会，2014．
10) 日本糖尿病学会：糖尿病治療ガイド2012-2013．光文堂，2013．

《参考文献》
1) 高橋龍太郎・他：わが国における入浴中心肺停止状態（CPA）発生の実態―47都道府県の救急搬送事例9360件の分析．東京都健康長寿医療センター研究所，2014．
http://www.tmghig.jp/J_TMIG/release/pdf/press_20140326_2.pdf（2016年9月閲覧）
2) 宮田昌明：安全な入浴の条件は？佐藤幸人編，あなたも名医！ゼッタイ答えがみつかる心不全，pp198-201，日本医事新報社，2014．
3) 多留ちえみ：シームレスな看護をめざした心不全患者の在宅支援．月刊ナーシング32（8）：64-73, 2012．
4) Strauss AL, et al, 南裕子・他訳：慢性疾患を生きる―ケアとクオリティ・ライフの接点．pp78-96，医学書院，1987．
5) 松岡志帆：慢性心不全ケアに役立つ健康行動理論．眞茅みゆき・他編，心不全ケア教本，pp287-298，メディカル・サイエンス・インターナショナル，2012．

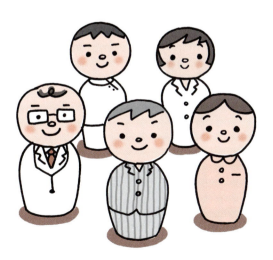

コラム 循環器疾患のテレナーシング

1) テレナーシングの定義と意義

国際看護師協会の定義によると、テレナーシング（telenursing）とは、看護師が提供するテレヘルスの一部で、情報通信（電話、ケーブルテレビ、ファックス、メールなど）を介したケア技術である[1]。

テレナーシングは、在宅療養中の慢性疾患患者や家族を対象とし、患者の自宅での状態（バイタルサインや自覚症状など）を、電話や遠隔モニタリング機器【図1】などを介して確認し、療養指導を提供する他、必要なケアの調整を行う。テレナーシングは、患者の異常の早期発見に寄与し、早期介入（受診勧奨、療養指導）により、救急受診や再入院を回避することができる。

【図2】に遠隔モニタリング機器を介して送信されたデータに基づき、電話での状態確認、医師への報告、療養指導、社会資源の調整を行い再入院予防ができた症例を示す。

患者や家族は、退院後の生活で困っていることや不安な点について定期受診を待たずして看護師に相談し、精神的なケアも受けられることから、自宅で医療者に見守られている安心感をもって生活できる利点がある。

2) 循環器領域におけるテレナーシングを用いた疾病管理のエビデンス

Danielらアルゼンチンの研究グループは、心不全管理のトレーニングを受けた看護師が、在宅療養中の慢性心不全患者に対し、定期的に体重や浮腫などの症状のモニタリング、食事・水分制限や服薬の遵守状況、日常生活の活動量について電話で状態を確認し、症状悪化時の早期受診など標準化された手順にそって介入を行ったところ、心不全入院を減少させたと報告している[2]。その他にも海外では、テレナーシングや遠隔モニタリングシステムを用いた疾病管理研究が多く実施されており、心不全入院の減少、QOLの改善、医療費の削減などの効果が報告されている[3]。

3) テレナーシングの実践と看護師の役割

テレナーシングを実施する際には、あらかじめ介入プロトコルを決め、医師の指示書に基づいて、異常時には患者の状態を報告できるよう体制を整備しておく。また、通信機器を用いたコミュニケーションであるため、ファックスやメールなどを通じての情報漏洩に十分留意する。

電話で状態確認をする際、患者の症状の見落としがないようチェックリストなどを用いて患者の状態を質問し、状態に応じて、症状の対処方法や、食事、水分量、活動量などの療養指導を行う。電話では、退院後に直面した疑問や、症状の悪化や改善に伴って新たに生じる問題などについて、患者や家族から質問されることも多い。

実際に患者の状態を目で見ることができないため（テレビ電話や写真を用いる場合を除いて）、テレナーシングを実践する看護師は、疾患管理の専門的知識に加え、訴えから患者の状態を読みとる力、患者の状態に応じてどのように対応するかの判断力、問題解決能力、カウンセリング能力、対人関係技術など高度実践能力が求められる。

今後、在宅の高齢心不全患者の増加に伴い、テレナーシングの需要はますます増加すると予測されるが、実際に臨床にテレナーシングを導入する場合、テレナーシング技術の標準化と看護師のトレーニン

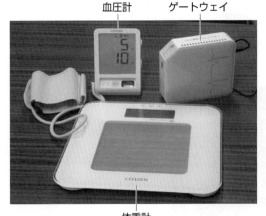

[図1] 遠隔モニタリング機器

血圧計　ゲートウェイ

体重計

患者計測後、データはサーバーに自動送信される。

[図2] 遠隔モニタリングで送信された1カ月の血圧・脈拍・体重の値のグラフ（サイバークロスジャパン社提供）とテレナーシングの介入状況の例

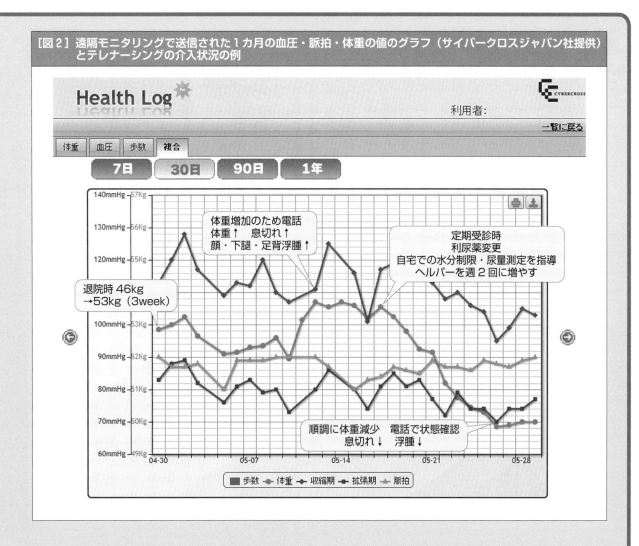

グ，テレナーシングにかかるコスト（機器の使用料や人件費）を誰が負担するかなどについての課題が残されている。

（宇野真理子）

《引用文献》
1) Milholland DK : telenursing, telehealth: Nursing and Technology Advance Together. 1-27, Geneva: International Council of Nurses, 2000.
2) Ferrante D, et al: Long-term results after a telephone intervention in chronic heart failure: DIAL (Randomized Trial of Phone Intervention in Chronic Heart Failure) follow-up. J Am Coll Cardiol 56(5) : 372-378, 2010.
3) Inglis SC, et al: Which components of heart failure programmes are effective? A systematic review and meta-analysis of the outcomes of structured telephone support or telemonitoring as the primary component of chronic heart failure management in 8323 patients: Abridged Cochrane Review. Eur J Heart Fail 13(9) : 1028-1940, 2011.

《参考文献》
1) 聖路加看護大学テレナーシングSIG編：テレナーシング実践ガイドライン．pp 9-14, ワールドプランニング，2013.

25 循環器疾患の緩和ケア

第Ⅲ部　病期・治療別看護ケア関連図

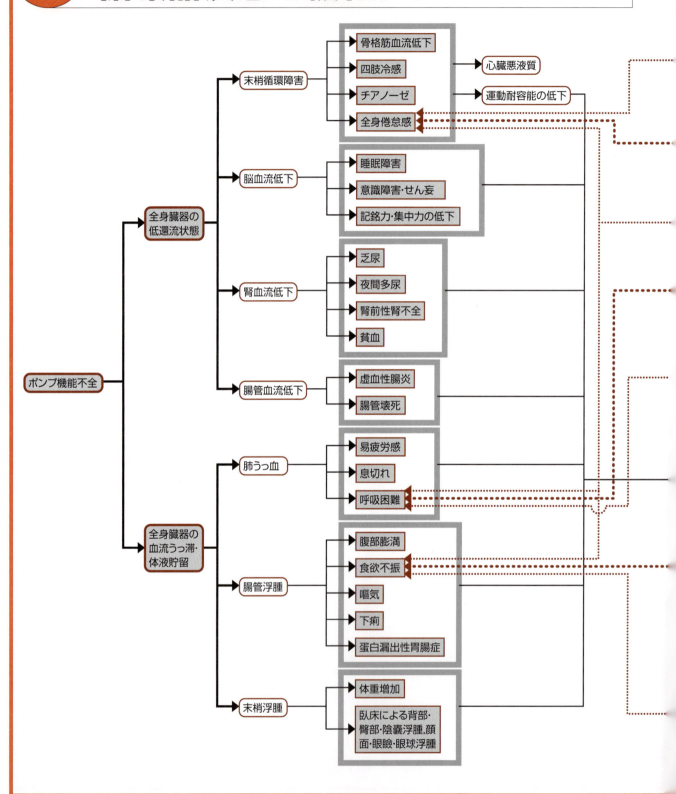

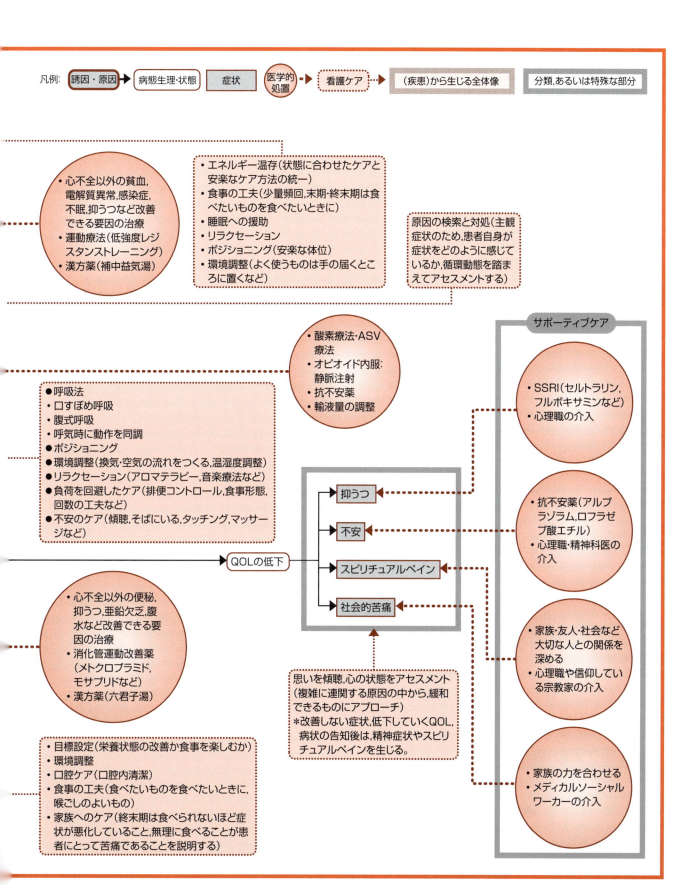

25 循環器疾患の緩和ケア

I 循環器疾患における緩和ケアとは

　循環器疾患は，高度な医療やデバイスなどの進歩，心臓移植により生命予後は延長してきている。一方でそれは末期心不全患者の増加を意味し，治療抵抗性の末期症状や死に向き合う患者への緩和ケアの必要性が高まっていると言える。また，今後植込み型補助人工心臓の**長期在宅治療**（destination therapy）もわが国で行われるであろう。

　しかし，心不全末期症状の治療やケアに関するエビデンスは確立しておらず，心不全の呼吸困難に対するオピオイドの保険適用や，在宅における強心薬の持続点滴の使用が診療報酬上認められていないなど，がんと比べ使用できる薬剤や療養の場所に限界がある。また，予後予測が困難といった疾患の特徴から，**アドバンス・ケア・プランニング**（advance care planning：ACP）も十分になされていない現状がある。

　循環器疾患患者が病気とともにどのように生きていくのか，最期はどこでどのように過ごしたいのかといった意思決定と，その意思を尊重したかかわりが求められている。緩和ケアは，疾患の早期から取り組むことが提唱されているが，ここでは心不全の末期から終末期に焦点を当てる。

　アドバンス・ケア・プランニングとは，「延命治療の希望の是非，どこで最期を迎えたいかといったエンド・オブ・ライフケア期（人生の終末期）での望むケアを，医療者や家族など大切な人と話し合うコミュニケーションのプロセス」[1)]を指し，心不全と診断された時から心臓病をもってどのように生きていくかを考えられるような介入が求められる。

1．緩和ケアの定義

　2002年WHOは，「緩和ケアとは，生命を脅かす疾患による問題に直面している患者とその家族に対して，痛みやその他の身体的問題，心理社会的問題，スピリチュアルな問題を疾患の早期に発見し，的確なアセスメントと対処（治療・処置）によって，苦痛を予防し緩和することにより，QOLを改善するアプローチである」[2)]と定義している。

　緩和ケアは，悪性疾患だけでなく，生命を脅かす疾患に罹患している患者とその家族の，呼吸困難や倦怠感といった身体症状や，心理的・スピリチュアルな苦悩などの辛さに焦点が当てられ，病期やケアを受ける場所を問わず提供されるべきもので，循環器疾患患者もその対象となる。

2．循環器疾患における末期・終末期の定義

　循環器疾患における末期医療に関する提言では，循環器疾患の末期，終末期を以下のように定義している。

　循環器疾患の末期状態（end-stage）とは，「最大の薬物治療でも治療困難な状態である。その状態に対して，侵襲的治療として人工呼吸や血液浄化に加え，IABP，PCPS，VAS，臓器移植，HD，ペースメーカー植込み，ICDなどがある。さらには移植医療の提供がある」[3)]とし，終末期（end-of life）とは，「循環器疾患での繰り返す病像の悪化あるいは急激な増悪から，死が間近に迫り，治療の可能性のない末期状態を示す」[3)]としている。

　心不全における末期状態とは，❶適切な治療を実施していることが原則，❷器質的な心機能障害により，適切な治療にかかわらず慢性的にNYHA心機能分類のⅣの症状を訴え，頻回または持続的点滴薬物療法を必要とする，❸6カ月に1回以上の入院歴，左室駆出率（LVEF）≦20％などの具体的な病歴や心機能を基準とすること

> **MEMO　略語**
> - IABP（intra-aortic balloon pumping）大動脈内バルーンパンピング（コラム p301 参照）
> - PCPS（percutaneous cardiopulmonary support）経皮的心肺補助装置（コラム p304 参照）
> - VAS（ventricular assist system）補助人工心臓
> - HD（hemodialysis）人工透析
> - ICD（implantable cardioverter defibrillator）植込み型除細動器（コラム p182 参照）

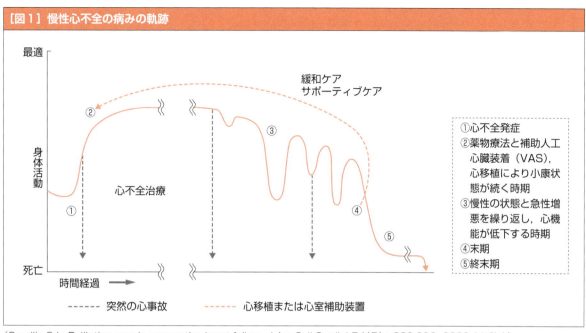

[図1] 慢性心不全の病みの軌跡

①心不全発症
②薬物療法と補助人工心臓装着（VAS）、心移植により小康状態が続く時期
③慢性の状態と急性増悪を繰り返し、心機能が低下する時期
④末期
⑤終末期

(Goodlin SJ : Palliative care in congestive heart failure. J Am Coll Cardiol 54(5) : 386-396, 2009 より改変)

もありえる，❹終末期が近いと判断されること[3]の4つの基準をあげ，終末期は「妥当な医療の継続にもかかわらず，死が差し迫っている状態」[3]と定義している。

慢性心不全は，急性増悪と軽快を繰り返しながら，右肩下がりに心機能が低下していく[図1]。その経過中には，致死的不整脈による突然死のリスクがあり，また急性増悪時には多臓器不全や感染症により死に至る場合もある。

このように，心不全の末期から終末期の判断が明確ではなく，突然終末期に至ることもあるというのが特徴である。

3．末期・終末期の治療とケア

2005年のACC（American College of Cardiology：米国心臓病学会）/AHA（American Heart Association：米国心臓協会）ガイドラインのステージ分類[表1]は，慢性心不全の進行していく病期と，病期に応じた症状や治療・ケアを知る手がかりとなる。

「A」は心不全のリスクが高い状態，「B」は器質的心疾患があるが症状がない状態で，「C」から心不全症状が出現し，「D」が重症心不全の状態を示す。

上記のガイドラインでは，難治性終末期心不全に対する勧告として，「推奨される治療を行ったにもかかわらず重篤な症状が持続する場合，患者とその家族に対して終末期ケアの選択について話し合いを行うこと」[4]，また終末期に考慮すべき事項として「機能的予後，生命予後について患者と家族に継続的に教育を行うこと，事前指示（advance directive）を作成し実行することの選択と緩和ケアやホスピスの役割について教育を行うこと，植込み型除細動器非作動の選択について話し合うこと」[5]を推奨している。

慢性心不全の病みの軌跡[図1]を踏まえて，急変時にはどのようにしたいか，侵襲的な治療や心移植について，終末期の希望など病期に応じた話し合い（ACP）が望まれる。

4．緩和ケアの目標

緩和ケアの目標は，患者とその家族の苦痛・苦悩を緩和し，QOLを高め維持することである。QOLを高めるためには，患者の発病（入院）前のパーソナリティや大切にしているものは何か，患者が症状（病い）をどのようにとらえているか，ストレスな状況をどう乗り越えようとしているかを知る必要がある。

そして，苦痛の緩和を図りながらこころの安定が得られるよう寄り添い，患者自身が自分らしく生きること，希望や安らぎをもって最期まで生きていくことを支援する。

[表1] 心不全の発症と進行のステージとその治療

ステージ	A	B	C	D
ステージの内容	心不全のリスクが高いが，心不全症状や心臓機能に異常がない	心臓の機能に異常があるが，症状がない	心不全の既往，または現症がある	特殊な治療が必要な難治性の心不全
患者の状態	高血圧，動脈硬化疾患，糖尿病，メタボリックシンドローム	心筋梗塞の既往，左室の肥大やポンプ機能の低下，弁膜症（無症候性）	心不全の原因がわかっている。息切れ・疲れ・体力の低下がある	最大限の薬物治療にもかかわらず，安静時に著明な症状（呼吸困難・倦怠感・食欲不振など）がある
治療	・高血圧の治療 ・禁煙 ・脂質障害の治療 ・定期的な運動 ・メタボリックシンドロームのコントロール ・ACE阻害薬，ARB，動脈硬化や糖尿病の治療	・ステージAのすべての治療に準ずる ・β遮断薬の適切な患者に使用	・ステージA・Bのすべての治療に準ずる ・利尿薬 ・ACE阻害薬 ・β遮断薬 [特定患者に使用] ・アルドステロン拮抗薬 ・ARB ・ジギタリス ・両心室ペーシング ・植込み型除細動器（ICD）	・ステージA・B・Cのすべての治療に準ずる [選択肢] ・終末期ケア／ホスピスケア ・特別な治療 　・心臓移植 　・強心薬の持続静脈内投与 　・心室補助装置 　・実験的手術や薬物

(Hunt SA, Abraham WT, Chin MH, et al : Circulation112 : 2005 を一部改変)

II　緩和ケアにおける看護師の役割

　心不全末期の症状のアセスメントとマネジメントは多職種チームで行い，患者・家族の希望と現在最善と考えられる治療とケアの方向性を話し合っていくことが必要である。

1．症状アセスメントと症状マネジメント

1）症状アセスメントの考え方

　看護師には，心不全症状をトータルペインの視点からアセスメントし，そのマネジメントを行うことによって患者とその家族のQOLを高め維持すること，また苦痛の閾値を上げて快の感覚を高めるケア，患者とその家族の希望を支えるケアを行う役割がある。

　トータルペインとは，トワイクロス（Twycross）ががん患者の疼痛を身体面，精神面，社会面，スピリチュアルな面の4つの苦しみからなるトータルペインとしてとらえ，患者を理解することを提唱した[6]ものである。

　トータルペインはがん患者だけに現れるものではなく，循環器疾患患者にも同様に現れると考える。たとえば心不全の場合，心不全末期の身体的苦痛（呼吸困難・倦怠感・食欲不振・睡眠障害・疼痛など），死の不安や恐れといった精神的苦痛，経済的な問題や役割の喪失といった社会的苦痛，病気による価値体系の変化や苦しみの意味といったスピリチュアルな苦痛が複雑に絡まりあって患者に苦痛が生じている [図2]。これらの苦痛をアセスメントし，多職種チームで症状緩和の方略について話し合う。

　まず苦痛の程度や性質，パターン，増強・緩和因子，日常生活に及ぼす影響と患者自身が苦痛をどのように対処しているのか，その方法は効果的か，治療は適切に行われているかをアセスメントする。また，患者自身が病気や症状をどのように受け止めているか患者の経験・価値観，気がかりや困っていることを聴き，身体的苦痛だけでなく，他の側面からも包括的にアセスメントする。

　苦痛は主観であるため，その反応は患者によって異なる。苦痛の有無とその範囲，いつ生じるのか患者自身に聴くことから始める。程度は数値評価スケール（numeric rating scale：NRS）や表情評価スケール（フェイススケール） [図3] を用いて評価し，NRS 1〜3にコントロールすることを目指す。

　しかし，長期になるとスケールの評価自体が苦痛となる場合もあるため，日常生活の障害の程度など客観的に観察し評価する。終末期には意識障害を呈する患者が多く，眉間のしわや肩呼吸などから客観的に評価する。

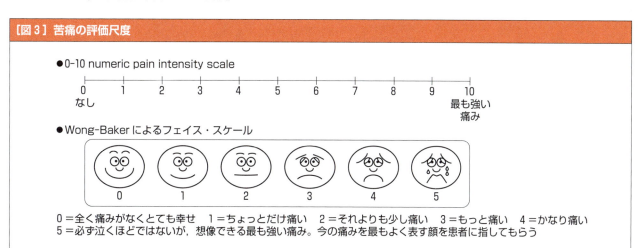

[図2] 全人的患者の理解

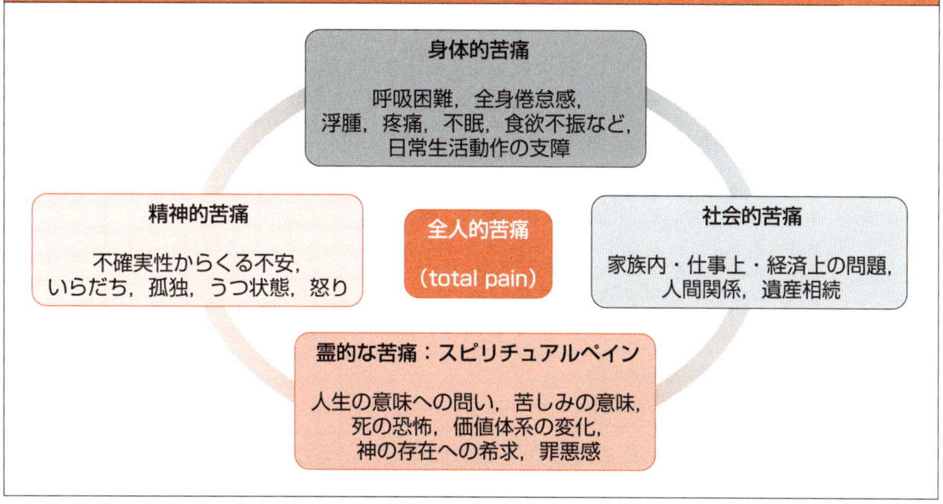

（淀川キリスト教病院ホスピス編, 柏木哲夫・他監：緩和ケアマニュアル－ターミナルケアマニュアル. 改訂第4版. p34, 最新医学社, 2001を改変）

[図3] 苦痛の評価尺度

2）症状マネジメントの方法

症状マネジメントは，❶夜間入眠できる，❷安静時の苦痛の消失，❸体動時の苦痛の消失を目指す。予後の見通しや治療のメリット・デメリット，本人の希望から，医療者・患者・家族と十分に話し合い，症状マネジメントの目標を❶〜❸のどこに置くのか病状・状況・患者の希望に応じた柔軟な目標設定が必要である。

呼吸困難の場合，その出現は安静時なのか，労作時なのか，夜間なのか，不安や恐れはないか，活動と休息の調整はなされているか，コーピング法（ここでは呼吸法）は効果的か，患者にとっての呼吸困難の意味を聴きアセスメントする。

症状マネジメントとしては，うっ血や低心拍出量症候群（low output syndrome：LOS）による呼吸困難を改善するため，利尿薬や強心薬など心不全に対する治療や酸素療法を行う。

また，不安や抑うつに対しては思いを傾聴しその原因を検索し，同時に家族などのサポートを強化する。必要に応じて抗不安薬（不安発作やパニック発作の場合はアルプラゾラム，抑うつや睡眠障害の場合はロフラゼプ酸エチル）の投与を行う（抑うつに関しては，MEMO「末期のうつ」p365, コラム「循環器疾患とうつ」p367参照）。

適切な心不全治療を行っても呼吸困難のコントロールが困難な場合は，モルフィナン系オピオイド（モルヒネ）の投与を考慮する [図4]。モルヒネ使用の一例として頓用から開始し，効果があれば，定時投与としている（国

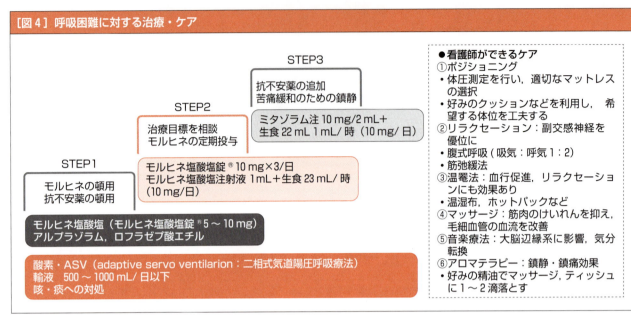

[(右)木澤義之・他編：3ステップ実践緩和ケア. p46, 青海社, 2013 を改変]

立循環器病研究センター病院の1年間のデータでは，モルヒネは亡くなる6.6日前から投与を開始していた[7]。

モルヒネは，呼吸抑制をきたすため初回投与量は低用量から開始し，呼吸回数≧10回/分を目標に投与（腎機能障害（eGFR＜30 mL/分）患者は，半量を投与）する。

オピオイドの副作用として悪心・嘔吐，眠気，便秘，せん妄が起きやすい。その対策を[表2]に示す。

可逆的な要因を除去しても苦痛が改善されない治療抵抗性の場合，苦痛緩和のための鎮静を検討する。鎮静の開始時には，鎮静以外の方法で苦痛を緩和することは困難であることが多職種チーム内の意見として一致していることが必要である。

国立循環器病研究センター病院では，緩和治療を希望した患者には意識が低下する前に，モルヒネとミタゾラムの使用について説明し，文書にて同意を得ている[表3]。投与が最も適切な治療と考えられた時に再度意思確認を行い，投与を開始している（1年間のデータでは，ミタゾラムの投与は亡くなる3日前から投与を開始していた）。

末期から終末期は，多臓器不全やモルヒネの定期投与・鎮静薬の持続投与による意識レベルの低下をきたしている場合が多い。食事や水分の形態を変え，内服薬は錠剤から散剤へ変更する。形態を変更しても誤嚥の危険がある場合は経口摂取を中止し，氷片を口に含ませたり口腔ケアを行い，口渇防止に努める。内服薬は必要最低限を注射薬へ変更する。

[表2] オピオイドの副作用対策

悪心	・投与から1～2週間以内に耐性ができる ・それまで予防的にプロクロルペラジンを内服しておくと，オピオイドに対する不安を軽減することができる
眠気	・3～7日で耐性ができる ・増量すると再度眠気が生じるため，呼吸抑制に注意しながら投与する ・呼吸困難が消失している場合は，20%減量する
便秘	・耐性ができないため，排便状態を観察しセンノシドやピコスルファートナトリウム水和物を投与する ・症状が改善しない場合は，1錠ずつ（5滴ずつ）増量し，硬便の場合は，酸化マグネシウムを併用する
せん妄	・投与初期に起こることが多い ・ハロペリドールやリスペリドンの内服を行う ・貧血や低酸素などその他の要因を除去し，呼吸困難が消失している場合は20%減量する ・それでも無効の場合は，エビデンスはないがオキシコドン，フェンタニルへローテーションする

＊国立循環器病研究センター病院にはオキシコドンの採用がなく，フェンタニルへのローテーションのみ

[表3] 鎮静時の説明について

・死によって苦痛から解放する安楽死とは異なり，亡くなる数日前～数時間前の苦痛を緩和して最後まで人としての尊厳を保ち，家族と過ごす時間をもつことを目的としていることを説明する
・浅い鎮静から開始し苦痛の状態に応じて増減する

終末期には栄養を投与してもエネルギー代謝が効果的に行われないため，高カロリー輸液や経管栄養は不要であり，維持輸液を500〜1,000 mL/日投与する。

酸素は，SpO_2に応じて投与量を増量する。しかし高用量の酸素投与はかえって口腔内の乾燥をきたし，口臭や口渇の原因となるため，投与する場合は十分な加湿を行う。

栄養状態が悪く浮腫のある患者の皮膚は脆弱になりやすいため，意識レベル・活動レベルに応じた寝具やマットレスの選択を行い愛護的なケアを行う。

● 事例紹介

Aさん，60歳代，女性。StageDの肥大型心筋症，NYHA Ⅳ。この4年間で6回心不全増悪による入院歴あり（いずれもドブタミン使用，利尿薬調整，ASV導入などで改善）。

今回，感冒を契機に倦怠感，体重増加，食欲減退が出現し，心不全増悪の診断で入院となった。低心拍出量症候群（LOS）状態で血圧低く，β遮断薬，ACE-Ⅰの使用は困難であった。

前々回入院時に医師より心不全の末期状態であることの説明を受け，本人と家族との話し合いの結果，「急変時にはNPPV（非侵襲的陽圧換気療法）までは行うが，挿管・人工呼吸管理，機械的循環補助，心臓マッサージはしない」という終末期の治療の意思表示があった。

今回も患者・家族は症状増悪時の緩和ケアを希望し，飲水制限を緩和し，持ち込み食が許可された。

入院27日目にLOSが進行しドブタミン塩酸塩注射液を増量しても呼吸困難・倦怠感は緩和せず，モルヒネ塩酸塩錠® 5 mgの内服を開始した。「（モルヒネ飲んだら）すごく楽になった。こんなに効くなら早く飲めばよかった」と呼吸苦・倦怠感は著明に改善した。

しかし，入院36日目に呼吸困難・倦怠感が増強し，呼吸困難に対して抗不安薬の内服を開始したが効果がなく，ミタゾラムの持続静脈注射を開始した。

入院37日目未明に頻拍性心室固有調律から心停止をきたし死亡した。Aさんと家族の希望どおり蘇生処置は行わず，家族の見守る中他界された。

2．意思決定支援

循環器疾患患者は，アドバンス・ケア・プランニングがなされていない場合が多く，末期になってはじめて病期を知らされ治療の選択を迫られる場合がある。特に，患者に意思決定能力がない場合または急変時にアドバンス・ケア・プランニングがなされていない場合は，患者の意向がわからず，家族は延命治療を含めた積極的治療の選択に困惑する。また医療者も，予後予測が困難で治療により症状が軽快する可能性があるという心不全の特性から，救命を選択する場合もある。

したがって，末期患者の意思を尊重した治療やケアを行うためには，心不全と診断された時から，病期の進行に合わせて話し合い（ACP）がなされる必要がある。病いや死期は自分で選択することはできないが，どこでどのような治療やケアを受けるかは自ら選択することが可能である。その決定は，患者の意向を基本とし，患者・家族・医療者の三者が合意できるものが望ましい。

しかし，末期から終末期の病期の説明や今後の経過・予後告知は，患者・家族に大きな精神的苦痛を与えるため，患者の自我機能をアセスメントし，いつ・だれに・どこまで・どのように説明するかは，多職種からなる医療チームで話し合う必要がある。

そして，可逆的な症状に対しては治療を行うこと，不可逆的な症状に対してはできるだけ苦痛を緩和し最善を尽くすことを伝える。

StageD心不全の末期にはACC/AHAガイドライン[表1参照]で推奨されているように，移植を見据えた補助人工心臓（VAD）などの特殊な治療，強心薬の長期投与，療養の場所，緩和ケアの選択を提示し，心肺蘇生を含む積極的治療の希望の有無，植込み型除細動器（ICD）の不適切作動時の対応について説明する。

終末期における延命治療の中止や差し控えは，医療チームで話し合いの上で，装着している人工呼吸器や投与中の薬剤の中止方法について選択肢を提示し，社会情勢を踏まえて病院内で医学的妥当性，倫理性を議論する必要がある[7]。

意思決定に関する家族への支援は[表4]を参照する。看護師は家族の代弁者として意思決定を支援していく必要がある。

3．グリーフケア

グリーフ（Grief：悲嘆）とは，「愛する人を失った時に

[表4] 意思決定に関する家族への支援

	家族への直接的アプローチ	家族支援・調整に関連した管理的アプローチ
家族の権利擁護	・家族の代理意思決定を支援 　・患者が望んでいたことを家族が医療者に伝えることができるよう支援する 　・家族が希望や思いを表現でき意思決定できるよう支援する ・ask-tell-askアプローチ 　・ask：病状や病いをどのように理解しているか，病状や予後をどの程度知りたいか 　・tell：知りたい範囲で情報提供，誤解を訂正 　・ask：不安や気がかりを聞く	・思いを表出できる環境を整える 　・家族の抱える複雑なニーズや苦痛，揺れ動く気もちを表出できる環境を提供する
家族との信頼関係を維持する	・医療者の姿勢：思いやり，誠実な対応 ・感情・意思の疎通を図る 　・医療者と家族の感情・意思の疎通を促進，家族が価値観や望みを伝え，すれ違いや衝突が生まれないように調整する	・チーム医療の提供 　・医療者と家族の橋渡しとなり，医療チーム全体でケアに取り組むよう調整する
家族に十分な情報を提供する	・家族が患者の状況を理解できるように情報提供を行う 　・家族に患者の病状や今後の見通しなどをわかりやすい言葉で伝える 　・終末期は，死が近づいてきていると感じさせる身体的・精神的状態・行動の変化などの説明を行う。現実と向き合い現状を受け入れていくことができるよう支援する ・状況に応じて家族を含めたカンファレンスを開催する 　・終末期ケアに対して，必要に応じて家族も含め，個別にカンファレンスを開催する	・多職種を含めたカンファレンスを開催する 　・終末期ケアに対して，かかわる多職種とともに個別にカンファレンスを開催する

[日本集中治療医学会：集中治療領域における終末期患者家族のこころのケア指針．2011．http://www.jsicm.org/pdf/110606syumathu.pdf（2014年3月閲覧）より改変]

みられる情緒的反応」[8]で，「死別後の急性反応に引き続いて起こる情緒不安定状態，身体の不調・違和感・社会活動への適応性の低下などをきたす総体的な現象」[8]と定義される。

　グリーフは，愛する人を失うことによる正常なストレス反応であり，このストレス状態を家族なりに乗り越えていくことができるように，死別前から患者と家族，大切な人たちとの絆を深めるケアを行う必要がある。

　悲嘆の理解を助けるものとしてさまざまなモデルがあるが，ここではJ・ボウルビィの悲嘆のプロセス[図5]を紹介する。必ずしも段階を経て経過するわけではなく，長い年月がかかる。また「悲哀には決して終わりがない。ただ時が経つにつれて，表面に出てくる割合が少なくなるだけである」[9]と述べられているように，その経験には個人差がある。これらを理解し，死別後の家族のこころの状態やセルフケアレベルを確認し，必要であれば専門家へつなぐことが必要になる。

　家族は，愛する家族の一員の死が近づいていることによる不安の中，患者と意思疎通が図れず患者の意思がわ

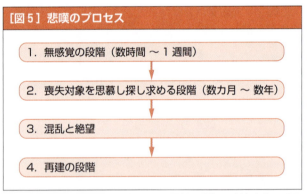

[図5] 悲嘆のプロセス

1. 無感覚の段階（数時間〜1週間）
2. 喪失対象を思慕し探し求める段階（数カ月〜数年）
3. 混乱と絶望
4. 再建の段階

（J・ボウルビィ，黒田実郎・他訳：母子関係の理論　Ⅲ対象喪失．p91，岩崎学術出版社，1981より）

からない，患者に苦痛を伴う治療がなされているなど，患者の状況からも精神的な苦痛を感じている。また，面会や付き添いが長期になると身体的苦痛を生じ，家族内の役割委譲を余儀なくされ，今までの安定した家族の生活が脅かされていく。

　家族がこのような大きなストレスの中にあることを理

[表5] 家族ケア

	家族への直接的アプローチ	家族支援・調整に関連した管理的アプローチ
家族の苦痛を緩和する	・苦痛の緩和を図る 　・患者や家族の身体的・精神的・社会的な苦痛を知り，苦痛緩和に努める ・情緒的に安定が得られるように支援する 　・家族の感情表出を促し，情緒的な安定を図る 　・患者や家族が思い出を話せるような時間をもつ（ライフレビュー） ・患者に主にかかわる家族へのかかわり 　・患者に主にかかわる家族を支える人に対して，身体的・精神的支援を行う	・個人的な時間と空間を確保する 　・家族がプライベートな時間がもてるような場を提供する ・家族の持つ力をアセスメントする 　・家族が現状にどのように対処していけるかを話し合うように勧め，個々の家族のメンバーが情緒的に支え合い，役割分担し協力してケアが行えるようサポートする 　・入院が長期化している場合は，家族が休息をとれるような配慮も必要である
家族のケア提供場面への参加を促す	・ケアへの参加を促す 　・十分なケアが受けられていると安心できるように，日々のケアについて説明するのみではなく，場合によってはケアへの参加を促す 　・家族のニード（患者の役に立ちたい，そばにいたいなど）を充足し，悲嘆を軽減する	・環境を調整する 　・穏やかな最期が迎えられるよう環境を整える 　・死別に対する心の準備や死後に必要な具体的な事柄の準備を進めていけるように支援する

[日本集中治療医学会：集中治療領域における終末期患者家族のこころのケア指針. 2011. http://www.jsicm.org/pdf/110606syumathu.pdf（2014年3月閲覧）より改変]

MEMO　末期のうつ

　心不全の末期から終末期には，よくならない・緩和されない症状や自分でできていたことができなくなっていることを自覚し，死を意識せざるを得なくなってくる。心臓移植の適応ではないと説明を受けても「先生はそんなことは言っていない」と訴えたり，自分でできるセルフケアを看護師に依頼したり，「なぜ私が……」と医師や看護師に怒りを向ける患者がいるが，それはこのストレス状況を乗り切ろうとして防衛機制を働かせているためである。

　防衛機制とは，ストレス反応の結果生じる正常な心理的対処（否認・退行・置き換えなど）であり，末期の場合は患者が現実を受容できるようになるまで待つこと，つまり，患者が苦悩に折り合いをつけ，自分の人生や死について自分なりの納得や意味をもつことができるよう，信じてケアすることが大切である。

　受容段階で起こる抑うつに対しては，受容の前段階であるため，同時に睡眠や食事はとれているか，好きだったテレビや音楽など興味のあったものに関心がなくなっていないかなどを観察し，病的なうつに移行していないかを観察し，必要であれば，臨床心理士や精神科医へつないでいく。抗うつ薬の効果が現れるまでには1～2週間要すること，効果があらわれる前に亡くなるケースもあるため，早期からの介入（スクリーニング・治療ケア）が必要である。

解し，ケアしていくことが必要である。具体的な家族へのケアを，[表5]に示す。患者と家族を1つのシステムとして考え，患者だけでなく家族もケアの対象となる。患者が安らかであることに家族は安堵し癒される。家族への身体的・精神的支援を行い，家族が力を合わせて家族の危機を乗り越えられるよう支援する。

（河野由枝）

《引用文献》
1) 森田達也・他編：エビデンスで解決！緩和医療ケースファイル，pp135, 南江堂, 2011.
2) World Health Organization: Definition of palliative care. Geneva: WHO, 2002.
http://www.who.int/cancer/palliative/definition/en/（2014年3月閲覧）
3) 日本循環器学会・他：循環器病の診断と治療に関するガイドライン（2008－2009年度合同研究班報告）．循環器疾患における末期医療に関する提言. p 5, 7, 2010.
4) Hunt SA, Abraham WT, Chin MH, et al: ACC/AHA 2005

Guideline for the Evaluation and Manegement of Chronic Heart Failure in the Adult. Circulation 112（12）：e154-235, 2005.
5）Goodlin SJ: Palliative care in congestive heart failure. J Am Coll Cardiol 54（5）：386-396, 2009.
6）Robert Twycross, et al, 武田文和監訳：トワイクロス先生のがん患者の症状マネジメント，第2版．pp13-14, 医学書院，2010.
7）日本救急医学会：救急医療における終末期医療に関する提言（ガイドライン）．pp 3- 5.
http://www.jaam.jp/html/info/info-20071116.pdf（2014年3月閲覧）
8）宮林幸江：家族のつながりを強めるグリーフケア—悲嘆の概念と悲嘆で起きる症状．家族看護 10（2）：10-20,2012.
9）J・ボウルビィ，黒田実郎・他訳：母子関係の理論 Ⅲ対象喪失．p91, 岩崎学術出版社，1981.

《参考文献》
1）淀川キリスト教病院ホスピス編，柏木哲夫・他監：緩和ケアマニュアル—ターミナルケアマニュアル，改訂第4版．p34, 最新医学社，2001.
2）木澤義之・他編：3ステップ実践緩和ケア．p46, 青梅社，2013.
3）河野由枝：病院における心不全患者の緩和ケアの現状と課題．第18回日本心不全学会学術集会シンポジウム21 ハートチームセッション，2014.
4）日本集中治療医学会：集中治療領域における終末期患者家族のこころのケア指針．
http://www.jsicm.org/pdf/110606syumathu.pdf（2014年3月閲覧）

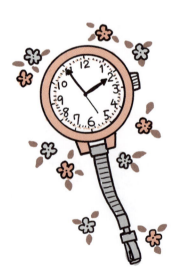

コラム 循環器疾患とうつ

1）循環器疾患とうつとの関連

①冠動脈疾患とうつ

心筋梗塞や狭心症発作時の胸痛，動悸，息苦しさ，大動脈解離による強烈な痛み，不整脈発作による動悸など，循環器疾患患者の中には，発症時の死ぬかもしれないという体験に続き，急性期を脱した後でも再発するのではないかという恐怖と向き合う患者がいる。このような患者の場合，それまで楽しめていた外出や旅行などを控え，自宅にこもることが増え，気分が沈みがちになる。

心筋梗塞後にうつを発症した患者は，うつではない心筋梗塞の患者より予後不良であったことが報告されている[1]ことからも，回復期の看護師をはじめとする医療者のかかわりが重要になる。

看護師は，このような心理的体験は発症後多くの患者が経験するプロセスであることを患者・家族に伝え，恐怖を克服しながら，再発を起さない生活習慣を獲得できるように支援する。

②慢性心不全とうつ

慢性心不全患者の病態は，心不全の原因となる心疾患に罹患してから，増悪と寛解を繰り返しながら徐々に悪化していく。長い経過の中で，むくみや息切れなどの症状に悩まされ，塩分・水分・運動制限など，病気によって生活にさまざまな制約が生じることで，就学や就労，家庭の役割などにおいて喪失体験を経験し，身体的，精神的苦痛と向き合わなくてはならない。心不全患者では22％にうつがみられ，重症になるほど多くなり，またうつを合併していると死亡リスクが1.8倍になるといわれている[2]。

[表] こころとからだの質問票（PHQ-9）

この2週間，次のような問題にどのくらい頻繁に悩まされていますか？	全くない	数日	半分以上	ほとんど毎日
❶物事に対してまったく興味がない，または楽しめない	□	□	□	□
❷気分が落ち込む，憂うつになる，または絶望的な気もちになる	□	□	□	□
❸寝つきが悪い，途中で目が覚める，または逆に眠り過ぎる	□	□	□	□
❹疲れた感じがする，または気力がない	□	□	□	□
❺あまり食欲がない，または食べ過ぎる	□	□	□	□
❻自分はだめな人間だ，人生の敗北者だと気に病む，または自分自身あるいは家族に申し訳がないと感じる	□	□	□	□
❼新聞を読む，またはテレビを見ることなどに集中することが難しい	□	□	□	□
❽他人が気づくぐらいに動きや話し方が遅くなる，あるいはこれと反対にそわそわしたり落ち着かず，ふだんよりも動き回ることがある	□	□	□	□
❾死んだ方がましだ，あるいは自分を何らかの方法で傷つけようと思ったことがある	□	□	□	□
・上の❶から❾の問題によって，仕事をしたり，家事をしたり，他の人と仲良くやっていくことがどのくらい困難になっていますか？ ・全く困難でない　　　　・やや困難　　　　・困難　　　　・極端に困難				

* PRIME-MD™ Patient Health Questionnaire 9（PHQ-9）の日本語訳版
* PHQ-9 Copyright© 1999 Pfizer Inc. 無断転載を禁じます。PRIME-MD™ および PRIME MD TODAY™ は，ファイザー社の商標です。

（村松公美子，上島国利：プライマリ・ケア診療とうつ病スクリーニング評価スケール─ Patient Health Questionnaire-9 日本語版「こころとからだの質問票」について．診断と治療 97：1465-1473，2009より）

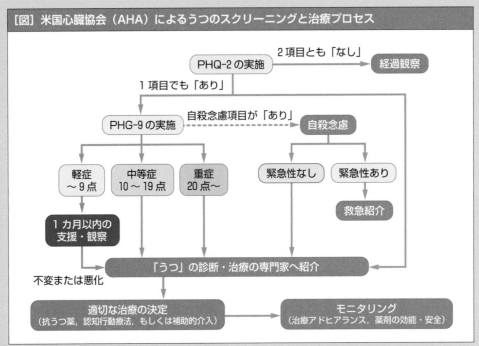

[図] 米国心臓協会（AHA）によるうつのスクリーニングと治療プロセス

（Lichtman JH et al: Depression and coronary heart disease: recommendations for screening, referral, and treatment: a science advisory from American Heart Association Prevention Committee of the Council on Cardiovascular Nursing, Council on Clinical Cardiology, Council on Epidemiology and Prevention, and Interdisciplinary Council on Quality of Care and Outcomes Research: endorsed by the American Psychiatric Association. Circulation 118: 1768-1775, 2008より改変）

③ICD植込み患者とうつ

心室細動や心室頻拍などの致死性不整脈患者には治療として拡張型心筋症や，心不全患者には突然死予防として植込み型除細動器（implantable cardioverter defibrillator：ICD）が用いられる．ICDは突然死を低減させる一方で，ショック作動による胸痛や衝撃で転倒を引き起こすこともあり，患者や家族は，次にいつ作動が起こるかわからない不安をもって生活している．

このような状況の中，ICD植込み患者のうち24～46％が抑うつ症状，24～87％が不安症状を呈しているという報告がある[3]．

これに対し，欧米では，うつや不安の軽減を目的に，教育セッションや電話介入，認知行動療法，ストレスマネジメントなどが行われている[2]．

2）うつのスクリーニング

米国心臓協会（American Heart Association：AHA）は，心疾患患者に，うつのスクリーニングとしてpatient health questionnaire：PHQ-9 [表]を用いて段階的に評価することを提唱している．[表]の最初の2項目❶，❷を質問し（PHQ-2），1つでも該当すれば，残りの7項目すべてを質問し，得点を算出する．治療のプロセスは，[図]に示す手順で進めることが推奨されている．

3）うつの治療とケア

うつ病に対しては，抗うつ薬の中でも心臓への影響の少ないSSRI（選択的セロトニン再取込み阻害薬）や，SNRI（セロトニン・ノルアドレナリン再取込み阻害薬）が第1選択薬として考えられている．一方，心臓への影響がある抗うつ薬としては三環系抗うつ薬があり，ナトリウムチャンネルをブロックし，QT延長をきたすことが知られている[2]．

看護師の役割としては，患者にいつもと異なる言動や抑うつの症状がみられた場合，スクリーニング

を行うと同時に，リエゾン精神科医や臨床心理士などを含めた多職種と連携し，患者の病状とその受容状況，家族や社会的背景，精神状態を把握し，ケアの方法や役割分担などの方針を明らかにする。また，患者や家族の苦悩を理解し，受容段階を見守りながら支えていくことが求められている。

（宇野真理子）

《引用文献》
1) Dickens C, McGowan L, Percival C, et al: New onset depression following myocardial infarction predicts cardiac mortality. Psychosom Med 70 (4):450-455, 2008.
2) 伊藤弘人：今日の診療から役立つエビデンスから迫る循環器疾患とうつ. pp10-32, 南山堂, 2012.
3) Sears SF, Todaro JF, Lewis TS, et al: Examining the psychosocial impact of implantable cardioverter defibrillators: a literature review. Clin Cardiol 22: 481-489, 1999.

《参考文献》
1) 眞茅みゆき：うつ・不安. Herat 4(1)：41-47, 2014.
2) 山内典子：慢性心不全患者に対する心理的支援. 眞茅みゆき・他編, 心不全ケア教本, pp325-335, メディカル・サイエンス・インターナショナル, 2012.

索引

記号

Ⅰ度房室ブロック　190
Ⅱ音肺動脈成分の亢進　280
Ⅱ度房室ブロック　31, 190
Ⅲ度房室ブロック　30, 190
β遮断薬　94, 116

数字

0-10 numeric pain intensity scale　361
1回拍出量　11
1日平均純アルコール量　153
12誘導心電図　21, 25, 29
24時間自由行動下血圧測定　88
2相性P波　217
5Aアプローチ　157
5P　136

欧文

AA　120, 122
AAA　122
AAIペーシング　196
ABI　141
ACE阻害薬　94, 116
ACP　358, 36, 101, 108, 112
ACS初期診療アルゴリズム　41, 296
ACT　302
ADH　242
advance directive　359
Af　32
AF　32, 158, 160
AHA　230, 368
AHA/ACC心不全ステージ分類　255
AHA分類　106
AMI　110, 112, 332
APH　239
AR　200, 207
ARB　94, 116
AS　200, 202
ASO　138, 140
ASV　270

AT　336, 342
AUDIT　154
AVB　186, 188
AVR　204, 210
BMS　294
BNP　268
BP　88
BPS　328
Braunwaldの重症度分類　100
BVAD　272
CABG　108, 293, 312
CAD　142
CAG　106
CAM-ICU　324
Ca拮抗薬　94
CCS分類　100
CHADS$_2$スコア　162, 168
CHF　250
CK-MB　115
CLI　141
CM　230
CO_2ナルコーシス　71
CPK　115
CPX　335, 342
CRT　246
CRTD　246
CRTP　246
CS　232, 258, 266
CSA　270
CTR　258
DCA　292
DCM　234, 236
DDDペーシング　196
DeBakey分類　132
DES　294
D-HCM　239, 242
DT　274
DVT　52, 307, 313, 328
ECG　21
ED　351
end-of-life　358
end-stage　358
EPS　166, 189, 230
Fontaine分類　140
Forrester分類　116
f波　32
Graham Steell雑音　216

HAPPYプログラム　155
HCM　238, 240
HD　358
H-FABP　115
HMG-CoA還元酵素阻害薬　116
HNCM　239, 242
HOCM　239, 242
HOT　286
HPAH　280
IAB　301
IABP　272, 301, 358
IASM　81
IC　140
ICD　178, 182, 358, 368
IE　222, 224
ILR　189
INR　169
INTERMACS　272
IPAH　280
IPC　307
IPPV　67
Iグラフト置換術　135
J-MACS profile　272
Karvonenの式　336
Killip分類　116
LCA　106
LMT病変　293
LOS　302
LVAD　272
Master　102
Met　65
METs　337
METs表　338
Mixing Zone　304
MobitzⅡ型　190
MODS　323
MR　212, 218
MS　212, 215
MVR　218
NBTE　222, 224
NOAC　168, 170
Nohria-Stevensonの分類　117
NPPV　67, 270
NRS　360
NSTEMI　112, 113

NSVT　176
NT-proBNP　268
NVAF　168
NYHA分類　64, 256
OMC　218
OMI　112
OPCAB　312
OSA　270
PAD　140
PAH　280
PaO_2　70
PCH　280
PCI　108, 116, 290, 292
PCPS　304, 358
PE　322
PEEP　326
PH　278, 280
PHQ-9　367
PMI　194
PQ間隔　11
PQ間隔異常　29
PS　81
PSVT　31
PT　169
PTE　52
PT-INR　169
PTMC　218
PTSMA　244
PVC/VPC　31
PVOD　280
P波　11, 26, 28
QRS波　11, 26, 28, 174
QRS幅の異常　29
QT間隔　11
QT間隔の延長　29
RAA　90
RASS　323
RCA　106
R on T　31
Rutherford分類　140
RVAD　272
SAM　240
SaO_2　70
SAS　65, 89
SAT　298
Sellers分類　209
SIRS　136

SMI 112
SpO$_2$ 70
SSS 31, 198
Stanford 分類 132
Starling 力 52
STEMI 112
ST 部分 28
ST 上昇型心筋梗塞 112
SVO$_2$ 263
SVT 176
SYNTAX スコア 294
TAA 122
TAAA 122
TAO 140
TAVI 205
Tdp 176
T 波 11, 26, 28
UA 112, 113
U 波 26
VAD 272
VAP 327
VAP バンドル 327
VAS 358
VDD ペーシング 196
Vf 30
VSP 117
VT 30, 172, 174
VVI ペーシング 196
Wenckebach 型 190
WHO 肺高血圧機能分類 283
wideQRS 174
Wong-Baker によるフェイス・スケール 361
WPW 症候群 31
Y グラフト置換術 134

亜急性血栓性閉塞 298
亜急性心筋梗塞 112
足関節上腕血圧比 141
アダムス－ストークス発作 188
圧痕性浮腫 54
圧迫硬化療法 146
圧迫療法 146, 147
圧負荷 251
アディポサイトカイン 90
アテローム 105
アテローム性動脈硬化 105, 122
アドバンス・ケア・プランニング 358
アルコール 153
アルコール性心筋症 153

アルコール適正量 153
アンギオテンシンⅡ受容体拮抗薬 94, 116
アンギオテンシン変換酵素阻害薬 94, 116
安静時 12 誘導心電図 102
安定狭心症 98, 101

息切れ 60, 62
維持期 333
意思決定支援 363
胃十二指腸潰瘍 38
異常ジェット 224
異常自動能 175
異常心音 18
異所性興奮 160
一時的ペースメーカー 189
遺伝性肺動脈性高血圧症 280
イレウス 327
飲酒習慣スクリーニングテスト 154

ウィーズ 75
ウィーニング 326
ウィルヒョウの 3 要素 307
植込み型 LVAD 272
植込み型除細動器 178, 182, 358, 368
埋込み型心電図記録計 189
ウェンケバッハ型 190
右心不全 53, 253
右心補助人工心臓 272
うつ 183, 367
うつのスクリーニング 368
うつの治療 368
運動強度 336
運動処方 335
運動負荷試験 141, 335
運動負荷心電図 21, 102
運動療法 142, 332
運動療法の流れ 335

永続性心房細動 161
エポプロステノール在宅持続静注療法 284, 286
エルゴメーター 102
遠隔モニタリング機器 354
遠隔モニタリングシステム 184

延髄 11
エントリー 130
エンドリーク 126
塩分制限 349

横隔膜神経刺激症状 247
欧州心臓病学会 230
オキシアーム 72
悪心 362
オスラー結節 225
オピオイドの副作用対策 362
オリエンテーション 313

外頸静脈 19
開心術 312
開心術療法 310
回復期 333
解離性大動脈瘤 122, 130
カウンセリング 332
拡張型心筋症 231, 234, 236
拡張期 11
拡張期ランブル 208
拡張期ランブル音 216
拡張相肥大型心筋症 239, 242
拡張能機能低下 12
拡張不全 255
下行大動脈瘤 123
加算平均心電図 21
下肢虚血 303
下肢静脈瘤 146
下肢のポンプ機能 307
過剰心音 18
仮性大動脈瘤 122
仮性動脈瘤 299
家族ケア 365
褐色細胞腫 89
活性化全血凝固時間 302
活動・運動所要量 338
家庭血圧 88, 150
家庭血圧測定 88, 94, 348
カテーテルアブレーション 163, 166, 178
カテーテル穿刺部合併症 299
仮面高血圧 88
カラードプラ法 209, 219
ガラヴァルダン現象 203
カルシウム拮抗薬 94
カルボーネンの式 336
鼾音 75
肝機能障害 327
間歇性跛行 140

間歇的空気圧迫法 307
間質液 52
患者教育 332, 344, 346
乾性ラ音 75
感染 327
感染性心内膜炎 222, 224
感染予防 351
完全房室ブロック 190
冠動脈 9
冠動脈イベント 115
冠動脈危険因子 100
冠動脈疾患 142
冠動脈造影 106
冠動脈バイパス術 108, 293, 312
還流後症候群 319
冠攣縮 101
冠攣縮性狭心症 98, 101
関連痛 36
緩和ケア 261, 356

機械弁 206
気管切開用マスク 72
気胸 38
偽腔開存型（性） 132
偽腔（血栓）閉塞型（性） 132
危険因子の管理目標値 352
起座呼吸 64
器質的心疾患 47
奇脈 230
逆流食道炎 38
求心性肥大 203
急性冠症候群 36, 101, 108, 112
急性冠症候群（ACS）の初期診療アルゴリズム 298
急性冠閉塞 298
急性期 332
急性期リハ負荷試験の判定試験 335
急性心筋梗塞 98, 101, 110, 112, 332
急性心筋梗塞クリニカルパス 334
急性心タンポナーデ 228
急性心不全 254, 326
急性心膜炎 38
急性膵炎 38
急性僧帽弁閉鎖不全症 212
急性大動脈解離 38
急性大動脈解離手術 134
急性大動脈弁閉鎖不全症 208, 210
吸入酸素濃度 73

371

弓部大動脈置換術　134
弓部大動脈瘤　123
仰臥位呼吸　64
胸骨角　22
狭心症　38, 98, 100
狭心症症状　104, 240, 242
狭心痛　203
胸痛　34, 36
胸部下行大動脈人工血管置換術　134
胸腹部大動脈人工血管置換術　134
胸腹部大動脈瘤　123
胸部大動脈　122
胸部大動脈瘤　38, 123
胸部誘導　22
胸壁拍動　16
胸膜炎　38
胸膜摩擦音　75
局所性浮腫　51, 54
虚血性心疾患　100, 312, 325
起立性低血圧　96
キリップ分類　117, 256
禁煙　153
禁煙指導　156, 313
緊急カテーテル検査　297
金属ステント　294
筋ポンプ　15
筋力トレーニング　336

クインケ徴候　208
空腹時静脈血採血　149
苦痛の評価尺度　361
クッシング症候群　89
グラフト　108
グラフト血管　312
グリーフケア　363
クリティカルパス　320
クリニカルシナリオ　232, 258, 266
クリニカルパス　333
クルマウルサイン　228
クレアチンホスホキナーゼ　115
グレープフルーツジュース　145

け

経カテーテル大動脈弁治療　205
経口抗凝固薬　168
経口抗凝固療法　168

頸静脈怒脹　53, 254
経静脈ペースメーカー　189
経食道心臓エコー検査　160
経食道法　204, 209
頸動脈　20
経皮気管内カテーテル　72
経皮的冠動脈インターベンション　108, 116, 290, 292
経皮的酸素飽和度　70
経皮的心肺補助装置　358
経皮的心肺補助法　304
経皮的僧帽弁交連切開術　218
経皮的中隔心筋焼灼術　244
経皮的ペーシング　195
経皮的ペースメーカー　189
頸部血管診察　18
頸部血管の走行　19
撃発活動　175
血圧　11, 88
血液分布異常性ショック　325
血管エコー検査　141
血管系　13
血管内留置カテーテル関連血流感染　328
血管内レーザー　147
血管の構造　15
血行再建術　103, 142
血腫　299
血漿　52
血清マーカー　115
血栓　101
血栓吸引　293
血栓形成の予防　162
血栓内膜摘除術　142
血栓溶解療法　115
減塩指導　349
嫌気性代謝閾値　336, 342
倦怠感　76, 78
原発性アルドステロン　89

こ

降圧目標　93
降圧薬治療　91
高位結紮術　146
硬化剤　146
硬化療法　146
交感神経　9
抗凝固薬　163
抗凝固療法　164, 169, 308
抗虚血療法　115
高血圧緊急症　95
高血圧症　86, 88
抗血栓療法　115
交互脈　236

膠質浸透圧　52
拘束型心筋症　231
拘束性換気障害　314
梗塞部位による心電図変化　115
高度無菌遮断予防策　328
高二酸化炭素血症　71
抗不安薬　361
後負荷　12, 14, 251
後腹膜出血　299
高流量システム　72
コースクラックルズ　75
呼気終末陽圧換気　326
呼吸運動　62
呼吸音　74
呼吸訓練　313, 60, 62, 256
呼吸リハビリテーション　67
こころとからだの質問票　367
混合静脈血酸素飽和度　263
コンディショニング　285

在宅酸素療法　286
在宅持続静注療法導入　287
再入口部　130
左室形成術　312
左室リモデリング　241, 252, 337
左心耳血栓　160
左心不全　54, 253
左心不全症状　62
左心補助人工心臓　272
サポーティブケア　359
三尖弁　9
酸素解離曲線　70
酸素需要不均衡　63
酸素中毒　71
酸素テント　72
酸素投与方法システム　71
酸素マスク　72
酸素療法　70

自覚的運動強度　336
刺激伝導系　9, 21
刺激伝導系と心電図波形　26
自己管理能力　346
自己大動脈弁温存手術　210
脂質異常症　148
脂質管理目標値　149
脂質コア　112
四肢冷感　257
視診　16

シストリック・アンローディング　301
事前指示　359
持続性心室頻拍　176
持続性心房細動　161
失神　203
湿性ラ音　75
至適血圧　90
自動車運転　183
自動能　10, 21
社会資源　351
社会的活動　350
自由行動下血圧　88
収縮期　11
収縮期高血圧　90
収縮機能低下　12
収縮不全　255
重症虚血肢　141
修復術　312
終末期　358
粥腫　101, 105
粥状　105
出血　319
術後イレウス　327
術後合併症予防　313
術後感染　327
術後疼痛　328
術後疼痛管理　313
術前検査　313, 316
術前処置　313, 316
術前のオリエンテーション　313
循環系　9
循環血液量減少性ショック　325
循環調整　14
循環調節　13
循環動態　323
上行大動脈置換術　134
硝酸薬　103
症状アセスメント　360, 81, 361
静脈　13
静脈抜去切除術　146
静脈弁　13, 15
静脈瘤根治術　146
ショートラン　31
食事療法　349
触診　16, 20
触知部分　295
食道破裂　38
ショック　323, 325
ショック症状　325
ショックの5徴候　136
徐脈性心房細動　160
徐脈性不整脈　47

徐脈頻脈症候群　31, 199
心移植代替治療　272
心因性　38
心音　11, 12
心外閉塞・拘束性ショック　325
心拡大　12, 252
新規経口抗凝固薬　170
心機能障害　248
心胸郭比　56, 258
心筋逸脱酵素　103
心筋クレアチニンキナーゼ　115
心筋梗塞　38
心筋梗塞の回復過程　119
心筋疾患　230
心筋症　230
心筋保護　317
心筋リモデリング　116
腎血管性高血圧　89
心血管病リスク　92
心原性ショック　116, 325
心原性脳梗塞　164
心原性脳塞栓症　168
人工血管置換術　126, 312
人工呼吸関連性肺炎　327
人工呼吸関連肺炎予防バンドル　327
人工呼吸器　326
人工心肺装置　317, 319
人工透析　358
人工弁　206
心雑音　18
診察室血圧　88, 90, 150
診察室血圧測定　88
心室　9
心室細動　30
心室再同期療法　246
腎実質性高血圧　89
心室性期外収縮　31, 32
心室中隔欠損症　312
心室中隔穿孔　117
心室中部肥大型心筋症　242
心室破裂　117
心室頻拍　30, 172, 174
心室補助人工心臓　272
心室瘤　117
心周期　11, 12
心収縮力　251
侵襲的陽圧換気療法　67
心静止　30
新生児遷延性肺高血圧症　280
真性大動脈瘤　122
振戦　16
心尖拍動　16

心尖部肥大型心筋症　239, 242
心臓　9
心臓移植　276, 312
心臓カテーテル検査　209
心臓腫瘍　312
心臓性悪液質　236
心臓喘息　63, 256
心臓粘液腫　312
心臓由来脂肪酸結合蛋白　115
心臓リハビリテーション　260, 330, 332
身体活動能力質問表　65
心タンポナーデ　228, 325
心電図　11, 12, 21
心電図の基本波形と名称　24
心嚢液貯留　228
心肺運動負荷試験　335, 342
心拍出量　11, 251
心拍数　28, 251
心拍数計測のポイント　27
心拍動下冠動脈バイパス術　312
心肥大　12, 252
深部静脈血栓症　52, 307, 313, 328
心不全　116, 203, 248, 250, 323, 344, 346
腎不全　319
心不全症状　214, 236
心不全の睡眠呼吸障害　270
心不全のメカニズム　53
深部痛　36
心房　9
心房細動　32, 158, 160
心房細動治療（薬物）ガイドライン　162
心房粗動　32
心房中隔欠損症　312
心膜炎　117
水分制限　349
水泡音　75

睡眠呼吸障害　270
睡眠時無呼吸症候群　89
スターリング力　52
スタチン　116
スティフネス　240
ステント　294
ステントグラフト内挿術　125, 126, 135
ステント留置　292
ストリッピング　146
ストリッピング術　146

ストレインパターン　204
ストレス管理　151
ストレスマネジメント　351
スパイナルドレーン　126
スパスム　101
スワン - ガンツカテーテル　262

生活習慣の修正項目　93
正常域血圧　90
正常心音　18
正常洞調律　26
成人呼吸窮迫症候群　319
静水圧　52
性生活　351
生体弁　206
正中神経障害　299
性的機能不全　351
生理的イレウス　327
節酒　153, 349
切除術　312
切迫症　95
セメスワインスタインモノフィラメント検査　143
セラーズ分類　209
セルフマネジメント　346
セルフモニタリング指導　95
穿刺部位　295
全収縮期雑音　216
センシング不全　197
全身性炎症反応症候群　136
全身性心筋症　231
全身性浮腫　51, 54
全人的患者の理解　361
先天性心疾患　312
前負荷　11, 14, 251
せん妄　322, 362

造影剤腎症　298
臓器移植法　276
創部痛　127
僧帽弁　9, 215
僧帽弁狭窄症　212, 215
僧帽弁疾患　212, 214
僧帽弁前尖収縮期前方運動　240
僧帽弁置換術　218
僧帽弁閉鎖不全　117
僧帽弁閉鎖不全症　212, 218
側臥位呼吸　64

ダイアストリック・オーグメンテーション　301
体外式ペースメーカー　195
体外循環　319
体外設置型 VAD　272
代謝機構　252
代謝性心筋症　231
代謝当量　65
体重のモニタリング　347
体循環　11, 253
代償機構　251
体性痛　36
大腿動脈血腫　299
大動脈解離　128, 130
大動脈基部再建術　134, 312
大動脈疾患　312
大動脈縮窄症　89
大動脈バルーンパンピング　272, 301, 358
大動脈弁　9
大動脈弁狭窄症　200, 202
大動脈弁疾患　202
大動脈弁置換術　204, 210
大動脈弁閉鎖不全症　207
大動脈弁輪拡張症　210
大動脈瘤　120, 122
大動脈瘤手術適応の流れ　125
体内式ペースメーカー　189, 195
タイムアウト　316
多形性心室頻拍　30
多源性期外収縮　31
多臓器障害　323
脱血管　318
弾性ストッキング　147, 307
弾性包帯　307
胆石症　38
断層法　204, 209
断続性副雑音　75

チェーン・ストークス呼吸　63
致死性不整脈　176
遅発性心タンポナーデ　298
中枢性睡眠時無呼吸　270
長期在宅治療　358
蝶形陰影　56
聴診　17, 20
直視下交連部切開術　218
陳旧性心筋梗塞　112
鎮静　318
鎮静時の説明　362

373

鎮痛　115, 323
鎮痛スケール　328

て

低アルブミン血症　56, 315
低栄養　315
低酸素症　70
低酸素脳症　319
低心拍出量症候群　302, 323
低体温療法　317
低流量システム　72
笛音　75
デコンディショニング　274
デバイスモニタリング　184
デューク診断基準　225
デルタ波　31
テレナーシング　354
電気生理学的検査　166, 189
電気的除細動　162
電磁干渉　183

と

動悸　44, 46
洞機能不全　194
洞（房）結節　10
統合的アプローチ　81
洞性徐脈　198
洞調律　25
疼痛　328
洞停止　198
洞不全症候群　31, 198
洞房ブロック　198
動脈　13
動脈管造影検査　141
動脈血酸素分圧　70
動脈血酸素飽和度　70
動脈硬化性疾患ガイドライン　148
動脈硬化性疾患の患者教育　148
動脈硬化のメカニズム　105, 113
動脈弁　9
トータルペイン　360
特定疾病助成の手続き　288
特定心筋症　230
特発性心筋症　230
特発性肺動脈性高血圧症　280
ドプラ法　204, 219
トラキマスク　72
トリガード・アクティビティ　175
トルサード・ド・ポアンツ　30, 176, 188
トレーニング　337
トレッドミル　102
トレッドミル運動負荷試験　141
トロポニン　115

な

内頸静脈　19
内頸静脈拍動の測定　19
内臓痛　36
納豆菌　145

に

二次性高血圧症　86
二重陰影　216
ニトログリセリン　103
日本蘇生協議会　296
入院生活への支援　316
入口部　130
乳頭筋　9
乳頭筋断裂　117
入浴　350
尿道カテーテル関連尿路感染　328

ね

ネブライザー付き酸素吸入装置　72
眠気　362
捻髪音　75

の

脳障害　322
嚢状瘤　122
脳性ナトリウム利尿ペプチド　268
脳塞栓　319
脳浮腫　319
ノーリア・スティーブンソン分類　256

は

バージャー病　140
肺移植　283
肺移植ガイドライン　284
肺血管拡張療法　283
肺血管系　63
肺血栓塞栓症　38, 52, 322, 328
肺高血圧症　278, 280
肺循環　253
肺静脈閉塞性疾患　280
排泄　351
肺動脈性高血圧症　280
肺動脈弁　9
排尿　351
排便　351
肺毛細血管腫症　280
白衣高血圧　88
バタフライシャドウ　56
パッチ修復術　312
鼻カニューラ　72
バルーン拡張　292
バルサルバ効果　285
パルスドプラ法　209

ひ

非ST上昇型心筋梗塞　112, 113
非細菌性血栓性心内膜炎　222, 224
非持続性心室頻拍　176
非神経原性起立性低血圧　96
非侵襲的陽圧換気療法　67, 270
肥大型心筋症　231, 238, 240
非対称性心室中隔肥大　242
左冠動脈　106
左冠動脈主幹部病変　293
悲嘆　363
悲嘆のプロセス　364
ヒト脳性ナトリウム利尿ペプチド前駆体N端フラグメント　268
皮膚保護剤　271
非閉塞性肥大型心筋症　239
表在痛　36
標準体重　150
ヒル徴候　208
貧血　63
頻拍　257
頻脈性心房細動　161
頻脈性不整脈　46

ふ

ファインクラックルズ　75
ファロー四徴症　312
不安定狭心症　98, 101, 112, 113
フェイススケール　360
不応期　21
フォレスター分類　116, 256, 264
フォンテイン分類　140

副交感神経　9
腹部大動脈　122
腹部大動脈人工血管置換術　134
腹部大動脈瘤　123
浮腫　50, 52, 257
浮腫のスケール　56
不整脈　28, 116, 236, 312, 325
不整脈の誘発原因　179
フットケア　145
プラーク　100, 105
フランク-スターリング機序　251
プロトロンビン時間　169
プロトロンビン時間-国際標準化比率　162, 169

へ

閉塞性換気障害　314
閉塞性血栓　105
閉塞性血栓性血管炎　140
閉塞性睡眠時無呼吸　270
閉塞性動脈硬化症　138, 140
閉塞性肥大型心筋症　242
ペイン　360
ペーシング設定　195
ペースメーカー　21
ペースメーカー植込み術　192, 194
ペースメーカー手帳　193
壁厚菲薄化　241
ベック3徴　228
弁形成術　312
弁口面積　216
ペンダント型リザーバー付鼻カニューラ　72
弁置換術　312
ベンチュリマスク　72
ベントール手術　210
便秘　362
弁膜症　312

ほ

防衛機制　365
包括的心臓リハビリテーション　331, 332
方向性冠動脈粥腫切除術　292
放散痛　102
房室結節　10
房室ブロック　186, 188
房室弁　9
泡状硬化療法　146
紡錘状瘤　122

補助人工心臓　272, 358
補助人工心臓植込み術　312
補助療法　116
発作性上室性頻拍　31
発作性心房細動　161
ホルター心電図　21, 102
本態性高血圧症　86, 88

マキシマム・バリアプリコーション　328
マクロファージ　105
マスクフィッティング　270
末期　358
末期状態　358
末期のうつ　365
末梢血管抵抗　12
末梢動脈の触知　20
末梢閉塞性動脈疾患　140
慢性血栓塞栓性肺高血圧症　280
慢性心不全　250, 254
慢性心不全の病みの軌跡　359
慢性僧帽弁閉鎖不全症　212
慢性大動脈弁閉鎖不全症　207, 210
慢性疲労症候群　78

右冠動脈　106

ミタゾラム　362
ミュセー徴候　208

むくみ　347
無脈性心室頻拍　30
無脈性電気活動　30

メイズ手術　312

毛細血管　13
モニター心電図　21, 29
モニター心電図電極　23
モニタリング　346
モノフィラメント検査　144
モビッツⅡ型　190
モルヒネ　361

夜間呼吸困難　256
夜間頻尿　257
夜間発作性呼吸困難　64
薬剤溶出ステント　294
薬物・毒物関連肺動脈性高血圧症　280
薬理学的除細動　163

有酸素運動　335
疣腫　224

溶血　319
ヨード系造影剤　107
予防接種　351

ラザフォード分類　140

リーク　270
リエントリー　130, 175
リザーバーシステム　72
リザーバー付き鼻カニューラ　72
リザーバー付きマスク　72
リズムコントロール　162
リッチモンド・アジテーション・スケール　319
利尿薬　94
リハビリテーション　328
リフィリング現象　326
リモデリング　241, 252
両心補助人工心臓　272
量負荷　251

リンパ液　16
リンパ管系　16
リンパ系　9
リンパの流れ　15
リンパ浮腫　54

レーザー　293
レートコントロール　162
レジスタンストレーニング　336
レニン・アンギオテンシン・アルドステロン系　90
連続性副雑音　75

労作性狭心症　101
ロータブレーター　292
ロス斑　225
ロンカイ　75

ワーファリン®　163, 169
ワルファリン療法　162

編集・執筆者一覧

[編集]

森山美知子	広島大学大学院医歯薬保健学研究科成人看護開発学教授
木原康樹	広島大学病院循環器内科診療科長・教授／心不全センター長
宇野真理子	広島大学病院心不全センター／慢性疾患看護専門看護師
中 麻規子	広島大学病院心不全センター／慢性疾患看護専門看護師

[執筆]（五十音順）

筏 弘樹	広島大学病院
市川知絵	独立行政法人国立病院機構呉医療センター・中国がんセンター／慢性心不全看護認定看護師
井上隆治	広島大学病院高度救命救急センター／救急看護認定看護師
右近清子	広島大学病院
内山直子	広島大学病院／救急看護認定看護師
宇野真理子	前掲
大田真由美	香川県立中央病院／慢性心不全看護認定看護師
岡本美穂	広島大学病院／集中ケア認定看護師
越智康弘	元広島大学病院ICU
遠部千尋	岡山大学病院／慢性心不全看護認定看護師
河野由枝	国立循環器病研究センター／緩和ケア認定看護師
木村友	元広島大学病院高度救命救急センター
後藤実亜	元県立広島大学病院
小林志津江	広島市立安佐市民病院／慢性心不全看護認定看護師
佐々智宏	広島大学病院／急性重症患者看護専門看護師
定本真由子	川崎医科大学附属病院／慢性心不全看護認定看護師
鈴木桂子	荒木脳神経外科病院／慢性疾患看護専門看護師
高濱明香	広島大学大学院医歯薬保健学研究科精神保健看護開発学／慢性疾患看護専門看護師
竹下八重	広島大学大学院医歯薬保健学研究科保健学専攻博士課程後期
田代尚範	昭和大学保健医療学部，藤が丘病院リハビリテーション室／理学療法士・心臓リハビリテーション指導士
鶴見恵子	神奈川県立循環器呼吸器病センター／慢性疾患看護専門看護師
磨野浩子	広島大学病院／慢性心不全看護認定看護師
得松美月	愛媛大学医学部附属病院／慢性心不全看護認定看護師
冨吉めぐみ	総合病院庄原赤十字病院／慢性心不全看護認定看護師
富山美由紀	JA尾道総合病院／慢性心不全看護認定看護師
中 麻規子	前掲
中山奨	広島大学病院心不全センター／広島大学大学院医歯薬保健学研究科保健学専攻博士課程後期
二井谷真由美	広島大学大学院医歯薬保健学研究科成人健康学
錦織慶子	島根県立中央病院／慢性心不全看護認定看護師
林 亜希子	北里大学病院／慢性心不全看護認定看護師
原 茉依子	広島大学病院高度救命救急センター
原田愛子	国立循環器病研究センター／集中ケア認定看護師
百田武司	日本赤十字広島看護大学老年看護領域

福岡泰子	宇部フロンティア大学人間健康学部看護学科	北川知郎	広島大学病院循環器内科
藤井利江	兵庫医科大学病院/慢性疾患看護専門看護師	木原康樹	前掲
		木村浩彰	広島大学病院リハビリテーション科
正木未来	尾道市立市民病院/慢性心不全看護認定看護師	久保元基	心臓病センター榊原病院循環器内科
		栗栖智	広島大学病院循環器内科
本藤由香理	島根県済生会江津総合病院/慢性心不全看護認定看護師	小林博夫	尾道市立市民病院循環器内科
		佐藤寛大	島根県済生会江津総合病院循環器科
森脇陽子	松江市立病院/慢性心不全看護認定看護師	菅野康夫	国立循環器病研究センター心不全科
山田達也	広島大学病院高度救命救急センター	杉野浩	独立行政法人国立病院機構呉医療センター・中国がんセンター循環器内科
山田裕紀	広島大学病院高度救命救急センター		
山根みどり	広島大学病院高度救命救急センター	髙崎泰一	独立行政法人国立病院機構呉医療センター・中国がんセンター心臓血管外科
渡邊多恵	広島大学病院		
		田淵篤	川崎医科大学附属病院心臓血管外科

[執筆協力]（五十音順）

		寺川宏樹	JR広島病院循環器内科
石橋堅	広島大学病院循環器内科	土肥由裕	広島大学病院循環器内科
井上勝次	愛媛大学医学部附属病院循環器内科	徳山丈仁	広島大学病院循環器内科
岩崎淳	尾道市立市民病院循環器内科	中澤芳夫	島根県済生会江津総合病院
宇都宮裕人	広島大学病院循環器内科	中野由紀子	広島大学病院循環器内科
大下慎一郎	広島大学病院呼吸器内科・救急部	西山浩彦	大阪南医療センター循環器科
太田哲郎	松江市立病院循環器内科	檜垣忠直	広島市立広島市民病院循環器内科
尾木浩	JA尾道総合病院循環器内科	日高貴之	広島大学病院循環器内科
奥原宏一郎	庄原赤十字病院循環器内科	廣橋伸之	広島大学大学院救急集中治療医学
小田登	広島市立安佐市民病院循環器内科	福田幸弘	広島大学病院循環器内科
		丸橋達也	広島大学病院循環器内科

エビデンスに基づく循環器看護ケア関連図

2017年2月20日	初 版 発 行
2025年6月5日	初版第7刷発行

編集　　　森山美知子・木原康樹・宇野真理子・
　　　　　中 麻規子

発行者　　荘村明彦
発行所　　中央法規出版株式会社
　　　　　〒110-0016　東京都台東区台東3-29-1　中央法規ビル
　　　　　TEL　03-6387-3196
　　　　　URL　https://www.chuohoki.co.jp/

DTP製作　　有限会社エイド出版
印刷・製本　TOPPANクロレ株式会社
装丁・本文デザイン　有限会社アースメディア
表紙絵　　ネモト円筆
本文イラスト　メディカ，藤田侑巳

ISBN 978-4-8058-5466-2
定価はカバーに表示してあります。
落丁本・乱丁本はお取り替えいたします。

本書のコピー，スキャン，デジタル化等の無断複製は，著作権法上での例外を除き禁じられています。また，本書を代行業者等の第三者に依頼してコピー，スキャン，デジタル化することは，たとえ個人や家庭内での利用であっても著作権法違反です。

本書の内容に関するご質問については，下記URLから「お問い合わせフォーム」にご入力いただきますようお願いいたします。
https://www.chuohoki.co.jp/contact/